Arthroscopic Suture-Button Fixation Bone Block Procedure for Shoulder Anterior Dislocation

肩关节前脱位关节镜下弹性固定骨遮挡技术

主　审　赵金忠　崔国庆　黄华扬
主　编　陆　伟　朱以明　汪滋民
副主编　曾　春　王　文　郑小飞　柳海峰

天津出版传媒集团
天津科技翻译出版有限公司

图书在版编目(CIP)数据

肩关节前脱位关节镜下弹性固定骨遮挡技术 / 陆伟,朱以明,汪滋民主编. —天津:天津科技翻译出版有限公司,2023.6

ISBN 978-7-5433-4331-3

Ⅰ. ①肩… Ⅱ. ①陆… ②朱… ③汪… Ⅲ. ①肩关节-关节脱位-关节镜-外科手术 Ⅳ. ①R684

中国国家版本馆 CIP 数据核字(2023)第 042623 号

出　　版:天津科技翻译出版有限公司
出 版 人:刘子媛
地　　址:天津市南开区白堤路 244 号
邮政编码:300192
电　　话:(022)87894896
传　　真:(022)87893237
网　　址:www.tsttpc.com
印　　刷:天津海顺印业包装有限公司
发　　行:全国新华书店
版本记录:889mm×1194mm　16 开本　19 印张　320 千字
2023 年 6 月第 1 版　2023 年 6 月第 1 次印刷
定价:220.00 元

编者名单

主　审　赵金忠　崔国庆　黄华扬

主　编　陆　伟　朱以明　汪滋民

副主编　曾　春　王　文　郑小飞　柳海峰

编　者　（按姓氏汉语拼音排序）

卜　晗　广东省中医院珠海医院

陈　亮　暨南大学附属广州红十字会医院

崔国庆　北京大学第三医院

代　飞　遵义医科大学附属医院

邓桢翰　深圳大学第一附属医院(深圳市第二人民医院)

顾海峰　浙江省人民医院

黄　刚　深圳大学医学骨科医院

黄广鑫　南方医科大学第三附属医院

黄华扬　中国人民解放军南部战区总医院

贾震宇　中国人民解放军南部战区总医院

李　坚　福建省康复医院

李　瑛　深圳大学第一附属医院(深圳市第二人民医院)

李方奇　中山大学孙逸仙纪念医院

李凭跃　中国人民解放军南部战区总医院

梁达强　深圳大学第一附属医院(深圳市第二人民医院)

梁新枝　深圳大学第一附属医院(深圳市第二人民医院)

梁绍华　暨南大学附属广州红十字会医院

林　霖　北京大学第三医院

林本丹　汕头市中心医院

刘　安　浙江大学医学院附属第二医院

刘伟军　汕头市中心医院

柳海峰　深圳大学第一附属医院(深圳市第二人民医院)

龙　毅　中山大学孙逸仙纪念医院

龙则灵　深圳大学第一附属医院(深圳市第二人民医院)

陆　伟　深圳大学第一附属医院(深圳市第二人民医院)

潘　玲　　福建省康复医院
潘剑英　　南方医科大学第三附属医院
覃其煌　　深圳大学第一附属医院(深圳市第二人民医院)
邵振兴　　北京大学第三医院
滕　强　　暨南大学附属第一医院
汪滋民　　上海交通大学医学院附属第九人民医院
王　庆　　中国人民解放军南部战区总医院
王　文　　暨南大学附属广州红十字会医院
王华军　　暨南大学第一附属医院
吴　程　　贵州医科大学附属医院
吴浩波　　浙江大学医学院附属第二医院
吴术红　　遵义医科大学附属医院
吴宇峰　　中山市中医院
向　明　　四川省骨科医院
向孝兵　　广州中医药大学第一附属医院
谢登辉　　南方医科大学第三附属医院
杨　睿　　中山大学孙逸仙纪念医院
杨金松　　四川省骨科医院
姚　盖　　解放军总医院第五医学中心
曾　春　　南方医科大学第三附属医院
张　涛　　中国人民解放军南部战区总医院
张青松　　武汉市第四医院(武汉市骨科医院)
张元昊　　中山大学孙逸仙纪念医院
赵金忠　　上海交通大学附属第六人民医院
赵立连　　佛山市中医院
郑小飞　　暨南大学附属第一医院
钟浩博　　惠州市第一人民医院
钟铭金　　深圳大学第一附属医院(深圳市第二人民医院)
周观金　　武汉市第四医院(武汉市骨科医院)
朱以明　　北京积水潭医院
卓鸿武　　厦门大学附属福州市第二人民医院

学习研究

创新发展

贺陆伟教授主编《肩关节前脱位关节镜下弹性固定骨遮挡技术》出版发行

戴尅戎

于北京

序言一

自2007年中华医学会运动医疗分会成立以来，我国现代运动医学技术得到快速发展。2010年后，以北京大学第三医院、北京积水潭医院、上海交通大学附属第六人民医院为代表的单位在肩关节运动损伤修复技术方面快速发展。据统计，2010—2020年，我国肩关节镜手术量提高了10余倍。特别是在2013年，姜春岩教授将关节镜下Latarjet技术引入中国，他发表了国内首篇SCI论文，并与崔国庆、赵金忠教授一起在2016年成立了"中国Latarjet-Bristow研究小组"。其后，国内Latarjet手术量连年递增，发展势头迅猛。

但是，我们也应看到，随着手术量的增加，相应的并发症也随之增多，每年的专业学术会议都会看到因为手术学习曲线不足导致的各种并发症。虽然每年国内外都有多次Latarjet的Cadaver学习班，由三位大师亲自教学，但由于人数有限，亲自操作的机会也有限。2016年，Laffose、Pascal受到姜春岩教授邀请亲自来华授课后，国内开始在弹性固定骨遮挡技术方面有所突破。其中以崔国庆教授所推崇的"Cuistow"、赵金忠教授提倡的"满汉全席"最受大家认可。

近年来，为了使更多的肩关节镜医生能较快掌握这一关键技术，我国南方，特别是广东省的医生们不断地进行尝试，其中陆伟教授团队对弹性固定骨遮挡技术进行了系统研究与改进，使得手术时间明显缩短、骨块塑性优良，临床疗效优异。他们的成功经验发表在*AJSM*等重要SCI杂志上，引起了业界的关注。

本书编者来自全国主要开展Latarjet技术的30余家医院，他们均具有丰富的临床经验。本书对肩关节复发脱位骨遮挡技术进行了系统阐述，特别对各种弹性固定骨遮挡技术的基础研究、临床技术要点进行了着重介绍。我们期待与广大肩关节运动医学工作者一起，在今后的工作中不断提高技术水平，为推动我国肩关节运动医学事业的发展做出贡献。

李国平

中华医学会运动医疗分会创始主任委员

国家体育总局运动医学研究所所长

国际奥委会医务监督委员会委员

中国奥林匹克组委会首席医务官

序言二

伴有明显骨缺损的肩关节复发脱位，是一类较难治疗的骨科疾病，采用常规关节盂修复等软组织手术复发率和翻修率均较高。1954 年，法国医生 Latarjet 等采用喙突–联合腱转位骨遮挡方法对这类患者进行治疗，取得了良好的效果，复发率明显下降。2007 年，法国医生 Lafosse 等应用关节镜技术进行 Latarjet 手术，使该技术微创化。国内姜春岩教授等报道，采用关节镜下 Latarjet 手术可使移位的喙突骨吸收明显下降。2012 年，法国 Pascal 等人报道采用袢钢板弹性固定方法，骨块定位更准确，愈合更好，且避免了螺钉并发症，显示了良好的应用前景。崔国庆、赵金忠等人分别应用不同的弹性固定方法并进行了各种改良。随着关节镜下 Latarjet 手术的逐渐推广，螺钉固定所致的各种术后不良事件屡见报道，分析原因，多与关节镜下 Latarjet 学习曲线较长、骨块吸收后螺钉裸露有关，临床疗效参差不齐，不断出现需要翻修的病例。

能否在较短时间内掌握关节镜下 Latarjet 技术，并有较稳定的临床疗效呢？深圳大学第一附属医院运动医学中心陆伟教授自 2013 年开始，对关节镜下弹性固定 Latarjet 技术进行了改良与简化，并进行了相关基础研究。结果显示，中年资医师能在 60~90 分钟内完成该手术，且患者术后 5 年的中期疗效优异。他们的研究成果分别发表在 *AJSM*、*BMC*、*Bioscience* 及国内主要运动医学期刊上，受到了广泛关注。

《肩关节前脱位关节镜下弹性固定骨遮挡技术》一书由国内主要实施肩关节镜技术单位的骨干医生参与编写，内容涵盖了肩关节复发脱位的解剖学、生物力学、分子生物学等。本书不仅介绍了传统 Latarjet 手术、关节镜下 Latarjet 手术及各种弹性固定骨移植的技术和要点，还详细介绍了各种技术的预后和并发症预防，可作为广大骨科、运动医学科和康复科医生的参考书。

陈世益

中华医学会运动医疗分会（CSSM）主任委员

国际膝关节–关节镜外科–骨科运动医学学会（ISAKOS）执行委员

上海市人民政府参事

序言三

肩关节外科的魅力在于该领域中有太多的未解之谜，而解决难题的方法并不是唯一的。历史上无数所谓的“金科玉律”一直被不断涌现的全新的机制认知、诊断手段及治疗技术所打破。以 Latarjet 手术为例，该手术由 Didier Patte 和 Gilles Walch 于 20 世纪 80 年代确立并成为经典，目前主要用于治疗存在明确骨缺损的肩关节前方不稳定，该手术与 Michel Latarjet 在 1954 年发表于《里昂外科》杂志上的术式存在较大差异。经典术式强调的“双拉力螺钉坚强固定”和“严格保持喙突骨块低于或等于肩盂关节面水平”是我在 20 多年的临床工作中应用 Latarjet 手术时恪守的原则。但是，如前所述，经典必定是用来被打破的。

陆伟教授是我国肩关节外科与运动医学领域的一位翘楚，他在关节镜下 Latarjet 手术方面造诣颇深且具有独到的见解。数年前，他在国内专业会议上汇报应用非坚强固定的袢钢板技术开展 Latarjet 手术时，受到了包括我在内的国内外众多同行的质疑。尽管他的术式颠覆了我多年来信奉的原则，但我也深知保持开放态度的重要性。我当时和他提出了“缺乏生物力学证据支持”“缺乏完整系列 CT 影像学证据”及“缺乏长期随访骨性关节炎评估”三项主要的瑕疵。陆伟教授执着的风格在圈内同仁中广为人知，但令我意外而惊喜的是，他坦然面对质疑，接受并拿出了最有力的“武器”：提供科学严谨的证据。在之后的数年中，他不仅坚持将关节镜下 Latarjet 手术量做到了全国前列，并且完善了手术病例的术前和术后临床及 CT 随访评估，同时他还带领研究生团队有针对性地开展了相关生物力学的基础研究。功夫不负有心人，通过数年的艰苦努力和钻研，他的临床病例系列随访研究和生物力学研究的成果在国际知名专业期刊上发表，完美地回应了国内外同行们的质疑。尽管目前他还缺乏 8 年以上的远期随访，甚至可能多年后他的术式又被新的概念颠覆，但是他刻苦钻研的敬业精神与科学循证的治学态度令人敬佩。

保持开放的态度，质疑经典、推翻经典并建立新的经典，这是贯穿人类整个科学发展的主线，但在这一过程中，恪守科学论证的方法至关重要。胡适倡导的“大胆假设，小心求证”，是我们践行中的不二法门。令人欣喜的是，陆伟教授并没有拘泥于自身的研究成果而排除其他思路，他邀请了国内几乎所有开展关节镜下 Latarjet 手术的同行们一起分享心得与经验。

本书内容丰富，涵盖了解剖学、组织学、病理学、生物力学，以及临床应用中的手术技巧、术后并发症等。肩关节外科领域的发展与完善前路漫漫。愿我们在相互交流、相互质疑、相互磨砺和帮助中共同成长。

姜春岩

北京积水潭医院运动医学科主任

前 言

伴有明显骨缺损的肩关节复发脱位，复发率高且明显影响患者日常生活与运动能力。早在1917年，Eden和Hybbinette教授就采用游离髂骨或胫骨远端移植修复关节囊或关节盂条件较差的病例，效果优异。1954年，法国学者M. Latarjet巧妙地将喙突截取转位固定在缺损的关节盂上，完美解决了反复性肩关节脱位患者难以重返运动的难题。经过近70余年数万例的实践，该方法被证实具有无可替代的临床疗效和良好的可重复性。历史总是在不断前进，创新是人类永远的发展动力！在Latarjet手术技术提出的50年后，法国学者L. Laffose、P. Bioleau分别将关节镜微创技术应用于Latarjet技术，这项改进不仅使Latarjet手术做到真正意义上的微创化，而且还开创了崭新的关节镜应用领域。

2013年，姜春岩教授首先将关节镜下Latarjet技术引入我国，并进行了系列临床研究。2014年，崔国庆教授根据我国患者的特点，首先将弹性固定技术引入国内并进行了一系列改良。同时，赵金忠教授提出了超强修复的“满汉全席”技术。在他们的推动下，2016年7月23日在福建福州召开的全国Latarjet论坛上成立了“中国Latarjet-Bristow研究小组”，会上姜春岩教授提出了宗旨：FEAST(Fast, Easy, Accurate, Safe, Technique)。这次大会之后，我国关节镜下各种骨遮挡技术不断改进，综合疗效不断提高。研究成果刊登在国际知名杂志上。

在诸多的改良技术中，采用弹性方法固定骨块可以说是最重要的创新。该方法首先由法国的P. Bioleau教授提出。国内首先由深圳大学第一附属医院团队进行了系列临床与基础研究报道。弹性固定Latatjet技术可以说是真正意义上的FEAST，定位准确、操作简单、过程安全、节省时间、易于推广，其临床效果优异，无明显并发症。这一技术目前已经在全国百余家医院推广，这一领域的相关专家也被邀请在美国圣地亚哥肩关节年会、法国尼斯肩关节双年会，以及韩国、新加坡等国家进行了演讲和演示。这一技术受到了来自美国、法国、马来西亚、印度、日本等地学者的赞赏。

随着肩关节镜技术在我国的普及，关节镜下弹性固定骨遮挡技术将得到广泛应用。因此，我们认为非常有必要撰写相关的技术规范。在各位专家的支持下，我们邀请了全国多家医院的医生就肩关节复发脱位弹性固定骨遮挡技术，特别是弹性固定Latarjet技术进行了专门的阐述。书中每章均是临床经验的总结，内容极具参考价值。最后，衷心感谢中国奥林匹克组委会首席医务官李国平教授、中华医学会运动医疗分会主任委员陈世益教授、北京积水潭医院运动医学科主任姜春岩教授作序，以及北京大学第三医院敖英芳教授题词。

陆 伟

深圳大学第一附属医院(深圳市第二人民医院)运动医学科

目录

第 1 部分

肩关节前脱位概论及相关基础研究

第 1 章

肩关节复发脱位历史及治疗进展

肩关节是一个复杂的解剖和生物力学结构，其稳定是发挥运动功能的基础。肩关节的稳定性是由盂肱关节、盂唇、关节囊(含肩关节韧带)、肩袖等结构建立的。肱骨头仅有约 30%的关节面与关节盂接触，这说明肩关节仅有有限的骨接触，其稳定性主要由周围软组织成分维持。因此，肩关节在具有非常大的活动范围的同时也容易发生脱位。

K. Kroner 等人的研究表明，肩关节脱位的年发病率为 17/10 万，其中前脱位占 97.2%，后脱位占 2.8%[1]。近年来，加拿大、美国、西欧等地的流行病学研究也表明，各地人群年发病率为(12.3~56.3)/10万，前脱位占 90%以上，肩关节脱位的诊治给个人和家庭造成了巨大的经济负担[2-6]。对于肩关节首次脱位的患者，保守治疗通常作为首选治疗，当保守治疗无效后才采取手术治疗。但是，其复发率仍然很高，首次脱位后第 1、2、5 年，复发率分别为 9.4%、12.7%和 17.0%，总复发率为 19.6%，其中年轻人和男性患者首次脱位后复发脱位的风险更高，二次脱位的患者更易复发，再脱位的风险高达 44%[7]。这对于运动医生来说无疑是一个挑战。

如何更好地制订临床决策和预防策略、有效控制复发高危因素、降低脱位复发率，特别是应对年轻和体力活动频繁的高复发率人群，是我们仍需要努力的方向。

1 研究历史

1.1 早期认识

人类很早就开始关注肩关节脱位的治疗，因为在冷兵器时代，一旦在战斗中发生肩关节脱位，就意味着丧失战斗力，会有性命之忧。西方最早对肩关节脱位的报道见于人类最古老的医学书籍——《艾德温·史密斯纸草文稿》(公元前 3000—公元前 2500 年)。1968 年，Hussein 在《不列颠骨关节外科杂志》(*JBJS Br*)中报道，一幅公元前 1200 年古埃及古墓绘画中描述了非常类似于现代 Kocher 复位法的肩关节手法复位的场景。当时的医学虽然已经有了对复位方法的表述和使用原始烧灼治疗防止再脱位的方法，但治疗效果不佳，尤其是在防止再次脱位方面。公元前 5 世纪的古希腊，西医之父希波克拉底认为如何治疗反复脱位的肩关节是值得研究的，很多此类患者不得不放弃他们原本能够胜任的运动，主要是因为一些医生没能正确治疗这一伤病，他们有的干脆放弃尝试，有的则抱着完全错误的观点来治疗。希波克拉底描述的手拉脚蹬复位法至今仍被用于急诊室内肩关节前脱位的治疗。医生用不穿鞋的脚做反牵引，足跟不应踩入腋窝(在前后腋皱襞之间)，但要跨过腋皱襞并抵住胸壁。牵引要缓慢轻柔，手臂要轻柔地内外旋，以便使头解锁。他还最早描述了外科治疗肩关节复发脱位的方法，提倡在肩关节的低位用一种烧红的烙铁通过腋部伸向肩的前下方烧灼，并提醒外科医生应避免烙铁伤及主要的血管和神经。烧灼后，他将患肢束缚在体侧很长时间，“这样就可以形成瘢痕，使原来肱骨头得以脱出的松弛空间挛缩起来”。这也许就是最早治疗肩关节脱位的外科方法。

肩关节脱位也是中医骨伤科的常见病、多发病。我国医学对肩关节脱位的认识历史久远，古时称之为“肩胛骨出”“肩胛上出臼”等。中医骨伤学的理论起源于《黄帝内经》，其中有较为系统的解剖学描述。唐代蔺道人编著的《仙授理伤续断秘方》是我国现存最早的一部骨伤科专著，对于肩关节脱位最早采取椅背法复位，患者取侧坐位，患侧腋窝跨于椅背上，腋下垫软垫，屈肘，前臂旋后位。术者一手固定腕部，另一手下压肘部，利用自身重力牵引，听到咯噔声或感觉有滑动则提示复位，此法现仍广泛应用于中医骨伤科。清代吴谦等编著的《医宗金鉴·正骨心法要旨》将正骨手法归纳为“摸、接、断、提、推、拿、按、摩”八法，提出了复位后的固定，并口服药物，化瘀通络、补气血、强筋骨，调和全身，对后来的中医正骨的发展起到了重要作用。

1.2 现代医学的研究

之后的 2000 年里，西医对肩关节的认识似乎没有什么进展，可能是继古希腊之后，尸体解剖研究因宗教问题被各国叫停造成的。在 X 线等现代医学诊断技术出现前，人类无法更深一步地了解肩关节。之后随着外科学和解剖学的发展，对肩关节脱位的认识才逐步更新。进入 19 世纪后，欧洲医生做了大量的解剖研究，对肩关节脱位进行分类，力求探索脱位的病因与病理，他们在文章中描述了一些概念，包括 Bankart 损伤、骨性 Bankart 损伤、Hill-Sachs 损伤，以及前、后盂唇骨膜袖套样撕脱伤和盂肱韧带的撕脱伤[8-11]。

1.2.1 肱骨头损伤

1861 年，Flower 报道了在伦敦博物馆的 41 例创伤性脱位的肩关节中发现的解剖和病理变化。他写道“骨吸收发生在肱骨头卡在关节盂边缘的部位，通常在肱骨头的关节面和大结节之间压出一道沟。” Joessel 也发现了同样的损伤。1882 年，Hill 和 Sachs 报道，在治疗慢性和复发性肩关节脱位时，为缓解症状而切除的肱骨头中发现了头后外侧的骨缺损[9]。随后，Kuster、Cramer、Lobker、Schuller、Staffel 及 Francke 也报道了同样的损伤。

1887 年，Caird 提出真正的喙突下脱位一定会有由坚硬的关节盂前唇造成的肱骨头压痕骨折。在尸体实验中，他复制了肱骨头骨折。他提出，坚硬致密的肩胛盂前缘会像刀子一样砍入松软的松质骨中。

1895 年，Roentgen 关于 X 线的研究开创了新的前方关节盂和肱骨头缺损的解剖学研究与评估方法。Hermodsson 阐述了肱骨头后外侧缺损是肱骨头从关节盂中脱出时由关节盂前缘造成的压缩骨折。他还发现，大多数脱位病例中都存在这种缺损，股骨头脱位的时间越久，缺损就越大。此外，前下方脱位中的股骨头缺损往往比前方脱位中的更大；而复发脱位中的股骨头缺损也往往更大。

1.2.2 前方关节囊和肌肉损伤

早在 13 世纪，意大利的 Roger 就指出关节囊撕裂是急性脱位时的伴随损伤。Bankart[8]提出，肱骨头向前移位可以导致盂唇和关节囊从关节盂前方附着部撕脱（又称为 Bankart 损伤）（图 1.1）。后来，Reeves[12]和 Townley[13]的研究表明，复发脱位还可以导致其他一些损伤，如初次损伤不能激发愈合反应、肩胛下肌附着部的撕脱、盂肱下韧带附着部的损伤等。

Moseley 和 Overgaard 在 25 例患者中发现了肩胛下肌松弛，DePalma 等人[14]在 38 例患者中也发现肩胛下肌松弛、撕裂和张力降低。在上述这些病例

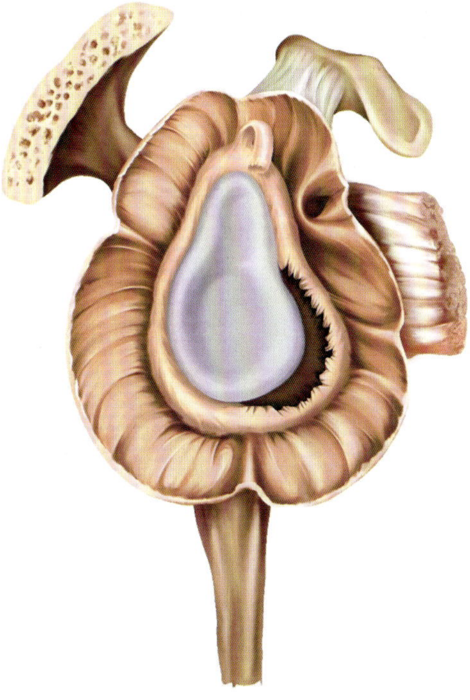

图 1.1 Bankart 损伤示意图。

中都发现了明确的肩胛下肌前方或下方的肌腱缺损，除了从骨附着部的部分撕裂，还合并小结节下方与肱骨直接相连的肌纤维撕裂。Mclaughlin 和 Reeves 指出，术中切开关节囊前外展外旋肩关节，肱骨头会脱位到肩胛下肌肌腱的下缘下方。Symeonides 在术中进行肩胛下肌肌肉-肌腱结合部活检时，发现了“愈合的创伤后缺损”的显微学证据。他提出，创伤后肩胛下肌的延长导致肩关节稳定所需的力量丢失，从而产生不稳定。

1.2.3 肩袖损伤

1880 年，Joessel 报道了 4 例复发性肩关节脱位的尸体解剖学研究。在所有病例中都发现了后外侧肩袖从大结节处撕裂，以及肩关节囊容积明显增加。他同时也发现了肱骨头和关节盂前缘的骨折。Joessel 认为，未愈合的肩袖损伤使关节囊变大、变松，易导致脱位复发；而关节盂和肱骨头的骨折导致关节面变小，也易导致脱位复发。这 4 例病例都是老年患者。

1.3 手术治疗

对于肩关节复发脱位，最初多采用姑息性治疗，包括德国外科医生 Cramer 的肱骨头切除术和捷克外科医生 Eduard Albert(1878 年)提出的肩胛肱骨融合术[11]。随着研究的不断深入，出现了各种新技术。1906 年，Perthes[15]撰写了一篇手术治疗复发性肩关节脱位的经典文章，他在文中这样描述脱位的肩关节：在每个(复发性肩关节脱位的)病例中，关节盂前缘都是圆滑的，而且没有任何附着，钝性器械可以轻松地沿着裸露的肩胛骨颈部前面的骨头伸向内侧。他还首次提出了将前方盂唇和关节囊修补在关节盂前缘的手术方法。Vittorio Putti 和 Harry Platt[10]在1923—1925 年间分别提出各自的方案，通过关节内、外缝合或增加软组织折叠的方式，从而减少关节囊的容积或者增加软组织压力使肱骨头稳定在关节内，均取得了一定的效果。

1923 年，Bankart[8]提出了关节盂边缘盂唇修复术，用于治疗复发性肩关节前脱位，他认为“唯一合理的治疗是重新将关节盂韧带(或关节囊)附着在其从骨头上撕脱的部位。”他还提到“关节盂韧带既可以在肱骨头端松弛，也可以在关节盂边缘松弛。”他推荐将外侧关节囊通过骨道缝合于关节盂前方裸露的骨性边缘，这就是著名的 Bankart 修复术。后来人们意识到，对于那些肩胛盂有明显骨缺损的患者，单纯 Bankart 修复术后仍有很高的复发率。1917 年，Rudolf Theis Eden 首先提出通过增加关节盂的面积来治疗复发性肩关节脱位，为治疗开拓了思路。此后，Samuel Hybinette 和 Michel Latarjet、Albert Trillat、Walter Rowley Bristow 等人在骨重建的基础上，分别采用髂骨块和喙突移位加强关节盂，至今仍有很大影响，但是由于各种并发症和技术等问题，大部分古老的修复方法没有被沿用（见第 2 章）。1954 年，法国的 Latarjet 医生提出了用联合腱为蒂的喙突骨块穿过肩胛下肌腱修补关节盂缺损，以修复此类骨性缺损患者的前脱位，后经 Gilles Walch 医生改良，该技术因并发症明显减少、中长期临床疗效稳定，逐渐受到业界推崇，成为当前治疗关节盂缺损肩关节脱位的经典手术。

近年来，随着关节镜技术的出现和发展，对于肩关节的理解也逐渐加深，更加丰富了治疗手段。例如，1980 年 Lanny L. Johnson 进行了首例肩关节镜下关节囊缝合术[16]，Craig D. Morgan 于 1987 年首次报道了关节镜下经肩胛盂缝合修复盂唇(Bankart 修复）的病例。关节镜的发展拓展了该领域学者们的视野，并发现了一些解剖学变异，为以后的治疗发展提供了思路。2007 年，Lafosse 首次报道关节镜下 Latarjet 术式。现在 Bankart 手术甚至 Latarjet 手术都能在关节镜下完成，很多新的术式也不断推出。未来，随着各种新技术的应用，复发性肩关节脱位的治疗也必将在微创、精准、快速康复方面取得新的突破。

2 治疗进展

Thomas 和 Matsen 将复发性肩关节脱位分为非创伤性和创伤性复发性不稳定。非创伤性肩关节不稳定(AMBRII)的临床特点是：非创伤性，通常多方向松弛，双侧发作，多采用康复治疗以恢复神经肌肉控制；如果需要手术干预，一般包括肩袖间隙关闭和下方关节囊紧缩。创伤性肩关节不稳定(TUBS)由较严重的外伤暴力引起，可表现为关节囊、韧带、盂唇、肩袖撕裂或肱骨、肩胛盂骨折。受伤时患肢一般处于外展后伸位。不稳定通常是前下方单向的。病理改变主要是盂唇与关节囊韧带复合体自关节盂前下缘的撕脱，称为 Bankart 损伤。对于严重影响关节功能的创伤性复发性不稳定，通常需要手术重建撕脱的盂唇及韧带，以恢复关节稳定性。需要注意的是，非创伤性肩关节不稳定和创伤性有关节不稳定在同一患者中有可能同时存在关节囊韧带松弛和严重外伤导致的脱位，临床治疗时需要仔细评估。

2.1 非手术治疗

并非所有肩关节复发脱位都需要手术治疗，即便是创伤性复发性不稳定，康复治疗也有一定的作用。对于非创伤性不稳定，康复治疗则是首选。从生物力学的角度来看，肌肉协调收缩是肱骨头稳定于肩胛盂中的关键因素。创伤性复发性肩关节不稳定的患者在肩关节外展外旋位时，肱骨头向不稳定侧发生显著的移位，非创伤性不稳定的患者肱骨头的偏移是多方向的。创伤性不稳定的患者可通过肌肉收缩使肱骨头居中，而非创伤性不稳定的患者通常无法通过肌肉收缩维持稳定，这提示后者的肩胛盂凹度不足。对于此类患者，进行肩袖肌肉、三角肌、胸大肌及肩胛骨周边肌肉训练使其具备良好的神经肌肉控制是非常重要的。优化神经肌肉控制可以加强动力性稳定，帮助肱骨头在关节盂中获得平衡稳定，对于非创伤性肩关节不稳定的患者特别有益。对于儿童、随意不稳定、后方不稳定及需要超范围活动（如棒球投手、体操运动员）的患者，非手术治疗也是一种非常好的选择。

通过一系列的肌力练习，如内旋及外旋肌力的等长收缩练习、弹力带拉力练习、自由负重练习等，肩袖肌肉、三角肌，以及肩胛骨运动相关肌肉的力量可以得到加强。在训练的早期阶段，指导患者在肩关节最稳定的体位进行练习，即沿肩胛骨平面进行抬举（如患者后方不稳定，则应避免在内旋位沿矢状面抬举）。在协调性及信心加强后，逐渐尝试不稳定体位下的功能锻炼。肌内效贴的固定有助于提醒患者注意不稳定的体位。随后逐步进行游泳、划船等平缓的重复动作练习，以提高维持稳定所需的神经肌肉条件。

最后，避免加重盂肱关节不稳定、脱位的活动及习惯是非常重要的；告知患者关节每脱位一次，后续脱位复发概率就越高。

Burkhead 和 Rockwood 等人[17]发现，康复训练计划对 12%的创伤性不稳定患者、80%的非创伤性前方不稳定患者及 90%的后方不稳定患者有效。Brostrom 等人[18]发现，在 33 例创伤与非创伤性肩关节不定稳患者中，仅 5 例康复训练无效。Anderson 等人[19]证实弹力带拉力练习能改善内旋肌力。

Wirth 等人报道了 16 例肩胛盂发育不良的患者，证实即使是先天性因素引起不稳定的患者，非手术治疗也可以获得成功。其中 5 例患者存在双侧肩胛盂发育不良及多向不稳，在前、下、后方抽屉试验中，肱骨头移位增加并引起相应症状。这 5 例患者存在掌指关节、肘关节及膝关节韧带组织的广泛松弛。其中 4 例患者在对肩关节功能有较高要求的日常生活及娱乐活动中受到明显影响。在采取 Rockwood 设计的肌力加强练习 3 个月后，他们的疼痛评分及工作和运动能力均获得明显改善。即便是那些对肩关节功能要求较高的患者，也不需要再继续进行专门的康复训练。

近来，日本学者 Sugaya 发现，在肩关节首次脱位患者中，采用肩关节外旋 30°位固定，脱位复发率会明显下降。但其他学者目前尚没有相关报道。

综上所述，关节盂的凹面-压缩机制是肩关节稳定的重要机制，而非手术治疗的目的在于改善压缩机制的平衡能力，从而恢复关节的稳定性。

2.2 创伤性肩关节不稳定的手术治疗

肩关节盂的解剖特点为上下方向的弧形深度是前后方向的 2 倍，因此肩关节容易在前后方向产生脱位。最常见原因是摔倒或撞击伤，常发生于接触性运动或投掷性运动中，可造成创伤性肩关节不稳定，尤其是肩关节前方盂唇(Bankart)损伤。除了盂唇损伤外，肩关节盂或肱骨头常伴发创伤性缺损。据统计，初次肩关节脱位后，22%的患者会出现关节盂骨性缺损，88%的患者会逐渐进展为肩关节前向不稳定[20]。骨缺损后，起到遮挡效应的静力性稳定结构被进一步破坏。此外，肩关节盂骨缺损还可导致肩关节的生理运动改变，从而加速肩关节前向不稳定的发生。

对于年龄大且关节功能需求低及关节盂骨缺损面积小的创伤性复发性肩关节脱位患者[21]，可采取保守治疗，主要包括物理治疗和肩关节周围肌肉力量训练。不推荐年轻、有运动需求的患者进行保守治疗，因为这类患者复发率很高[22-24]，反复的肩关节不稳定会加速肩关节周围软组织和关节软骨的损伤，进一步导致盂肱关节骨关节炎的发生。因此，手术治疗往往成为首选。理想的手术治疗应满足以下因素：低复发率、低并发症发生率、低再手术率、对关节损伤小（关节炎发生率低）、保持关节活动度、适用于大多数患者、难度不高、容易普及等。但是，最佳的手术方式仍存在争议[25]。本章我们仅介绍常用的手术方式。

2.2.1 开放手术治疗

2.2.1.1 解剖修复术

其目的是恢复关节盂唇的正常解剖位置和重建肩关节囊及韧带的张力，主要包括Bankart手术、关节囊移位术、单纯关节盂植骨术等。

• 盂唇重建术：以Bankart手术为代表，此类手术是由Perthes在1906年首次完成，后由Bankart在1923年开始实施并于之后报道。1939年，Bankart撰写了一篇文章，探讨了如何通过钻孔缝合技术将关节囊固定在肩胛盂前缘。仔细分开肩胛下肌以暴露关节囊，而后重新贴合，不需要重叠或短缩。Bankart报道，27例患者“均完全恢复关节活动度且无一例复发脱位”。前方关节囊与肩胛下肌的过度紧缩可导致一定程度的不适和功能受限，并可能出现继发性关节退行性疾病。该方法可解剖修复前下盂唇和盂肱下韧带（IGHL）损伤，重建关节囊韧带的缰绳效应，同时恢复盂唇的盂窝加深效应，达到解剖重建的目的。之后数十年里，该方法一直是肩关节稳定的重要手术，并不断被改良，如最初使用蚕肠线缝合盂唇，现在多数采用带线锚钉进行盂唇修复（图1.2）。关节囊切开暴露方法改进为肩胛下肌切开剥离以获得更好视野。通常认为，关节盂骨缺损>20%是Bankart手术的禁忌证[26]。

• 关节囊移位术：1980年，Neer和Foster提出了肩关节多向不稳定的概念。同时提出从肱骨解剖颈上剥离关节囊，将其折叠缝合，然后消除下方冗余的囊袋与关节囊多余部分，减轻关节囊松弛（图1.3）。O'Brien、Rockwood等人通过改变切口形状和位置也取得了较满意的效果[27]。

• 单纯关节盂骨移植术：Eden-Hybbinette手术分别由Eden[28]（1918年）和Hybbinette[29]（1932年）独立进行。Eden首先使用胫骨移植，但两位作者最终都推荐采用髂骨移植，手术目的是延展前方关节盂。由于髂翼内板的曲线与关节盂的曲线非常吻合，Eden-Hybbinette术使用自体髂嵴移植以加强关节盂。尽管早期研究显示有较高的关节病和关节脱位复发率，但患者满意率高达90%。此后，肩胛骨、股骨头、胫骨远端等骨块也成功用于该手术。目前认为，自体髂骨移植可用于骨缺损范围>25%的患者，并取得良好的疗效[30]。也有学者使用新鲜胫骨远端异体骨进行移植，胫骨远端外侧面和关节盂的弧形较为相似，有研究报道用此方法临床效果良好。此外，还有一部分学者使用自体锁骨远端进行移植，锁骨远端的关节面与关节盂弧度较一致，初期取得了一定效果[31]。上述这些骨移植方法开展时间均不长，随访时间有限，并且它们所起到的作用仅限于骨遮挡的效应，并不具有Latarjet手术的三重功效。

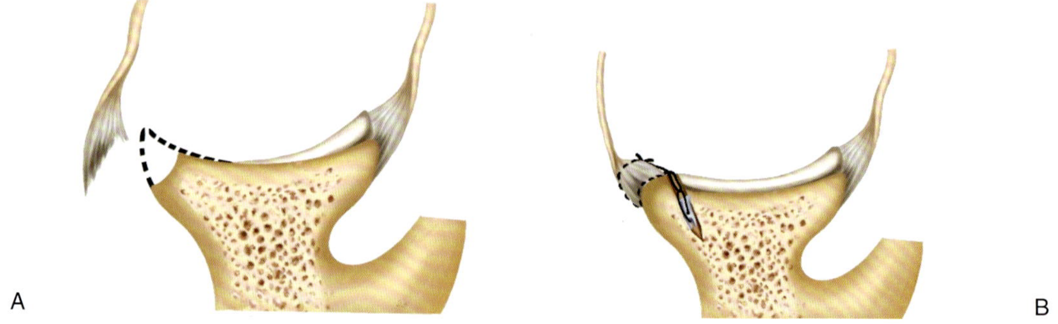

图1.2 Bankart损伤和修复。

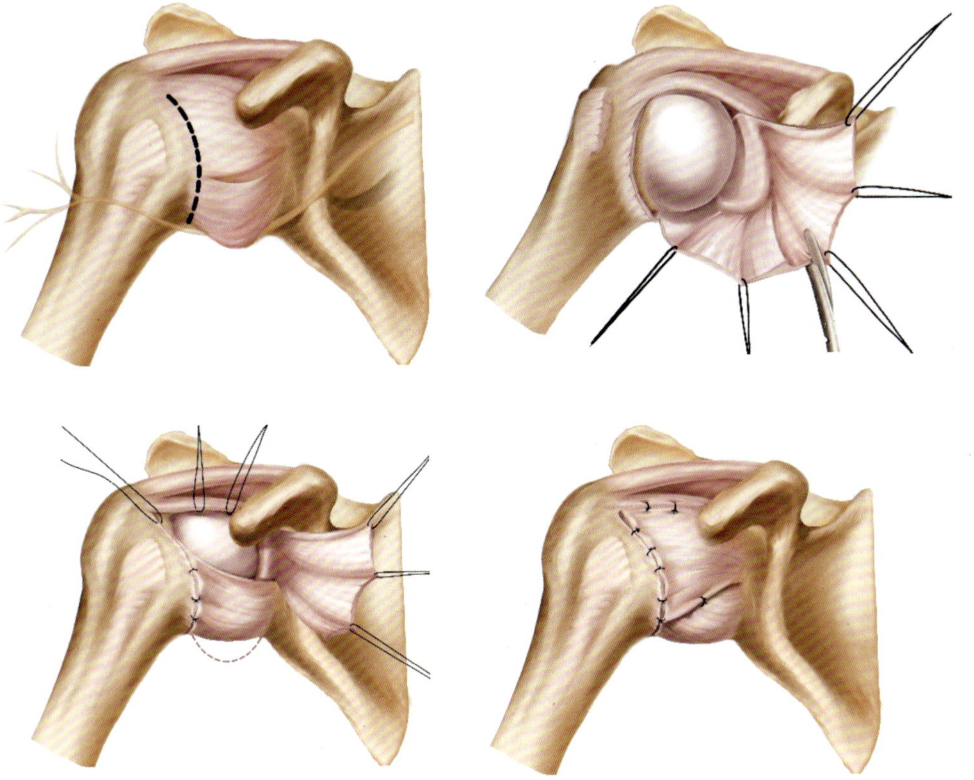

图 1.3 Neer 和 Foster 的关节囊移位术。

2.2.1.2 软组织重建术

软组织重建包括肩胛下肌止点外移术、肩胛下肌和关节囊短缩术等，以 Magnuson-Stack 手术和 Putti-Platt 手术为代表。Magnuson-Stack 手术[32]于 1943 年被首次报道，是将肩胛下肌止点从小结节转移至大结节，从而增加张力并限制外旋。Magnuson-Stack 手术的并发症包括前方过度紧缩导致的后方不稳定或脱位、肱二头肌长头腱和冈上肌腱的医源性损伤，以及 2%~17%的复发性不稳定。Putti-Platt 手术于 1953 年被报道[33]，并且分别由意大利的 Putti 于 1923 年和英格兰的 Platt 于 1925 年实施。该术式自肩胛下肌肌腱止点 2.5cm 处将其切断，肌腱的外侧端固定至“肩胛盂前缘处最便于缝合的软组织上”。若关节囊与盂唇撕脱，则将肌腱缝合至关节囊的深面。固定韧带的外侧端后，内侧端的肌腱覆于外侧端之上，使关节囊与肩胛下肌短缩。外侧端固定至前缘软组织的位置及内侧端固定于大结节的位置选择以术后肩关节可外旋至中立位为准。该术式虽然经过多次改良，但平均外旋活动度丢失 12°~20°，近 20%的患者术后残留疼痛，脱位复发率为 11%~19%。这两种术式旨在增加前方关节囊和肩胛下肌软组织张力，但同时限制了外旋，影响正常生活。此外，关节囊压力增加还有可能加速盂肱关节炎的进展。

2.2.1.3 非解剖性关节盂重建术(喙突转位)

该重建手术的主要目的是将喙突转移至肩胛盂前方，建立一个关节前下方的腱肌悬带来发挥稳定作用。也有一些作者认为是通过增加关节盂的面积将肱骨头稳定在关节内并利用肩胛下肌的限制作用。该手术以 Latarjet 手术和 Bristow 手术为代表，利用喙突来加强肩关节盂，同时利用联合肌腱来加强关节囊前方薄弱部。有一些学者认为，无论骨缺损范围大小，初次手术均建议行 Latarjet 手术，可取得良好的手术效果[34,35]。也有学者持不同观点，认为喙突骨块转位后存在骨吸收的可能。一项研究表明，Latarjet 手术后随访 1 年，移植骨块吸收率高达 39.6%，因此作者认为骨吸收可造成再脱位和盂肱关节退行性变[36]。关于手术适应证的选择，目前尚没有统一的观点，但众多学者对于关节盂骨缺损>25%的病例，仍倾向于选择骨块移植手术来填充关节盂。这类手术防止肩关节脱位的主要功能包括：①关节盂与移位骨块结合后的阻挡作用。②附着在移位骨块上的联合腱发挥的吊索(Sling)作用,发生脱位时,联合腱会有对抗脱位的力量产生。③关节囊与喙突骨块愈合后所起的缓冲垫作用[37,38]。

对于伴有明显关节盂骨质缺损的复发性肩关节前向脱位,可采用以下几种常见手术。

• Bristow 手术:Helfet[39]于 1958 年开展并报道了 Bristow 手术,并以 W. Rowley Bristow 的名字命名。他在胸小肌止点以远的喙突尖部做截骨,保留联合腱(肱二头肌短头腱与喙肱肌腱)的附着。纵行切开肩胛下肌肌腱以暴露关节,清理肩胛颈前部骨面附着的软组织。截下的喙突及附着其上的联合腱穿过肩胛下肌肌腱上的纵行裂口,将联合腱与裂口边缘缝合,以使喙突紧贴先前处理过的肩胛颈骨面。

随后,Mead 与 Sweeney 报道使用改良 Bristow 手术对 100 例患者进行了治疗。具体改良的部分包括沿纤维走向分离肩胛下肌的肌腱与肌纤维以暴露关节;用螺钉牢固固定转位的喙突。Schauder 和 Tullos[40]报道采用改良 Bristow 手术治疗 20 例患者,最短随访时间 3 年,优良率达到 85%。虽然该术式有较高的优良率,但仍存在持续半脱位、螺钉并发症、骨性撞击或修补过紧所致的骨关节炎等问题。Singer 等人[41]针对 Bristow-Latarjet 手术进行了一项为期 20 年的随访研究,尽管平均 Constant-Murray 评分达到 80 分,但 X 线检查显示 71%的患肩存在退行性骨关节病。Ferlic 和 DiGiovine[42]报道了 51 例接受 Bristow 手术的患者,脱位或半脱位的复发率为 10%,14%的患者存在螺钉相关并发症,14%的患者需要再次手术。

• Latarjet 手术:1954 年,法国医生 Latarjet 提出使用联合腱为蒂的喙突骨块加强修复骨性缺损患者的前脱位,采用比 Bristow 手术中更大块的喙突骨块进行转位,连同肱二头肌短头腱和喙肱肌腱一起转移至肩胛颈的前下部分。与 Bristow 手术中将喙突尖部紧贴肩胛颈不同,Latarjet 手术中将喙突骨块横卧于肩胛颈骨面上,并以 1~2 枚螺钉固定(图 1.4)。该技术后经 Gilles Walch 改良,取得了良好的疗效。

Latarjet 手术的主要步骤包括:①喙突的准备(可在开放或者关节镜下进行)。②肩胛下肌的劈开。③移位后喙突骨块的固定(螺钉或带袢钢板)。三个步骤均十分关键,可直接影响手术疗效。开放喙骨转位手术的适应证存在争议。大多数医生认为该手术仅适用于原发性损伤或翻修手术中前盂骨丢失超过 20%的病例,而在欧洲,该手术常用于骨丢失少于 10%的病例。Hovelius[43]前瞻性报道了 15 年后的 118 例患者,手术满意率为 98%,脱位复发率为 3.4%。长期随访发现,4%~5%的患者有螺钉松动、移位等并发症。

Latarjet 手术存在以下争议和关注热点。首先,喙突的截取是采用开放还是关节镜下手术。部分学者认为,关节镜下取喙突耗时较长且学习曲线长,其效果与开放技术无明显区别[37,38]。也有学者对比了关节镜手术与开放 Latarjet 手术,发现相比开放技术,全关节镜下 Latarjet 手术效果更佳[44,45],且骨愈合率更高,骨吸收率低,但此研究是回顾性研究,缺乏高等级的证据。目前文献尚未有针对开放还是关

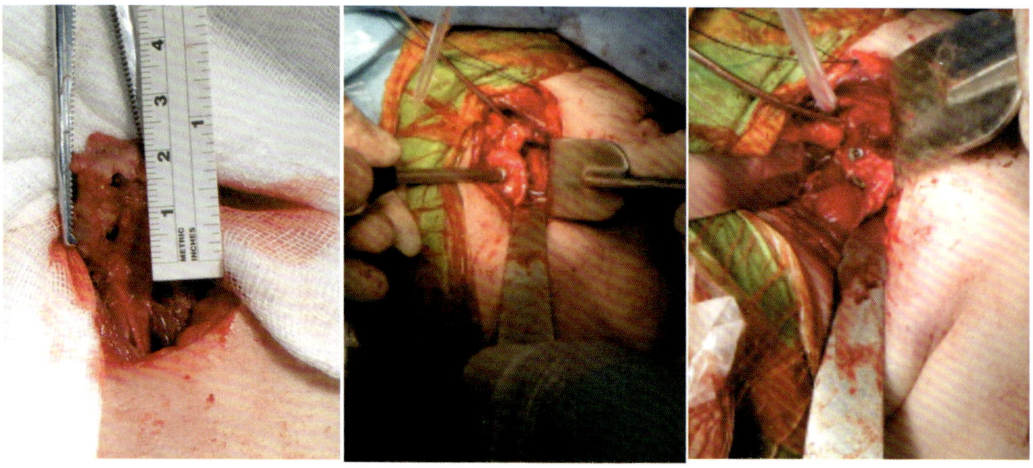

图 1.4 切开的 Latarjet 手术。

节镜下取喙突哪种方法更具优势的直接研究。

其次，肩胛下肌劈开也是一个关注的重点。最常推荐的是在肩胛下肌的中下 1/3 进行劈开，因为在这个水平行喙突转位后，联合腱的吊索效应张力最适合。如果劈开位置过高，骨块固定后可造成联合腱张力过高，导致外旋受限；劈开位置过低，则会造成联合腱张力不够。如果行开放手术，常可在直视下由外向内行肩胛下肌中下 1/3 的横行劈开。然而，如果行关节镜手术，通常不能在整个视野里观察到整个肩胛下肌，30°或 70°下的关节镜视野也会造成一定的扭曲，劈开存在一定的难度，尤其是在前方有腋神经伴行时，更易损伤腋神经。一项尸体研究证实，以肩胛下肌的上界作为标志，其下 3.5cm（男性）或者 3.0cm（女性）便是肩胛下肌中下 1/3 的定位水平。至于是采用由外向内劈开还是由内向外劈开肩胛下肌，也存在不同的观点。由外向内劈开时，可以血管作为参照，神经就在血管附近，但是仍有损伤血管和腋神经的风险；也有学者建议在交换棒的引导下由内向外劈开，这样可以减少劈开的范围。肩胛下肌劈开是一个难点，需要谨慎处理，以免损伤腋神经和血管。

最后，关于喙突转位后的固定，目前常用的方法是用两枚螺钉和带袢钢板固定。金属螺钉存在一些并发症（如金属螺钉过长），可能会导致肩胛上神经损伤或者对冈下肌腱形成刺激；如果金属螺钉过短，可能会造成移植骨块松动或者骨不连。此外，移位骨块经螺钉固定后如果与原本的关节盂平面不匹配（如骨块偏外、高出关节盂）或螺钉过于倾斜（尤其是骨块部分吸收后），则可能引起骨块或螺钉对肱骨头的撞击，导致关节退行性变。2012 年，Boileau 使用袢钢板行关节镜下 Latarjet 手术，不仅使 Latarjet 手术的骨块定位更准确、愈合率更高，而且避免了困扰人们已久的固定螺钉并发症。陆伟等人[46]采用改良关节镜双袢法 Latarjet 手术治疗具有严重骨缺损的复发性肩关节前脱位，术后喙突骨块位置良好、愈合率高，无神经损伤等并发症。此外，一项生物力学研究也证实，袢钢板与两枚螺钉固定的生物力学强度相当[47]。关于这两种固定方式的对比仍有许多研究尚待开展，尤其是高证据等级的临床随机对照研究亟待完善。

2.2.1.4 矫正截骨术

Debevoise 等人发现，多次脱位的肩关节中肱骨存在扭转异常。也有学者发现肩关节前方不稳定与肩胛盂前倾角过大有关。这些发现激发了学者们采用截骨术治疗肩关节不稳定的尝试。以 Weber 术为代表，在肱骨结节下进行外旋截骨，使肱骨后外方 Hill-Sachs 损伤远离关节盂，让肱骨头前部完好的关节面与肩胛盂相关节，以促进关节稳定。但有研究表明，即使在肩关节不稳定的情况下，骨的几何结构仍正常。随着技术的进步，关节镜下软组织填充术已成为治疗 Hill-Sachs 损伤的常用方法。

- 肱骨近端截骨：瑞士的 B.G. Weber[48]报道了一种肱骨近端旋转截骨的方法，在增大肱骨头后倾角度的同时行前方关节囊缝合。手术指征是中到重度的肱骨头后外侧缺损。他在治疗复发性前脱位患者时发现，约 65%的患者存在肱骨头后外侧缺损，后倾截骨使肱骨头后外方 Hill-Sachs 损伤远离关节盂，从而使完好的肱骨头前部关节面与肩胛盂相关节。肱骨头后外侧缺损可导致有效的关节面积减少，截骨后需要重新对位使剩余的关节面发挥作用，以适应日常活动的需要。Weber 等人报道，肱骨近端截骨术后脱位复发率为 5.7%，术后优良率为 90%，多数患者需要再次手术取出内固定。

- 肩胛颈截骨：1933 年，Meyer-Burgdorff 报道了通过肩胛颈后方楔形闭合性截骨以减小关节盂前倾角的手术方法。他还报道了采用肩胛颈前方楔形张开性截骨并植骨以减小前倾角的手术方法。此类方法现在较少采用。

2.3 关节镜手术

关节镜下肩关节手术相比开放手术具有许多优点，如可视性，切口相关并发症、术中失血量、手术及麻醉时间、患者住院时间均得到改善。

- 关节镜下解剖修复术：1980 年，Johnson[16]报道了首例关节镜下 Bankart 修复术，采用门型钉固定盂唇，因为仅为单点固定，复发率为 16%~33%，而门型钉松脱率为 26%。随着实践的深入，各种新的缝合技术不断出现，如穿骨道的盂唇缝合技术、可吸收钉技术，但都因为失败率高而被淘汰。

- 关节镜下缝线锚钉修复：该技术最早由 Wolf

在1993年提出，后来Snyder和Strafford对其进行了改进，他们使用了永久缝线，多个锚钉允许多个固定点，其拔出强度与经骨道缝合类似(图1.5)。将锚钉固定在关节盂边缘而非肩胛颈部，以重现前方盂唇的骨膜袖套撕裂(ALPSA)病变。2002年，Abrams等人报道采用该技术修复662例患者，术后2年复发率仅为5%，其他文献也显示该技术治疗经典Bankart损伤的复发率低于10%。因此，缝合锚钉仍是目前最流行的关节镜修复方法。2001年，Thal引入了无结缝合锚钉，生物力学和临床数据均显示无结和常规缝合锚钉的效果相当。

综上所述，现代关节镜下使用缝线锚钉进行Bankart修复与开放修复在明显的再脱位方面具有相同的效果，但在关节镜修复中，包括半脱位或恐惧症在内的总体复发性不稳仍显著高于开放修复[49,50]。而且对于关节镜下解剖修复术，如完成手术需要锚钉的数量、关节盂骨缺损行关节镜手术的指征，尚未达成一致意见。

- 关节镜下关节囊紧缩术：20世纪90年代末期出现了关节囊热挛缩技术，但其具有并发症严重及复发率高等缺点。后来，Caspari将开放性关节囊紧缩术的理念应用于关节镜手术，肩关节脱位的复发率降低，肩关节功能得到改善。Savoie、Colleagues[51]及Gartsman等人[52]在20世纪90年代后期支持肩袖间隙闭合术，认为这是增强肩关节稳定性的另一种方法。生物力学数据也显示关节镜下肩袖间隙闭合确实改善了前方稳定性，但这也可能导致外旋功能的显著损失。目前是否行肩袖间隙闭合取决于外科医生。
- 关节镜下植骨术：详见第19章。

2.4 Hill-Sachs损伤的治疗

传统手术基本是通过手臂运动时绕过损伤点来达到治疗目的，如前文提到的Weber手术。2002年，Yagishita和Thomas[53]报道了在开放手术中应用股

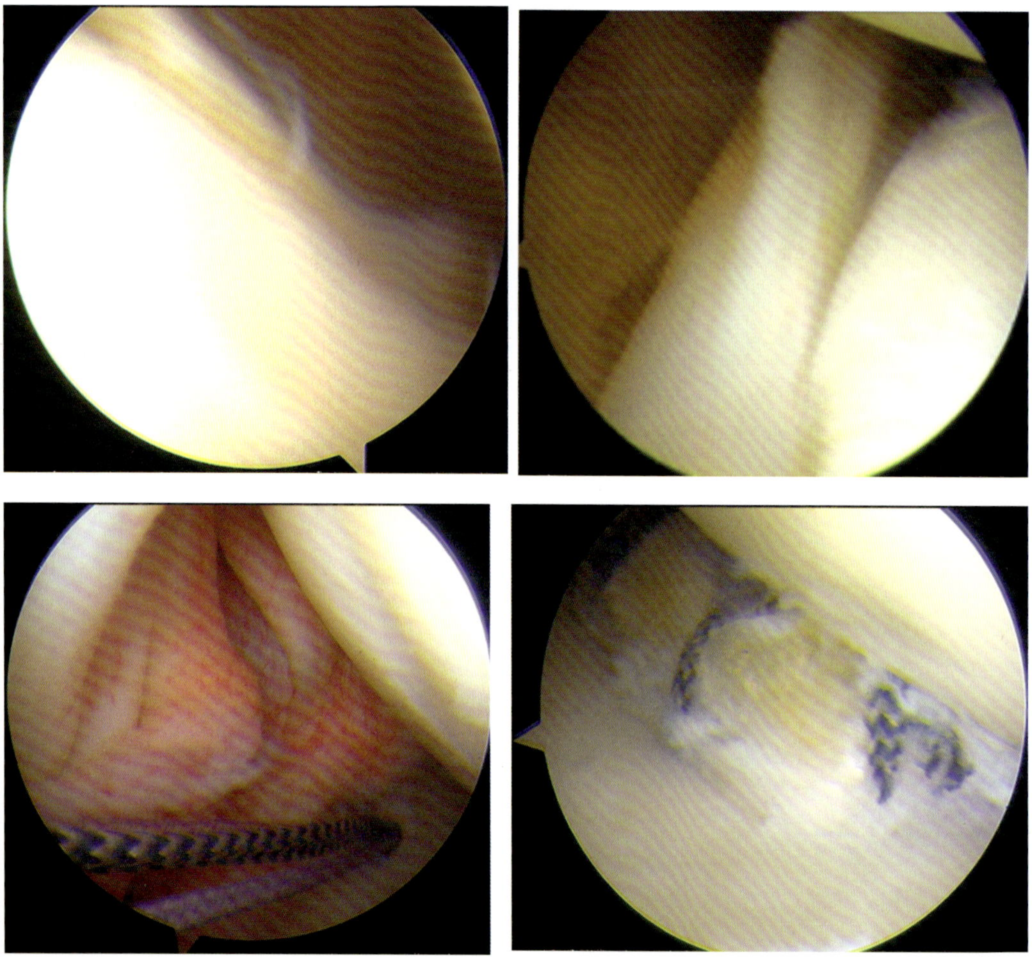

图1.5 关节镜下Bankart修复手术。

骨头移植来治疗嵌入的 Hill-Sachs 损伤，Miniaci 和 Gish[54]也报道了 18 例采用同种异体肱骨头移植治疗>25%的 Hill-Sachs 损伤，结果满意。此外，也有报道采用经皮或开放顶棒解压缩加植骨技术，以及部分表面置换术、人工肱骨头置换术等治疗严重的骨缺损或作为翻修方案。

目前最常用的是关节镜下软组织填塞术用软组织覆盖代替骨缺损，术后外旋丧失少，并发症发生率低，是一种安全、稳定的治疗方式。1972 年，Connolly[55]首次描述了用局部冈下组织填充肱骨头缺损。2007 年，Wolf 等人[56]报道采用关节镜下 Remplissage 术对 22 例患者进行了冈下肌腱和后关节囊局部填塞固定，复发率为 10%。近期一项系统综述[57]显示，该手术可明显改善术后结果，外旋角度的丢失最少，并发症也很少。另一项综述[58]评估了 26 项关于肱骨头缺损的治疗方案，结果显示关节镜下 Remplissage 手术是最安全、最稳定的选择(图 1.6)。日本学者 Eiji Itoi[26]提出：如果 Hill-Sachs 损伤在肩胛盂轨迹内(On-track)，建议采用肩关节镜下 Bankart 损伤修复手术治疗肩关节不稳定，因为此时骨性损伤不会对肩关节的稳定性造成影响。如果 Hill-Sachs 损伤在肩胛盂轨迹外(Off-track)，建议根据肩胛盂骨缺损的程度选择治疗策略。如果肩胛盂骨缺损较大（大于肩胛盂宽度的 25%），建议采用 Latarjet 手术。如果肩胛盂骨缺损较小(小于肩胛盂宽度的 25%)，建议采用 Bankart 损伤修复加 Remplissage 填塞手术。有学者证实，对于运动需求高的患者，骨缺损范围即使未达到 20%，也可行骨块移植加强关节盂的手术[59]。

3　总结

随着实践和新技术的不断发展，未来肩关节前方稳定技术也会不断进步，与 Bankart 手术相比，Latarjet 手术的复发率更低，患者预后更佳，对外旋运动的限制也更小[60]。但是，仍需要进一步的研究和临床实践来验证各种方法的疗效，以使患者获得良好的临床结果。

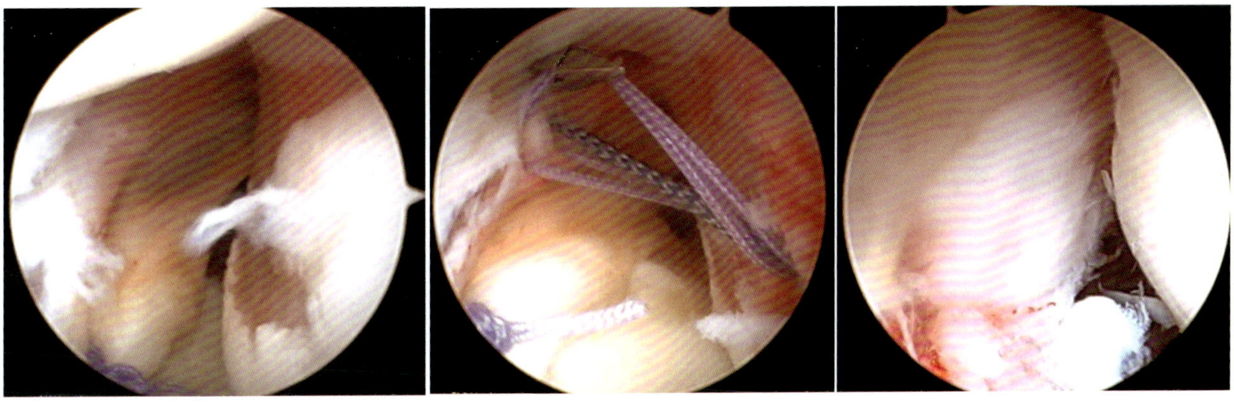

图 1.6　关节镜下 Remplissage 手术。

（汪滋民　姚盖）

参考文献

1.Krner K，Lind T，Jensen J.The epidemiology of shoulder dislocation.Archives of Orthopaedic & Trauma Surgery. 1989；108(5):288-290.

2.K.，Krøner，T.，et al. The epidemiology of shoulder dislocations. Archives of Orthopaedic & Trauma Surgery.1989.

3.Leroux T，Wasserstein D，Veillette C，et al. Epidemiology of Primary Anterior Shoulder Dislocation Requiring Closed Reduction in Ontario，Canada.American Journal of Sports Medicine. 2014；42(2):442-450.

4.Liavaag S，Svenningsen S，Reiker SO，et al. The epidemiology of shoulder dislocations in Oslo.

5.Nordqvist A,Petersson CJ. Incidence and causes of shoulder girdle injuries in an urban population.J Shoulder Elbow Surg. 1995;4(2):107-112.

6.Zacchilli MA,Owens BD.Epidemiology of shoulder dislocations presenting to emergency departments in the United States.Journal of Bone & Joint Surgery American Volume. 2010;92(3):542.

7.Kao JT,Chang CL,Su WR,Chang WL,Tai TW.Incidence of recurrence after shoulder dislocation: a nationwide database study. Journal of Shoulder & Elbow Surgery. 2018:S1058274618301538.

8.Bankart,A.SB.Recurrent or Habitual Dislocation of the Shoulder. Joint.1923.

9.Hill HA,Sachs MD.The Grooved Defect of the Humeral Head. Radiology.1940;35(6):690-700.

10.Osmond-Clarke H.Habitual dislocation of the shoulder.The Putti-Platt operation.

11.Pietro,Randelli,Davide,et al.History of shoulder instability surgery.Knee Surgery Sports Traumatology Arthroscopy.2016.

12.Reeves B.Experiment on the tensile strength of the anterior capsular structures of the shoulder in man.Bone & Joint Journal.1968;50(4):858-865.

13.Townley CO.The Capsular Mechanism in Recurrent Dislocation of The Shoulder. JBJS.1950;32(2):370-380.

14.Depalma AF,Cooke AJ,Prabhakar M.The Role of the Subscapularis in Recurrent Anterior Dislocations of the Shoulder. Clinical Orthopaedics & Related Research.1967;54:35-49.

15.Perthesüber. Operationen bei habitueller Schulterluxation. 1906.

16.Johnson LL.Arthroscopy of the shoulder.Orthop Clin North Am.1980;11(2):197-204.

17.Burkhead WZJ.Treatment of instability of the shoulder with an exercise program. J Bone Joint Surg.1992;74.

18.Brostrã LA,Kronberg M,NãMeth G,Oxelbãck U.The effect of shoulder muscle training in patients with recurrent shoulder dislocations.Scand J Rehabil Med.1992;24(1):11-15.

19.Anderson L,Rush R,Sherer L ea.The effects of aTherahand exercise program on shoulder inernal rotation stength.Phys Ther.1992.

20.Edwards TB,Boulahia A,Walch G.Radiographic analysis of bone defects in chronic anterior shoulder instability. Arthroscopy.2003;19(7):732-739.

21.Piasecki DP,Verma NN.Glenoid bone deficiency in recurrent anterior shoulder instability: diagnosis and management.Journal of the American Academy of Orthopaedic Surgeons. 2009;17(8):482-493.

22.Fakih R,Hamie MR,Yassine MS.Comparative Study on the Management of Glenohumeral Joint Dislocation. Closed Reduction vs.Arthroscopic Remplissage with Bankart Lesion Repair.J Med Liban.2016;64(3):175-180.

23.Mohtadi N.Open repair reduced recurrent dislocation more than conservative treatment after traumatic anterior shoulder dislocation.Journal of Bone & Joint Surgery.2007;89 (8): 1871.

24.Tongel AV,Rosa F,Heffernan G,Levy O,Sforza G. Long-term result after traumatic anterior shoulder dislocation: what works best? Musculoskeletal Surgery.2011;95 (1 Supplement):65-70.

25.Williams HLM,Evans JP,Furness ND,Smith CD.It's Not All About Redislocation: A Systematic Review of Complications After Anterior Shoulder Stabilization Surgery.American Journal of Sports Medicine.2018.

26.Itoi E."On-track" and "off-track" shoulder lesions.2017.

27.(美)卡纳尔主编;卢世璧译.坎贝尔骨科手术学 Vol 1-4卷.第 9 版.济南: 山东科学技术出版社; 2001.

28.Eden R.Zur Operation der Habituellen Schulterluxation unter Mitteilung Eines Neuen Verfahrens bei Abriss am Inneren Pfannenrande.Deutsche Zeitschrift Für Chirurgie.1918;144 (3):269-280.

29.Hybbinette S. De la transplantation dun fragment osseux pour remédier aux luxations récidivantes de lépaule: Constatations et résultats opératoires.Acta Chirurgica Scandinavica.1932;71:411-445.

30.Warner,P.JJ.Anatomical Glenoid Reconstruction for Recurrent Anterior Glenohumeral Instability With Glenoid Deficiency Using an Autogenous Tricortical Iliac Crest Bone Graft. American Journal of Sports Medicine.2006;34 (2): 205-212.

31.John,M.,Tokish,et al.Arthroscopic Distal Clavicular Autograft for Treating Shoulder Instability With Glenoid Bone Loss.Arthroscopy Techniques.2014.

32.Magnuson PB,Stack JK.Recurrent dislocation of the shoulder. Clin Orthop Relat Res.1991(269):4-8.

33.Severin E.Anterior and posterior recurrent dislocation of the shoulder: the Putti-Platt operation.Acta Orthop Scand.1953; 23(1):14-22.

34.Blonna D,Bellato E,Caranzano F,Assom M,Castoldi F. Arthroscopic Bankart Repair Versus Open Bristow-Latarjet for Shoulder Instability: A Matched-Pair Multicenter Study Focused on Return to Sport.American Journal of Sports Medicine.44(12).

35.Zimmermann SM,Scheyerer MJ,Farshad M,et al.Long-Term Restoration of Anterior Shoulder Stability: A Retrospective Analysis of Arthroscopic Bankart Repair Versus Open Latarjet Procedure.Journal of Bone & Joint Surgery American Volume.2016;98(23):1954–1961.

36.Di Giacomo G,de Gasperis N,Costantini A,et al.Does the presence of glenoid bone loss influence coracoid bone graft osteolysis after the Latarjet procedure? J Shoulder Elbow Surg.2014;23(4):514–518.

37.Dines JS,Dodson CC,McGarry MH,et al.Contribution of osseous and muscular stabilizing effects with the Latarjet procedure for anterior instability without glenoid bone loss.J Shoulder Elbow Surg.2013;22(12):1689–1694.

38.Giles JW,Boons HW,Elkinson I,et al.Does the dynamic sling effect of the Latarjet procedure improve shoulder stability? A biomechanical evaluation. Journal of Shoulder & Elbow Surgery.2013;22(6):821–827.

39.Helfet AJ.Coracoid transplantation for recurring dislocation of the shoulder.J Bone Joint Surg Br.1958;40(2):198–202.

40.Schauder KS,Tullos HS.Role of the coracoid bone block in the modified Bristow procedure.American Journal of Sports Medicine.1992;20(1):31–34.

41.Singer GC,Kirkland PM,Emery RJ.Coracoid transposition for recurrent anterior instability of the shoulder.A 20-year follow-up study.Journal of Bone & Joint Surgery British Volume. 1995;77(1):73–76.

42.Ferlic DC,Digiovine NM.A long-term retrospective study of the modified Bristow procedure.American Journal of Sports Medicine.1988;16(5):469–474.

43.Hovelius L,SandstroM BR,Sundgren K,Saeb M.One hundred eighteen Bristow-Latarjet repairs for recurrent anterior dislocation of the shoulder prospectively followed for fifteen years: Study I—clinical results. Journal of Shoulder & Elbow Surgery.2004;13(5):0–516.

44.Kordasiewicz B,Kicinski M,Maachowski K,Wieczorek J, Pomianowski S.Comparative study of open and arthroscopic coracoid transfer for shoulder anterior instability (Latarjet)—computed tomography evaluation at a short term follow-up. International Orthopaedics.2018;42(5):1119–1128.

45.Kordasiewicz BO,Ma Achowski K,Kicinski M,Chaberek SA,Pomianowski SA.Comparative study of open and arthroscopic coracoid transfer for shoulder anterior instability (Latarjet)—clinical results at short term follow-up.International Orthopaedics.2017;41(5):1023–1033.

46.钟名金,陆伟,柳海峰,等 l.改良关节镜双袢法 Latarjet 术治疗严重骨缺损的复发性肩关节前脱位.中华肩肘外科电子杂志.2018.

47.Provencher MT,Aman ZS,Laprade CM,et al.Biomechanical Comparison of Screw Fixation Versus a Cortical Button and Self-tensioning Suture for the Latarjet Procedure.Orthopaedic Journal of Sports Medicine.2018.

48.Weber BG,Simpson LA,Hardegger F.Rotational humeral osteotomy for recurrent anterior dislocation of the shoulder associated with a large Hill-Sachs lesion.J Bone Joint Surg Am. 1984;66(9):1443–1450.

49.Kazutomo M,Eiichi T,Harukazu T,et al.Can arthroscopic Bankart repairs using suture anchors restore equivalent stability to open repairs in the management of traumatic anterior shoulder dislocation? Journal of Orthopaedic Science.2018.

50.Petrera M,Patella V,Patella S,Theodoropoulos J.A meta-analysis of open versus arthroscopic Bankart repair using suture anchors.Knee Surgery Sports Traumatology Arthroscopy Official Journal of the Esska.2010;18(12):1742–1747.

51.Treacy SH,Field LD,Savoie FH.Rotator interval capsule closure: an arthroscopic technique.Arthroscopy.1997;13 (1): 103–106.

52.Gartsman GM,Taverna E,Hammerman SM.Arthroscopic rotator interval repair in glenohumeral instability: description of an operative technique.Arthroscopy.1999;15(3):330–332.

53.Yagishita K,Thomas BJ.Use of allograft for large Hill-Sachs lesion associated with anterior glenohumeral dislocation.A case report.Injury.2002;33(9):791–794.

54.Miniaci A,Gish MW.Management of Anterior Glenohumeral Instability Associated With Large Hill–Sachs Defects.Techniques in Shoulder & Elbow Surgery.2004;5(3):170–175.

55.Connolly JF. Humeral head defects associated with shoulder dislocation: Their diagnostic and surgical significance. Instructional Course Lectures. 1972;21:42–54.

56.Purchase RJ,Wolf EM,Hobgood ER,Pollock ME,Smalley CC. Hill-sachs "remplissage": an arthroscopic solution for the engaging Hill-sachs lesion. Arthroscopy. 2008;24 (6): 723–726.

57.Buza JA,3rd,Iyengar JJ,Anakwenze OA,Ahmad CS,Levine WN. Arthroscopic Hill-Sachs remplissage: a systematic review. J Bone Joint Surg Am. 2014;96(7):549–555.

58.Longo UG, Loppini M, Rizzello G, et al. Remplissage, humeral osteochondral grafts, weber osteotomy, and shoulder arthroplasty for the management of humeral bone defects in shoulder instability: systematic review and quantitative synthesis of the literature. Arthroscopy. 2014;30(12):1650-1666.

59.Sang-Jin, Shin, Rag, et al. Critical Value of Anterior Glenoid Bone Loss That Leads to Recurrent Glenohumeral Instability After Arthroscopic Bankart Repair. American Journal of Sports Medicine. 2017.

60.Bliven, Kellie, C., et al. Outcomes of the Latarjet Procedure Compared With Bankart Repair for Recurrent Traumatic Anterior Shoulder Instability. Journal of Athletic Training. 2018.

第 2 章

肩关节复发前脱位非解剖性修复治疗

1 概述

肩关节前脱位(以下统称为“肩关节脱位”)在年轻、活动量大的患者中复发率很高。越来越多的长期随访研究表明,虽然首次肩关节脱位的患者可采取保守治疗,但对于年轻、活动量大的患者,手术治疗比保守治疗临床效果更好。对于肩关节复发性前脱位患者来说,手术干预为首选。

肩关节是体内最不稳定和最常脱位的关节,肩关节脱位约占全部关节脱位的 50%,其中又以前脱位最多见[1]。肩关节脱位的一般人群发病率为 2%~8%[2],好发于活动量大的青壮年男性。在任何时候,肱骨头部仅有 1/4 与肩胛盂构成关节, 因此肩关节的骨性结构并不能为肩关节提供良好的稳定性,而是由关节周围的静态稳定结构和动态稳定结构起主要作用。上述结构尤其是静态稳定结构发生损伤或功能障碍后,若遭受创伤,在间接或直接暴力的作用下即可引起肩关节不稳定,导致半脱位或完全脱位。

首次肩关节脱位保守治疗后复发率较高 [3],尤其是年轻、活动量大的患者,更易引起肩关节复发性前脱位。随着复发次数的增加,可能导致肩关节炎。而手术治疗能降低复发率[4],减少肩关节炎等并发症的发生或延缓其进展。此外,研究发现,在长期随访中早期手术干预的临床效果比保守治疗更好,尤其是年轻、活动量大的患者,术后运动水平更接近伤前水平,患者报告结局(PRO)量表评分也更高[5]。因此,无论是首次脱位还是复发性脱位,手术治疗已成为肩关节脱位的主要选择。

根据不同的适应证,治疗肩关节脱位的手术可分为解剖性修复术和非解剖性修复术。解剖性修复术的目的是恢复关节盂唇的正常解剖位置和重建肩关节囊及韧带的张力,主要包括 Bankart 手术、关节囊移位术、单纯肩胛盂植骨、肱骨头植骨等。非解剖性修复术的目的是利用骨性或软组织遮挡来代偿关节囊、 盂唇和骨性结构的损伤或缺失, 主要包括 Putti-Platt 术、Magnuson-Stack 术、Boytchev 术、ASA 术、关节囊热挛缩术、Remplissage 术、肱骨头下内旋截骨术、Latarjet 术和 Trillat 术等。非解剖性修复术为治疗肩关节脱位提供了多样的选择, 有些术式因为复发率低、操作简便、临床效果好等优点一直被沿用至今,而有些术式因为内固定物并发症高发、外旋受限严重、 肩关节炎进展率高等缺点早已被淘汰。本章将对主要的非解剖性修复术的研究进展进行综述,通过分析和总结其沿用至今或被摒弃的原因,为医生的手术方案选择和术式创新提供思路, 从而为患者提供更有效、更具个体化的手术治疗。

2 肩关节前壁加强法

2.1 Putti-Platt 术

19 世纪 20 年代,Putti 和 Platt 各自发明了一种治疗肩关节前脱位的术式,直到 1948 年,这种术式才被 Osmond-Clarke[6]命名为 Putti-Platt 术。该术式通过缩短肩胛下肌和缩小前方关节囊, 在关节前方形成肌肉、关节囊双重结构来增加肩关节稳定性。

然而,经典 Putti-Platt 术的临床效果不佳,外旋受限和肩关节炎等问题突出。Pap G 等人[7]的随访结果显示,Rowe 评分优良率仅为 55%, 重返运动率仅为 40%,52%的患者仍存在肩功能受限,24%的患者外旋受限>40°,复发率为 36%,翻修率为 20%。van

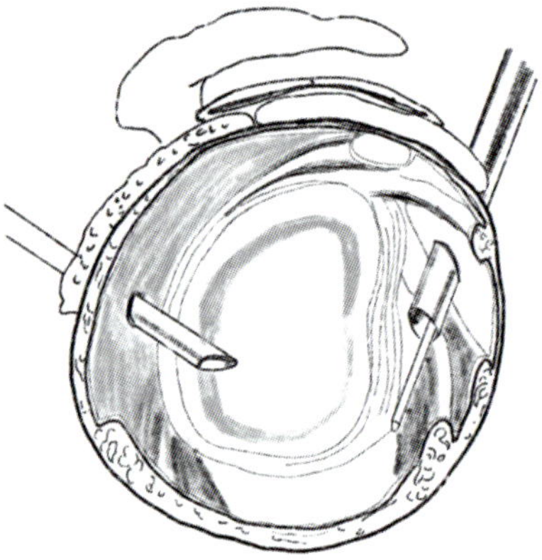

图 2.5 关节囊热挛缩术。从最前下部开始，由内向外、由下向上进行。

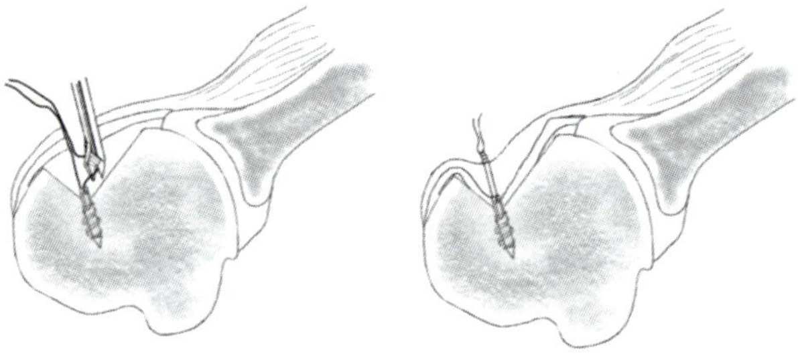

图 2.6 Remplissage 术。冈下肌腱及后方关节囊移位缝合固定至损伤缺损处，将缺损转化为关节外结构。

等人[25]发现，术后 ASES 评分较术前显著改善，患者平均满意度高，但仍有 33.3%的患者术后发生顽固性疼痛、僵硬、复发、翻修。此外，他们还发现，延长固定时间有利于临床结局的改善。Mohtadi NG 等人[26]也报道了术后临床结局评分较术前显著改善，且与开放性关节囊移位术组无显著差异，复发率为 7%，并发症和复发均较关节囊移位术组少。该术式最突出的并发症是术后关节软骨溶解，该情况罕见但破坏性大，与关节液受热有关，严重时需要行全肩关节置换术[27]。

3 伴有 Hill-Sachs 损伤的修复

Hill-Sachs 损伤是指在肩关节复发性前脱位过程中，肱骨头后外侧与肩胛盂前缘碰撞而产生的压缩性骨折，该概念由 Hill 和 Sachs 于 1940 年正式提出[28]。外伤性肩关节前脱位后，Hill-Sachs 损伤的发生率高达 60%~90%[29]。

3.1 Remplissage 术

1972 年，Connolly J 首次提出将冈下肌腱及后方关节囊移位缝合固定至 Hill-Sachs 损伤缺损处[30]（图 2.6）。2008 年，Purchase 和 Wolf 等人[30]在关节镜下进行了该操作，并将其命名为 Remplissage 术。该术式适用于中、重度 Hill-Sachs 损伤且关节盂骨缺损<25%的患者[31]。

Rashid MS 等人[32]的综述表明，术后 Rowe 评分较术前显著改善，术后可出现肩关节后上方疼痛和关节僵硬，复发率为 4.2%±3.9%。另一项综述表明[29]，Remplissage 术后患者临床结局(PRO)显著改善，且与 Latarjet 术相比无显著差异。重返运动率为 90.7%，70.4%的患者恢复损伤前或更高水平。虽然少数患者术后中立位外旋明显受限，但总的并发症发生率为 0.4%，复发率为 5.8%，翻修率为 2.4%，显著低于单纯 Bankart 修复。

Remplissage 术临床效果良好，可有效预防复发，但术后外旋受限仍是一个值得关注的问题。有学者[33]对该术式进行了改良，使用 Double-Pulley 固定，减少了手术入路，简化了手术操作，安全性更高，可用于治疗更大的 Hill-Sachs 损伤。

3.2 肱骨头下内旋截骨术

1984 年，Weber[34]首次提出了肱骨头下内旋截骨术，也称为 Weber 旋转截骨术。该术式在外科颈处横截肱骨近端，并沿肱骨干轴内旋肱骨头，然后用钢板固定，最后行肩胛下肌腱和前关节囊的重叠缝合。该术式使 Hill-Sachs 损伤更偏后外，可防止肩关节外展外旋时损伤处与肩胛盂前缘咬合导致肱骨头脱位（图 2.7）。该术式适用于 Hill-Sachs 损伤较大（可高达 45%的关节面）且不适合同种异体骨移植或部分关节成形术的年轻患者。

在 Weber[34]的随访中，旋转截骨术后功能结局优良率为 90%，平均外旋受限<5°，复发率为 5.7%，翻修率为 5%，但近 60%的患者在术后 1~2 年需要移除钢板。一项综述显示[35]，该术式术后临床结局评分较低，肩关节活动度受限较明显，并发症发生率为 29%，复发率为 5.6%。

因此，学者们认为 Weber 旋转截骨术并发症发生率高、术后临床结局评分不佳，故建议将其作为一种挽救性手术，且术中肱骨头内旋不应超过 20°。

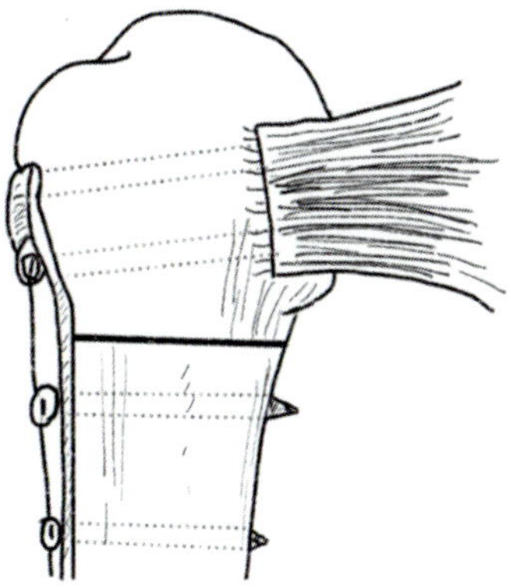

图 2.7　Weber 旋转截骨术。在外科颈处横截肱骨近端并沿肱骨干轴内旋肱骨头，再用钢板固定。

4　骨遮挡法

Griffith JF 等人[36]发现，首次前脱位后约 41%的病例存在肩胛盂骨缺损，而复发前脱位后，这一比例上升到 86%。生物力学研究表明，前方肩胛盂的骨缺损达到 20%即可显著降低肱骨头向前移位所需的力，即使在 Bankart 病变修复后，>19%的骨缺损依然会造成肩关节前向不稳定[37]。肩胛盂骨缺损不仅会增加肩关节的不稳定性，还与肩关节脱位后肩关节炎的发展有关[38]。因此，修复骨缺损对肩关节前脱位的预后至关重要。目前文献推荐根据骨缺损的比例来确定治疗方法，骨缺损<13.5%可选择软组织修复，>25%可选择骨遮挡法，而缺损介于两者之间时，治疗方法存在争议。

4.1 喙突转移术

4.1.1 开放 Bristow-Latarjet 术

1954 年 Latarjet[39]首先提出游离一部分喙突及肱二头肌短头和喙肱肌组成的联合腱，然后分离肩胛下肌，将喙突和联合腱用单螺钉固定于肩胛盂前缘，再将肩胛下肌置于喙突和联合腱前方并重叠缝合固定。后经改良，包括截取更多的喙突、采用双螺钉固定等，逐渐形成了现今的开放 Latarjet 术。而 Bristow 术则是由 Helfet 于 1958 年[40]提出，该术式是垂直切开肩胛下肌，显露肩胛颈，将喙突尖和联合腱用缝线固定在肩胛下肌处。该术式经 May 等人[41]的改良，将喙突尖和联合腱用单螺钉固定于肩胛盂前缘。由于这两种术式步骤相似，且均通过联合腱吊带效应、前侧关节囊加强和关节盂骨填充等机制发挥作用[42]，故常被统称为 Bristow-Latarjet 术(图 2.8和图 2.9)。

Bristow-Latarjet 术因其良好的临床效果和预后一直被沿用至今，而 Latarjet 术则更被视为治疗肩胛盂骨缺损的“金标准”。

Hurley ET 等人[43]发现，术后平均随访 16.6 年，

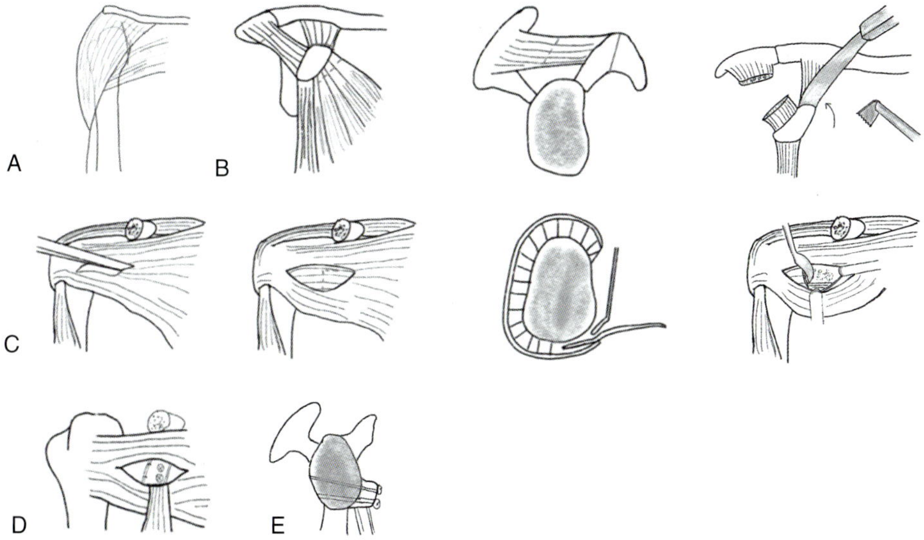

图 2.8　Bristow-Latarjet 术。(A)喙突下方垂直切口。(B)喙突暴露、截取、新鲜化(箭头所示为骨刀)。(C)劈开肩胛下肌。(D)显露关节盂下缘。(E)喙突转移与固定。

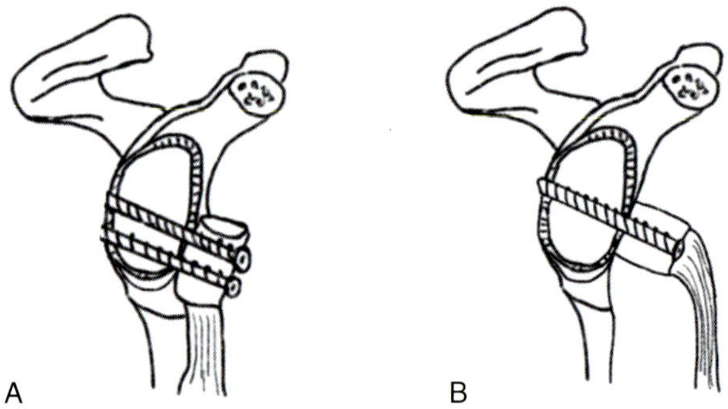

图 2.9 (A)Latarjet 术和(B)Bristow 术。

86%的患者可获得优良的临床效果，手术效果满意率达 94.8%，临床结局评分较术前显著改善，84.9%的患者重返运动，76.3%的患者恢复伤前运动水平。一项系统评价[44]显示，88.8%的患者重返运动，平均时间为 5.8 个月，72.6%的病例恢复伤前运动水平。同时，研究者指出 Bristow-Latarjet 术可为从事接触性项目和上肢过顶类项目的运动员患者提供较高的重返运动率。

由此可见，开放 Bristow-Latarjet 术具有良好的临床效果。然而，随着大量临床应用和长期随访，术后并发症相继被报道[45,46]。Butt U 等人[47]发现，术后移植骨块相关并发症(10.1%±1.6%)、固定物相关并发症(6.5%±1.3%)的发生率较高，因并发症而需要翻修者占 4.9%±1.0%。Hurley ET 等人[43]报道，20%~25%的患者术后肩关节炎进展，更重要的是，其继发的疼痛和活动受限会对患者的长期预后、日常生活及满意度产生不良影响。因此，克服固定物、移植骨块相关并发症及了解术后肩关节炎进展的发生机制是 Bristow-Latarjet 术改良的切入点，减少其发生率是提高术式临床疗效和避免二次手术的关键。

4.1.2 关节镜下 Bristow-Latarjet 术

Lafosse 等人[48]于 2007 年首次描述了关节镜下 Latarjet 术，术者在关节镜下依次进行喙突显露、喙突准备、喙突钻孔与截骨、喙突转移和移植喙突的固定。

关节镜下 Bristow-Latarjet 术将开放手术和关节镜手术的优点相结合，取得了良好的临床效果。在一项队列研究中[49]，开放手术与关节镜手术在 Rowe 评分、术后外旋活动度、并发症发生率、脱位复发率、翻修率和手术时间方面均无显著差异。开放 Latarjet 术的持续恐惧试验阳性率较低，这可能会转化为更高的重返运动率，尤其是在接触性项目运动员中。而关节镜下 Latarjet 术可以显著改善术后早期疼痛。此外，关节镜下 Latarjet 术操作难度大、学习曲线长，术者需要大量手术来提高操作技巧和增加手术经验以缩短手术时间，因而更适合在患者较多的医院推广。

4.1.3 改良 Latarjet 术

• 等弧法 Latarjet 术：传统 Latarjet 术在骨缺损面积大的患者中适用性有限。Burkhart SS[50]描述了一种称为“等弧”(congruent-arc)的改良 Latarjet 术：将截下的喙突沿其纵轴内旋 90°，使内侧面与缺损关节盂前缘贴合。该术式的优点在于内侧面新鲜化，不需要去除过多的骨质便能很好地匹配“倒梨形”关节盂，从而提供更大的填充面积(图 2.10)。

Rossi LA 等人[51]的随访结果显示，术后临床结局评分均较术前显著改善，肩关节活动度较术前无显著差异，96%的患者重返运动，91%恢复伤前运动水平，骨愈合率为 91%，91%的患者骨块定位良好。并发症总发生率为 13%，翻修率为 3%。末次随访发现，15%的患者有肩关节炎。Ranalletta M 等人[52]也报道了术后临床结局评分均较术前显著改善，肩关节活动度较术前无显著差异，患者全部重返运动，骨愈合率为 88%，88%的患者骨块定位良好。螺钉相关并发症为 2%，骨块骨折率为 2%，骨块纤维联结率

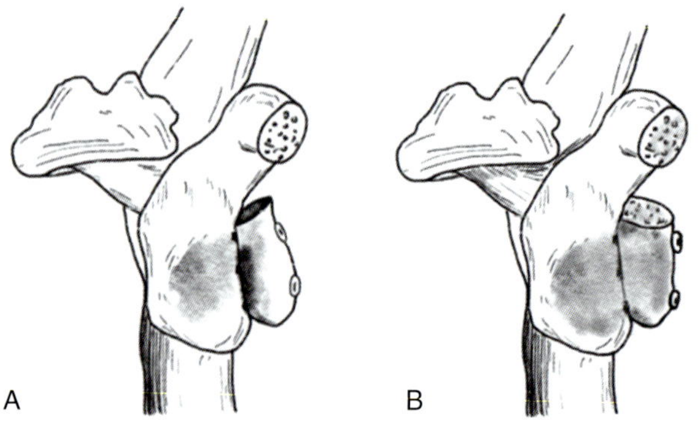

图 2.10 传统 Latarjet 术和等弧法 Latarjet 术。(A)传统 Latarjet 术，喙突下表面与缺损关节盂前缘贴合。(B)等弧法 Latarjet 术，喙突内侧面与缺损关节盂前缘贴合。

为 10%,未发现脱位复发,翻修率为 2%。肩关节炎进展率为 6%。

由此可见,等弧法 Latarjet 术的中短期临床效果良好,重返运动率高,能有效预防复发。但是,该术式存在以下风险:①内旋喙突会增加肌皮神经损伤的风险。②因骨块更大,外旋时存在肩胛下肌腱与骨块碰撞的风险。③因骨块与关节盂接触面较小,螺钉定位要求更高,钻骨道时骨块骨折风险更大。因此,该术式的最佳手术指征包括:肩胛下肌撞击风险低、传统 Latarjet 术无法修复的关节盂大面积骨缺损(Gerber 指数>80%)患者[53]。

• 关节镜下线袢法 Latarjet 术:自 Lafosse 开创关节镜下 Latarjet 术以来,该术式进行了诸多改良,使得关节镜下螺钉固定 Latarjet 术热度不减。美中不足的是,其部分并发症在相当长的一段时间内是术者难以克服的挑战,尤其是螺钉相关并发症。Boileau P[54]为了解决螺钉固定的缺陷,报道了一种改良的关节镜下 Latarjet 术:采用特制的导向系统进行移植骨块定位,并使用特定的圆形金属袢进行固定(图 2.11)。随访结果表明,术后临床功能结局评分较术前显著改善,93%的患者恢复伤前运动水平。未发现神经损伤和固定物相关并发症。96%的移植骨块与关节盂表面齐平,骨块愈合率为 91%。除 1 例患者术后运动导致外伤性半脱位外,其余患者无

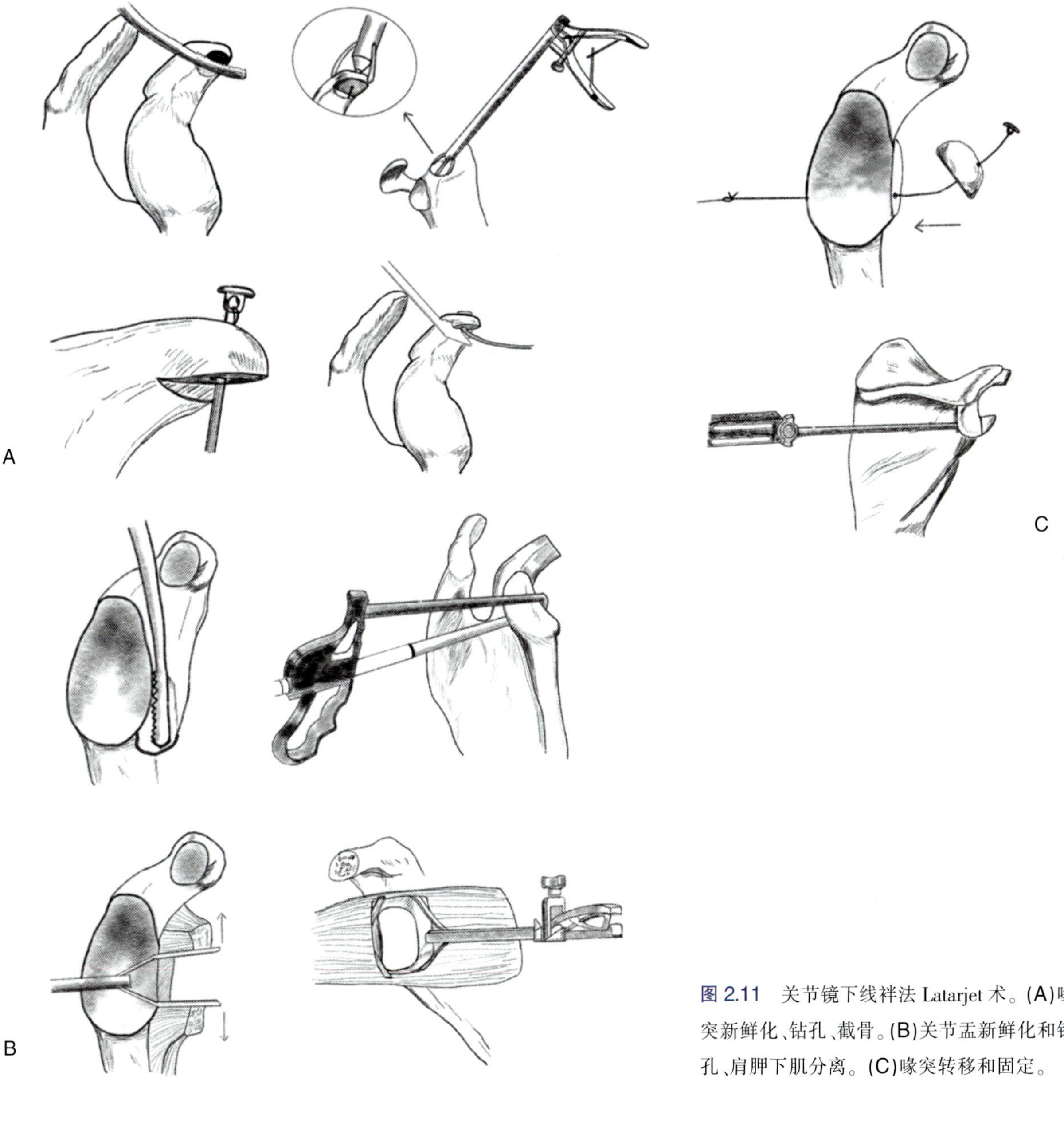

图 2.11　关节镜下线袢法 Latarjet 术。(A)喙突新鲜化、钻孔、截骨。(B)关节盂新鲜化和钻孔、肩胛下肌分离。(C)喙突转移和固定。

脱位复发,无翻修病例。他们[55]于2019年再次报道了术后2年以上的随访结果，手术效果满意率为97%,93%的患者重返运动,70%的患者恢复伤前运动水平。95%的移植骨块与关节盂表面齐平,92.5%的移植骨块位于关节盂赤道线以下。骨块愈合率为95%,术后复发率为3%,翻修率为2%。

陆伟等人[56]在Boileau的基础上对该术式进行了改良,采用2.5cm小切口截取并准备喙突和联合腱,从后方向前劈开肩胛下肌腱。在30°关节镜下,取喙突的切口作为前方入路,加上前外侧、后方入路,仅需要3个入路,手术操作更为便捷和安全(图2.12)。3年随访结果显示[57],术后临床结局评分均较术前显著改善,肩关节活动范围较术前无明显差异,85%的患者恢复损伤前运动水平。并发症总发生率为1.9%。除1例外伤性复发性脱位,其余患者无脱位复发。96%的移植骨块位置良好,87%的移植骨块与关节盂表面齐平,骨块愈合率为98%。作者还观察到移植喙突吸收很少，且可以扩张塑形成与正常肩胛盂相近的正梨形关节盂外形，骨块最终与关节盂塑形成与肱骨头同圆的三维球窝状。所有病例均未观察到关节炎进展。

关节镜下线袢法Latarjet术使移植骨块的定位更准确，骨块愈合率更高，避免了固定物相关并发症,也无须移除固定物。此外,该技术还显著降低了神经损伤的风险,是一种简单、安全、有效的方法。由于该术式较新，因此需要更多的长期随访来评估其疗效和预后,以及是否存在其他潜在的并发症。

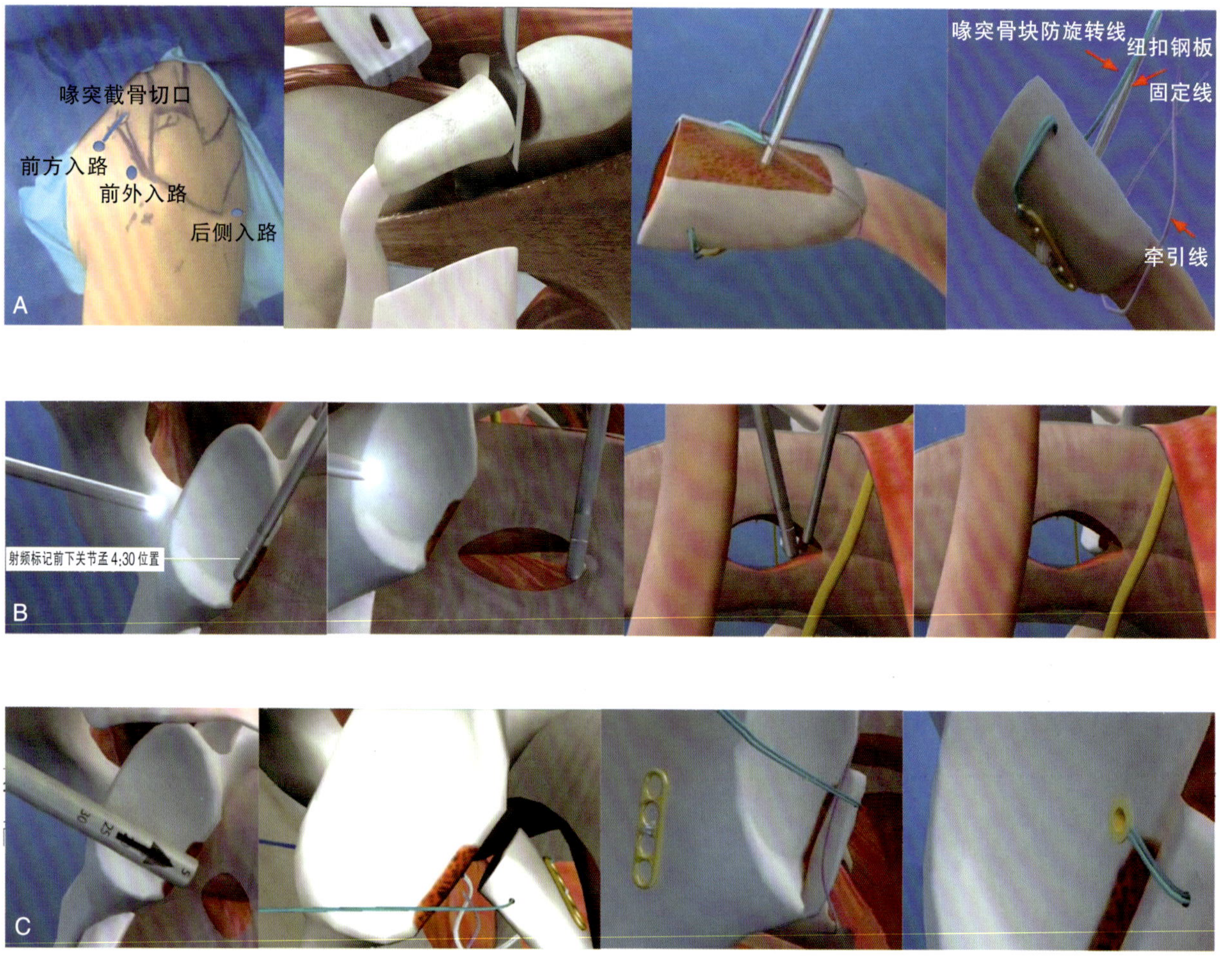

图2.12　改良关节镜下线袢法Latarjet术。(A)手术切口与入路、喙突截取与准备。(B)关节盂骨床准备与肩胛下肌腱劈开。(C)关节盂骨道钻制、喙突转位与固定。

5　Trillat 术

1954 年，Trillat[58]描述了另一种喙突转移术：对喙突进行楔形截骨造成喙突骨折，维持骨折部的联结，将喙突尖连同联合腱折转，并在肩胛下肌上缘用螺钉将折转的喙突固定在肩胛颈处(图 2.13)。目前 Trillat 术主要的适应证包括：①伴有不可修复的肩袖大撕裂的肩关节前脱位(保留和收紧残留的肩胛下肌)。②伴有韧带松弛的肩关节前脱位(在没有骨缺损的情况下)。

Walch G 等人[59]的随访结果显示，手术满意率为 88%，Rowe 评分优秀率为 63%，脱位复发率为 16%，64.3%的患者出现肩关节炎进展，肱骨头抬高的病例增加了 30%。Gerber C 等人[60]的研究则报道了患者临床功能结局优良率为 83%，复发率为 4%，62%的患者出现肩关节炎进展，以及严重的术后疼痛和外旋功能丧失，这可能是由喙突和肩胛下肌撞击所致。

关节镜的可视性使术者可以在术中评估喙突转移后肩胛下肌和喙突的相对位置并做出调整，从而避免二者的撞击和外旋受限。Labattut L 等人[61]报道了关节镜下 Trillat 术的临床效果，手术满意率为 94.5%，临床功能结局较术前显著改善，平均外旋受限(15°±7°)，复发率为 5.5%，暂未发现术后并发症。Valenti P 等人[62]随后对关节镜下 Trillat 术进行了改良，利用单袢固定联合 Bankart 修复，减少了固定物并发症且不需要移除固定物，但增加了臂丛和肌皮神经损伤的风险，手术费用更高，学习曲线也更长。

Trillat 术短期和中期的临床效果令人满意，可有效预防复发和恢复运动。此外，该术式操作简单，手术时间短，尚未发现特殊并发症。然而，该术式术后骨关节炎进展率高，并且需要长期随访来评估其长期预后，术者在应用时应综合考虑。

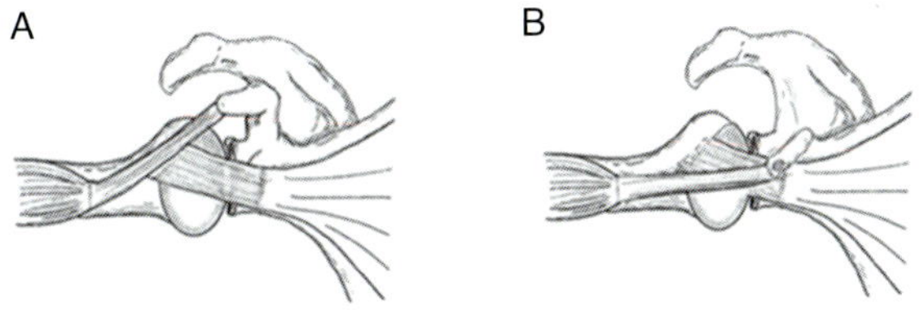

图 2.13　(A)Trillat 术前。(B)Trillat 术后。

6　双极损伤的治疗

双极损伤是指同时存在肩胛盂和肱骨头骨缺损。双极损伤的治疗受到肩胛盂轨迹理论的影响。Yamamoto N 等人[63]认为，肱骨头在外展外旋过程中与肩胛盂接触的区域为肩胛盂轨迹。如果 Hill-Sachs 损伤内缘在肩胛盂轨迹内，由于存在骨性遮挡，肱骨头仍处于稳定状态，此时称为在轨；如果 Hill-Sachs 损伤或 Bankart 损伤扩大，Hill-Sachs 损伤内缘不在肩胛盂轨迹内，则容易发生脱位和咬合，此时称为脱轨。鉴于此，Ramhamadany E 等人[64]提出了双极损伤的治疗策略：肩胛盂骨缺损<25%时，在轨患者行 Bankart 修复，脱轨患者行 Bankart 修复加 Remplissage 术；骨缺损>25%时，行 Latarjet 术后再次评估肩胛盂轨迹，若仍存在脱轨情况，则行 Remplissage 术加强；骨缺损>40% 时，根据患者年龄和功能要求选择肱骨头骨移植、表面置换或反肩关节置换术。

7　总结与展望

肩关节前脱位在年轻人群中发病率和复发率高、治疗难度大，其病理改变的复杂性决定了治疗方式的多样性。历史的选择使大部分解剖或非解剖修复术经过一个世纪的发展，几乎被弃用，如 Putti-Platt 术、Magnuson-Stack 术等，而 Latarjet 术、Remplissage 术等则被沿用至今。在选择最佳术式或制订个体化治疗方案时，术前评估相当重要。外科医生应通过详细的病史、体格检查和合适的影像学检查来发现和评估患者存在的病理改变和损伤，同时还应考虑患者的年龄、活动水平、运动需求等。只有做好全面的术前评估，才能为患者选出最合适、最有效的治疗方法。

相信随着关节镜技术的不断成熟，将来会有越来越多的临床效果更好、并发症更少、复发率更低的改良术式或新术式出现。

(覃其煌　陆伟)

参考文献

1.te Slaa RL, Wijffels MP, Marti RK. Questionnaire reveals variations in the management of acute first time shoulder dislocations in the Netherlands. Eur J Emerg Med. 2003; 10(1): 58-61.

2.Dugas JR, Crozier MW. Traumatic Anterior Instability: Treatment Options for Initial Instability. Sports Med Arthrosc Rev. 2018; 26(3):95-101.

3.Leroux T, Ogilvie-Harris D, Veillette C, et al. The epidemiology of primary anterior shoulder dislocations in patients aged 10 to 16 years. Am J Sports Med. 2015; 43(9):2111-2117.

4.Jakobsen BW, Johannsen HV, Suder P, Sojbjerg JO. Primary repair versus conservative treatment of first-time traumatic anterior dislocation of the shoulder: a randomized study with 10-year follow-up. Arthroscopy. 2007; 23(2):118-123.

5.De Carli A, Vadala AP, Lanzetti R, et al. Early surgical treatment of first-time anterior glenohumeral dislocation in a young, active population is superior to conservative management at long-term follow-up. Int Orthop. 2019; 43 (12): 2799-2805.

6.Osmond-Clarke H. Habitual dislocation of the shoulder; the Putti-Platt operation. J Bone Joint Surg Br. 1948; 30B(1): 19-25.

7.Pap G, Machner A, Nebelung W, Halm JP, Merk H, Grasshoff H. Long-term outcome of Putti-Platt operation in recurrent traumatic ventral shoulder dislocations. Zentralbl Chir. 1998; 123(11):1227-1231.

8.van der Zwaag HM, Brand R, Obermann WR, Rozing PM. Glenohumeral osteoarthrosis after Putti-Platt repair. J Shoulder Elbow Surg. 1999; 8(3):252-258.

9.Iordens GI, Van Lieshout EM, Van Es BC, et al. Outcome after modified Putti-Platt procedure for recurrent traumatic anterior shoulder dislocations. Strategies Trauma Limb Reconstr. 2013; 8(3):141-147.

10.Inui H, Nobuhara K. Modified Putti-Platt procedure for recurrent anterior shoulder instability. Int Orthop. 2020; 44 (6):1123-1129.

11.Magnuson PB, Stack JK. Recurrent dislocation of the shoulder. 1943. Clin Orthop Relat Res. 1991(269):4-8.

12.Miller LS, Donahue JR, Good RP, Staerk AJ. The Magnuson-Stack procedure for treatment of recurrent glenohumeral dislocations. Am J Sports Med. 1984; 12(2):133-137.

13.Rodriguez Merchan EC, Ortega M. The Magnuson-Stack operation for recurrent anterior dislocation of the shoulder. A long-term follow-up of 44 operations. Int Orthop. 1994; 18 (6):356-358.

14.Conforty B. The results of the Boytchev procedure for treatment of recurrent dislocation of the shoulder. Int Orthop. 1980; 4(2):127-132.

15.Chandra R, Sharma VK, Mahajan S, Bansal M, Arora S. Modified Boytchev procedure for recurrent anterior dislocation of shoulder. J Orthop Surg (Hong Kong). 2014; 22(2): 204-208.

16.Zamora-Navas P, Borras Verdera A, Porras Garcia J, Padilla Marquez A, Linares P. Long-term results of the Boytchev procedure for the treatment of recurrent dislocation of the shoulder. Acta Orthop Belg. 2001; 67(3):233-235.

17.Chatterjee ND, Nath C, Pal AK, Baksi DP. Modified Boytchev procedure for the treatment of recurrent anterior dislocation of the shoulder. Int Orthop. 2002; 26(1):7-9.

18.Maiotti M, Massoni C. Arthroscopic augmentation with subscapularis tendon in anterior shoulder instability with capsulolabral deficiency. Arthrosc Tech. 2013; 2(3):303-310.

19.Maiotti M, Massoni C, Russo R, Schroter S, Zanini A, Bianchedi D. Arthroscopic Subscapularis Augmentation of Bankart Repair in Chronic Anterior Shoulder Instability With Bone Loss Less Than 25% and Capsular Deficiency: Clinical Multicenter Study. Arthroscopy. 2017; 33(5):902-909.

20.Russo R, Della Rotonda G, Cautiero F, et al. Arthroscopic Bankart repair associated with subscapularis augmentation (ASA) versus open Latarjet to treat recurrent anterior shoulder instability with moderate glenoid bone loss: clinical comparison of two series. Musculoskelet Surg. 2017; 101 (1):75-83.

21.Ren S, Zhang X, Zhou R, You T, Jiang X, Zhang W. Arthroscopic subscapularis augmentation combined with capsulolabral reconstruction is safe and reliable. Knee Surg Sports Traumatol Arthrosc. 2019; 27(12):3997-4004.

22.Hecht P, Hayashi K, Cooley AJ, et al. The thermal effect of monopolar radiofrequency energy on the properties of joint capsule. An in vivo histologic study using a sheep model. Am J Sports Med. 1998; 26(6):808-814.

23.Medvecky MJ, Ong BC, Rokito AS, Sherman OH. Thermal capsular shrinkage: Basic science and clinical applications. Arthroscopy. 2001; 17(6):624-635.

24.Rolfes K. Arthroscopic treatment of shoulder instability: a systematic review of capsular plication versus thermal capsulorrhaphy. J Athl Train. 2015; 50(1):105–109.

25.Hawkins RJ, Krishnan SG, Karas SG, Noonan TJ, Horan MP. Electrothermal arthroscopic shoulder capsulorrhaphy: a minimum 2-year follow-up. Am J Sports Med. 2007; 35(9): 1484–1488.

26.Mohtadi NG, Kirkley A, Hollinshead RM, et al. Electrothermal arthroscopic capsulorrhaphy: old technology, new evidence. A multicenter randomized clinical trial. J Shoulder Elbow Surg. 2014; 23(8):1171–1180.

27.Sol omon DJ, Navaie M, Stedje-Larsen ET, Smith JC, Provencher MT. Glenohumeral chondrolysis after arthroscopy: a systematic review of potential contributors and causal pathways. Arthroscopy. 2009; 25(11):1329–1342.

28.Skendzel JG, Sekiya JK. Diagnosis and management of humeral head bone loss in shoulder instability. Am J Sports Med. 2012; 40(11):2633–2644.

29.Lazarides AL, Duchman KR, Ledbetter L, Riboh JC, Garrigues GE. Arthroscopic Remplissage for Anterior Shoulder Instability: A Systematic Review of Clinical and Biomechanical Studies. Arthroscopy. 2019; 35(2):617–628.

30.Purchase RJ, Wolf EM, Hobgood ER, Pollock ME, Smalley CC. Hill-Sachs "remplissage": an arthroscopic solution for the engaging hill-Sachs lesion. Arthroscopy. 2008; 24(6): 723–726.

31.Provencher MT, Frank RM, Leclere LE, et al. The Hill-Sachs lesion: diagnosis, classification, and management. J Am Acad Orthop Surg. 2012; 20(4):242–252.

32.Rashid MS, Crichton J, Butt U, Akimau PI, Charalambous CP. Arthroscopic "Remplissage" for shoulder instability: a systematic review. Knee Surg Sports Traumatol Arthrosc. 2016; 24(2):578–584.

33.Chakrabarti MO, Gwosdz J, Rosinski A, Guzman AJ, McGahan PJ, Chen JL. Arthroscopic Double-Pulley Remplissage Using a 2-Portal Technique for Hill-Sachs Lesions in Recurrent Anterior Shoulder Instability. Arthrosc Tech. 2019; 8(6):e527–e533.

34.Weber BG, Simpson LA, Hardegger F. Rotational humeral osteotomy for recurrent anterior dislocation of the shoulder associated with a large Hill-Sachs lesion. J Bone Joint Surg Am. 1984; 66(9):1443–1450.

35.Longo UG, Loppini M, Rizzello G, et al. Remplissage, humeral osteochondral grafts, weber osteotomy, and shoulder arthroplasty for the management of humeral bone defects in shoulder instability: systematic review and quantitative synthesis of the literature. Arthroscopy. 2014; 30(12):1650–1666.

36.Griffith JF, Antonio GE, Yung PS, et al. Prevalence, pattern, and spectrum of glenoid bone loss in anterior shoulder dislocation: CT analysis of 218 patients. AJR Am J Roentgenol. 2008; 190(5):1247–1254.

37.Yamamoto N, Muraki T, Sperling JW, et al. Stabilizing mechanism in bone-grafting of a large glenoid defect. J Bone Joint Surg Am. 2010; 92(11):2059–2066.

38.Haas M, Plachel F, Wierer G, et al. Glenoid morphology is associated with the development of instability arthropathy. J Shoulder Elbow Surg. 2019; 28(5):893–899.

39.Latarjet M. Surgical Technics in the Treatment of Recurrent Dislocation of the Shoulder (Antero-Internal). Lyon Chir. 1965; 61:313–318.

40.Helfet AJ. Coracoid transplantation for recurring dislocation of the shoulder. J Bone Joint Surg Br. 1958; 40–B(2):198–202.

41.May VR, Jr. A modified Bristow operation for anterior recurrent dislocation of the shoulder. J Bone Joint Surg Am. 1970; 52(5):1010–1016.

42.Yamamoto N, Muraki T, An KN, et al. The stabilizing mechanism of the Latarjet procedure: a cadaveric study. J Bone Joint Surg Am. 2013; 95(15):1390–1397.

43.Hurley ET, Jamal MS, Ali ZS, Montgomery C, Pauzenberger L, Mullett H. Long-term outcomes of the Latarjet procedure for anterior shoulder instability: a systematic review of studies at 10-year follow-up. J Shoulder Elbow Surg. 2019; 28(2):e33–e39.

44.Hurley ET, Montgomery C, Jamal MS, et al. Return to Play After the Latarjet Procedure for Anterior Shoulder Instability: A Systematic Review. Am J Sports Med. 2019; 47(12): 3002–3008.

45.Griesser MJ, Harris JD, McCoy BW, et al. Complications and re-operations after Bristow-Latarjet shoulder stabilization: a systematic review. J Shoulder Elbow Surg. 2013; 22(2): 286–292.

46.Longo UG, Loppini M, Rizzello G, Ciuffreda M, Maffulli N, Denaro V. Latarjet, Bristow, and Eden-Hybinette procedures for anterior shoulder dislocation: systematic review and quantitative synthesis of the literature. Arthroscopy. 2014; 30(9):1184–1211.

47.Butt U, Charalambous CP. Complications associated with open coracoid transfer procedures for shoulder instability. J

Shoulder Elbow Surg. 2012; 21(8):1110–1119.

48.Lafosse L,Lejeune E,Bouchard A,Kakuda C,Gobezie R, Kochhar T. The arthroscopic Latarjet procedure for the treatment of anterior shoulder instability. Arthroscopy. 2007; 23 (11):1241–1245.

49.Hurley ET,Lim Fat D,Farrington SK,Mullett H. Open Versus Arthroscopic Latarjet Procedure for Anterior Shoulder Instability: A Systematic Review and Meta-analysis. Am J Sports Med. 2019; 47(5):1248–1253.

50.Burkhart SS,De Beer JF,Barth JR,Cresswell T,Roberts C, Richards DP. Results of modified Latarjet reconstruction in patients with anteroinferior instability and significant bone loss. Arthroscopy. 2007; 23(10):1033–1041.

51.Rossi LA,Bertona A,Tanoira I,Maignon GD,Bongiovanni SL,Ranalletta M. Comparison Between Modified Latarjet Performed as a Primary or Revision Procedure in Competitive Athletes: A Comparative Study of 100 Patients With a Minimum 2-Year Follow-up. Orthop J Sports Med. 2018; 6(12): 2325967118817233.

52.Ranalletta M,Rossi LA,Bertona A,et al. Modified Latarjet Without Capsulolabral Repair in Rugby Players With Recurrent Anterior Glenohumeral Instability and Significant Glenoid Bone Loss. Am J Sports Med. 2018; 46 (4):795–800.

53.Kany J,Codanda B,Croutzet P,Guinand R. Arthroscopic congruent-arc shoulder bone-block for severe glenoid bone defect: Preliminary report. Orthop Traumatol Surg Res. 2017; 103(3):441–446.

54.Boileau P,Gendre P,Baba M,et al. A guided surgical approach and novel fixation method for arthroscopic Latarjet. J Shoulder Elbow Surg. 2016; 25(1):78–89.

55.Boileau P,Saliken D,Gendre P,et al. Arthroscopic Latarjet: Suture-Button Fixation Is a Safe and Reliable Alternative to Screw Fixation. Arthroscopy. 2019; 35(4):1050–1061.

56.Xu J,Liu H,Lu W,et al. Clinical outcomes and radiologic assessment of a modified suture-button arthroscopic Latarjet procedure. BMC Musculoskelet Disord. 2019; 20(1):173.

57.Xu J,Liu H,Lu W,et al. Modified Arthroscopic Latarjet Procedure: Suture-Button Fixation Achieves Excellent Remodeling at 3-Year Follow-up. Am J Sports Med. 2020; 48 (1):39–47.

58.Trillat A. Treatment of recurrent dislocation of the shoulder; technical considerations. Lyon Chir. 1954; 49(8):986–993.

59.Walch G,Dejour H,Trillat AG. Recurrent anterior luxation of the shoulder occurring after the age of 40. Rev Chir Orthop Reparatrice Appar Mot. 1987; 73(8):609–616.

60.Gerber C,Terrier F,Ganz R. The Trillat procedure for recurrent anterior instability of the shoulder. J Bone Joint Surg Br. 1988; 70(1):130–134.

61.Labattut L,Bertrand V,Reybet Degat PY, et al. Arthroscopy-assisted Trillat procedure for anterior shoulder instability: Surgical technique and preliminary clinical results. Orthop Traumatol Surg Res. 2018; 104(6):811–816.

62.Valenti P,Maroun C,Schoch B,Arango SO,Werthel JD. Arthroscopic Trillat Coracoid Transfer Procedure Using a Cortical Button for Chronic Anterior Shoulder Instability. Arthrosc Tech. 2019; 8(2):e199–e204.

63.Yamamoto N,Itoi E,Abe H,et al. Contact between the glenoid and the humeral head in abduction,external rotation, and horizontal extension: a new concept of glenoid track. J Shoulder Elbow Surg. 2007; 16(5):649–656.

64.Ramhamadany E,Modi CS. Current concepts in the management of recurrent anterior gleno-humeral joint instability with bone loss. World J Orthop. 2016; 7(6):343–354.

第 3 章

维持正常肩关节稳定的解剖机制

1 引言

广义的肩关节包括由胸锁、肩锁、肩肱和肩胛胸壁连接四个关节组成的复合关节；通常所说的肩关节特指盂肱关节，本章限狭义肩关节。肩关节由肩胛盂和肱骨头组成，属典型的杵臼(即球窝)关节。肱骨头关节面为半球形，向后上内倾斜；肩胛盂较小且浅。由于球大、盂小，肱骨头仅部分关节面与肩胛盂接触，且关节囊松弛，因此肩关节是人体运动范围最大、最灵活的关节，同时也是大关节中结构最不稳定的关节[1]。根据力学性质的不同，肩关节稳定性结构可分为静态稳定结构和动态稳定结构(表 3.1)[1,2]。

2 静态稳定结构

2.1 关节面几何形态

在任何解剖体位，肩胛骨关节盂和肱骨头关节面仅有 25%~30%的区域发生接触，但两者在几何形态上具有高度的匹配性[3]。

Soslowsky 等人研究发现，肱骨头凸面与关节盂凹面的曲率半径相似，从而保证肩关节旋转中心与肱骨头的曲面中心重叠[4]。若关节面的几何匹配性被破坏，如肩关节脱位合并肩盂前下方骨折(如骨性 Bankart 损伤)，那么肩关节旋转中心与肱骨头的曲面中心将发生偏离，肩外展时轻度的外旋就可以造成关节脱位。

表 3.1 肩关节稳定性结构

静态稳定结构	动态稳定结构
关节面几何形态	肩袖
盂唇	肱二头肌长头腱
盂肱韧带	肩胛带肌肉
关节腔内负压	本体感受器

2.2 盂唇

盂唇是一圈附着于肩关节盂边缘的纤维性组织(图 3.1)，切面为三角形。微观上，盂唇由三层致密的胶原纤维构成，其中薄浅层(关节侧)由网状胶原纤维组成，第二层由层状胶原纤维组成，第三层由相互平行、与关节盂缘斜行的高密度胶原纤维组成。

盂唇是肩关节重要的静态稳定结构，其稳定机制包括：①增大肩关节盂的面积。文献报道，盂唇完整时，肩关节盂的面积约为肱骨关节面的 1/3；而盂唇缺失时，肩关节盂的面积仅为肱骨关节面的 1/4。

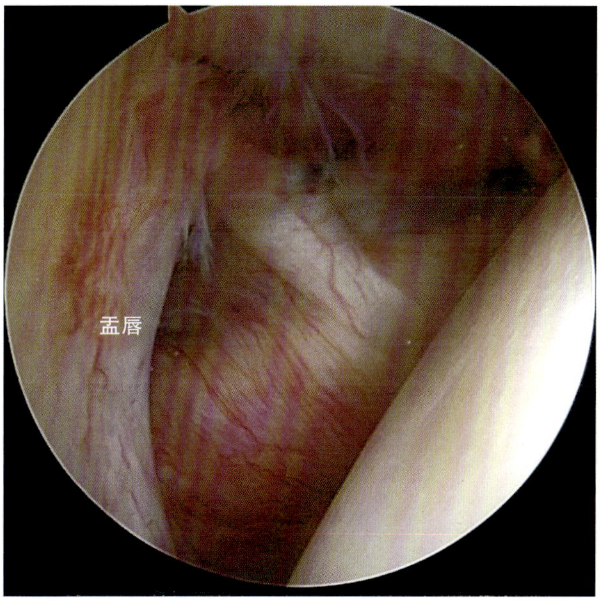

图 3.1 正常肩关节盂唇。

3.4 肩关节本体感受器

位于关节囊、韧带、肌肉及皮肤上的本体感受器可感知关节的位置及运动，并通过反馈作用调节肌肉运动，从而维持关节稳定。这种调节作用在关节处于最大活动度或受到较大外力及突然加速或减速运动时尤为明显。

4 总结

肩关节是人体运动范围最大、最灵活的关节，同时也是大关节中结构最不稳定的关节。肩关节稳定性结构包括静态稳定结构和动态稳定结构。其中，肩关节静态稳定结构包括关节面几何形态、盂唇、盂肱韧带和关节腔内负压；肩关节动态稳定结构包括肩袖、肱二头肌长头腱、肩胛带肌肉和本体感受器。

（李坚　潘玲　卓鸿武）

参考文献

1.Cuellar R, Ruiz-Iban MA, Cuellar. A Anatomy and Biomechanics of the Unstable Shoulder. Open Orthop J. 2017; 11: 919–933.

2.Murray IR, Goudie EB, Petrigliano FA, et a. Functional anatomy and biomechanics of shoulder stability in the athlete. Clin Sports Med. 2013; 32(4): 607–624.

3.Kelkar R, Wang VM, Flatow EL, et al. Glenohumeral mechanics: a study of articular geometry, contact, and kinematics. J Shoulder Elbow Surg. 2001; 10(1): 73–84.

4.Soslowsky LJ, Flatow EL, Bigliani LU et al. Articular geometry of the glenohumeral joint. Clin Orthop Relat Res. 1992; 285): 181–190.

5.Howell SM, Galinat BJ.The glenoid-labral socket. A constrained articular surface. Clin Orthop Relat Res. 1989; 243: 122–125.

6.Lippitt SB, Vanderhooft JE, Harris SL, et al. Glenohumeral stability from concavity-compression: A quantitative analysis. J Shoulder Elbow Surg. 1993; 2(1): 27–35.

7.Halder AM, Kuhl SG, Zobitz ME, et al. Effects of the glenoid labrum and glenohumeral abduction on stability of the shoulder joint through concavity-compression: an in vitro study. J Bone Joint Surg Am. 2001; 83(7): 1062–1069.

8.Dekker TJ, Aman ZS, Peebles LA, et al. Quantitative and Qualitative Analyses of the Glenohumeral Ligaments: An Anatomic Study. Am J Sports Med. 2020; 363546520917665.

9.Burkart AC, Debski RE. Anatomy and function of the glenohumeral ligaments in anterior shoulder instability. Clin Orthop Relat Res. 2002; 400: 32–39.

10.Collotte P, Nove-Josserand L. Arthroscopic anatomy of the middle glenohumeral ligament. Surg Radiol Anat. 2018; 40(12): 1363–1370.

11.O'Brien SJ, Neves MC, Arnoczky SP, et al.The anatomy and histology of the inferior glenohumeral ligament complex of the shoulder. Am J Sports Med. 1990; 18(5): 449–456.

12.Sahara W, Yamazaki T, Inui T, et al.The glenohumeral micromotion and influence of the glenohumeral ligaments during axial rotation in varying abduction angle. J Orthop Sci. 2020;

13.Massimini DF, Boyer PJ, Papannagari R, et al. In-vivo glenohumeral translation and ligament elongation during abduction and abduction with internal and external rotation. J Orthop Surg Res. 2012; 7(29).

14.Kumar VP, Balasubramaniam P. The role of atmospheric pressure in stabilising the shoulder. An experimental study. J Bone Joint Surg Br. 1985; 67(5): 719–721.

15.Sidaway BK, McLaughlin RM, Elder SH, et al. The role of negative intra-articular pressure in the maintenance of shoulder joint stability in dogs. Vet Comp Orthopaed. 2006; 19(3): 157–161.

16.DeFranco MJ, Cole BJ. Current perspectives on rotator cuff anatomy. Arthroscopy. 2009; 25(3): 305–320.

17.Williamson PM, Hanna P, Momenzadeh K, et al. Effect of rotator cuff muscle activation on glenohumeral kinematics: A cadaveric study. J Biomech. 2020; 105(10): 97–98.

18.Williamson P, Mohamadi A, Ramappa AJ, et al. Shoulder biomechanics of RC repair and Instability: A systematic review of cadaveric methodology. J Biomech. 2019; 82: 280–290.

19.Schenkman M, Rugo de Cartaya V. Kinesiology of the shoulder complex. J Orthop Sports Phys Ther. 1987; 8 (9): 438–450.

20.Hsu JE, Reuther KE, Sarver JJ, et al. Restoration of anterior-posterior rotator cuff force balance improves shoulder function in a rat model of chronic massive tears. J Orthop Res. 2011; 29(7): 1028–1033.

21.Karistinos A, Paulos LE. Anatomy and function of the tendon of the long head of the biceps muscle. Oper Techn Sport Med. 2007;15(1): 2–6.

22.Glueck DA, Mair SD, Johnson DL. Shoulder instability with absence of the long head of the biceps tendon. Arthroscopy. 2003;19(7): 787–789.

23.Itoi E, Motzkin NE, Morrey BF, et al. Stabilizing function of the long head of the biceps in the hanging arm position. J Shoulder Elbow Surg. 1994;3(3): 135–142.

24.Robert-Lachaine X, Allard P, Godbout V, et al. Scapulo-humeral rhythm relative to active range of motion in patients with symptomatic rotator cuff tears. J Shoulder Elb Surg. 2016;25(10): 1616–1622.

剖形态对关节的稳定性具有意义(图 4.2)[1]。Kelkar 对正常肩关节的解剖标本进行生物力学研究发现,关节盂与肱骨头关节面一致性可影响关节的前后和上下移位。一致性越不匹配,移位越大[2]。实际上,关节盂凹陷的有效深度与稳定性存在线性关系。Moroder[3]和 Peltz 等人[4]进一步阐述了关节盂凹陷的病理性缺失的临床意义,他们的研究确定了关节盂凹陷的缺失与关节不稳定的关系。与正常健康对照组相比,创伤性和非创伤性肩关节不稳定患者的关节盂显示出更扁平的形态和更高的曲率半径。此外,前后方向的曲率半径通常看起来比上下方的更大,这可以解释为什么前后方向与其他方向相比具有更高的不稳定性。

通过 CT 精确测量发现关节盂相对于肩胛骨有一个 1°~7°的后倾,Saha 认为这个后倾角对关节的稳定性非常重要[5-7]。生物力学研究证实,关节盂因发育不良导致扭转角改变时,肱骨头前移或后移增加,从而影响盂肱关节前后平面的稳定性[8,9]。当关节盂扭转角前倾接近 10°或后倾接近 15°时,关节前后方不稳定性显著增加[10]。Edelson[11]和 Weishaupt等人[12]根据先天性骨缺损的形态对关节盂发育不良进行了定性描述,包括关节盂底部的三种不同形态的关节盂后缘的解剖结构:尖形缺损(无骨缺损)、圆形缺损("懒惰 J"形)和三角形缺损("δ"形)。他们还测量了关节盂的扭转角,与肩关节前方不稳定相比,肩关节后方不稳定的扭转角后倾显著增加,这些结果后来被 Inui 等人[13]证实。关节盂扭转角后倾及下倾角减小对肩关节前方不稳定有显著的影响。Hohmann 和 Tetsworth 发现,与正常对照组相比,肩关节前脱位的患者在关节盂扭转角和倾斜角方面存在差异:健康对照组扭转角后倾为−5.8°±4.6°,下倾角为 4.0°±6.8°;而前脱位组的扭转角后倾为−1.7°±4.5°,下倾角为 1.6°±5.9°[14]。

肩胛骨位置也会影响肩关节稳定性。Warner 等人[15]发现,几乎 2/3 的肩关节不稳定患者会出现肩胛胸壁运动改变,这可能是由肩胛骨动态控制不良所致。Struyf 等人[16]的系统研究证实了肩胛胸壁运动相关的肌肉活动改变。Kikuchi 等人[17]的尸体研究表明,当肩胛骨前倾角>5°、上倾角 10°时,后下方稳定性增加;反之,前后方稳定性会下降。

2.1.2 软组织结构——关节囊韧带盂唇复合体

• 盂唇:盂唇对于扩大关节盂的面积和增加关节盂深度具有重要意义。盂唇损伤可导致关节盂边缘高度降低,对肱骨头移位阻挡减少约 20%,从而影响肩关节的稳定性[18]。肩关节缺损合并盂唇损伤将进一步影响关节的外形和弧度。Pradhan 等人通过模拟投掷运动测量了尸体标本肩部前上和后上部分盂唇的张力。他们发现,当上肢外展外旋时,后上部分盂唇张力最大。重复投掷运动时,由于肩袖肌腱在内部撞击中产生了恒定张力和不同程度的剪力,最终导致盂唇上部从关节盂分离。一旦出现这种情况,肩关节运动范围和肱骨头移位均增加。

• 关节囊及韧带:盂肱关节关节囊韧带复合体

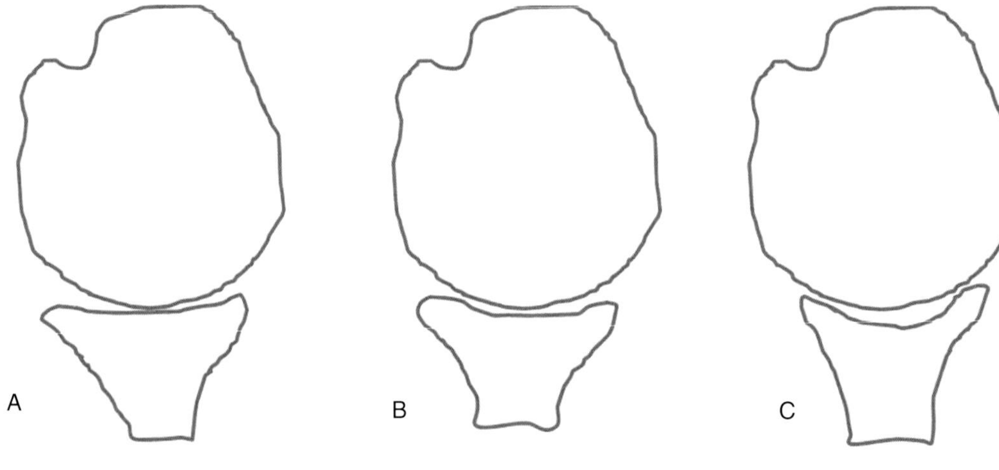

图 4.2 肩关节的稳定性是通过关节的适配的变化而提高或降低。(A)浅关节盂。(B)温和的关节面。(C)深关节盂。

的概念最早于 1829 年提出，包括关节囊、盂肱上韧带、盂肱中韧带、盂肱下韧带和喙肱韧带[19]。关节囊韧带为盂肱关节提供静态稳定性，以防止肱骨头的过度移位，其作用在盂肱关节活动范围的终末段尤为重要（表 4.3）。

喙肱韧带自喙突基底的前外侧部分成两束，一束编入关节囊，另一束则止于肱骨大小结节。关于喙肱韧带的作用目前争议很大，有研究认为在肩关节外旋时该韧带紧张，而且喙肱韧带还有抵抗肩关节向下方脱位的作用。但也有研究结果正好相反，认为喙肱韧带主要在中立位及内旋位发挥作用[20]。肩袖间隙是位于冈上肌和肩胛下肌之间的空隙，此处有关节囊覆盖并由喙肱韧带加强。实验中将肩袖间隙关节囊及喙肱韧带一并切断，肩关节将出现明显的下方及后方不稳定；而仅切断关节囊并保留喙肱韧带，则不会出现下方不稳定[21]。

盂肱上韧带与向上倾斜的关节盂一起起到防止肱骨头向下方脱位或半脱位的作用。

盂肱中韧带十分粗壮，可达 2cm 宽，4mm 厚，被认为是阻挡肱骨头前脱位的重要静态结构。其主要的功能包括：外展时支撑上臂；外展 0°~90°时限制外旋；为肩关节提供前上外旋[22]。但是，盂肱中韧带对肩关节的前向稳定作用是有限的。当上肢外展外旋时，盂肱中韧带紧张，选择性切断盂肱中韧带的确可以增加肱骨头移位。

盂肱下韧带是一个吊床样结构，几乎整个前部的盂唇均为盂肱下韧带的起点[23]。在肩关节前脱位的恐惧位置（外展 90°，外旋 90°），盂肱下韧带复合体阻止肱骨头向前下方脱位[18]。另一方面，在上臂屈曲、内旋时，盂肱下韧带后束及后下部关节囊均为维持肩关节后方稳定的重要结构[24]。Bankart 损伤最常见的是关节盂前下方边缘的关节囊韧带和盂唇的撕脱。

总之，肩关节囊和韧带组织，尤其是盂肱下韧带，是肩关节周围的重要静态稳定结构。上下、前后的关节囊韧带对肩关节稳定相互制约，称为圆周概念。

2.1.3 特殊力学机制

• 凹面–压缩机制：是指肱骨头在中等程度的活动范围内，即接触面位于关节盂中心时维持盂肱关节稳定的一个核心机制（图 4.3）。肩胛骨关节盂的边缘附着纤维软骨结构的盂唇，使关节盂窝的深度增加了 50%，同时增大了关节盂的面积，但不改

表 4.3　限制不同手臂外展的结构

外展角度	外旋	中立位	内旋
0°	盂肱上韧带 前侧关节囊	喙肱韧带 盂肱上韧带 冈上肌	后侧关节囊
0°~45°	喙肱韧带 盂肱上韧带 前侧关节囊	盂肱中韧带 后侧关节囊 肩胛下肌、冈下肌 小圆肌	后侧关节囊
45°~60°	盂肱中韧带 喙肱韧带 盂肱下韧带（前束） 前侧关节囊	盂肱中韧带 盂肱下韧带（前束） 肩胛下肌、冈下肌 小圆肌	盂肱下韧带（后束） 后侧关节囊
60°~90°	盂肱下韧带（前束） 前侧关节囊	盂肱中韧带 盂肱下韧带	盂肱下韧带 后侧关节囊
90°~120°	盂肱下韧带（前束） 前侧关节囊	盂肱下韧带 盂肱下韧带	盂肱下韧带 后侧关节囊
120°~180°	盂肱下韧带（前束） 前侧关节囊		盂肱下韧带 后侧关节囊

的肩关节，肱二头肌的稳定作用的重要性与冈上肌、冈下肌及小圆肌相当；但对于不稳定的肩关节，肱二头肌的稳定作用则更为显著。

2.2.3 三角肌

三角肌约占肩部肌肉的20%，然而，目前有关三角肌对肩关节稳定作用的研究较少。Motzkin 及其同事[36]研究发现，三角肌在上肢内收和外展时对肩关节下方稳定性起作用。但移除三角肌后，肱骨头的位移并不明显，推测三角肌的被动肌紧张对肩关节的稳定作用较小。

2.3 静态与动态稳定机制之间的相互作用

静态与动态稳定机制并不是互不相关的。尸体试验研究了两者之间的关系：在静态稳定结构中，盂肱韧带及喙肱韧带的作用相对更重要；而在动态稳定结构中，肩袖肌肉和肱二头肌的作用更重要。当肱骨头移位较小时，动态稳定结构的作用更重要；而当肱骨头移位较大时，静态稳定结构的稳定作用更明显。关节囊韧带组织可感知位置、运动及牵拉，这些信号经由静态稳定结构通过反射弧传至动态稳定结构，被称为本体感觉。在复发性肩关节前脱位的患者中可以发现本体感觉的缺失。对于复发性肩关节前方不稳的患者，在术前、术后6个月、12个月分别测试其双侧肩关节本体感觉的水平，结果发现术前患侧较健侧本体感觉降低，而术后最终能够恢复到正常水平。由此可见，静态稳定结构与动态稳定结构密切相关，共同维持肩关节的稳定性。

（李凭跃 贾震宇 黄华扬）

参考文献

1.Di Giacomo G,Piscitelli L,Pugliese M. The role of bone in glenohumeral stability. EFORT Open Rev. 2018;3(12):632–40.

2.Kelkar R,Wang VM,Flatow EL,Newton PM,Ateshian GA,Bigliani LU,et al. Glenohumeral mechanics: a study of articular geometry,contact,and kinematics. J Shoulder Elbow Surg. 2001;10(1):73–84.

3.Moroder P,Haniel F,Quirchmayr M,Schulz E,Eppel M,Matis N,et al. Effect of glenoid concavity loss on shoulder stability—a case report in a professional wrestler. BMC Musculoskelet Disord. 2016;17(1):357.

4.Peltz CD,Zauel R,Ramo N,Mehran N,Moutzouros V,Bey MJ. Differences in glenohumeral joint morphology between patients with anterior shoulder instability and healthy,uninjured volunteers. J Shoulder Elbow Surg. 2015;24(7):1014–20.

5.Saha AK. Dynamic stability of the glenohumeral joint. Acta Orthop Scand. 1971;42(6):491–505.

6.Friedman RJ,Hawthorne KB,Genez BM. The use of computerized tomography in the measurement of glenoid version. J Bone Joint Surg Am. 1992;74(7):1032–7.

7.Nyffeler RW,Jost B,Pfirrmann CW,Gerber C.Measurement of glenoid version:conventional radiographs versus computed tomography scans. J Shoulder Elbow Surg. 2003;12(5):493–6.

8.Galinat BJ,Howell SM. Excessive retroversion of the glenoid cavity. A cause of non-traumatic posterior instability of the shoulder. J Bone Joint Surg Am. 1987;69(4):632–3.

9.Hirschfelder H,Kirsten U. Biometric analysis of the unstable shoulder. Z Orthop Ihre Grenzgeb. 1991;129(6):516–20.

10.Wirth MA,Seltzer DG,Rockwood CA,Jr. Recurrent posterior glenohumeral dislocation associated with increased retroversion of the glenoid. A case report. Clin Orthop Relat Res. 1994(308):98–101.

11.Edelson JG. Localized glenoid hypoplasia. An anatomic variation of possible clinical significance. Clin Orthop Relat Res. 1995(321):189–95.

12.Weishaupt D,Zanetti M,Nyffeler RW,Gerber C,Hodler J. Posterior glenoid rim deficiency in recurrent (atraumatic) posterior shoulder instability. Skeletal Radiol. 2000;29(4):204–10.

13.Inui H,Sugamoto K,Miyamoto T,Yoshikawa H,Machida A,Hashimoto J,et al. Glenoid shape in atraumatic posterior instability of the shoulder. Clin Orthop Relat Res. 2002(403):87–92.

14.Hohmann E,Tetsworth K. Glenoid version and inclination are risk factors for anterior shoulder dislocation. J Shoulder Elbow Surg. 2015;24(8):1268–73.

15.Warner JJ,Micheli LJ,Arslanian LE,Kennedy J,Kennedy R. Scapulothoracic motion in normal shoulders and shoulders with glenohumeral instability and impingement syndrome. A study using Moire topographic analysis. Clin Orthop Relat Res. 1992(285):191–9.

16.Struyf F,Cagnie B,Cools A,Baert I,Brempt JV,Struyf P,et

al. Scapulothoracic muscle activity and recruitment timing in patients with shoulder impingement symptoms and glenohumeral instability. Journal of electromyography and kinesiology: official journal of the International Society of Electrophysiological Kinesiology. 2014;24(2):277–84.

17.Kikuchi K,Itoi E,Yamamoto N,Seki N,Abe H,Minagawa H,et al. Scapular inclination and glenohumeral joint stability: a cadaveric study. Journal of orthopaedic science: official journal of the Japanese Orthopaedic Association. 2008;13(1):72–7.

18.Passanante GJ,Skalski MR,Patel DB,White EA,Schein AJ,Gottsegen CJ,et al. Inferior glenohumeral ligament (IGHL) complex: anatomy,injuries,imaging features,and treatment options. Emergency radiology. 2017;24(1):65–71.

19.Flood V. Discovery of a new ligament of the shoulder. Lancet. 1829;1:897–908.

20.Boardman ND,Debski RE,Warner JJ,Taskiran E,Maddox L,Imhoff AB,et al. Tensile properties of the superior glenohumeral and coracohumeral ligaments. J Shoulder Elbow Surg. 1996;5(4):249–54.

21.Burkart AC,Debski RE. Anatomy and function of the glenohumeral ligaments in anterior shoulder instability. Clin Orthop Relat Res. 2002(400):32–9.

22.O'Connell PW,Nuber GW,Mileski RA,Lautenschlager E. The contribution of the glenohumeral ligaments to anterior stability of the shoulder joint. Am J Sports Med. 1990;18(6):579–84.

23.Itoigawa Y,Itoi E,Sakoma Y,Yamamoto N,Sano H,Kaneko K. Attachment of the anteroinferior glenohumeral ligament-labrum complex to the glenoid: an anatomic study. Arthroscopy: the journal of arthroscopic & related surgery: official publication of the Arthroscopy Association of North America and the International Arthroscopy Association. 2012;28(11):1628–33.

24.Moore SM,Stehle JH,Rainis EJ,McMahon PJ,Debski RE. The current anatomical description of the inferior glenohumeral ligament does not correlate with its functional role in positions of external rotation. J Orthop Res. 2008;26(12):1598–604.

25.Matsen FA,3rd,Chebli C,Lippitt S,American Academy of Orthopaedic S. Principles for the evaluation and management of shoulder instability. J Bone Joint Surg Am. 2006;88(3):648–59.

26.Howell SM,Galinat BJ. The glenoid–labral socket. A constrained articular surface. Clin Orthop Relat Res. 1989(243):122–5.

27.Lippitt SB,Vanderhooft JE,Harris SL,Sidles JA,Harryman DT,2nd,Matsen FA,3rd. Glenohumeral stability from concavity-compression: A quantitative analysis. J Shoulder Elbow Surg. 1993;2(1):27–35.

28.Fukuda K,Chen CM,Cofield RH,Chao EY. Biomechanical analysis of stability and fixation strength of total shoulder prostheses. Orthopedics. 1988;11(1):141–9.

29.Sidaway BK,McLaughlin RM,Elder SH,Boyle CR,Silverman EB. The role of negative intra-articular pressure in the maintenance of shoulder joint stability in dogs. Veterinary and comparative orthopaedics and traumatology: VCOT. 2006;19(3):157–61.

30.Kumar VP,Balasubramaniam P. The role of atmospheric pressure in stabilising the shoulder. An experimental study. J Bone Joint Surg Br. 1985;67(5):719–21.

31.Habermeyer P,Schuller U,Wiedemann E. The intra-articular pressure of the shoulder: an experimental study on the role of the glenoid labrum in stabilizing the joint. Arthroscopy: the journal of arthroscopic & related surgery: official publication of the Arthroscopy Association of North America and the International Arthroscopy Association. 1992;8 (2):166–72.

32.Walch G,Boileau P,Levigne C,Mandrino A,Neyret P,Donell S. Arthroscopic stabilization for recurrent anterior shoulder dislocation: results of 59 cases. Arthroscopy: the journal of arthroscopic & related surgery: official publication of the Arthroscopy Association of North America and the International Arthroscopy Association. 1995;11(2):173–9.

33.Huegel J,Williams AA,Soslowsky LJ. Rotator cuff biology and biomechanics: a review of normal and pathological conditions. Curr Rheumatol Rep. 2015;17(1):476.

34.Matsuhashi T,Hooke AW,Zhao KD,Goto A,Sperling JW,Steinmann SP,et al. Tensile properties of a morphologically split supraspinatus tendon. Clin Anat. 2014;27(5):702–6.

35.Parsons IM,Apreleva M,Fu FH,Woo SL. The effect of rotator cuff tears on reaction forces at the glenohumeral joint. J Orthop Res. 2002;20(3):439–46.

36.Motzkin NE,Itoi E,Morrey BF,An KN. Contribution of passive bulk tissues and deltoid to static inferior glenohumeral stability. J Shoulder Elbow Surg. 1994;3(5):313–9.

第 5 章

影响肩关节稳定性的因素

1 引言

肩关节是由肱骨头和关节盂及其周围软组织(盂唇、关节囊、盂肱韧带、喙肱韧带、肩袖肌肉、三角肌、肱二头肌等)构成的活动范围最大的关节。运动范围大和骨性稳定不足易发生不稳定和脱位。静态和动态稳定机制确保了肩关节的稳定。静态机制包括关节盂和肱骨的骨性结构、盂唇、关节囊和盂肱韧带。动态机制包括肩袖,以及作用相对较小的肱二头肌长头腱和三角肌。肩关节脱位在年轻、活跃的人群中尤其常见,这些患者初次创伤性脱位后再脱位率较高[1]。关节镜手术是复发性肩关节不稳定的治疗选择[2]。由经验丰富的外科医生进行肩关节镜手术通常可以取得良好的效果,并且可以同时处理伴随的病变,如 SLAP 损伤或肩袖间隙增宽[3]。为了获得最佳的治疗效果,外科医生必须了解各种影响肩关节不稳定的因素,包括骨性因素和软组织因素。

2 骨性因素

2.1 关节盂和肱骨头

2.1.1 正常解剖和变异

与其他关节(如髋关节)相比,盂肱关节的骨性稳定不足。盂窝($6\sim7cm^2$)大小与肱骨头大小($20\sim24cm^2$)存在较大的不匹配。根据 Anetzberger 和 Putz 的报道[4],大约 88%的盂腔呈泪珠形状(也称为梨形),12%呈椭圆形(关节盂的上端和下端直径相似)。目前还未明确关节盂形状与功能之间的相关性,最有可能受这种解剖特点影响的是前上方关节囊盂唇复合体的稳定性[5]。在关节盂的中心,常可见关节软骨的生理性薄弱区,这一区域不应与软骨缺损相混淆(图 5.1A)。与之相对的肱骨头软骨在肱骨头中心最厚。在肱骨头的后外侧邻近肩袖止点的部

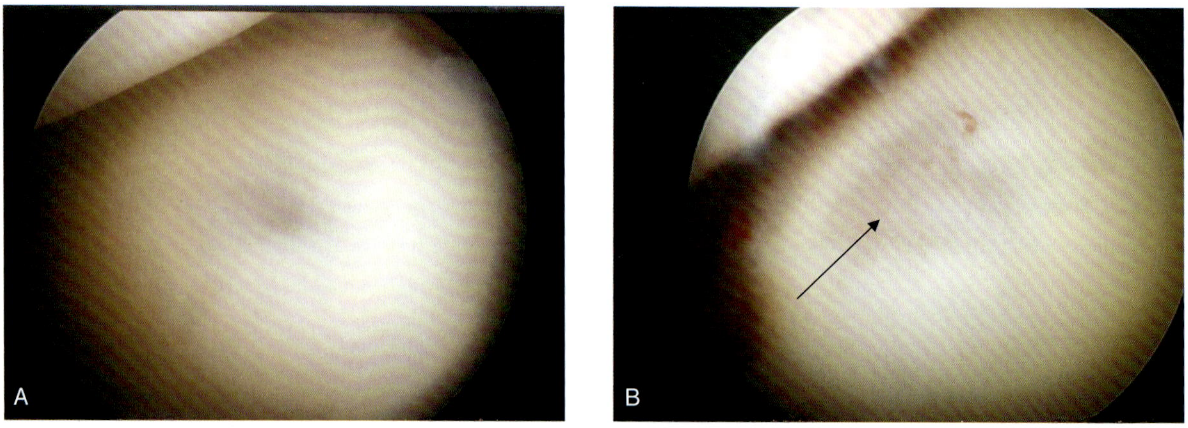

图 5.1 左肩后方入路的关节镜观察。(A)关节盂中心有一个软骨覆盖非常薄弱的“裸点”。(B)“裸点”可以用来估计 Bankart 损伤骨缺损的大小。

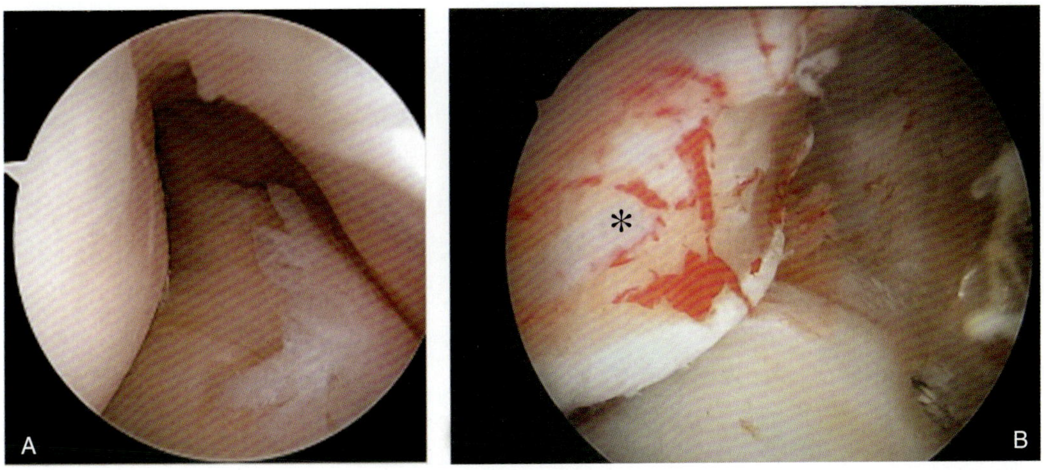

图 5.2 右肩上方入路的关节镜观察。(A) 肱骨头的后外侧与肩袖插入部位邻近处生理性无软骨的“裸区”。(B) 肱骨头大的 Hill-Sachs 缺损(星形所示)。

位也有一个生理性无软骨区域(图 5.2A)。关节盂的类型和肱骨扭转也影响盂肱的稳定性[6]。正常情况下,肱骨颈干角为 110°~140°,肱骨后倾角为 30°~45°,同时关节盂相对于肩胛骨的内缘也有向上 5°的倾斜角。

2.1.2 关节盂和肱骨头对盂肱关节稳定性的影响

关节盂的扭转角、高度、直径和曲率半径等因素对盂肱关节的稳定性具有重要的影响。当肩胛盂前倾角为 10°时,盂肱关节存在明显的前向不稳定;肩胛盂后倾角为-15°时,盂肱关节存在明显的后向不稳定。增大肩胛盂后倾角会增加上臂在静态位和 45°外展位时肩袖内外旋的应力,从而使盂肱关节更加不稳定。因此,肩胛盂高度与直径比值增大是盂肱关节前向不稳定的危险因素[7]。此外,曲率半径越大,肩胛盂越平坦,肩胛盂对肱骨头控制能力就越弱,盂肱关节稳定性也就越差。

关节盂骨缺损是关节镜术后复发肩关节不稳定的一个重要的因素[8]。关节盂骨缺损量可以通过计算机断层扫描或者在关节镜中使用“裸点”作为参考点来估计(图 5.1B)。肩关节前下方的骨缺损,如急性或慢性骨性 Bankart 损伤,是导致肩部不稳定的重要因素。生理性关节盂结构必须与倒梨形关节盂区分开来,倒梨形关节盂导致肩关节前方明显不稳定。除此之外,关节盂后下方的骨性缺损,即反向骨性 Bankart 损伤是盂肱关节后脱位中最常见的影响稳定性的因素。若存在后方 Bankart 损伤,应怀疑患者合并双向不稳定[9]。此外,肱骨头的生理性软骨缺损的“裸区”必须与 Hill-Sachs 缺损相区分,Hill-Sachs 缺损在近端更加突出,可导致盂肱关节不稳定(图 5.2B)。如果发现较大的 Hill-Sachs 缺损,应进行动态检查(外旋/外展),以确定 Hill-Sachs 病变是否与前关节盂缘啮合。啮合的 Hill-Sachs 病变可引起反复脱位,应单独治疗[10]。过度变异的关节盂也可能导致复发性肩关节不稳定,但这种情况较罕见[6]。

2.2 肩胛骨

肩胛骨呈三角形外观,位于第 2~7 肋骨。它完全由软组织通过滑囊和肌肉平面的限制来达到稳定,其位置斜在冠状面和矢状面之间,轻微外展 3°,在冠状面上前倾 30°~45°,矢状面上与脊柱的垂线呈 9°~20°前倾。胸肩关节使胸廓与肩胛骨、肱骨之间形成多轴关节,当肱骨在冠状面抬高约 90°时,肩胛骨主要在冠状面外旋伴有三个方向上的伸展。当肱骨抬高 30°~40°时,肩胛骨在矢状面发生明显的后倾。因此,上臂的抬高运动实际上是盂肱关节与肩胸关节的运动的结合,肩胛骨运动异常与盂肱关节的稳定性关系密切。

2.3 喙突

喙突是肩胛骨最重要的骨性结构,其解剖位置是向前外侧倾斜 120°~160°[11]。喙突上有几条重要的肌腱和韧带附着:喙肱肌、肱二头肌短头、胸小肌、喙肱韧带(部分人止于胸小肌中)、喙肩韧带和喙锁韧带。这些结构与喙突一起组成肩上方悬吊复合体,对肩关节的稳定性起重要作用。

2.4 锁骨

S 形锁骨具有一定的弹性和减震作用,可在矢状面为盂肱关节提供支撑。休息位时,锁骨向上倾斜 10°~12°[12]。锁骨远端与肩峰形成肩锁关节,近端与胸骨形成胸锁关节,完整的锁骨可以自由地外旋、上旋和后倾,特别是在矢状面上的运动使得盂肱关节可以获得更多的稳定性和运动支撑。Poppen 等人[13]研究发现,盂肱关节运动幅度比例为 4.3:1,肱骨外展时伴随肩胛骨逆时针旋转,同时锁骨也有旋转,因为此时肋锁韧带会紧缩。在肱骨初始外展 30°时,胸锁关节可使肩胸关节有大约 40°的外展幅度,而肩锁关节也使肩胸有 20°的外展幅度[12-13]。

3 软组织因素

3.1 盂唇损伤

3.1.1 正常解剖和变异

盂唇环形覆盖关节盂,并与关节囊、盂肱韧带、肱二头肌长头腱、肱三头肌长头腱构成功能单位。盂肱关节缺少一个稳定的臼窝;与膝关节相比,盂肱关节也不具有等长的韧带。盂唇部主要由圆形和部分径向排列的胶原纤维组成。盂唇具有几种不同的功能。盂唇通过与肩胛骨的牢固连接及与关节囊和盂肱韧带的相互作用充当"张力制动器",有助于韧带的稳定。此外,盂唇增加了关节盂 1/3 的骨性接触面积和肩关节面的协调性。因此,应力分布受到正向影响,稳定性得到提高。盂唇的血管供应由肩胛上动脉、旋肱前动脉和旋肱后动脉的分支提供[14]。盂唇的血液供应在上方及前上方部分是最少的,这可能是这部分盂唇再生潜能受到限制的原因。

盂唇通常存在正常的变异,如在前上部分存在小隐窝或半月板样结构(如小半月板)外观。在前上方,有时可见盂唇下孔。在这个区域,盂唇与关节盂完全分离的概率为 12%~18.5%[15]。Buford 复合体很少见,是指前上盂唇完全缺失并被绳索状的盂肱中韧带(MGHL)取代,通常被误认为前盂唇分离(图 5.3),其发生率为 1.5%~6%[16]。存在 Buford 复合体的情况下,盂肱上韧带(SGHL)可能缺失,但盂肱下韧带(IGHL)通常发育良好。在有明显 SLAP 病变的肩部,盂唇下孔的发生率增加到 40%,Buford 复合体的发生率增加到 20%。目前还不清楚这些解剖变异是否会增加肱二头肌长头腱锚定点的负荷。

3.1.2 盂唇对盂肱关节稳定性的影响

盂肱关节脱位是指肱骨头脱离关节盂。盂唇由围绕于肩胛盂的三角环形纤维软骨组成,它增加了盂窝的宽度和深度,为关节囊韧带结构提供在盂上的止点。因此,盂唇的完整性对于盂肱关节的稳定性非常重要,各种盂唇损伤均有可能导致肩关节不稳定。

• SLAP 损伤:是指肩胛盂缘上唇自前向后撕脱,可累及肱二头肌长头腱附着处,SLAP 损伤是肩关节不稳定的重要影响因素。SLAP 损伤最早的描述和分型是由 Andrews 等人[17]提出的,此后得到进一步的完善(表 5.1)[18,19]。上盂唇-肱二头肌腱复合体对肩关节稳定性十分重要,特别是当肩关节极度外展、外旋时可维持肩关节前方的稳定。尸体模型实验表明,SLAP 损伤增加盂肱下韧带的张力和肱骨头

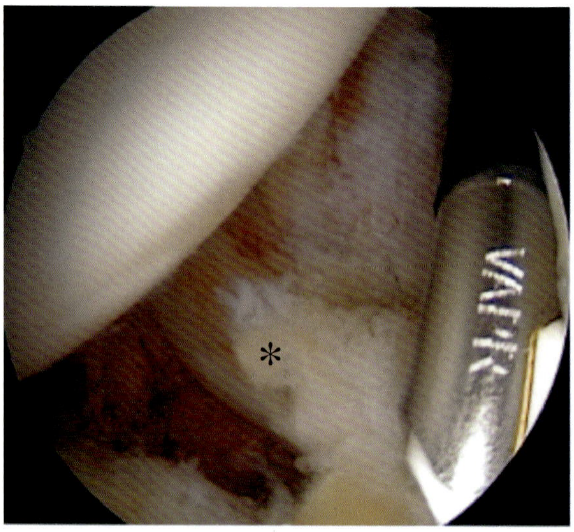

图 5.3 通过左肩后路入路的关节镜观察。Buford 复合体,前上盂唇完全缺失,代之以绳索状盂肱中韧带(星号所示为 MGHL)。

表 5.1　SLAP 损伤类型

类型	描述
Ⅰ	内缘退行性磨损
Ⅱ	上盂唇在肱二头肌长头腱止点处分离
ⅡA(Q 前型)	盂唇从盂的前上 1/4 象限撕脱
ⅡB(后型)	盂唇从盂的后上 1/4 象限撕脱
ⅡC(混合型)	盂唇在盂的前上 1/4 及后上 1/4 象限均有撕脱
Ⅲ	上盂唇提篮样损伤,但不累及肱二头肌腱-盂唇复合体
Ⅳ	提篮样损伤,但不累及肱二头腱-盂唇复合体
Ⅴ	Bankart 损伤向上延伸到肱二头肌长头腱止点
Ⅵ	前或后盂唇瓣同时伴有Ⅱ型肱二头肌腱分离
Ⅶ	肱二头肌长头腱止点附着处分离延伸到盂肱中韧带
Ⅷ	Ⅱ型损伤伴损伤延伸到后盂唇
Ⅸ	Ⅱ型损伤伴环周盂唇的损伤
Ⅹ	Ⅱ型损伤伴后下盂唇分离

前、后移位。此外,伴有 SLAP 损伤的投掷运动员常出现不稳定感和缺乏控制的症状。不同的 SLAP 损伤对肩关节的稳定作用不同。在 SLAPⅡ型损伤中,C 型比 A 型和 B 型更加不稳定;而在 SLAPⅢ型和Ⅵ型损伤中,盂唇提篮样撕裂可造成机械不稳定症状,但目前对 SLAP 损伤的生物力学研究还不够深入[20]。需要注意,上方的小隐窝和盂唇分离等变异必须与病理病变相鉴别(图 5.4)。

• Bankart 损伤:是指盂肱关节的前下部结构(包括盂肱关节囊的前下部、盂肱下韧带的前束或前下部盂唇)自肩盂边缘处撕脱。肩盂前下方的关节软骨和周围的盂唇组织可因肩关节的反复脱位而受到损伤,甚至会引起肩胛骨颈部前方骨膜破裂,以及肩胛盂与盂唇间的连续性破坏,盂唇边缘高度也会因软骨缺损而降低,从而进一步影响肩关节的稳定性。肱骨头反复脱位和复位时形成的剪切力可导致肩盂前下 1/4 盂唇增厚处的撕裂。位于关节盂前下方的盂唇撕脱常见于创伤性脱位或者盂肱关节半脱位患者,是最可能出现的病理改变。典型的 Bankart 损伤即前下方盂唇与关节盂分离最为普遍(图 5.5A)。

• 前盂唇韧带骨膜袖套撕脱(ALPSA 损伤):ALPSA 由 Neviaser 于 1993 年首次描述,是指前盂唇破裂伴撕脱,但骨膜本身没有破裂,而是完整地从关节盂撕脱并向内侧移位。如果急性期未对其进行处理,关节盂和盂肱下韧带将无法正常发挥功能并会导致不稳定,甚至可能出现更多的软骨损伤、关节盂骨缺损及 Hill-Sachs 损伤[21]。与单纯的 Bankart 损伤相比,ALPSA 损伤可伴发更多的肩关节脱位和 Hill-Sachs 损伤,关节盂骨丢失的量也更大,术后复发不稳定的概率比 Bankart 损伤更高[22]。撕裂的盂唇和盂肱下韧带(IGHL)在关节盂颈部内侧瘢痕增生是导致 ALPSA 损伤难以修复及术后复发的原因(图 5.5B)。此外,多次脱位的患者 ALPSA 损伤的发生率也会增加[22]。

• 后盂唇损伤:包括后盂唇撕脱、反 Bankart 损伤、瓣状撕脱、桶柄状撕脱/盂唇软骨磨损、盂唇撕裂。关节镜手术中发现后盂唇损伤的发病率明显较高。反复的微小创伤和剪切力可导致后盂唇软骨缺损,进而发生盂肱关节后方不稳定,这种不稳定通常伴有后关节囊的松弛[23]。

• 后下盂唇损伤:后下盂唇损伤与后方不稳定或者多向不稳定相关。Bradley 等人[24]在 100 例肩关节后方不稳定的病例中发现,关节囊松弛而没有盂唇损伤的患者占 43%,盂唇不完全损伤占 27%,后盂唇完全撕脱占 30%。在 57%的盂唇撕裂患者中,40%伴有关节囊的松弛。Kim 等人[25]将后下盂唇撕裂分为 4 种不同类型:①Ⅰ型,不完全撕脱,占 36%;

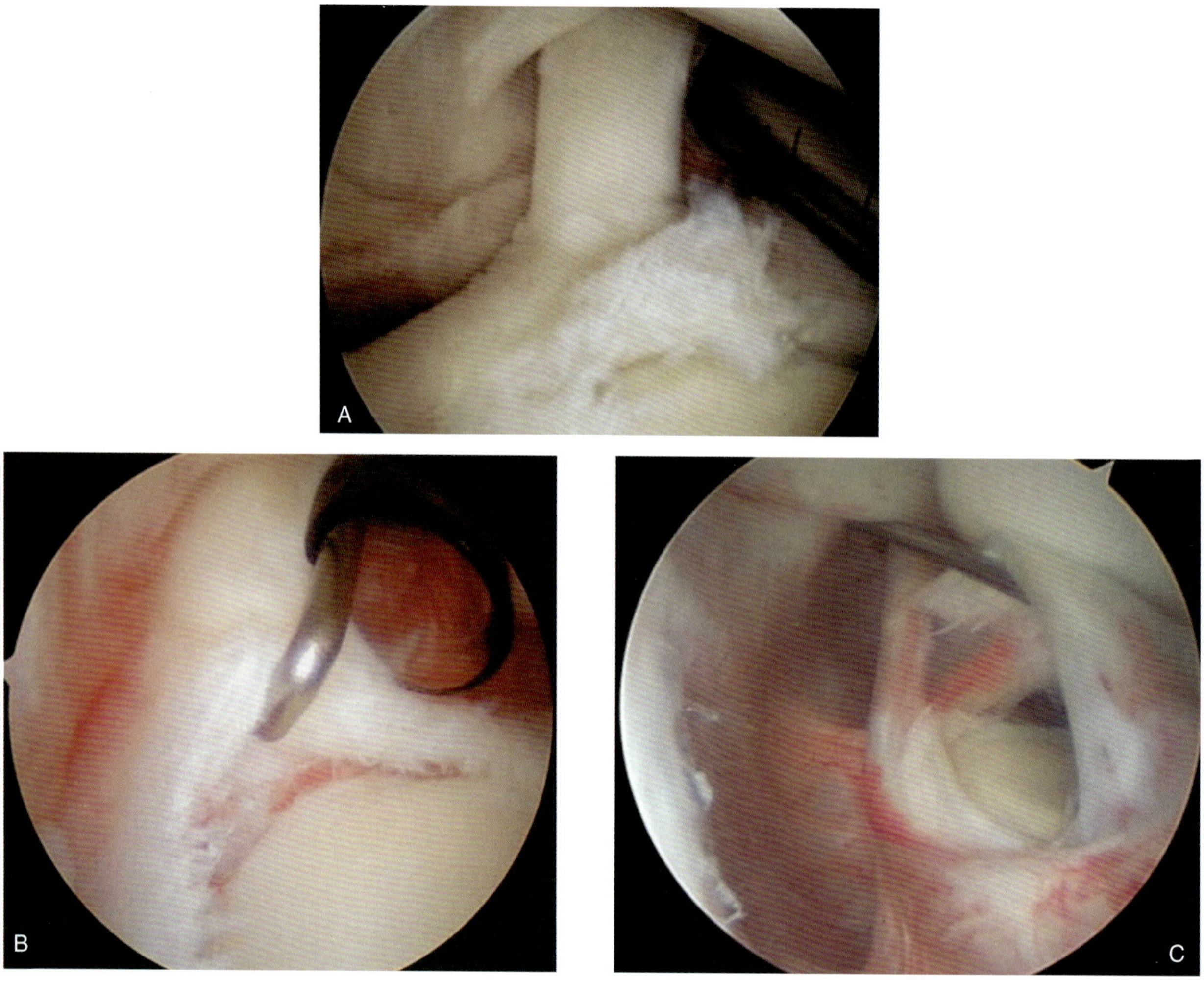

图 5.4 左肩后方入路的关节镜观察。(A)肱二头肌长头腱附着点退行性磨损，Ⅰ型 SLAP 病变。(B)典型的Ⅱ型 SLAP 病变，肱二头肌长头腱附着点不稳定，完全暴露上关节盂。(C)Ⅳ型 SLAP 病变，撕裂延伸到肱二头肌长头腱，并与后盂唇的桶柄状撕裂相结合。

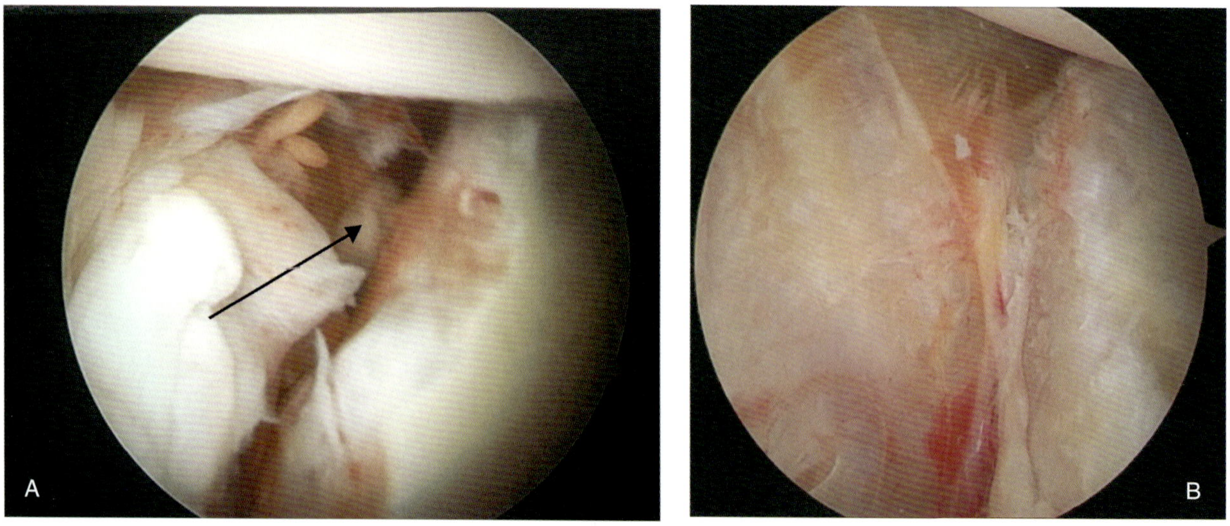

图 5.5 右肩上方入路的关节镜观察。(A) 经上方入路观察典型的 Bankart 损伤，箭头所示为前下方盂唇与关节盂分离。(B) 经上方入路可见前下方盂唇与关节盂瘢痕形成(ALPSA 损伤)。

②Ⅱ型,后下盂唇边缘破裂或者不完全的及隐匿性撕脱,占39%;③Ⅲ型,盂唇软骨磨损,占19%;④Ⅳ型,盂唇瓣状撕裂,占6%。

• 后上盂唇撞击:有时可见后上盂唇磨损,甚至伴有软骨病损,通常与盂肱关节动态不稳定撞击相关。这种内部撞击综合征的确切病因尚存在较多争论,目前的假说包括前方不稳定或者微不稳定、后关节囊挛缩、肱骨后倾减少及肩胛骨运动障碍[26]。

总之,病理性盂唇分离的解剖学修复是治疗创伤性肩关节不稳的主要方法。Buford复合体不应被误认为前盂唇病变。若手术将其与增厚的盂肱韧带一起固定,可显著减少肩关节外旋。关节镜下使用探针检查解剖结构,有助于鉴别解剖变异和病理性分离。在Ⅱ型SLAP损伤中,肱二头肌长头腱附着点不稳定且被广泛撕裂或拉回关节腔。而ALPSA和后下关节盂损伤只有从前上方入路才能全面评估。

3.2 关节囊和盂肱韧带

关节囊由环形及径向排列的胶原纤维组成,并由喙肱韧带、盂肱上韧带(SGHL)、盂肱中韧带(MGHL)、盂肱下韧带(IGHL)和周围的肩袖肌腱等结构加强。冈上肌和肩胛下肌之间的间隙称为肩袖间隙(RI)。喙肱韧带从喙突外侧开始放射状附着于肱骨大结节和小结节。结节间沟由肱骨横韧带加强。SGHL从关节囊内向外凸出,起于盂上结节,止于肱骨小结节。喙肱韧带和SGHL是肱二头肌长头腱吊索的主要成分,即所谓的滑轮系统。

SGHL可稳定肩部,防止后下方不稳定和肱二头肌腱从肌间沟脱位。MGHL的发育存在个体差异,并非每个个体都可清晰可见。MGHL从盂上结节放射状延伸至肱骨小结节下部分,在外展/外旋过程中发挥稳定肩关节前方的重要作用。IGHL由坚强的前束和后束构成,前后束之间有腋隐窝(图5.6)。前后束在外展外旋运动中均起到稳定肱骨头的作用,因此,该结构也称为吊床结构。

在前上部分,肩胛下隐窝(肩胛下囊、肩关节囊孔)是关节囊前方向肩胛下肌腱下囊的一个开口,多位于SGHL、肩胛下肌腱和MGHL之间,可见于80%的患者[24]。盂肱韧带有4种变异:①Ⅰ型,SGHL、MGHL和IGHL分别独立存在,发生率为66%;②Ⅱ型,MGHL和IGHL融合,发生率为7%;③Ⅲ型,MGHL具有坚强的绳索形状,发生率为19%;④Ⅳ型,SGHL、MGHL和IGHL均缺失,发生率为8%[27]。

在前下方肩关节不稳定的患者中,MGHL常常缺失或者模糊难辨,而绳索样MGHL则被认为是肩关节稳定的保护因素[28]。在前上部分。IGHL的一些纤维向上走行并与SGHL的纤维形成"连接束"。这种"连接束"可以不同程度地发育,并且可能会代替这个区域的盂唇[35]。在以下情况下,盂肱韧带的特征会发生改变:在盂唇下孔存在的情况下,SGHL出现的概率是50%,MGHL有65%的概率为厚束,35%的概率为薄片状,IGHL中75%发育良好,25%发育不良;在存在Buford复合体的情况下,SGHL出现的概率只有28.6%,MGHL则完全以厚束绳索样出现,IGHL中85.7%发育良好,其余则发育不良[28]。

肩袖间隙(RI)增宽通常难以量化,RI的张力受间隙之间的喙肱韧带、SGHL及关节囊的影响。关节镜下喙肱韧带和SGHL外旋时张力不足和关节囊突出,则提示RI增宽。盂肱韧带在肱骨端撕脱(HAGL病损),可导致复发性肩关节不稳定,这种情况比较罕见,如果在关节镜下没有进行评估则容易被忽略。此外,罕见的后方关节囊在肱骨头处撕脱(类似反向的HAGL损伤),在关节镜下从前向后观察时一般不会漏诊(图5.6B)。RI增宽可导致肩关节前方、后方和下方肩关节不稳定。

关节囊、盂肱韧带、盂唇是维持肩关节稳定的复合体结构。关节囊撕裂、松弛、缺损或者盂肱韧带损伤及结构变异,均可影响复合体结构对肩关节的稳定作用,而通过关节囊重建、修复、紧缩等手术治疗肩关节不稳定可取得良好的效果[29]。

3.3 肱二头肌长头键

肱二头肌长头腱的主要功能是肩关节外展外旋时稳定盂肱关节,以减少对IGHL的应力[13]。肱二头肌长头腱的纤维附着在盂唇和盂上结节。Healey等人[30]研究了肱二头肌长头键附着点对生物力学的重要性。单独切除盂唇部的纤维只是显著降低肱二头肌长头腱附着点的稳定性,而单独切除盂上结节深部的纤维则会显著降低肱二头肌长头腱的拔出强度。因此,肱二头肌长头腱在盂上结节处的纤维对

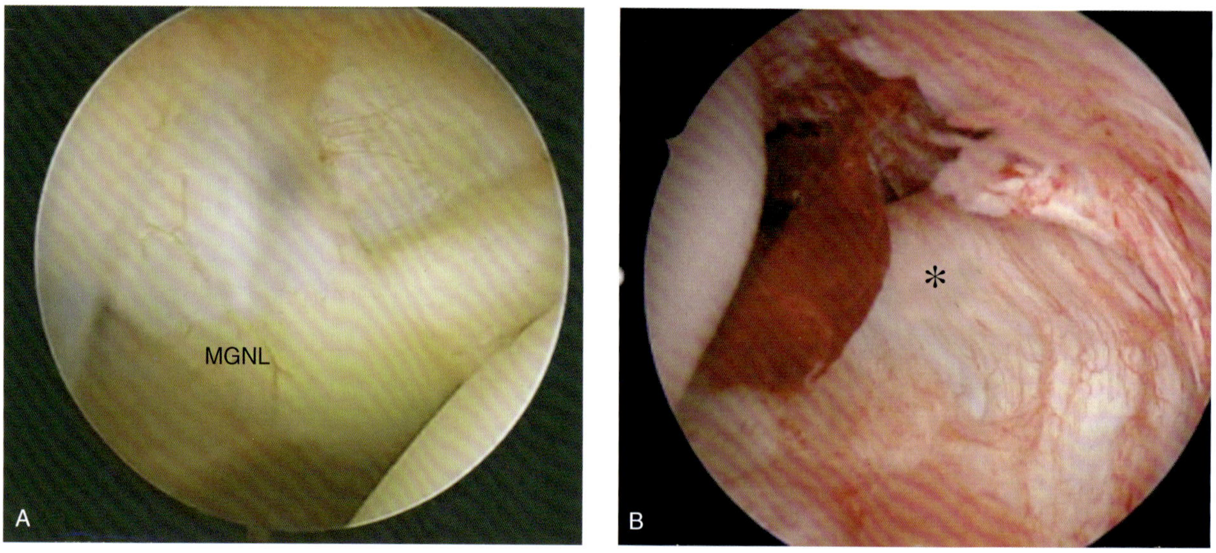

图 5.6　右肩后方入路关节镜所见。(A) MGHL 以大约 45°跨越肩胛下肌腱。(B)罕见的后方关节囊在肱骨头处撕脱（类似反向的 HAGL 损伤）;星号所示为破裂回缩的关节囊。

于盂肱关节的稳定性更为重要,而其余纤维则止于盂唇,对盂唇具有成形的功能[30]。肱二头肌长头腱在结节间沟通过滑轮吊索导向滑动(图 5.7)。滑轮吊索底部主要由 SGHL 和肩胛下肌腱构成，内侧壁由部分 SGHL 构成，外侧壁主要由喙肱韧带与部分来自肩胛下肌腱的纤维构成,顶部主要由部分喙肱韧带组成。

根据 Vangsness 等人[31]对 100 例尸体肩关节的研究,肱二头肌长头腱的起始部主要有 4 种不同的解剖变异:①Ⅰ型,肱二头肌长头腱在盂唇附着的部分完全在后盂唇,与前盂唇没有任何接触,发生率为 22%;②Ⅱ型,肱二头肌长头腱在盂唇附着的部分大部分在后盂唇,小部分在前盂唇,发生率为 33%;③Ⅲ型,肱二头肌长头腱在盂唇附着的部分一半在前盂唇,一半在后盂唇,发生率为 37%;④Ⅳ型,肱二头肌长头腱在盂唇附着的部分大部分在前盂唇,小部分在后盂唇,发生率为 8%;通常有 40%~60%的二头肌纤维止于盂上结节,其余纤维则止于盂唇。

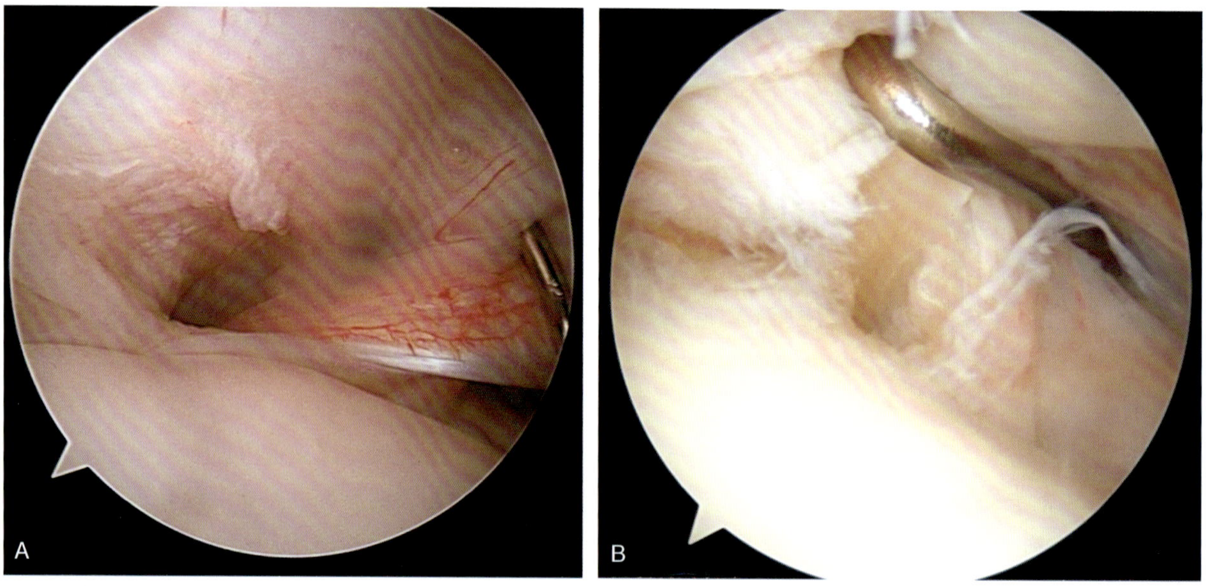

图 5.7　左肩关节镜下后方入路所见。(A)滑轮吊索与完整的 SGHL 引导肱二头肌长头腱进入结节间沟。(B) 内侧滑轮吊索结构损伤合并 SGHL 磨损,导致肱二头肌长头腱内侧半脱位。

在生物力学上,LHBT 对肩关节的动态稳定作用存在争议。尸体研究和动物模型已经证明,LHBT 至少在肩部起被动稳定作用。但是,在健康人群中,LHBT 对肩关节中的动态稳定作用较小。

3.4 肩袖和三角肌

肩袖有助于肩关节的动态稳定[3]。肱骨头由肩袖的 4 块肌肉(肩胛下肌、冈上肌、冈下肌、小圆肌)稳定于关节盂的中心。临床研究显示,在 40 岁以上的患者中, 肩袖撕裂是肩关节脱位的常见并发症。治疗肩关节不稳定时,必须充分评估并处理肩袖撕裂[32]。如果肩袖的主动和被动的限制作用丧失,肩关节会变得不稳定。在一项尸体研究中,肩袖肌肉活动下降 50%可导致肩关节在各个方向的移位增加 50%[13]。此外,与完整肩袖相比,肩袖功能不完整的模型只需要较小的 Bankart 缺损就可以导致肩关节脱位。Craig[33]进一步报道了肩袖的后向不稳定机制,他通过一系列病例说明了肩袖肌腱的后部损伤可导致复发性前肩关节不稳定。最近的研究也证明三角肌对盂肱关节特别是肱骨头的稳定作用,三角肌的损伤包括萎缩、撕脱、去神经支配导致麻痹等可影响肩关节的功能及稳定性。这种损伤并不少见,常与不同程度的肩袖损伤同时发生。三角肌功能失调可影响肩胛骨和盂肱关节的运动,有时可造成翼状肩胛畸形,进而影响盂肱关节的稳定性。

总之,肩袖肌腱在防止盂肱关节不稳定方面起着主动和被动的作用。单次脱位可使本已磨损的肩袖(由反复微小创伤或退行性变所致)进一步受损。必须及时评估和治疗脱位后的肩袖损伤,以防出现复发性肩关节不稳定、持续疼痛、功能丧失。三角肌在肩关节稳定方面的作用也不容忽视,在治疗肩袖或肩部其他问题时需要同时解决三角肌的相关问题。

4 总结

肩关节的稳定性是由静态和动态机制的相互作用来维持的,其中影响肩关节稳定的因素包括骨性因素和软组织因素。详细了解解剖结构,包括解剖变异和解剖与功能的相关性是充分诊断和治疗肩关节不稳定的先决条件。肩关节镜可以在直视下动态探查所有相关结构和相应的病理改变。

(郑小飞 滕强)

参考文献

1.Brophy RH, Marx RG. The treatment of traumatic anterior instability of the shoulder: nonoperative and surgical treatment. Arthroscopy. 2009;25(3):298–304.

2.Castagna A, Markopoulos N, Conti M, Delle Rose G, Papadakou E, Garofalo R. Arthroscopic bankart suture-anchor repair: radiological and clinical outcome at minimum 10 years of follow-up. Am J Sports Med. 2010;38(10):2012–6.

3.Boileau P, Richou J, Lisai A, Chuinard C, Bicknell RT. The role of arthroscopy in revision of failed open anterior stabilization of the shoulder. Arthroscopy. 2009;25(10):1075–84.

4.Anetzberger H, Putz R. The scapula: principles of construction and stress. Acta Anat (Basel). 1996;156(1):70–80.

5.Shortt CP, Morrison WB, Shah SH, Zoga AC, Carrino JA. Association of glenoid morphology and anterosuperior labral variation. J Comput Assist Tomogr. 2009;33(4):584–6.

6.Churchill RS, Brems JJ, Kotschi H. Glenoid size, inclination, and version: an anatomic study. J Shoulder Elbow Surg. 2001;10(4):327–32.

7.Hong J, Huang Y, Ma C, Qu G, Meng J, Wu H, Shi M, Wang Y, Zhou C, Chen Z, Yan S, Wang W. Risk factors for anterior shoulder instability: a matched case-control study. J Shoulder Elbow Surg. 2019;28(5):869–874.

8.Provencher MT, Bhatia S, Ghodadra NS, Grumet RC, Bach BR Jr, Dewing CB, LeClere L, Romeo AA. Recurrent shoulder instability: current concepts for evaluation and management of glenoid bone loss. J Bone Joint Surg Am. 2010;92 Suppl 2:133–51.

9.Wellmann M, Blasig H, Bobrowitsch E, Kobbe P, Windhagen H, Petersen W, Bohnsack M. The biomechanical effect of specific labral and capsular lesions on posterior shoulder instability. Arch Orthop Trauma Surg. 2011;131(3):421–7.

10.Koo SS, Burkhart SS, Ochoa E. Arthroscopic double-pulley remplissage technique for engaging Hill-Sachs lesions in anterior shoulder instability repairs. Arthroscopy. 2009;25(11):1343–8.

11.Aggarwal A, Wahee P, Harjeet, Aggarwal AK, Sahni D.

Variable osseous anatomy of costal surface of scapula and its implications in relation to snapping scapula syndrome. Surg Radiol Anat. 2011;33(2):135-40.

12.Peat M. Functional anatomy of the shoulder complex. Phys Ther. 1986;66(12):1855-65.

13.Rodosky MW, Harner CD, Fu FH. The role of the long head of the biceps muscleand superior glenoid labrum in anterior stability of the shoulder. Am J Sports Med. 1994;22(1):121-30.

14.Cooper DE, Arnoczky SP, O'Brien SJ, Warren RF, DiCarlo E, Allen AA. Anatomy, histology, and vascularity of the glenoid labrum. An anatomical study. J Bone Joint Surg Am. 1992;74(1):46-52.

15.Pfahler M, Haraida S, Schulz C, Anetzberger H, Refior HJ, Bauer GS, Bigliani LU. Age-related changes of the glenoid labrum in normal shoulders. J Shoulder Elbow Surg. 2003;12(1):40-52.

16.Ide J, Maeda S, Takagi K. Normal variations of the glenohumeral ligament complex: an anatomic study for arthroscopic Bankart repair. Arthroscopy. 2004;20(2):164-8.

17.Chang EY, Fliszar E, Chung CB. Superior labrum anterior and posterior lesions and microinstability. Magn Reson Imaging Clin N Am. 2012;20(2):277-94.

18.Maffet MW, Gartsman GM, Moseley B. Superior labrum-biceps tendon complex lesions of the shoulder. Am J Sports Med. 1995;23(1):93-8.

19.Nam EK, Snyder SJ. The diagnosis and treatment of superior labrum, anterior and posterior (SLAP) lesions. Am J Sports Med. 2003;31(5):798-810.

20.McMahon PJ, Burkart A, Musahl V, Debski RE. Glenohumeral translations are increased after a type II superior labrum anterior-posterior lesion: a cadaveric study of severity of passive stabilizer injury. J Shoulder Elbow Surg. 2004;13(1):39-44.

21.Neviaser TJ. The anterior labroligamentous periosteal sleeve avulsion lesion: a cause of anterior instability of the shoulder. Arthroscopy. 1993;9(1):17-21.

22.Spatschil A, Landsiedl F, Anderl W, Imhoff A, Seiler H, Vassilev I, Klein W, Boszotta H, Hoffmann F, Rupp S. Posttraumatic anterior-inferior instability of the shoulder: arthroscopic findings and clinical correlations. Arch Orthop Trauma Surg. 2006;126(4):217-22.

23.B?cker HC, Galle SE, Maniglio M, Rosenwasser MP. Biomechanics of posterior shoulder instability-current knowledge and literature review. World J Orthop. 2018;9(11):245-254.

24.Bradley JP, Baker CL 3rd, Kline AJ, Armfield DR, Chhabra A. Arthroscopic capsulolabral reconstruction for posterior instability of the shoulder: a prospective study of 100 shoulders. Am J Sports Med. 2006;34(7):1061-71.

25.Kim SH, Kim HK, Sun JI, Park JS, Oh I. Arthroscopic capsulolabroplasty for posteroinferior multidirectional instability of the shoulder. Am J Sports Med. 2004;32(3):594-607.

26.Tischer T, Vogt S, Kreuz PC, Imhoff AB. Arthroscopic anatomy, variants, and pathologic findings in shoulder instability. Arthroscopy. 2011;27(10):1434-43.

27.Morgan CD, Rames RD, Snyder SJ. Anatomical variants of the glenohumeral ligaments. In: Snyder SJ, ed. Shoulder arthroscopy. New York: McGraw-Hill. 1993;33-41.

28.Aggarwal A, Wahee P, Harjeet, Aggarwal AK, Sahni D. Variable osseous anatomy of costal surface of scapula and its implications in relation to snapping scapula syndrome. Surg Radiol Anat. 2011;33(2):135-40.

29.Gallagher F, Wong IH. Anterior Capsule Augmentation and Posterior Glenohumeral Capsular Reconstruction With Human Dermal Allograft for Multidirectional Shoulder Instability. Arthrosc Tech. 2020;9(5):e657-e662.

30.Healey JH, Barton S, Noble P, Kohl HW 3rd, Ilahi OA. Biomechanical evaluation of the origin of the long head of the biceps tendon. Arthroscopy. 2001;17(4):378-82.

31.Vangsness CT Jr, Jorgenson SS, Watson T, Johnson DL. The origin of the long head of the biceps from the scapula and glenoid labrum. An anatomical study of 100 shoulders. J Bone Joint Surg Br. 1994;76(6):951-4.

32.Porcellini G, Paladini P, Campi F, Paganelli M. Shoulder instability and related rotator cuff tears: arthroscopic findings and treatment in patients aged 40 to 60 years. Arthroscopy. 2006;22(3):270-6.

33.Craig EV. The posterior mechanism of acute anterior shoulder dislocations. Clin Orthop Relat Res. 1984;(190):212-6.

第 6 章

肩关节前脱位后相关骨和软组织病理改变研究进展

第 1 节　肩关节复发脱位后前关节囊组织学变化

1　背景

肩关节脱位复发率非常高，20 岁以下患者可达 90%以上。目前该疾病的具体发生机制尚不清楚，但前关节损伤是影响脱位复发的重要因素之一。因此，充分了解肩关节脱位的前关节囊病理变化对于探索肩关节复发脱位的机制有重要意义。

2　研究方法

通过回顾性研究，对肩关节复发脱位后的前关节囊病理变化进行总结分析。研究方法包括尸体解剖后大体观察、开放手术或关节镜下观察前关节囊形态，以及组织学观察关节囊病理改变，如组织切片、免疫组织化学、原位杂交、电镜观察及生物化学分析等。

3　结果

3.1 大体及关节镜下观察

3.1.1 前关节囊松弛

对 36 例复发性肩关节脱位患者（18~36 岁）的前关节囊进行观察，其中 29 例(80.5%)出现 1~2cm 长的前或前下盂唇损伤，多数表现为关节囊、骨膜连同盂唇从肩胛颈前表面撕脱，大多数损伤的盂唇有磨损、碎裂、变薄的迹象。大部分病例盂肱下韧带(IGHL)清晰可见，但拉伸变细。所有病例均有明显的肩胛下滑囊拉伸[1]。22 例新鲜冰冻尸体肩（平均年龄 77 岁）在连续 3 次脱位后建立复发性肩关节脱位模型，大体标本发现 11 例肩前下盂唇从肩胛颈前下缘撕脱(2~6 点钟，右侧)，但累及长度仅数毫米。其余 11 例肩无明显的盂唇损伤，仅前关节囊松弛拉伸[2]。

3.1.2 IGHL 病理改变

研究发现，在 242 例复发脱位的患者（平均年龄为 28 岁）中，182 例(75.2%)出现 IGHL 损伤表现[3]。另一项前瞻性研究发现，在 55 例 3 次以上肩关节脱位的患者（平均年龄为 29 岁）中，关节镜下观察发现 30 例(55%)出现 IGHL 关节盂附着部撕脱，包括从关节盂缘或肩胛颈处撕脱、从盂唇缘及盂唇下骨膜撕脱、异位附着等，29 例(53%)出现 IGHL 扩张松弛，26 例 (47%)IGHL 体部出现瘢痕，4 例 (7%)在 IGHL 关节盂侧出现撕裂，1 例(2%)在 IGHL 肱骨附着部出现撕裂[4]（图 6.1）。

3.1.3 年龄因素影响病理类型

在 395 例复发性肩关节脱位患者中，发病和治疗年龄均在 40 岁以下者，Bankart 损伤占 94.9%，前

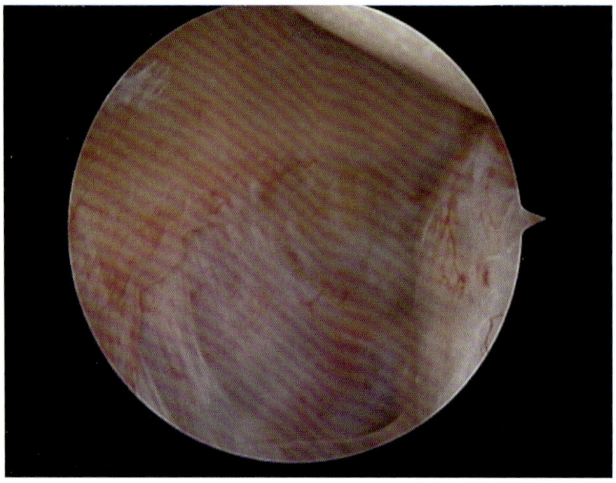

图 6.1 左肩关节前外侧入路观察，前下关节囊瘢痕化、组织松弛拉伸。

关节囊中间区域完全撕裂占 15.2%，HAGL 损伤占 3.1%；发病年龄在 40 岁以下但治疗年龄在 40 岁以上者，Bankart 损伤占 87.1%，前关节囊中间区域完全撕裂占 29%，HAGL 损伤占 6.5%；发病年龄和治疗年龄均在 40 岁以上者，Bankart 损伤占 55.6%，前关节囊中间区域完全撕裂占 55.6%，HAGL 损伤占 11.1%[5]。

3.2 组织学观察

3.2.1 细胞数量改变、血管增生伴炎症细胞浸润

组织切片发现，正常关节囊由内向外主要含有三层：①滑膜层，由 2~3 层滑膜细胞组成。②滑膜下层，含有疏松的胶原纤维和脂肪组织，中间有少许成纤维细胞。③胶原层，包含大量致密的波浪状胶原纤维。复发性肩关节脱位的前关节囊组织学变化明显，第一层滑膜细胞减少甚至消失或滑膜细胞大量增生；第二层滑膜下层水肿或血管增生，血管周围伴有炎症细胞浸润；第三层可见细胞增生及血管化，大量胶原沉积及纤维化改变。免疫组织化学和原位杂交均提示 IL-1β 强阳性[6,7]。

3.2.2 胶原纤维减少，弹性纤维增多

和正常关节囊相比，免疫组织化学、电镜及生物化学分析发现初次关节脱位的前关节囊中稳定和可缩性(不稳定)胶原交联含量更高，胶原纤维直径更大，半胱氨酸及原纤蛋白增多。和初次关节脱位前关节囊相比较，复发关节脱位前关节囊中可缩性胶原交联含量更高，半胱氨酸含量增多，原纤蛋白密度更高，弹性纤维覆盖面更广(特别是在 22 岁以下年轻患者及多向不稳定患肩中，这种趋势更明显)，但胶原纤维直径及密度变小[8,9]。

4 结果的意义

前关节囊和肩部疾病密切相关，“过紧”可能导致冻结肩，“过松”容易引起脱位[10]。关节囊松弛可由先天性胶原缺陷引起，这些患者常伴有其他关节的过度松弛，且表现为肩关节多向不稳定，临床上可通过 Gagey 过度外展实验和 Beighton 评分进行鉴别。前关节囊松弛的另一个重要原因是获得性损伤，可由一次较大创伤导致，或多次微创伤(如反复、高强度过顶运动)造成关节囊弹性形变。回顾性研究通过观察复发关节脱位后前关节囊表现发现，大多数尸体标本或患者出现了前关节囊韧带复合体延伸松弛等改变，表明前关节囊松弛是影响脱位复发的重要因素之一。正常肩关节囊较薄弱，在其前方有三处韧带加强增厚，包括盂肱上、中、下韧带，这些结构又与盂唇紧密融合形成复合体，从而构成了肩关节静态稳定因素。研究表明，反复脱位的患者盂肱下韧带(IGHL)病理改变发生率较高，包括 IGHL 关节盂附着部撕脱、体部扩张松弛、瘢痕形成、撕裂等，其中关节盂附着部撕脱和体部松弛最常见，说明 IGHL 是对抗复发前脱位的主要稳定因素，并且损伤后易导致脱位反复发生。年龄与肩关节脱位复发率密切相关，不同脱位年龄段的病理损伤类型不尽相同。Bankart 损伤是年轻患者最常见的病理表现，随着年龄的增加，Bankart 损伤比例下降，前关节囊韧带复合体病变(主要为 IGHL 松弛撕裂)成为主要的损伤类型[4]。除其他骨性因素和肩袖损伤因素以外，前关节囊韧带复合体损伤可能是高龄患者复发关节脱位的主要病因[4]。

肩关节囊是致密的纤维结缔组织，主要含有滑膜层、滑膜下层和致密的胶原层[7]。肩关节脱位后，关节囊出现滑膜下水肿、血管增生、炎症细胞浸润、IL-1β 大量堆积等，这些均提示肩关节脱位后前关节囊出现慢性非特异性炎症改变。胶原层中大量胶

原沉积和纤维化改变提示关节囊在慢性修复过程中可能伴有瘢痕形成。肩关节囊力学特性主要由细胞外基质决定，包括胶原、弹性纤维和蛋白聚糖等[8]。胶原类型主要为Ⅰ、Ⅲ和Ⅴ型，其中Ⅰ型胶原含量最高[11]。研究证实胶原含量和纤维直径大小与关节囊抗张强度呈正比[12]。胶原分子间交联是维持肩关节囊强度的另一重要因素，分为不稳定交联和成熟稳定交联。关节囊在重塑过程中通常比较脆弱，会伴有大量可缩性交联(不稳定交联)产生[13]。而成熟稳定的交联大量存在于正常的结缔组织中，与关节囊抗张强度呈正相关[14]。弹性纤维为关节囊提供物理弹性，其异常(特别是其内原纤蛋白成分的异常)会导致关节囊松弛，这些异常被认为与马方综合征等结缔组织松弛疾病相关[15]。初次肩关节脱位后，关节囊内稳定和可缩性交联增加、胶原纤维直径增粗、半胱氨酸及弹性纤维增多，提示关节囊损伤后发生自行愈合重塑，关节囊发生适应性改变使其变得更强，可以更好地抵抗张力及形变。但是，脱位次数增多、反复创伤刺激、肩关节囊反复变形、胶原向未成熟转变、胶原纤维直径及密度变小、半胱氨酸及原纤蛋白持续增多，会引起关节囊松弛、强度减弱。Hirakawa等人发现，松弛的肩关节囊中含有大量未成熟的胶原，这些胶原内含有更多的半胱氨酸，且证实未成熟的胶原纤维和原纤蛋白与关节囊松弛有关[16]。

5 结论

复发肩关节脱位后，前关节囊的病理学表现主要包括关节囊盂唇复合体损伤 (Bankart 损伤最常见)、盂肱韧带复合体病变(主要为IGHL延长或撕脱)、前关节囊松弛或撕裂等。总之，年龄因素会影响病变类型，年轻患者多发生盂唇损伤，年长患者多发生关节囊体部中间区域损伤。

复发肩关节脱位后，前关节囊组织切片的主要变化包括滑膜层裸露、滑膜下层水肿、血管增生、炎症细胞浸润、胶原沉积及纤维化等。这些组织学改变提示前关节囊发生慢性非特异性炎症反应，并伴有瘢痕形成和关节囊纤维化趋势。

免疫组织化学、电镜及生物化学分析发现，肩关节复发脱位后，前关节囊中可缩性胶原交联、半胱氨酸含量增多，原纤蛋白密度增加，弹性纤维覆盖面更广，胶原纤维直径及密度变小，提示前关节囊塑性变形、关节囊松弛、强度减弱等，这些改变在年轻患者及多向不稳定患者中更明显。

(龙毅　张元昊　杨睿)

参考文献

1.Brand RA. Recurrent Dislocation of the Shoulder Joint. Clin Orthop Relat R. 2008;466(3):520-530.

2.McMahon PJ,Yang BY,Chow S,Lee TQ. Anterior shoulder dislocation increases the propensity for recurrence: a cadaveric study of the number of dislocations and type of capsulolabral lesion. J Shoulder Elb Surg. 2013;22(8):1046-1052.

3.Spatschil A,Landsiedl F,Anderl W,et al.Posttraumatic anterior-inferior instability of the shoulder: arthroscopic findings and clinical correlations. Arch Orthop Traum Su.2006;126(4):217-222.

4.Habermeyer P,Gleyze P,Rickert M. Evolution of lesions of the labrum-ligament complex in posttraumatic anterior shoulder instability: A prospective study. J Shoulder Elb Surg. 1999;8(1):66-74.

5.Mizuno N,Yoneda M,Nakagawa S,Hayashida K.The pathology of the anterior capsule in patients over forty years of age with recurrent shoulder dislocation. Int Orthop.2016;40(1):81-86.

6.Gotoh M, Hamada K, Yamakawa H, et al. Increased interleukin-1beta production in the synovium of glenohumeral joints with anterior instability. J Orthop Res. 1999;17(3):392-397.

7.McFarland EG,Kim TK,Banchasuek P,McCarthy EF. Histologic evaluation of the shoulder capsule in normal shoulders, unstable shoulders,and after failed thermal capsulorrhaphy. Am J Sports Med. 2002;30(5):636-642.

8.Castagna A, Cesari E,Gigante A, Di Matteo B,Garofalo R, Porcellini G. Ag -Releated Changes of Elastic Fibers in Shoulder Capsule of Patients with Glenohumeral Instability: A Pilot Study. Biomed Res Int. 2018;2018:8961805.

9.Rodeo SA,Suzuki K,Yamauchi M,Bhargava M,Warren RF. Analysis of collagen and elastic fibers in shoulder capsule in patients with shoulder instability.Am J Sports Med.1998;26(5):634-643.

10.Kummel BM. Spectrum of lesions of the anterior capsular

参考文献

1.Owens BD, Agel J, Mountcastle SB, et al .Incidence of glenohumeral instability in collegiate athletics. Am J Sports Med. 2009;37:1750–1754.

2.Owens BD, Dawson L, Burks R, et al. Incidence of shoulder dislocation in the United States military: demographic considerations from a high-risk population. J Bone Joint Surg Am. 2009;91:791–796.

3.Owens BD, Duffey ML, Nelson BJ, et al. The incidence and characteristics of shoulder instability at the United States Military Academy. Am J Sports Med. 2007;35:1168–1173.

4.Rowe CR.Recurrent transient anterior subluxation of the shoulder. The "dead arm" syndrome. Clin Orthop Relat Res. 1987;223:11–19.

5.Visser CP, Coene LN, Brand R, et al. The incidence of nerve injury in anterior dislocation of the shoulder and its influence on functional recovery.A prospective clinical and EMG study. J Bone Joint Surg Br.1999;81:679–685.

6.Pfahler M, Haraida S, Schulz C, et al. Age-related changes of the glenoid labrum in normal shoulders.J Shoulder Elbow Surg. 2003;12:40–52.

7.Williams MM, Snyder SJ, Buford D. The Buford complex—the "cord-like" middle glenohumeral ligament and absent anterosuperior labrum complex: a normal anatomic capsulolabral variant. Arthroscopy. 1994;10:241–247.

8.Ogawa K, Yoshida A, Matsumoto H, et al. Outcome of the open Bankart procedure for shoulder instability and development of osteoarthritis: a 5-to 20-year follow-up study. Am J Sports Med. 2010;38:1549–1557.

9.Huijsmans PE, Haen PS, Kidd M, et al. Quantification of a glenoid defect with three-dimensional computed tomography and magnetic resonance imaging: a cadaveric study. J Shoulder Elbow Surg.2007;16:803–809.

10.Miniaci A, Berlet G, Hand C. Segmental humeral head allografts for recurrent anterior instability of the shoulder with large Hill-Sachs defects: a 5-to 8-year follow up. J Bone Joint Surg Br.2008;90(suppl 1):86.

11.Owens BD, Dickens JF, Kilcoyne KG, et al.Management of mid-season traumatic anterior shoulder instability in athletes. J Am Acad Orthop Surg. 2012;20:518–526.

12.Di Giacomo G, Itoi E, Burkhart SS.Evolving concept of bipolar bone loss and the Hill-Sachs lesion: from "engaging/non-engaging" lesion to "on-track/off-track" lesion. Arthroscopy. 2014;30:90–98.

13.Wolf EM, Cheng JC, Dickson K.Humeral avulsion of glenohumeral ligaments as a cause of anterior shoulder instability. Arthroscopy.1995;11:600–607.

14.Omori Y, Yamamoto N, Koishi H, et al.Measurement of the glenoid track in vivo as investigated by 3 dimensional motion analysis using open MRI. Am J Sports Med. 2014;42: 1290–1295.

15.Shaha JS, Cook JB, Rowles DJ, et al. Clinical validation of the glenoid track concept in anterior glenohumeral instability. J Bone Joint Surg Am.2016;98:1918–1923.

16.Hovelius L, Eriksson K, Fredin H, et al. Recurrences after initial dislocation of the shoulder. Results of a prospective study of treatment. J Bone Joint Surg.1983;65:343–349.

17.Purchase RJ, Wolf EM, Hobgood ER. Hill-Sachs "remplissage":an arthroscopic solution for the engaging Hill-Sachs lesion. Arthroscopy. 2008;24:723–726.

18.Gyftopoulos S, Hasan S, Bencardino J, et al. Diagnostic accuracy of MRI in the measurement of glenoid bone loss. AJR Am J Roentgenol. 2012;199:873–878.

19.Burkhart SS, Debeer JF, Tehrany AM, et al. Quantifying glenoid bone loss arthroscopically in shoulder instability. Arthroscopy. 2002;18:488–491.

20.Huysmans PE, Haen PS, KiddM, et al.The shape of the inferior part of the glenoid: a cadaveric study. J Shoulder Elbow Surg. 2006;15:759–763.

21.Aronen JG, Regan K. Decreasing the incidence of recurrence of first time anterior shoulder dislocations with rehabilitation. Am J Sports Med. 1984;12:283–291.

22.Wolf EM, Arianjam A. Hill-Sachs remplissage, an arthroscopic solution for the engaging Hill-Sachs lesion: 2-to 10-year follow-up and incidence of recurrence. J Shoulder Elbow Surg. 2014;23:814–820.

23.Ide J, Maeda S, Takagi K. Normal variations of the glenohumeral ligament complex: an anatomic study for arthroscopic Bankart repair. Arthroscopy. 2004;20:164–168.

24.Bu¨ hler M, Gerber C. Shoulder instability related to epileptic seizures. J Shoulder Elbow Surg. 2002;11:339–344.

25.Guanche CA, Quick DC, Sodergren KM, et al. Arthroscopic versus open reconstruction of the shoulder in patients with isolated Bankart lesions. Am J Sports Med. 1996;24:144–148.

26.Rhee YG, Cho NS. Anterior shoulder instability with humeral avulsion of the glenohumeral ligament lesion. J Shoulder Elbow Surg. 2007;16:188–192.

27.Wheeler JH, Ryan JB, Arciero RA, et al. Arthroscopic versus nonoperative treatment of acute shoulder dislocations in young athletes. Arthroscopy. 1989;5:213-217.

28.Yamamoto N, Itoi E, Abe H, et al. Contact between the glenoid and the humeral head in abduction, external rotation, and horizontal extension: a new concept of glenoid track. J Shoulder Elbow Surg. 2007;16:649-656.

29.Owens BD, Burns TC, Campbell SE, et al. Simple method of glenoid bone loss calculation using ipsilateral magnetic resonance imaging. Am J Sports Med. 2013;41:622-624.

30.Warner JJP, Gill TJ, O'hollerhan JD, et al. Anatomical glenoid reconstruction for recurrent anterior glenohumeral instability with glenoid deficiency using an autogenous tricortical iliac crest bone graft. Am J Sports Med. 2006;34:205-212.

31.Ilahi OA, Labbe MR, Cosculluela P. Variants of the anterosuperior glenoid labrum and associated pathology. Arthroscopy. 2002;18:882-886.

32.Boileau P, Mercier N, Roussanne Y, et al. Arthroscopic Bankart-Bristow-Latarjet procedure: the development and early results of a safe and reproducible technique. Arthroscopy. 2010;26:1434-1450.

33.Sachs RA, Lin D, Stone ML, et al. Can the need for future surgery for acute traumatic anterior shoulder dislocation be predicted? J Bone Joint Surg. 2007;89:1665-1674.

34.Zacchilli MA, Owens BD. Epidemiology of shoulder dislocations presenting to emergency departments in the United States. J Bone Joint Surg Am. 2010;92:542-549.

第 3 节　肩关节脱位后其他软组织变化

1　引言

肩关节动力性和静力性因素共同维持肩关节的稳定性。静力性因素包括关节内负压(−4mmHg)、盂肱几何学构形(确保肩关节旋转中心与肱骨头的曲面中心相重叠)、关节囊-盂唇复合体结构。动力性因素是指肩关节周围的肌肉组织。肩盂小而浅，深度仅为 2.5mm，加上盂唇后深度亦仅为 5mm，而肱骨头直径为肩盂前后径的 2 倍，因此肩关节骨性结构很不稳定。由此可知，肩关节周围肌肉和软组织相互作用是肩关节稳定的主要来源。损伤肩关节稳定结构中的任何一部分，均可导致肩关节复合结构的不稳定。

大量文献报道了盂唇持续性反复损伤是肩关节习惯性脱位的主要原因，病理学表现主要包括盂肱下韧带或关节囊盂唇自盂缘的撕脱（Bankart 损伤）及关节囊松弛。Bake 等人[1]报道，脱位后 10 天内，13%的患者关节囊破损，但无关节盂唇撕脱，肩关节稳定性良好；24%的患者关节囊破损，关节盂唇部分自关节盂撕脱，肩关节轻度不稳定；63%的患者关节囊破损，关节盂唇严重撕脱，肩关节重度不稳定且伴有关节内积血。由此可见，在肩关节前脱位者中，80%~90%的患者出现了真正意义的 Bankart 损伤。Lintner 等人[2]和 Romeo 等人[3]报道了类似的研究结果。其他病因还包括 Hill-Sachs 损伤(肱骨头后部缺陷)、肩盂前缘骨折磨损、肩胛下肌肌纤维松弛。

过去曾认为腋神经损伤较少见，近年来相关报道有增加趋势。肩关节脱位、肱骨上端骨折和肩部挫伤等容易损伤肩袖和腋神经，但因为局部疼痛或骨折、脱位往往很难发现腋神经损伤。加之其损伤常常是挫伤，多数可自行恢复，因此即使漏诊，日后也多能恢复。三角肌萎缩被认为是固定后的失用性萎缩，因此会忽略腋神经损伤的存在。此外，肩关节外伤后腋神经损伤也容易被漏诊。Visser 等人[4]报道了 215 例肩部损伤患者，肌电图检查发现 133 例(61.9%)有腋神经损伤，表明临床工作中应注意检查腋神经以防止漏诊。

2　肩胛下肌

肩胛下肌的作用是作为肩部的动态前稳定器[5]。Symeonides 等人[6]和 Gamulin 等人[7]报道，反复脱位可导致肩胛下肌的延长及稳定肩部所需的力量丧失。日本学者 Yilihamu Tuoheti[8](图 6.2)对单侧肩关关节稳定性的影响。在尸体标本研究中,Sekiya等人[4]发现,脱位前肱骨头直径缺损25%或更大,前移位明显减少,与完整的标本相比,稳定性降低。此外,Kaar等人[5]指出,在外展和外旋位进行测试时,骨丢失大于或等于肱骨头半径的5/8,会导致肩关节稳定性下降。

Hill-Sachs损伤是肱骨头后上外侧的压缩性骨折,通常与肩关节前方脱位有关(图6.3),常伴有其他异常,如软组织和(或)骨性Bankart损伤、盂肱韧带断裂[6]。1940年,Hill和Sachs[7]将肩关节内旋位时X线片上的损伤描述为压缩线,他们将其归因于前脱位时肱骨头上致密的肩胛盂骨皮质。当肱骨头向前移动时,压缩线与前肩胛盂接触,并沿肱骨头的后上外侧发生压缩性骨折(图6.4)[8]。在其一系列复发性肩关节前方不稳定的研究中,74%的患者存在这类损伤。正如Palmer和Widén[9]所述,当肩关节处于运动功能(即90°外展和0°~135°外旋)位时,肱骨头缺损与肩胛骨边缘咬合,造成Hill-Sachs损伤(图6.5A,B)[8]。Hill-Sachs损伤的处理主要取决于损伤的大小及是否咬合。在咬合的Hill-Sachs损伤中,肱骨头缺损的长轴平行于肩胛盂前缘,因此在肩部外展和外旋时与之咬合。当肱骨骨丢失与肩胛骨边缘不平行时,功能性位置不与之咬合,称为不咬合(图6.5C,D)[8]。McLaughlin[10]描述了肱骨头前方一个特殊的垂直损伤(图6.6)[11],这种损伤由直接创伤性撞击所致,随后肱骨近端关节面软骨下骨吸收。因此,肩关节脱位的时间越长,肱骨头承受这种变形力的时间就越长,压缩性损伤也会随之扩大。

Hill-Sachs损伤的发病率尚不清楚,但与40%~90%的肩关节不稳定事件有关。Hill-Sachs损伤在急性病例中的发病率显著低于慢性病例。复发性肩关节前方不稳定患者的发病率可能高达100%[12]。反向Hill-Sachs损伤是肱骨头前上内侧的骨丢失,与肩关节后脱位有关。尽管86%的肩关节后脱位会出现反向Hill-Sachs损伤[13],这种损伤的发病率同样难以量化。然而,肩关节后方不稳定和反向Hill-Sachs损伤相对少见。表6.1列出了传统和反向Hill-Sachs损伤的主要区别。

Hill-Sachs损伤很少单独发生,最常见的是与Hill-Sachs损伤相关的前方关节囊盂唇复合体损伤(即Bankart损伤),其他常见的合并损伤包括盂肱韧带病理损伤和肩胛盂骨丢失(即骨性Bankart损伤)。前下肩胛盂骨丢失最终可能形成一个倒梨形外观;这种表现与复发性肩关节前方不稳定有关。

第一种量化Hill-Sachs损伤的方法可追溯到1959年[14]:根据X线片计算肱骨头表面180°弧线内损伤的百分比。目前有多种影像学检查方法用于评估肱骨头骨丢失。典型的肩关节X线片包括正位、侧位和腋位片。CT,尤其是三维CT,是评估骨丢失的一种较好的影像学方法。三维CT可以充分评估骨丢失的方向,这对于制订术前计划非常有用。数字减影除去肱骨头后,可以准确量化肩胛盂骨丢失

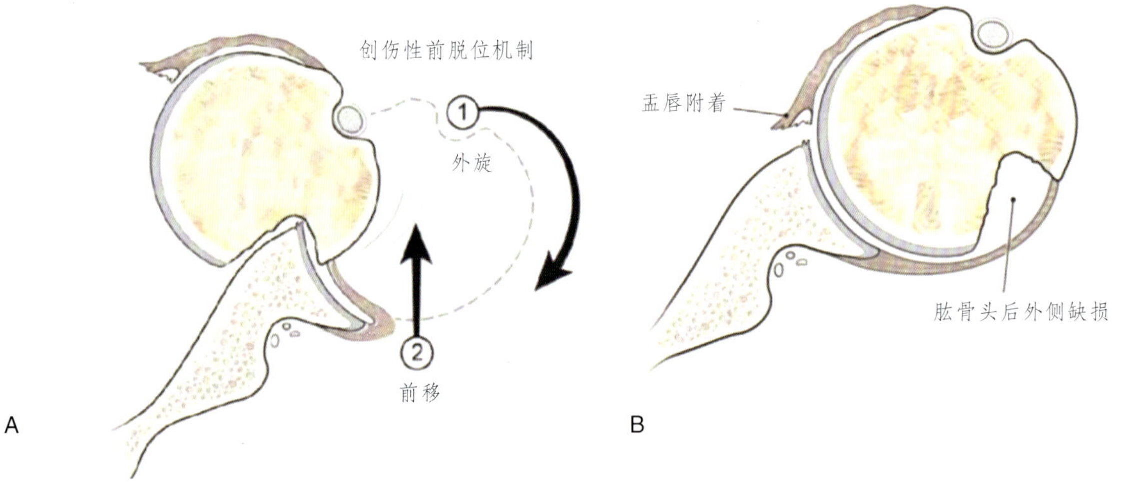

图6.3 创伤性肩关节前脱位的机制。(A)在外旋和前移的联合作用下,克服了内约束,导致前脱位。(B)这个过程导致肱骨头的后外侧压迫到前肩胛盂缘。

情况（见图 6.4）。超声检查也可能有助于检测 Hill–Sachs 损伤。Cicak 等人[15]比较了术中超声检查结果，发现超声检查 Hill–Sachs 损伤的特异性为 100%，敏感性为 96%，总的准确率为 97%。MRI 或磁共振关节造影可提供有关肩胛盂和（或）肱骨头缺损的信息（图 6.7）[8]，如 Hill–Sachs 损伤的大小和

表 6.1　传统和反向 Hill–Sachs 损伤的主要区别

Hill–Sachs 损伤	反向 Hill–Sachs 损伤
位于肱骨头后上外侧	位于肱骨头前上内侧
前方或前下方脱位	肩关节后脱位（罕见）
后方软骨丢失（通常小于反向损伤）	前方软骨丢失比 Hill–Sachs 损伤中的后方软骨丢失更广泛

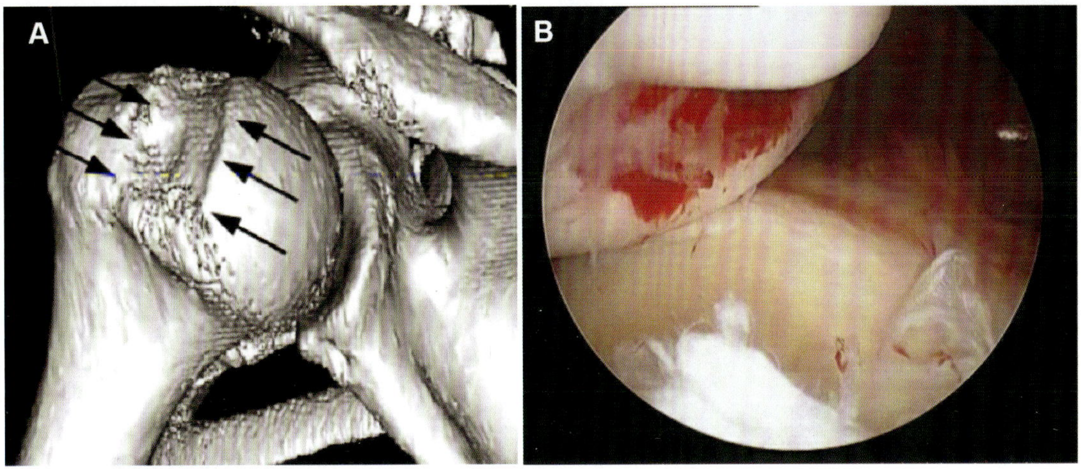

图 6.4　（A）三维 CT 扫描显示肱骨头后上外侧典型的 Hill–Sachs 损伤位置（箭头所示）。当肱骨头脱臼时，较硬的前下肩胛盂骨压迫该区域的软松质骨，形成典型的骨丢失。（B）关节镜下表现为 Hill–Sachs 损伤。

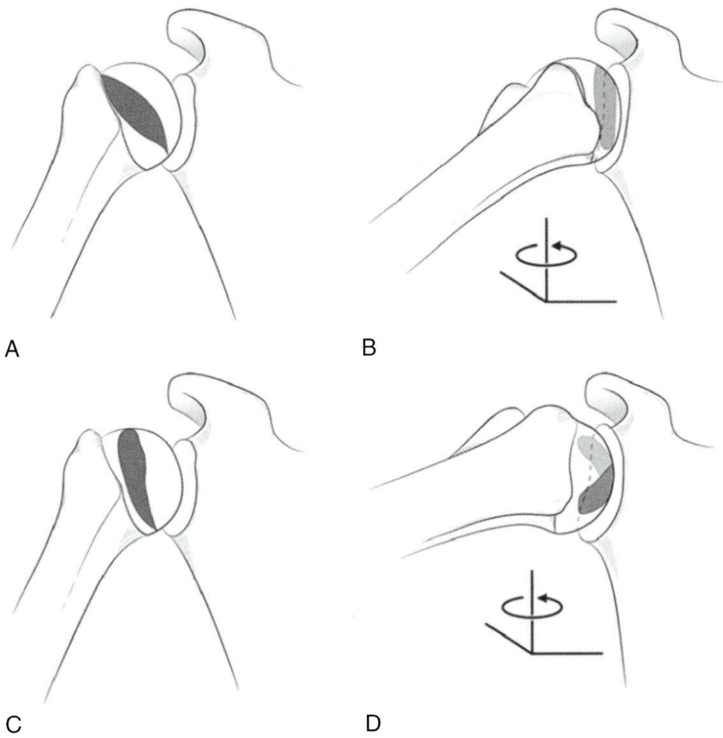

图 6.5　（A）咬合的 Hill Sachs 损伤（深灰色区域）。（B）当肩关节处于功能位或外展和外旋位时，损伤的方向与前肩胛盂平行，因此与前肩胛盂咬合。（C）非咬合的 Hill Sachs 损伤（暗灰色区域），它处在一个非功能性位置。（D）当肩部外展和外旋时，损伤的方向与肩胛骨不平行，因此无法咬合。

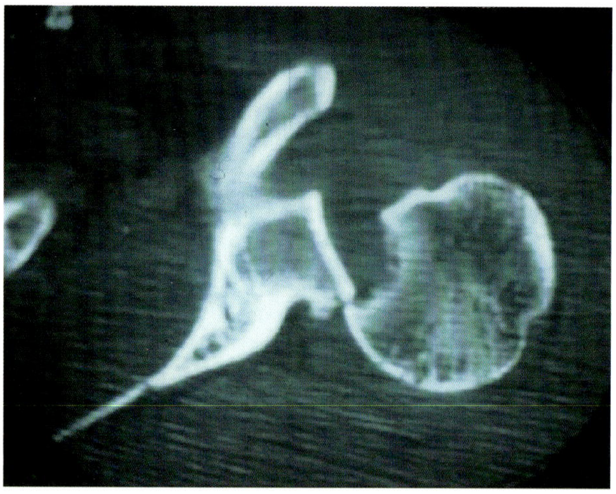

图 6.6 一名 32 岁男性后方脱位后，肱骨头前内侧损伤的轴位 CT 表现。

位置，并评估任何伴发的肩胛盂骨丢失。

关于 Hill-Sachs 损伤的几种分类和分级系统哪一种最理想，目前仍存在争议(表 6.2)。尽管分类和分级系统可以用于临床决策，特别是对于较大的损伤，但尚未被证明其有助于确定成功的治疗策略。

确定 Hill-Sachs 损伤的临床意义具有挑战性。首先应确定损伤是否对应患者的症状，特别是与不稳定事件有关的症状。过去的研究认为，累及肱骨头关节面<20%的损伤很少具有临床意义，而超过40%的损伤几乎总具有临床意义，并可导致复发性不稳定[16]。累及肱骨头关节面 20%~40%的损伤很难确定治疗决策。其他需要考虑的因素包括损伤的位置和方向、伴随的肩胛盂骨丢失程度及与肩胛盂的接触程度。其中，损伤的位置和方向是评估任何大小缺陷的重要因素。

必须指出的是，对于存在 Hill-Sachs 损伤的病例，应注意是否伴发肩胛盂骨丢失，因为这类病例肩胛盂骨丢失的发生率高达 100%。诊断这种被称为双极损伤[17,18]的关联是非常重要的，因为在有肩胛盂骨丢失的情况下，肩胛盂轨迹区域缩小，内侧边缘更接近足印，从而增加了发生咬合的风险(即使是明显无害的损伤)。在中等大小的 Hill-Sachs 损伤中，必须认识到双极损伤问题：肩胛盂骨丢失会加重肱骨侧损伤，增加不稳定的风险。Yamamoto 等人[19]开发了一种描述 Hill-Sachs 损伤的新方法。他们的描述基于肱骨头缺损的位置、大小及肩胛盂骨丢失量。利用尸体模型，其团队测量了不同外展程度的肩胛骨和肱骨头之间的接触面积。作者发现，在肩关节外展 60°最大外旋模拟前屈的情况下，从接触区到足印内侧边缘的距离是肩胛盂宽度的 84%。由此他们提出，这个所谓的肩胛盂轨道外的 Hill-Sachs 损伤具有较高的咬合和复发不稳定的风险。作者的分类还考虑到了肩胛盂骨丢失量。随着骨性

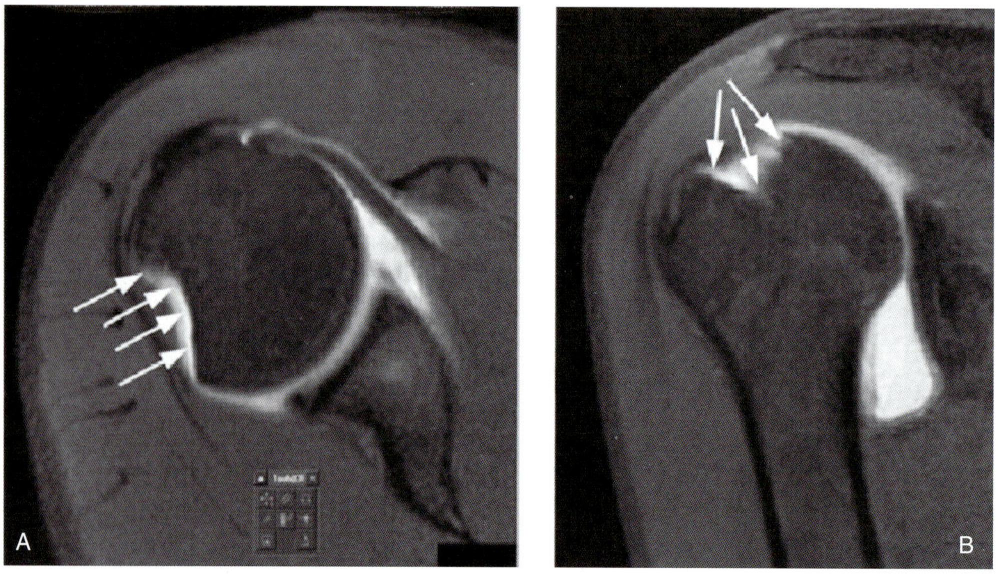

图 6.7 (A)轴位和(B)冠状位磁共振关节造影显示典型的 Hill-Sachs 损伤(箭头所示)。

表 6.2　Hill-Sachs 损伤的分类

评分系统	影像学	描述
Flatow 和 Warner 等人[16]	直接可视化	临床不显著:<20% 可变显著性:20%~40%; 临床显著性:>40%
Rowe 等人[17]	腋位 X 线片	轻度:2cm 长,0.3cm 深 中度:2~4cm 长,0.3~1cm 深 重度:4cm 长,≥1cm 深
Franceschi 等人[18]	直接可视化	Ⅰ级:软骨性 Ⅱ级:骨擦伤 Ⅲ级:斧状骨折

肩胛盂损伤大小的增加，肩胛盂轨迹相应减少,从而使结构面临咬合的风险。大量的肩胛盂骨丢失增加了 Hill-Sachs 损伤的临床相关性(图 6.8)[8]。

Provencher 等人[20]对这种生物力学联系进行了研究,目的是确定 Hill-Sachs 损伤在肩胛盂骨丢失中的临床意义。作者发现,140 例患者中有 22 例(15.7%)在肩胛盂轨迹外有 Hill-Sachs 损伤,通过磁共振关节造影测量肱骨头损伤大小和肩胛盂骨丢失量，这些患者被认为具有更高的肩胛盂-肱骨接触风险。肩胛盂轨迹的概念可能是对 Hill-Sachs 损伤进行分类最具临床意义的系统,但还需要进一步的研究来验证其常规临床应用。

Hill-Sachs 损伤的手术治疗方式与其骨性结构病理学改变紧密相关,其治疗指征见表 6.3。

5　肩胛盂骨丢失

临床上不稳定事件发生后,会出现两种类型的前肩胛盂骨丢失[6]:边缘骨折或撕脱、压缩性骨折或侵蚀性骨丢失(图 6.9)。Rowe 等人[21]首次将肩胛盂

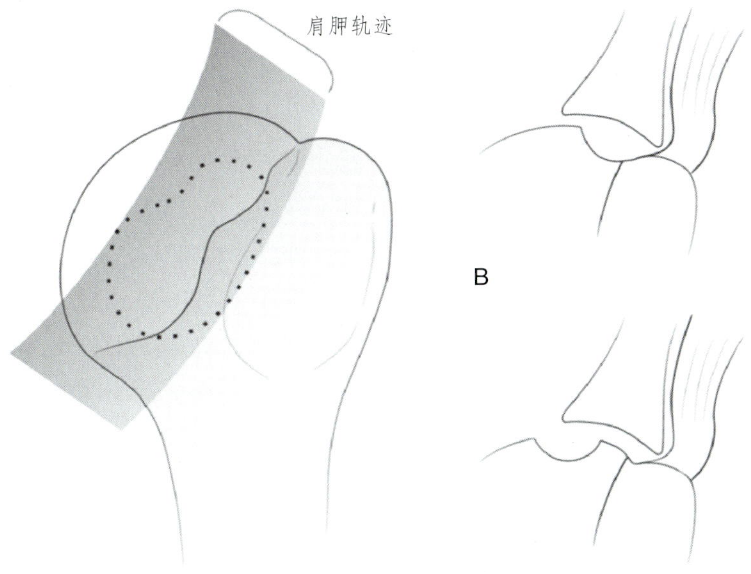

图 6.8　(A)根据肱骨头缺损的位置、大小及肩胛骨的丢失量来描述 Hill-Sachs 损伤的肩胛骨轨迹图。灰色区域表示肩胛盂和肱骨头之间的接触区域。虚线表示肩胛盂和肱骨头之间的接触区域。(B)损伤位于轨迹内,损伤不能覆盖肩胛盂缘。(C)损伤位于比轨迹更内侧的位置,因此肱骨头有可能覆盖肩胛骨边缘。

表 6.3 Hill-Sachs 损伤的外科治疗指征

绝对指征
移位性肱骨头骨折伴肱骨头骨折脱位及 Hill-Sachs 损伤
肱骨头损伤>30%，伴有慢性脱位或复发性前方不稳定。这些病例通常需要对肩胛盂隆起和(或)肱骨头进行处理(如复位、异体骨移植)
肱骨头关节面受累率>20%的反向损伤，伴有后方不稳定或疼痛症状
相对指征
肩胛盂咬合肱骨头损伤>20%
关节面损伤>20%，检查肱骨头具有受累征象
关节镜下不稳定修复术后，10%~25%的肱骨头损伤不在肩胛窝中心
肱骨头软骨累及 10%~30%的肱骨头反向损伤，伴有后部不稳定或疼痛症状

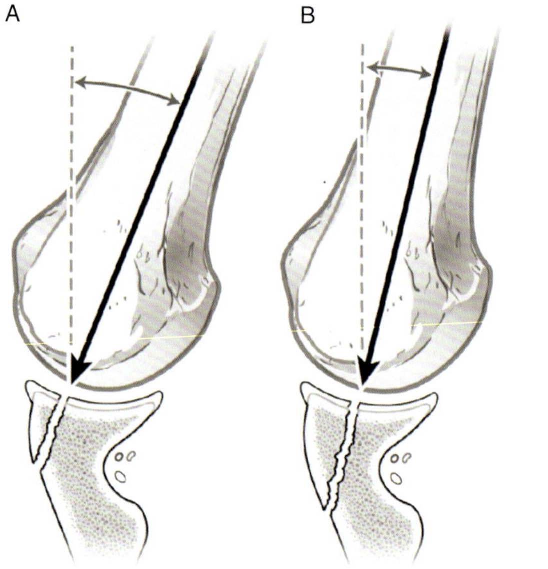

图 6.9 肩胛盂骨折机制。肱骨头与肩胛盂盂窝撞击时的矢量力决定了肩胛盂骨折的形态。(A)边缘型小骨折。(B)更大的骨折延伸至肩胛盂穹隆。

骨丢失描述为前方不稳定后的“边缘骨折”。Rowe 发现，前肩胛盂缘通过加深肩胛盂凹面和增加关节覆盖率来提供重要的肩关节前方稳定性。通过分析肩胛骨与肱骨的关系，特别是在外旋和外展位，许多研究显示肩胛骨骨折的重要性。Bigliani 等人[22]首次描述了骨性肩胛盂边缘损伤，包括边缘骨折和糜烂(图 6.9)。Edwards 等人[23]研究了 160 例不稳定的肩关节，发现 90%存在骨丢失。通过研究前后位和 Bernageau 位 X 线片，将肩胛节盂骨丢失分为三组：骨碎片仍可见的(骨性 Bankart 损伤)；丧失前下角和骨碎片不可见(悬崖征)；以肩胛盂边缘受压和成圆(钝角)骨丢失为特征。

与肱骨头相比，肩胛骨的大小是有限的，即使肩胛骨存在相对较小的骨丢失，也可能极大减少关节的表面积，从而影响稳定性。骨丢失超过肩胛盂表面 20%，被认为是不稳定复发的关键因素[24]。

前肩胛盂损伤是导致肩部骨性结构不稳定的最常见原因。1923 年，Bankart[25]描述了前肩胛盂周围关节囊复合体撕脱，通常是由肩关节前脱位引起的，现在这种损伤以他的名字命名。Bankart 损伤的变化包括 Perthes 损伤和前唇韧带骨膜袖套撕脱性损伤。Bankart 损伤也可导致前下盂缘骨折，Bigliani 等人[22]用“骨性 Bankart 损伤”来描述前下段骨碎片(图 6.10)[26]，并将前缘骨丢失分为三种类型。①1 型：移位的骨碎片，其下盂肱韧带清晰可辨；②2 型：骨碎片不牢固且韧带连接不可辨认；③3 型：骨丢失相当于整个肩胛盂表面的<25%(3A 型)或>25%(3B 型)。事实上，他们确定了 25%的肩胛盂骨丢失是 Bankart 修复失败的主要危险因素。大的骨性 Bankart 损伤病例称为倒梨形肩胛盂，受影响的肩胛盂由于前下缘的骨缺损，从而导致肩盂关节面的下部较其上部更窄(图 6.11)[27]。当存在大量的骨性不稳定或肩胛盂缺失时，肱骨头对过度前移的抵抗力明显减弱。平衡稳定角也有助于量化这种继发于骨丢失的稳定性缺失[28]。

关于骨性 Bankart 损伤，不同报道的发病率各不相同。Sugaya 等人[29]发现，在 100 例不稳定的肩关节中，97%存在 Bankart 损伤，50%存在骨性 Bankart 损伤，40%存在骨丢失，10%关节盂形态正常。在 Norlin 有关急性肩关节脱位的报道中，Bankart 损伤和 Hill-Sachs 损伤的发生率为 100%[30]。在非创伤性肩关节不稳定中，30.2%的患者存在典型的 Bankart 损伤，而 60.5%的患者存在 Hill-Sachs 损伤[31]。

通过上述三维 CT，肱骨头被数字减影后，便于测量下肩胛盂表面和骨丢失的百分比(图 6.12)[2]。肩

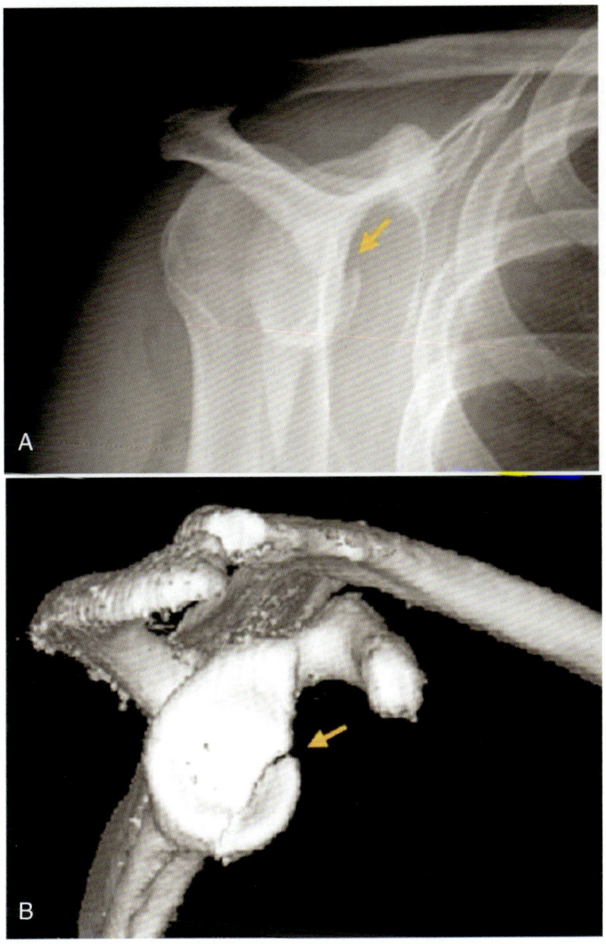

图 6.10　(A)肩胛骨出口放射学表现为前下肩胛盂异常，最符合骨性 Bankart 损伤(箭头所示)。(B)三维计算机断层扫描显示前下肩胛盂骨折(箭头所示)。

胛盂骨丢失发生在与其长轴平行的直线上。下 2/3 的肩胛盂可被描述为一个完整的圆形，根据圆形的面积损失来评估骨丢失量。肩胛盂前后径 6~8mm 的骨丢失相当于下肩胛盂表面的 20%~25%。Griffith 等人[58]通过 CT 扫描发现，66 例首次脱位患者中 41%存在肩胛盂骨丢失，137 例复发性不稳定患者中 86%存在肩胛盂骨丢失。主要的损伤形式是磨损性骨丢失，233 例肩关节脱位中仅 21%存在肩胛盂缘骨折。然而，Sugaya 等人[29]使用三维 CT 评估 100 例复发性不稳定患者的肩胛盂骨丢失，仅 40%的患者有侵蚀性或磨损性骨丢失。

由于个体治疗方案的不同，应区分肩胛盂磨损性骨丢失、骨性 Bankart 损伤或边缘撕脱伤和肩胛盂骨折。磨损性骨丢失可能提示先前的骨性 Bankart 损伤，随后骨碎片被吸收[24]。先天性肩胛盂发育不良或发育不全也可能出现在骨性不稳定的情况下，并被描述为严重的丧失或后壁和下壁萎缩，因此其更有可能是后壁不稳定的因素之一。

与前肩胛盂损伤相比，后肩胛盂损伤更不常见，其通常与明显的外伤性事件及后方脱位有关。然而，骨稳定性原则也适用于肱骨头对后移缺乏骨抵抗的情况。关于骨丢失多少会导致骨性不稳定，目前的研究较少，但文献中的一些报道引用了“显著”骨丢失量的各种指南(表 6.4)。手术通常由后路

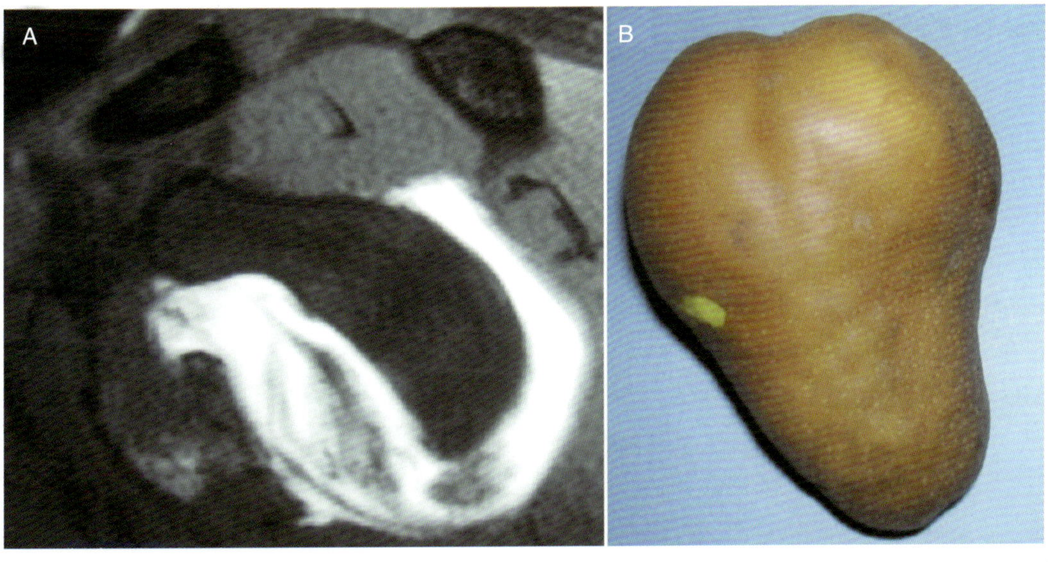

图 6.11　倒梨形肩胛盂。在斜矢状位计算机断层图像中，肩胛骨的上半部分比肩胛骨的下半部分(A)宽，使其看起来像一个倒置的梨(B)。

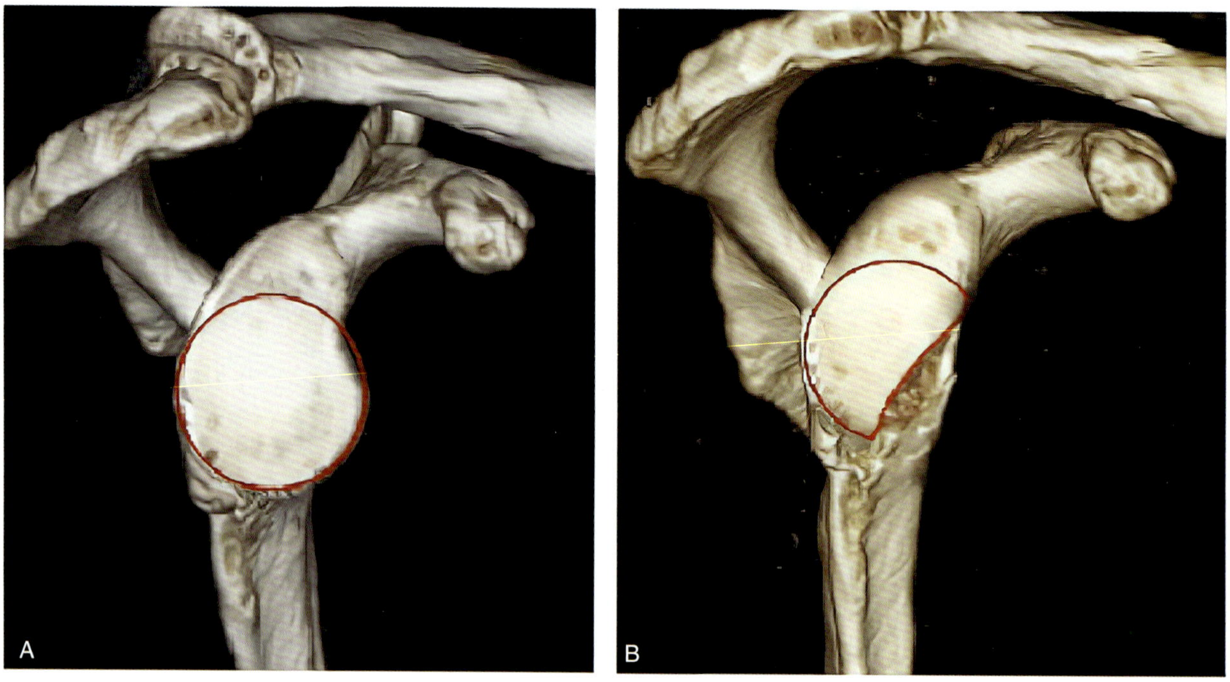

图 6.12 尸体肩关节在人为造成肩胛盂骨丢失之前(A)和之后(B)的三维重建图像。测量肩胛盂下表面积。

表 6.4 显著骨丢失量

作者	影像学	描述
肩胛盂缺损		
Bigliani 等人[22]	25%	临床
Tauber 等人[24]	5mm	临床
Lo 等人[27]	25%	临床/生物力学
Greis 等人[33]	30%	生物力学
肱骨头缺损		
Miniaci 和 Gish 等人[34]	25%	临床
Gerber 和 Lambert 等人[35]	40%	临床
Bock 等人[36]	30%	临床

进入,因此,一旦术前不能识别这些损伤,将会给治疗带来困难。

过去解决前肩胛盂骨不稳定的金标准是开放重建手术。但在近几十年里,关节镜治疗已经有了长足进展,越来越多的人选择进行关节镜下骨丢失修复。目前,关节镜下稳定肩关节是治疗复发性不稳定的首选方法。在大多数肩胛盂骨丢失的病例中,如果非手术治疗或软组织稳定术不能防止肩关节不稳定和恢复功能,则需要手术治疗[16](表 6.5)。

表 6.5 肩胛盂骨丢失后的手术指征

绝对指征
活动期患者的急性骨折构成>30%的肩胛盂缺损
相对指征
年轻(<25~30 岁)、活跃的患者/骨丢失超过 25%的运动员

外科医生必须做好充分的准备,除了要了解肩关节的正常解剖结构和解剖变异,还要了解肩关节脱位时可能出现的病理损伤。此外,还要结合患者的情况改进手术技术和可用的植入物,以便提高临床和功能疗效。

(王庆 黄华扬)

参考文献

1.Kröner K, Lind T, Jensen J. The epidemiology of shoulder dislocations. Arch Orthop Trauma Surg.1989; 108(5): 288–90.

2.Hantes M, Raoulis V. Arthroscopic Findings in Anterior Shoulder Instability. Open Orthop J. 2017;11:119–132.

3.Flower WH. On the pathological changes produced in the

shoulder-joint by traumatic dislocation: as derived from an examination of all the specimens illustrating this Injury in the Museums of London. Trans Pathol Soc London. 1861;12:179.

4.Sekiya JK, Wickwire AC, Stehle JH, et al. Hill-Sachs defects and repair using osteoarticular allograft transplantation biomechanical analysis using a joint compression model. Am J Sports Med. 2009; 37(12):2459–66.

5.Kaar SG, Fening SD, Jones MH, et al. Effect of humeral head defect size on glenohumeral stability a cadaveric study of simulated Hill-Sachs defects. Am J Sports Med.2010;38 (3): 594–9.

6.Patel RM, Amin NH, Lynch TS, et al. Management of bone loss in glenohumeral instability. Orthop Clin North Am. 2014 Oct;45(4):523–39.

7.Hill HA, Sachs MD.The grooved defect of the humeral head: A frequently unrecognized complication of dislocations of the shoulder joint. Radiology. 1940;35:690–700.

8.Provencher MT, Frank RM, Leclere LE, et al.The Hill-Sachs Lesion: Diagnosis, Classification, and Management. J Am Acad Orthop Sur. 2012;20(4):242–52.

9.Palmer I, Widén A.The bone block method for recurrent dislocation of the shoulder joint. J Bone Joint Surg Br.1948;30 (1):53–58.

10.McLaughlin H. Posterior dislocation of the shoulder. J Bone Joint Surg Am.1952;24(3):584–90.

11.Kowalsky MS, Levine WN. Traumatic Posterior Glenohumeral Dislocation: Classification, Pathoanatomy, Diagnosis, and Treatment.Orthop Clin North Am. 2008;39(4):519–33.

12.Yiannakopoulos CK, Mataragas E, Antonogiannakis E.A comparison of the spectrum of intra-articular lesions in acute and chronic anterior shoulder instability. Arthroscopy.2007; 23(9):985–990.

13.Saupe N, White LM, Bleakney R, et al.Acute traumatic posterior shoulder dislocation: MR findings. Radiology .2008; 248(1):185–193.

14.Hall RH, Isaac F, Booth CR.Dislocations of the shoulder with special reference to accompanying small fractures. J Bone Joint Surg. 1959(41): 489–494.

15.Cicak N, Bilic R, Delimar D. Hill-Sachs lesion in recurrent shoulder dislocation: Sonographic detection. J Ultrasound Med. 1998;17(9):557–560.

16.Flatow EL, Warner JI. Instability of the shoulder: Complex problems and failed repairs. Part I: Relevant biomechanics, multidirectional instability, and severe glenoid loss. Instr Course Lect.1998;47: 97–112.

17.Rowe CR, Zarins B, Ciullo JV. Recurrent anterior dislocation of the shoulder after surgical repair:Apparent causes of failure and treatment. J Bone Joint Surg Am. 1984;66 (2):159–168.

18.Franceschi F, Longo UG, Ruzzini L,et al. Arthroscopic salvage of failed arthroscopic Bankart repair: A prospective study with a minimum follow-up of 4 years. Am J Sports Med. 2008;36(7):1330–1336.

19.Yamamoto N, Itoi E, Abe H, et al. Contact between the glenoid and the humeral head in abduction, external rotation, and horizontal extension: A new concept of glenoid track. J Shoulder Elbow Surg. 2007;16(5):649–656.

20.Provencher MT, Metzger PD, Peace WJ, et al. Clinical grading of Hill-Sachs injuries: Association with glenoid bone loss and humeral engagment. 77th Annual Meeting Proceedings. 2010:617–618.

21.Rowe CR, Patel D, Southmayd WW.The Bankart procedure: A long-term end-result study. J Bone Joint Surg Am. 1978;60 (1):1–16.

22.Bigliani LU,Newton PM,Steinmann SP,et al. Glenoid rim lesions associated with recurrent anterior dislocation of the shoulder. Am J Sports Med. 1998;26(1):41–5.

23.Edwards TB, Boulahia A, Walch G. Radiographic analysis of bone defects in chronic anterior shoulder instability. Arthroscopy. 2003;19: 732–739.

24.Tauber M, Resch H, Forstner R, et al. Reasons for failure after surgical repair of anterior shoulder instability. J Shoulder Elbow Surg. 2004; 13(3): 279–85.

25.Bankart ASB. Recurrent or habitual dislocation of the shoulder joint. Br Med J.1923;2:1132.

26.Rosenthal MD, Provencher MT. Acute bony bankart lesion and surgical fixation. J Orthop Sports Phys Ther. 2009;39 (10):765.

27.Lo IKY, Parten PM, Burkhart SS. The inverted pear glenoid: An indicator of significant glenoid bone loss. Arthroscopy. 2004;20:169–174.

28.Montgomery WH, Wahl M, Hettrich C, et al. Anteroinferior bone-grafting can restore stability in osseous glenoid defects. J Bone Joint Surg Am. 2005;87:1972–1977.

29.Sugaya H, Moriishi J, Dohi M, et al. Glenoid rim morphology in recurrent anterior glenohumeral instability. J Bone Joint

Surg. 2003, 85: 878-884.
30.Norlin R. Intraarticular pathology in acute, first-time anterior shoulder dislocation: An arthroscopic study. Arthroscopy. 1993; 9(5): 546-9.
31.Werner AW, Lichtenberg S, Schmitz H, et al. Arthroscopic findings in atraumatic shoulder instability. Arthroscopy. 2004; 20(3): 268-72.
32.Griffith JF, Antonio GE, Yung PS, et al. Prevalence, pattern, and spectrum of glenoid bone loss in anterior shoulder dislocation: CT analysis of 218 patients. AJR Am J Roentgenol. 2008;190(5):1247-54.
33.Greis PE, Scuderi MG, Mohr A, et al. Glenohumeral articular contact areas and pressures following labral and osseous injury to the anteroinferior quadrant of the glenoid. J Shoulder Elbow Surg. 2002;11:442-451.
34.Miniaci A, Gish MW. Management of anterior glenohumeral instability associated with large Hill-Sachs defects. Tech Shoulder Elbow Surg. 2004;5(3):170-5.
35.Gerber C, Lambert SM. Allograft reconstruction of segmental defects of the humeral head for the treatment of chronic locked posterior dislocation of the shoulder. J Bone Joint Surg Am. 1996;78:376-382.
36.Bock P, Kluger R, Hintermann B. Anatomical reconstruction for reverse Hill-Sachs lesions after posterior locked shoulder dislocation fracture: A case series of six patients. Arch Orthop Trauma Surg. 2007;127:543-548.

第5节 肩关节前脱位的关节镜下软组织病理解剖改变

传统观点认为肩关节前脱位多是肩关节前方关节囊软组织松弛造成的[1],因此早期手术主要是紧缩前方关节囊。随着Bankart[2]损伤的重要性日益明显并被视为原发损伤,盂唇修补术开始占主导地位,但仍有一部分患者的肩关节脱位及松弛问题没有得到解决。此后,对肩关节前脱位后软组织病理改变进行了不断地深入研究,包括SLAP损伤、ALPSA损伤、GLAD损伤及多向性盂肱关节不稳等,同时,近年来人们对肩关节的骨性稳定结构日益重视[3-5]。本节着重讨论肩关节前脱位的软组织病理改变。

肩关节的稳定性主要依靠静态及动态两种结构来维持。静态稳定结构包括:① 肱骨头和肩盂关节面弧度的完整性:关节盂与肱骨头相符性对于肩关节稳定影响较大,肩盂发育不良、关节盂磨损或反复创伤脱位后导致骨缺损都可能成为关节不稳定的诱因。②关节盂唇-肱盂韧带-关节囊复合体:关节盂唇对稳定肩关节相当重要,它加深肩关节盂,增加了肩关节盂与肱骨头的接触面。盂唇连同附着其上的肱盂韧带和关节囊构成关节盂唇-盂肱韧带-关节囊复合体,以限制肱骨头的移动。盂肱韧带分为盂肱上韧带(SGHL),喙肱韧带(CHL)、盂肱中韧带(MGHL)和盂肱下韧带复合体(IGHL)。其中以盂肱下韧带复合体最为重要,在肩关节处于大角度外展、外旋和后伸活动时,可以限制肱骨头向前移位。而且,在关节外展时也可以限制肱骨头向下移位。肱盂下韧带复合体与盂唇从肩盂关节面撕脱(Bankart损伤)是创伤性肩关节前脱位最主要的病理解剖改变[6]。肩关节不稳定的出现一定伴有关节囊损伤或盂肱下韧带复合体的拉长[7]。动态稳定结构因素主要是肩袖肌群,它能维持肱骨头处于肩盂正中的正常位置,以及加强肩关节囊的坚韧度[8]。此外,肩关节本体位置感觉对肩关节的稳定性也有重要作用。

肩关节脱位后可引起关节内一系列的病理解剖改变。肩关节初次前脱位后可出现:肩前盂唇撕脱(Bankart损伤)、肱骨头后上面压陷性骨折(Hill-Sachs损伤)、肱二头肌长头腱肩盂止点撕脱(SLAP损伤)。此外,习惯性肩关节前脱位的病理改变通常还伴有关节囊因反复脱位而导致的松弛、关节囊容积增加;关节盂因反复创伤脱位后导致骨缺损;以及因反复脱位而引起撕脱的盂唇自肩盂缘脱落,并向内下方附着粘连在肩盂颈上,从而造成前盂唇韧带骨膜袖套样剥脱伤(ALPSA)[6]。文献报道,关节镜检查发现,87%的肩关节前脱位患者存在Bankart损伤,79%存在关节囊损伤,68%存在Hill-Sachs损伤,55%存在肱盂韧带损伤[9,10]。

我们曾对47例确诊为肩关节前脱位的患者行常规肩关节镜检查,记录研究肩关节内软组织的病理解剖改变。初次肩关节前脱位10例,复发性前脱位37例。年龄为13~66岁,平均28.3岁。男性40例,女性7例。患者左侧13例,右侧34例。直接暴力撞击致伤 21 例(44%),在间接暴力作用下,上肢处于外展外旋后伸位时发生脱位 26 例(46%)。在肩关节复发前脱位病例中,脱位次数最少 2 次,最多 45 次,平均 6.8 次。初次脱位距关节镜检查时间最长 20 年,最短 1 个月,平均约为 14 个月。最后一次脱位距关节镜检查时间最长 6 个月,最短 15 天,平均为 2.5 个月。初次肩关节前脱位病例均在伤后 5 天内行关节镜检查。所有复发脱位病例术前均行双侧肩胛骨正侧及腋窝轴位片检查。35 例(74%)行肩盂 CT 扫描,28 例(60%)行肩关节 MRI 扫描,所有病例均行气管插管全麻肩关节镜检查。按照肱盂关节 15 区检查法,于后入路放置关节镜,然后顺序检查肱盂关节内各结构,详细记录关节内软组织病理改变。使用数码刻录仪(Stryker SCD-I)记录关节镜检查影像。术后立即详细记录术中所见。

结果:本组 10 例初次肩关节前脱位均有典型的前方盂唇-关节囊-盂肱韧带复合体自肩盂缘上撕脱(Bankart 损伤)。其中 2 例伴有肱二头肌长头腱止点及后上方盂唇撕脱(Ⅱ型 SLAP 损伤)。本组 37 例复发肩关节前脱位病例,35 例有前方盂唇韧带复合体损伤。其中 10 例为 Bankart 损伤,25 例为前方盂唇韧带复合体自肩盂缘剥脱向内下方滑落,黏附在肩盂颈骨膜上(ALPSA 损伤)(图 6.13)。

此外,在复发脱位病例中发现较初次脱位病例更多的病理解剖改变,包括 17 例肩盂前方骨缺损,7 例肩盂或肱骨头关节面软骨损伤。4 例肩袖部分撕裂,2 例完全撕裂。24 例前下方关节囊松弛,所有病例均有肱骨头后上方压缩性骨折 (Hill-Sachs 损伤),其中复发脱位病例中有 4 例为嵌顿性 Hill-Sachs 损伤。

我们对 47 例肩关节前脱位患者进行肩关节镜检查,目的是详细了解肩关节脱位后关节内软组织结构的病理解剖改变,以便为进一步选择治疗方案提供可靠依据。关节镜检结果发现了比预期更多的病理解剖改变。

自从 Perthes(1906 年)和 Bankart(1923 年)指出肩关节前脱位与前方盂唇韧带复合体自肩盂缘上撕脱(Bankart 损伤)密切相关后,大量的研究亦证实了类似的发现。关节镜下观察肩关节囊前方有三条增粗的韧带,即盂肱上、中、下韧带,它们与前方关节

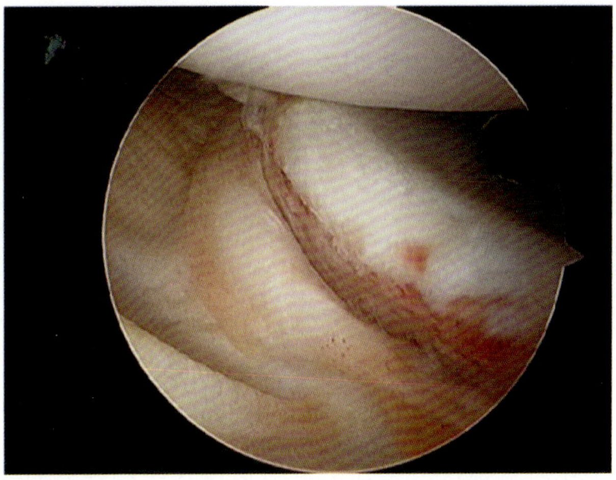

图 6.13　ALPSA 损伤。

囊, 盂唇共同组成盂唇-关节囊-盂肱韧带复合体。其中以前下方盂唇-关节囊-盂肱下韧带复合体对肩关节的前方稳定性作用最大。当肩关节处于外展外旋 90°位时, 前下方盂唇-关节囊-盂肱下韧带复合体绷紧,处于肱骨头的正前方,阻挡肱骨头向前移位[8]。但到目前为止,对于哪些“重要病损”可造成肩关节前脱位或不稳定仍存在很大争议。体外新鲜尸体生物力学实验发现,单纯去除前方盂唇后,阻挡肱骨头向前方移位的阻力仅下降 20%,同时临床上仍有部分脱位病例无 Bankart 损伤[3,11]。

本组 96%的病例有前方盂唇-关节囊-盂肱韧带复合体损伤,表明该病与肩关节前脱位密切相关。所有初次脱位病例均有典型的 Bankart 损伤, 而复发脱位的病例中仅 1/3 为典型的 Bankart 损伤,大部分(约 2/3)为撕脱的前方盂唇韧带复合体向肩盂颈内下方滑落并黏附在骨膜上, 即 ALPSA 损伤。ALPSA 病变的原因仍不清楚,文献报道其与脱位次数、病程、肩关节活动度有关。ALPSA 病变是否是引起关节复发脱位的病因仍有待证实。Hintermann 报道,在 212 例肩关节脱位关节镜检查中,初次脱位和复发脱位病例的前方盂唇-关节囊-盂肱韧带复合体损伤类型无差别, 我们对此提出异议。在本组病例中,2/3 的复发病例表现为 ALPSA 损伤,明显区别于典型的 Bankart 损伤[12]。

有时盂唇撕脱的范围较大, 可延伸至肩盂上方的肱二头肌长头腱止点处及后上方盂唇, 形成所谓的 SLAP 损伤。其致伤机制仍未明确,多见于在手臂

上举角度>90°时发生的关节损伤。例如,本组初次脱位的2例合并SLAP损伤病例,均发生在排球运动中进行扣杀球动作后。由于SLAP损伤可加重肩关节的前下方不稳定,所以在治疗Bankart损伤时应一并处理[13]。

1940年,Hill和Sachs报道了肩关节前脱位的放射影像学研究,首次指出肱骨头后上方的沟形压陷性骨折与肩关节前脱位密切相关,这是一种常见的并发症。以后的研究显示,Hill-Sachs病变是肩关节在外展外旋90°位脱位时,肱骨头后上方滑陷卡压在肩盂前缘,从而形成弧形沟状压陷性骨折。Burkhart和Debeer报道关节镜下动态检查Hill-Sachs损伤,以确定当肩关节处于外展外旋90°位时,肱骨头后上方的弧形沟状Hill-Sachs损伤是否还会卡陷在肩盂前缘。如果是嵌顿性Hill-Sachs病变,则必须进行开放手术[14,15]。本组病例均有Hill-Sachs病变,其中4例为嵌顿性Hill-Sachs病变。

本组46%的复发脱位病例伴有肩盂前下方的骨缺损,骨缺损程度不一。本次研究未能定量分析骨缺损程度及与脱位次数、关节不稳定程度之间的关系。多位学者报道了不同的检查肩盂骨缺损的方法及精确度,包括X线片、CT及MRI检查[7,16,17]。目前认为肩盂关节窝冠状切面CT测量较为准确[18]。当然,术中关节镜下直接测量准确性更高。Burkhart和Debeer报道,如果肩盂前下方骨缺损超过肩盂关节面的25%,则应采用开放手术植骨治疗[14]。

传统观点认为创伤性肩关节前脱位可造成关节囊撕裂,而我们并没有发现关节囊组织完全撕裂伤,但这并不能排除关节囊组织内有细微的纤维撕裂伤[5]。初次创伤性肩关节前脱位以Bankart损伤为特点,关节囊撕裂伤少见。但在复发病例中,关节囊松弛较常见(65%),且与复发脱位及关节不稳定密切相关。目前尚无良好的方法对关节囊松弛的程度进行分级,这是肩关节运动医学医生需要解决的问题。

将下盂肱韧带前束-盂唇复合体重新附着在关节盂上,目前可能仍不能完全恢复盂肱关节的稳定性。Speer及其助手证实在模拟的Bankart损伤中仅有轻微的肱骨移位,他们还认为,盂肱关节不稳定与关节囊的拉伸及延长有关[19]。部分文献将关节囊延长分为原发性和继发性两种[10,20,21]。文献中使用"原发性延长"来定义因一次严重创伤或多个引起不稳的小事件后导致的关节囊纤维永久性畸形。继发性延长是附着点撕裂导致关节囊张力减小。例如,前下侧关节囊延长可能继发于Bankart损伤,也可能继发于上侧盂唇撕裂。肱二头肌-盂唇复合体与前下移位相关,其分离也会导致肱骨头移位加重。因此,需要修补所有创伤性上侧盂唇剥脱伤。肩袖间隙和盂肱上韧带撕裂伤同样会影响盂肱关节的稳定性[22]。文献报道,术中修补肩袖间隙可以减少肱骨头向下方和后方的移位,如果再对盂肱中韧带上部分进行修补,还能增加前侧关节囊的张力[23]。

综上所述,可采用两种方法来恢复关节囊张力:原发性关节囊延长需要直接对关节囊进行手术,继发性关节囊延长则要对附着点进行修补。纠正原发性关节囊延长有3种方法:①用缝线将关节囊与盂唇相连;②通过带线铆钉将关节囊固定在关节盂上;③关节囊套叠术[24]。上述方法可单独使用或联合应用。

影响关节镜下Bankart修复术疗效的因素包括:解剖结构改变、性别、年龄、运动强度、残存软组织的质量及修复后强度等,其中残存软组织的质量及修复后强度最为重要。有人分析了Bankart损伤术后肩关节脱位复发病例,认为肩关节反复脱位导致软组织反复牵拉退行性变、薄弱(图6.14),可能是Bankart修复失败的主要原因——退行性变、薄弱的组织修复后功能难以恢复(图6.15)。尸体试验中,肩关节前方软组织的组织硬度及拉伸变形程度会增加Bankart术后肱骨头移位程度,从而增加脱位风险。也有研究指出,10%~20%的前方肩盂唇软骨关节面软组织紊乱损伤(GLAD)患者术后复发脱位的概率将增加。最近,Yian等人分析了患者肩关节的影像检查结果,指出可用肩关节盂前弧完整性(IAAA)这一指标来评估肱骨头前方软组织质量和骨缺损的情况[28]。研究指出,IAAA的改变与Bankart手术失败相关。当Bankart手术后IAAA<150°,关节盂肱运动轨迹外的组织缺损未能修补时,术后复发脱位的可能性将增加。因此,越来越多的学者对肩关节反复脱位且有运动需求的患者采用Latarjet骨遮挡手术治疗(图6.16至图6.18)。G. Watch甚至认为,Latarjet手术可以同时防止包括所有因为关节囊、盂肱韧带、骨质等多因素导致的肩关节不稳定。

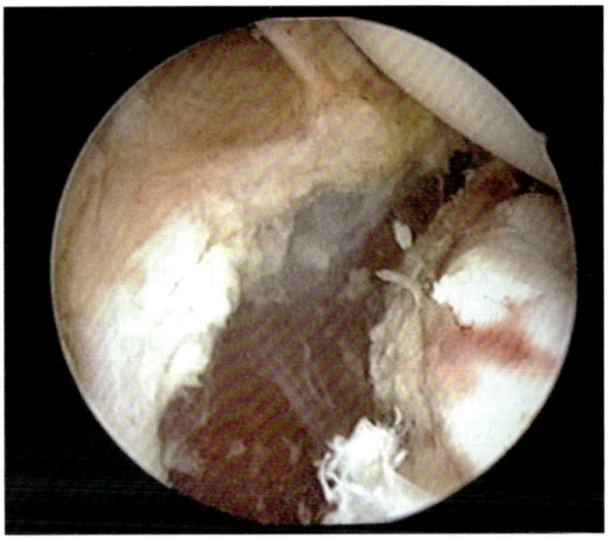

图 6.14　肩关节反复脱位的前方软组织：薄弱、退行性变。

总的来说，创伤性肩关节前脱位关节镜检结果比预期发现了更多的关节内病理解剖结构改变。除了以上几方面，复发性脱位比初次脱位有更多的关节内病理解剖改变[9]，如肩袖撕裂和关节软骨面损伤等。因此，初次脱位后，防止其再脱位很重要。首先，要正确处理初次脱位患者，由于大量研究显示年轻(<30 岁)、活跃的患者经保守治疗后近 90%仍会复发，故有人主张早期关节镜下微创修复 Bankart 损伤治疗初次肩关节脱位患者，且长期大量病例随访疗效理想[21,25-27]。对于复发病例，应详细了解关节内的各种病变，明确其病损程度及与关节稳定性的关系，然后再选择适当的治疗方案对每个病变进行评估和处理[5]。有多种手术治疗方法，包括 Bankart

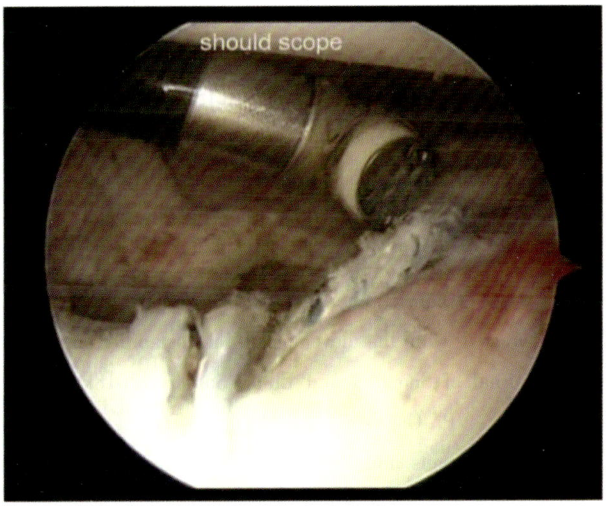

图 6.15　Bankart 修复失败主要原因：退行性变组织修复后功能难以恢复。

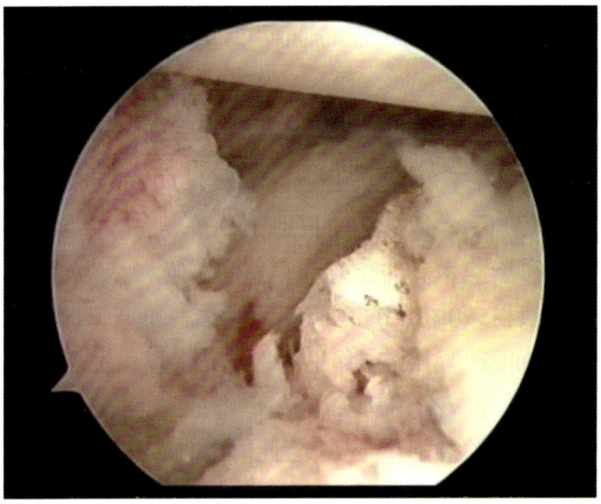

图 6.17　Bankart 修补失败后行 Latarjet 手术翻修，关节镜下骨块位置。

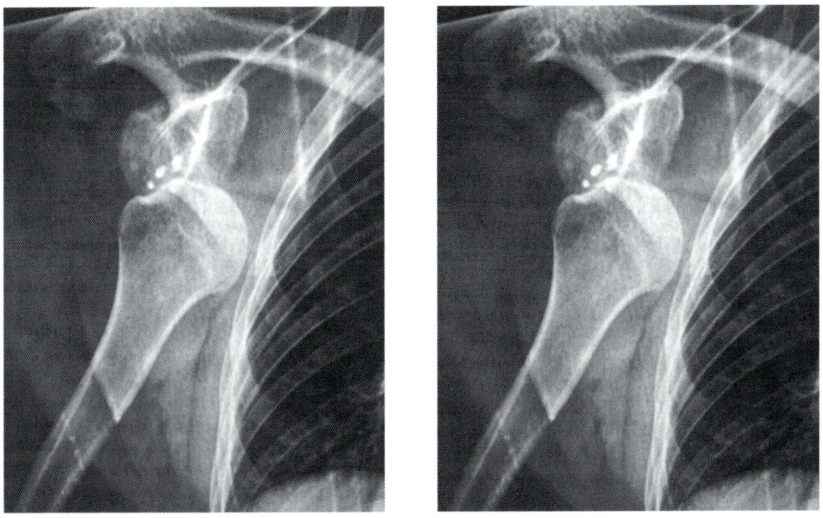

图 6.16　Bankart 修补失败再脱位。

the Latarjet procedure? A computed tomography scan study in 2 groups of patients with and without glenoid bone loss. Journal of Shoulder and Elbow Surgery. 2014,23(4):514-8.

33.Domos P, Lunini E, Walch G. Contraindications and complications of the Latarjet procedure. Shoulder & Elbow. 2018,10(1):15-24

第 7 章

肩关节复发脱位的流行病学及预后

第 1 节　肩关节脱位流行病学

在运动医学领域中，外伤性肩关节脱位十分常见，目前文献报道发生率因研究对象不同而有所差别，通常为 0.11%[1]~1.7%[2]。其中 20 岁以下的患者部分地区首诊为小儿科医生而非运动医学医生，因此，在统计上存在差异。

在年龄方面，Leroux[3]和 Zacchilli[1]认为 20 岁以下的年轻人发生肩关节前脱位的概率是最高的。Zacchilli[1]研究发现，该病在 10 岁以下患者罕见，在 10~16 岁的患者则相当有限甚至少见，因此很多研究将 16 岁以下的年龄组剔除。Zacchilli 和 Owens[1]统计发现，0~9 岁发生肩关节脱位的概率为 0.92/10 万，1~19 岁为 39.71/10 万，总体概率为 23.9/10 万。2016 年，Olds[4]进行了荟萃分析并得出结论：14 岁左右的青少年最容易出现复发性脱位。

在发生人群方面，一些早期研究将人群限制为军人或运动员。目前认为军人出现肩关节前脱位的比例远高于普通人群，普通人群为 0.08~0.24[5,6]，而军人则是普通人群的 10 倍之多，为 1.69/1000[7]。与此类似，运动员出现肩关节脱位的比例也很高，损伤的比例约为 0.12/1000。男性运动员是女性的 2.67 倍。

在脱位发生率方面，各文献报道差异很大，这主要是由统计人群不同造成的，这也证实了个体因素是影响肩关节脱位发生的重要风险因素。在数据上，Dumont[2]统计的发生率最高，约为 1.7%，而 Zacchilli 统计的发生率为 11.2~23.9/10 万。Owens[7]在全美体育大学生学会的伤害监测系统分析中指出，大学运动员发生肩关节脱位的概率约为 0.12/1000。在 Leroux[3]对 10~16 岁少年的分析中，1937 例肩关节脱位患者平均年龄为 15 岁，79.7%为男性。16 岁组（164.4/10 万）的脱位概率要高于 10 岁组（1.3/10 万），14~16 岁的患者肩关节不稳定的概率上升 37.2%~42.3%。

在肩关节脱位的发生时间上，Owens [7] 发现 48.0%的患者可发生在运动中，其中 79.9%为男性，20.1%为女性，平均年龄为 19 岁。Matthew[8]发现，患者平均年龄为 24 岁（12~63 岁），男性脱位占 82%。初次创伤性肩关节前脱位在年龄分布上呈现双峰型，20~30 岁、喜欢对抗运动的年轻男性具有较高的发生率[1,9]。第二个高峰是高龄患者，主要原因是低速损伤[9]。发生脱位时，患者上臂往往处于被动外展、外旋、过伸，导致肱骨头突破盂肱关节[10]。

由于盂肱关节自身的固有结构相对较少，稳定性依赖于动态和静态稳定结构，因此盂肱关节容易出现不稳定，尤其是活动时[7]。从非创伤性的半脱位到创伤性的全脱位都可以称为肩关节不稳定[11,12]。创伤性盂肱关节半脱位是年轻运动员中盂肱关节不稳定最常见的类型。和全脱位不同，半脱位往往不易察觉，因此有可能会漏诊。盂肱关节半脱位与盂唇撕裂、肱骨头缺损有较高的相关性。但是，患者往往对这些损伤的病史阐述不清，因此，如果没有合适的诊断和治疗，年轻运动员出现复发性不稳定的概率较高。

常见的盂肱关节脱位包括前脱位、后脱位、下脱位及上脱位，其中以前脱位最为多见，约占3/4[3,13]。初次前向肩关节脱位概率为20.1/10万。男性（30.1/10万人）明显高于女性（8.2/10万）[3]。Robinson曾提出前向不稳定的发生率是后向不稳定的15.5~21.7倍，发生率为1.1/10万[14,15]。在Jeffrey统计的所有肩关节不稳定损伤中，52.1%为肩关节前脱位或半脱位[16]。初次脱位主要为前脱位，男性较女性略高（74%对73%），后脱位占23%，优势手占52%[8]。因此，临床上多见前脱位。

在关于脱位发生人群的分析中，对抗性运动员的脱位率相对较高，Mazzocca与Cho也曾证实了这一问题[17,18]。许多学者认为美式足球运动员脱位率最高。Owens报道其占比约为18%[7]，亦有学者报道脱位常见于体操、拳击（占18%）、橄榄球（占8%）、竞技、摔跤（占7%）、柔道、曲棍球运动员[12,19-21]。在Emily[22]的一项研究中，患者平均年龄为19岁，其中29.3%的肩关节脱位源于美式足球，9.8%为摔跤。Matthew[8]报道，在20项运动中，美式足球最易发生脱位。

初次脱位经适当的治疗后可以获得满意的疗效，但再脱位发生率仍居高不下，尤其是在<25岁的年轻人中，研究表明复发率超过70%[23-25]。然而，复发率差异较大可能与患者的年龄有关。目前公认的与肩关节脱位复发相关的因素包括年轻患者、男性、对抗运动[26-28]，尤其是在年轻、运动量较大的30岁以下的男性患者。Zacchilli[29,1]认为，48.6%的肩关节脱位发生在15~29岁，复发率最高的患者年龄低于30岁（64%），男性比为2.67[1]。Hovelius认为，患者年龄小、男性、盂肱关节过度松弛、高强度运动、持续增加的疼痛及再损伤恐惧程度均会增加再脱位率[30]。2018年，Hong提出解剖因素也可能起到一定的作用，肱骨内含角及关节盂高-宽比亦可能是明显的危险因素[31]。2006年，Robinson提出75%的年龄在25岁以下的男性运动员初次脱位后2年内会发展为复发性肩关节不稳定，85%在5年内会发展为复发性肩关节不稳定[32]。如果年轻患者过早重返竞技运动或进行康复训练，原本脱位处的关节囊再撕裂的风险增加[33]。1993年，Vermeiren在一项154例肩关节前脱位的研究中发现了同样趋势，20岁以下的患者复发率为68%，30岁以下为54%，30岁以上仅为12%[34]。有研究发现，年轻、运动人群肩关节脱位、不稳定的风险远高于普通人群（每年1.69/1000）对0.08/1000[7]。38.2%的患者复发1次脱位，52.2%复发脱位≥2次。初次复发脱位的中位时间为0.8年，初次肩关节前脱位后6个月、1年、2年、5年后，复发脱位的概率分别为13.0%、21.3%、29.2%、36.2%[3]。

脱位、再脱位及肩关节不稳定进一步增加了关节炎的概率[35,36]。由于脱位的复杂性，目前的分类体系在剔除主观影响下重复性并不强，而频率、病因、方向、严重程度（FEDS）分型系统则相对简单，可复制性强。其中，频率被定义为在过去1年内发生脱位的次数，包括单次（一次脱位）、偶尔（2~5次脱位）或经常（>5次）脱位。病因分为创伤性或非创伤性。方向是指初次脱位的方向，即前向、后向或下方。如果患者对初次脱位印象模糊，无法确定脱位方向，可以进行体格检查或询问病史。严重程度是指半脱位还是脱位。脱位是指患者需要另一个人的帮助来复位肩关节，其他情况则归为半脱位。Carolyn在2018年的病历资料中发现，最常见的患者组为单次、创伤性、前脱位（STAD），占24.8%。其次为偶尔、创伤性、前脱位（OTAD），占16.4%[37]。

（顾海峰）

参考文献

1.Zacchilli MA, Owens BD. Epidemiology of shoulder dislocation presenting to the emergency department in the United States. J Bone Joint Surg Am. 2010;92:542-9.

2.Dumont GD, Russell RD, Robertson WJ:Anterior shoulder instability: A review of pathoanatomy, diagnosis, and treatment. Curr Rev Musculoskelet Med. 2011;4: 200-7.

3.Leroux T, Ogilvie-Harris D, Veillette C, et al. The epidemiology of primary anterior shoulder dislocations in patients aged 10 to 16 years. Am J Sports Med. 2015;43(9): 2111-2117

4.Olds M, Donaldson K, Ellis R, Kersten P. In children 18 years and under, what romotes recurrent shoulder instability after traumatic anterior shoulder dislocation? A systematic review and meta-analysis of risk factors. Br J Sports Med. 2016; 50:1135-1141.

5.Kröner K, Lind T, Jensen J. The epidemiology of shoulder dislocations. Arch Orthop Trauma Surg. 1989;108:288-290.

6.Nordqvist A, Petersson CJ. Incidence and causes of shoulder girdle injuries in an urban population. J Shoulder Elbow Surg. 1995;4:107–112.

7.Owens BD, Dawson L, Burks R, Cameron KL. Incidence of shoulder dislocation in the United States military: demographic considerations from a high-risk population. J Bone Joint Surg Am. 2009;91:791–6.

8.Matthew J. Kraeutler, Eric C. McCarty, MD, John W. Belk, Brian R. Wolf, MD, MS,Carolyn M. Hettrich, Descriptive Epidemiology of the MOON Shoulder Instability Cohort. Journal of Sports Medicine. 2018;46(5):1064–1069.

9.Cutts S, Premneh M, Drew S. Anterior shoulder dislocation. Ann R Coll Surg Engl .2009;91:2–9.

10.Heidari K, Asadollahi S, Vafaee R, Barfehei A, Kamalifar H, Chaboksavar ZA, et al. Immobilization in external rotation combined with abduction reduces the risk of recurrence after primary anterior shoulder dislocation. J Shoulder Elbow Surg. 2014;23:759–66.

11.Mizuno K, Hirohata K. Diagnosis of recurrent traumatic anterior subluxation of the shoulder. Clin Orthop Relat Res. 1983;179:160–167.

12.Owens BD, Duffey ML, Nelson BJ, DeBerardino TM, Taylor DC,Mountcastle SB. The incidence and characteristics of shoulder instability at the United States Military Academy. Am J Sports Med. 2007;35:1168–1173.

13.Leroux T, Wasserstein D, Veillette C, et al. Epidemiology of primary anterior shoulder dislocation requiring closed reduction in Ontario, Canada. Am J Sports Med. 2014;42(2): 442–450.

14.Robinson CM, Aderinto J. Posterior shoulder dislocations and fracture dislocations. J Bone Joint Surg Am. 2005;87:639–50.

15.Robinson CM, Seah M, Akhtar MA. The epidemiology, risk of recurrence, and functional outcome after an acute traumatic posterior dislocation of the shoulder. J Bone Joint Surg Am. 2011;93:1605–13.

16.Jeffrey D. Trojan, M.S., Lucy E. Meyer, B.A., Cory M. Edgar, M.D., Ph.D.,Symone M. Brown, M.P.H., and Mary K. Mulcahey, M.D Epidemiology of Shoulder Instability Injuries in Collision Collegiate Sports From 2009 to 2014. Arthroscopy. 2020: 36–43.

17.Mazzocca AD, Brown FM, Carreira DS, Hayden J,Romeo AA. Arthroscopic anterior shoulder stabilization of collision and contract athletes. Am J Sports Med. 2005;33:52–60.

18.Cho NS, Hwang JC, Rhee YG. Arthroscopic stabilization in anterior shoulder instability: Collision athletes versus noncollision athletes. Arthroscopy. 2006;22:947–953.

19.Lill H, Korner J, Hepp P, Verheyden P, Josten C. Age-dependent prognosis following conservative treatment of traumatic anterior shoulder dislocation. Eur J Trauma. 2001; 27:29–33.

20.Pagnani MJ, Dome DC. Surgical treatment of traumatic anterior shoulder instability in American football players. J Bone Joint Surg Am. 2002;84–A:711–715.

21.Sabharwal S, Patel NK, Bull AM, Reilly P. Surgical interventions for anterior shoulder instability in rugby players: a systematic review. World J Orthop. 2015;6:400–408.

22.Emily Wagstrom,Brett Raynor, Sunil Jani, Epidemiology of Glenohumeral Instability Related to Sporting Activities Using the FEDS (Frequency, Etiology, Direction,and Severity) Classification System. The Orthopaedic Journal of Sports Medicine.

23.Figueiredo EA, Belangero PS, Cohen C, et al. Rodeo athletes: management of shoulder instability. J Sports Med Phys Fitness. 2015;56: 560–564.

24.Dickens JF, Owens BD, Cameron KL, et al. Return to play and recurrent instability after in-season anterior shoulder instability: a prospective multicenter study. Am J Sports Med. 2014;42:2842–2850.

25.Rowe CR. Prognosis in dislocations of the shoulder. J Bone Joint Surg Am. 1956;38:957–77.

26.Wheeler JH, Ryan JB, Arciero RA, Molinari RN. Arthroscopic versus nonoperative treatment of acute shoulder dislocations in young athletes. Arthroscopy. 1989;5:213–7.

27.Bottoni CR, Wilckens JH, DeBerardino TM, D'Alleyrand J–CG, Rooney RC,Harpstrite JK, et al. A prospective, randomized evaluation of arthroscopic stabilization versus nonoperative treatment in patients with acute, traumatic, first-time shoulder dislocations. Am J Sports Med. 2002;30: 576–80.

28.Gibbs D, Lynch T, Nuber E, Nuber G:Common shoulder injuries in American football athletes. Curr Sports Med Rep. 2015;14:413–9.

29.Raiss P, Lin A, Mizuno N, Melis B, Walch G: Results of the Latarjet procedure for recurrent anterior dislocation of the shoulder in patients with epilepsy. J Bone Joint Surg. 2012; 94–B:1260–4.

30. Hovelius L, Augustini BG, Fredin H, Johansson O, Norlin R, Thorling J. Primary anterior dislocation of the shoulder in

young patients. A ten-year prospective study. J Bone Joint Surg Am. 1996;78:1677–84.

31.Hong J, Huang Y, Ma C, Qu G, Meng J, Wu H, et al. Risk factors for anterior shoulder instability: a matched case-control study. J Shoulder Elbow Surg.2018;28:869–74.

32.Robinson CM, Howes J, Murdoch H, Will E, Graham C. Functional outcome and risk of recurrent instability after primary traumatic anterior shoulder dislocation in young patients. J Bone Joint Surg Am. 2006: 88 2326–2336.

33.Balg F, Boileau P. The instability severity index score. A simple pre-operative score to select patients for arthroscopic or open shoulder stabilisation. J Bone Joint Surg Br. 2007: 89: 1470–1477.

34.Vermeiren J, Handelberg F, Casteleyn PP, Opdecam P. The rate of recurrence of traumatic anterior dislocation of the shoulder. A study of 154 cases and a review of the literature. Int Orthop. 1993;17:337–41.

35.Hovelius L, Saeboe M. Neer Award 2008. Arthropathy after primary anterior shoulder dislocation: 223 shoulders prospectively followed up for twenty-five years. J Shoulder ElbowSurg. 2009;18(3):339–347.

36.Marx RG, McCarty EC, Montemurno TD, Altchek DW, Craig EV, Warren RF. Development of arthrosis following dislocation of the shoulder: a case-control study. J Shoulder Elbow Surg. 2002; 11(1):1–5.

37.Carolyn M. Hettrich, MD, MPHa, Kevin J. Cronin, MDa, Epidemiology of the Frequency, Etiology, Direction, and Severity(FEDS) system for classifying glenohumeral instability. J Shoulder Elbow Surg. 2019;(28):95–101.

第 2 节 影响肩关节复发脱位预后的关键因素

1 引言

从解剖学和生物力学特点来看，肩关节具有多个运动和旋转平面，最易发生脱位，总体发病率为每年(23.91~23.12)/10 万[1,2]。其中，最常影响的人群是十几岁到三十几岁的年轻人[3]。

初次脱位的主要治疗方法是将肩关节固定在内旋、中立屈曲和外展位 4~6 周。但是，由于稳定关节的软组织或骨性结构被严重破坏，固定期间可能发生复发性肩关节脱位（RSD）。早期识别 RSD 很重要，如治疗不及时，会导致复位困难和慢性脱位[4]。肩关节前脱位是最常见的滑膜关节脱位[5]，其中，初次创伤性肩关节前脱位的患病率约为每年 23/10 万人[2]。据报道，初次脱位术后 1 年 RSD 的平均患病率为 39%(最低为 4%，最高为 60%)[6]。

RSD 是骨科医生面临的一个挑战，因为它不仅可能影响后续的手术、治疗，而且还与长期退行性关节改变有关[7]。因此，需要明确与 RSD 预后相关的关键因素，并在治疗期间采取积极的干预措施，以尽可能降低 RSD 的发生率。

大量文献研究发现许多因素与 RSD 有关，包括年龄和性别、双侧肩部不稳定、全身关节过度松弛、体育活动、初次脱位和手术之间的时间间隔、肱骨大结节骨折、Hill–Sachs 病变、伴发的盂唇病变、骨性 Bankart 病变等。本节将对这些关键因素加以分析和阐述。

2 关键因素分析

2.1 年龄

原发性肩关节前脱位发生时的年龄是最常见的预后因素。Rhee 等人[8]提出，运动员发生损伤时的年龄越小，RSD 的复发率就越高，初次损伤和 RSD 之间的间隔时间也就越短。不同文献报道了不同年龄的 RSD 复发率：Rowe 等人[9]发现，RSD 总体复发率为 60%，<20 岁为 83%，20~40 岁为 63%，>40 岁为 60%。Simonet 等人[10]发现，RSD 总体复发率为 33%，<20 岁为 66%，20~40 岁为 40%，>40 岁为 0。有研究发现，年龄≤40 岁的人群在 FTASD 后患 RSD 的可能性是 40 岁以上人群的 13.5 倍[7]。Margie 等人[11]的研究表明，虽然在单变量分析中年龄作为独立变量并不具有统计学意义，但对其他变量进行调整后，年龄则是一个具有统计学意义的危险因素。与前交叉韧带撕裂一样，青少年与老年患者相比，RSD 的发生率更高，这是因为青少年经常从事高危活动，尤其是碰撞性运动[12]。有研究报道[13]，超过 50%接受 RSD

闭合复位或翻修手术的患者年龄小于 19 岁。

2.2 性别

有学者[14]发现性别与 RSD 有关。男性也经常被报道可以预测 RSD 的复发[2]和稳定术后的失败[15]。但也有研究在进行多变量分析后发现,性别与 RSD 无关[11]。造成上述两方相悖观点的原因,可能是调查地区从事接触性运动的年轻男性比年轻女性多,从而产生干扰。

2.3 运动、职业及优势肩

有统计发现,在术后稳定和 RSD 的患者中,美式橄榄球运动员分别占 44% 和 50%(图 7.1)[16]。Torrance 等人[17]对 67 名青少年美式橄榄球运动员进行了研究,发现在这一运动高需求的人群中,RSD 复发率为 51%。

三项研究[10,18,19]评估了运动员职业对 RSD 的影响,其中两项研究按年龄将结果分层,比较运动员与非运动员;一项研究比较运动员与非运动员的 RSD 发生率。在这些研究中,运动员与非运动员之间 RSD 的发生率没有统计学差异。此外,专门针对肩关节脱位和不稳定的发生率及特点进行了研究,发现军人职业也是 RSD 的高危因素[20]。

有研究[11]发现,日常活动和高风险活动中常使用优势肩是 RSD 预后的危险因素,这就解释了为什么非优势肩受伤的患者较少出现 RSD。

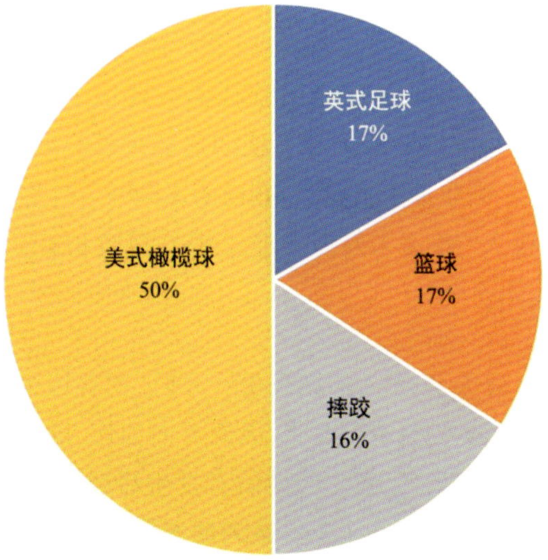

图 7.1　最常见的运动相关肩脱位患者术后再脱位比例。

2.4 种族

第二次大规模流行病学研究发现了种族和肩关节脱位之间的关系。Owens 等人[21]对 19 730 名军人进行研究发现,与其他种族相比,白种人的脱位率是其他种族的 1.25 倍。也有研究通过多元分析发现白种人是 RSD 的独立危险因素[13]。

2.5 闭合复位治疗

研究发现[13],随着患者关节镜术前闭合复位次数的增加,术后 RSD 的发生风险也增加。传统上认为,非手术(闭合复位)是急性初次肩关节前脱位的首选治疗方法。然而,现已证实这种治疗方式具有较高的复发率[22]。反之,外科手术作为治疗的选择越来越受欢迎,尤其是在高需求的年轻运动员中。

2.6 手术相关因素

2.6.1 骨性 Bankart 损伤

关节镜下 Bankart 修复术 (ABR) 最早于 1991 年提出[23]。众所周知,ABR 可以较好地解决 RSD 中的前脱位问题[24]。最近的研究[11]发现,骨性 Bankart 损伤与 RSD 有关。Salomonsson 等人[25]发现,骨性 Bankart 损伤是肩关节稳定性的预后指标,但他们排除了存在大块骨性 Bankart 损伤的患者,这导致样本存在偏倚。而之前的研究认为[11],任何大小的骨性 Bankart 损伤患者都有可能出现 RSD。ABR 术后 RSD 的常见原因仍存在争议。许多作者认为骨缺损是最常见的原因[26,27]。与此观点不同的是,Abouali 等人[28]基于对非随机试验的系统回顾发现,复发性创伤是 ABR 手术失败的最常见原因。作者承认近 25%的患者发生后续 RSD 的原因仍不清楚。

2.6.2 Hill-Sachs 损伤

Hill-Sachs 损伤是指肱骨头后外侧在前脱位过程中受到有力的撞击而产生的骨缺损,90%~100% 的肩关节不稳定患者可表现为 Hill-Sachs 损伤[29-31]。一个完整的关节窝轨迹若没有明显的骨缺损,则提示肩关节稳定[32]。创伤性肩关节前方不稳定常与肩肩胛盂、肱骨或两者的骨缺损有关。虽然肩胛盂骨缺损更为常见，但 Hill-Sachs 损伤也可能是 RSD 的原因[33]。

肩胛盂轨道是指当手臂外展、外旋和水平伸展时肩胛盂和肱骨头上外侧部分之间的接触区域。咬合 Hill-Sachs 损伤也被称为“脱轨道”的 Hill-Sachs 损伤，而非咬合损伤则被称为“在轨道上”。根据 Di Giacomo 等人[34]的研究，如果 Hill-Sachs 损伤的间隔大于关节盂轨道的宽度，则为脱轨或咬合；否则病变是在轨道上或非咬合。

Lee 等人[35]的最新研究提示，脱轨的 Hill-Sachs 损伤是 ABR 术后失稳复发的重要危险因素。Hill-Sachs 损伤的体积与 RSD 风险相关，病灶越大，复发率就越高[36]。研究发现[11]，脱轨的 Hill-Sachs 损伤患者 RSD 的复发率比正常患者高 4.3 倍。但也有不同的研究证实，Hill-Sachs 损伤与 RSD 无显著相关性[11]，这可能与 Hill-Sachs 损伤的病理异质性有关。在一些研究中，不同放射科医生报道骨性损伤的大小、形状、位置或相互作用的方式并不一致，因此对 Hill-Sachs 损伤和骨性 Bankart 损伤的进一步分析也存在差异。

2.6.3 肩袖损伤

早期文献认为肩袖撕裂与 RSD 相关[37]，这种损伤的患者常伴有肩胛下和前关节囊从肱骨小结节处撕脱。最新研究[38]指出，肩袖撕裂是 RSD 的独立危险因素。

2.6.4 术前脱位次数

Imhoff 等人[39]的研究发现，术前有 1 次脱位的患者术后复发率明显低于术前有 1 次以上脱位的患者。最新研究指出，术前发生 2~5 次脱位和 5 次以上脱位的患者脱位复发率分别为术前发生 1 次脱位患者的 6.41 倍和 8.77 倍[35]。

2.6.5 首次脱位与初次手术的时间间隔

Lee 等人[35]发现，首次脱位后超过 6 个月接受手术治疗的患者发生 RSD 的可能性是 6 个月内接受手术治疗患者的 5.62 倍。

2.6.6 术中使用缝合锚钉的数量

Boileau 等人[40]发现，术中使用缝合锚钉的数量与术后 RSD 相关。目前的研究[41]发现，ABR 中使用少于 4 个缝合锚钉是术后再脱位的显著危险因素。

2.6.7 肱骨大结节骨折

一些病理变化对 RSD 具有保护作用。早期研究报道[42]，肱骨大结节(GT)骨折可以降低 RSD 风险。最新的研究[6]发现，GT 骨折可使 RSD 发生率降低 7 倍以上，同样证实了上述观点。

2.6.8 其他手术相关因素

Gigis 等人[43]进行了一项较大的研究，对比了青少年初次肩关节脱位后接受和不接受手术治疗的脱位复发率。结果发现，27 例接受非手术治疗的患者复发率为 70.3%，而 43 例接受手术治疗的患者复发率为 13.1%。Hughes 等人[44]比较了仅行 Bankart 修复和行 Bankart 修复加 Remplissage 术的患者，仅行 Bankart 修复的患者脱位复发率明显高于行 Bankart 修复加 Remplissage 术的患者。

目前关节镜下固定广泛用于原发性肩脱位和 RSD 的治疗。然而，一些作者认为，相较于软组织开放手术，关节镜术后发生 RSD 更为常见[26]。最新的研究发现，最常见的 RSD 翻修手术仍然是 ABR，其为开放手术的 3 倍多[13]。

2.7 肢体固定

有研究发现，随访 1 年后，肩关节脱位后肢体固定可降低 RSD 的风险。患肢固定 1~70 天，固定天数与 RSD 无关[11]。有证据表明固定的位置(外旋或内旋)不影响非手术治疗后 RSD 的风险[45]。但是 Hovelius 等人[18]报道未发现固定与 RSD 风险相关。

2.8 其他

- 肩关节脱位/不稳病史：一项证据等级为 Ⅰ 级的前瞻性队列研究[46]表明，无论方向如何，既往有肩关节不稳定/脱位病史的受试者发生后续 RSD 事件的可能性是无相关病史受试者的 5 倍，并且双侧不稳定病史与 RSD 显著相关[41]。

• 肩关节多向脱位病史：Lau 等人[47]认为多向脱位病史是 RSD 的危险因素。报道认为多向脱位与较大的 Hill-Sachs 损伤相关。

• 物理治疗：物理治疗已被证明是治疗肩关节不稳定[48]的一个重要部分，不进行物理治疗是导致 RSD 发生率较高的因素之一。

• 盂唇病变：有学者提出累及肩关节盂唇的病变会导致 RSD 发生率增加[30]。

• 肩关节韧带过度松弛：与基因相关的多韧带松弛是 RSD 的危险因素，与非关节韧带过度松弛的患者相比，过度松弛的患者 FTASD 后发生 RSD 的可能性要高 2.7 倍[6]。

3　总结

年轻、男性、运动员、军人、白种人、多次闭合复位治疗、骨性 Bankart 损伤、Hill-Sacks 损伤、双侧肩关节过度松弛等是复发性肩关节脱位预后的重要因素。但是，也有一些不同的研究反驳了上述观点，因为不同的研究证据等级不尽相同，所以我们仍需要进行更多高质量的前瞻性研究。

上述大量研究表明，受试者的生理、病理和行为特征等因素可能更容易导致 RSD。但是，我们无法独立分析各个因素，因此对于 RSD 患者，应从多方面考量，分析现有情况，设计治疗方案，尽可能减少和规避相关危险因素，从而降低 RSD 的发生率。

（张涛）

参考文献

1.Zacchilli MA，Owens BD. Epidemiology of shoulder dislocations presenting to emergency departments in the United States. J Bone Joint Surg Am. 2010；92(3)：542–549.

2.Leroux T，Wasserstein D，Veillette C，et al. Epidemiology of primary anterior shoulder dislocation requiring closed reduction in Ontario，Canada. Am J Sports Med.2014；42 (2)：442–450.

3.Mohtadi NG，Chan DS，Hollinshead RM，et al. A randomized clinical trial comparing open and arthroscopic stabilization for recurrent traumatic anterior shoulder instability: two-year follow-up with disease-specific quality-of-life outcomes. J Bone Joint Surg Am.2014；96(5)：353–360.

4.Schulz TJ，Jacobs B，Patterson RL Jr. Unrecognized dislocations of the shoulder. J Trauma. 1969；9(12)：1009–1023.

5.Dodson CC，Cordasco FA. Anterior glenohumeral joint dislocations. Orthop Clin North Am.2008；39(4)：507–518.

6.Olds M，Ellis R，Donaldson K，et al. Risk factors which predispose first-time traumatic anterior shoulder dislocations to recurrent instability in adults: a systematic review and meta-analysis. Br J Sports Med. 2015；49(14)：913–922.

7.Hovelius L，Saeboe M. Neer Award 2008: Arthropathy after primary anterior shoulder dislocation 223 shoulders prospectively followed up for twenty-five years. J Shoulder Elbow Surg. 2009；18(3)：339–347.

8.Rhee YG，Cho NS，Cho SH. Traumatic anterior dislocation of the shoulder: factors affecting the progress of the traumatic anterior dislocation. Clin Orthop Surg. 2009；1(4)：188–193.

9.Rowe CR. Prognosis in dislocations of the shoulder.J Bone Joint Surg Am. 1956；38-A(5)：957–977.

10.Simonet WT，Cofield RH. Prognosis in anterior shoulder dislocations.Am J Sports Med. 1984；12(1)：19–24.

11.Olds MK，Ellis R，Parmar P，et al. Who Will Redislocate His/Her Shoulder? Predicting Recurrent Instability Following a First Traumatic Anterior Shoulder Dislocation. BMJ Open Sport Exerc Med. 2019；5(1)：e000447.

12.Jones KJ，Wiesel B，Ganley TJ，et al. Functional outcomes of early arthroscopic Bankart repair in adolescents aged 11 to 18 years. J Pediatr Orthop. 2007；27(2)：209–213.

13.Mahure SA，Mollon B，Capogna BM，et al. Risk Factors for Recurrent Instability or Revision Surgery Following Arthroscopic Bankart Repair. Bone Joint J. 2018；100-B (3)：324–330.

14.Porcellini G，Campi F，Pegreffi F，et al. Predisposing factors for recurrent shoulder dislocation after arthroscopic treatment. J Bone Joint Surg Am. 2009；91(11)：2537–2542.

15.Wasserstein D，Dwyer T，Veillette C，et al. Predictors of dislocation and revision after shoulder stabilization in Ontario，Canada，from 2003 to 2008. Am J Sports Med.2013；41(9)：2034–2040.

16.Kramer J，Gajudo G，Pandya NK. Risk of Recurrent Instability After Arthroscopic Stabilization for Shoulder Instability in Adolescent Patients. Orthop J Sports Med. 2019；7(9)：2325967119868995.

17.Torrance E，Clarke CJ，Monga P，et al. Recurrence after

arthroscopic labral repair for traumatic anterior instability in adolescent rugby and contact athletes. Am J Sports Med. 2018;46(12):2969–2974.

18.Hovelius L,Olofsson A,Sandstrom B,et al.Nonoperative treatment of primary anterior shoulder dislocation in patients forty years of age and younger: A prospective twenty-five-year follow-up. J Bone Joint Surg Am. 2008;90(5):945–952.

19.te Slaa RL,Wijffels MP,Brand R,et al. The prognosis following acute primary glenohumeral dislocation. J Bone Joint Surg Br. 2004;86(1):58–64.

20.Flint JH, Pickett A, Owens BD, et al.Recurrent Shoulder Instability in a Young,Active,Military Population and Its Professional Implications.Sports Health.2018;10(1):54–59.

21.Owens BD,Dawson L,Burks R,et al. Incidence of shoulder dislocation in the United States military: demographic considerations from a high-risk population. J Bone Joint Surg Am. 2009;91(4):791–796.

22.Arciero RA, Wheeler JH, Ryan JB, et al. Arthroscopic Bankart repair versus nonoperative treatment for acute,initial anterior shoulder dislocations. Am J Sports Med.1994;22(5):589–594.

23.Wolf EM,Wilk RM,Richmond JC. Arthroscopic Bankart repair using suture anchors. Oper Tech Orthop.1991;1:184–191.

24.Aboalata M,Plath JE,Seppel G,et al. Results of arthroscopic Bankart repair for anterior-inferior shoulder instability at 13-year followup. Am J Sports Med. 2017;45(4):782–787.

25.Salomonsson B,von Heine A,Dahlborn M,et al. Bony Bankart is a positive predictive factor after primary shoulder dislocation. Knee Surg Sports Traumatol Arthrosc.2010;18(10):1425–1431.

26.Balg F,Boileau P. The instability severity index score. A simple pre-operative score to select patients for arthroscopic or open shoulder stabilisation. J Bone Joint Surg Br. 2007;89(11):1470–1477.

27.Boileau P,O'Shea K,Vargas P,et al. Anatomical and functional results after arthroscopic Hill-Sachs remplissage. J Bone Joint Surg Am. 2012;94(7):618–626.

28.Abouali JA,Hatzantoni K,Holtby R,et al. Revision arthroscopic Bankart repair. Arthroscopy. 2013;29(9):1572–1578.

29.Taylor DC,Arciero RA. Pathologic changes associated with shoulder dislocations. Arthroscopic and physical examination findings in first-time,traumatic anterior dislocations. Am J Sports Med. 1997;25(3):306–311.

30.Baker CL,Uribe JW,Whitman C. Arthroscopic evaluation of acute initial anterior shoulder dislocations. Am J Sports Med. 1990;18(1):25–28.

31.Norlin R. Intraarticular pathology in acute,first-time anterior shoulder dislocation: an arthroscopic study. Arthroscopy. 1993;9(5):546–549.

32.Itoi E,Yamamoto N,Kurokawa D,et al. Bone loss in anterior instability. Curr Rev Musculoskelet Med. 2013;6(1):88–94.

33.Miniaci A,Gish MW. Management of anterior glenohumeral instability associated with large Hill-Sachs defects. Tech Shoulder Elbow Surg. 2004; 5: 170–175.

34.Di Giacomo G,Itoi E,Burkhart SS. Evolving concept of bipolar bone loss and the Hill-Sachs lesion: From "engaging/non-engaging" lesion to"on-track/off-track" lesion. Arthroscopy. 2014;30(1):90–98.

35.Lee SH,Lim KH,Kim JW. Risk Factors for Recurrence of Anterior-Inferior Instability of the Shoulder. After Arthroscopic Bankart Repair in Patients Younger Than 30 Years. Arthroscopy.2018;34(9):2530–2536.

36.Longo UG,Loppini M,Rizzello G,et al. Remplissage,humeral osteochondral grafts,Weber osteotomy,and shoulder arthroplasty for the management of humeral bone defects in shoulder instability: Systematic review and quantitative synthesis of the literature. Arthroscopy. 2014;30(12):1650–1666.

37.Gumina S,Postacchini F. Anterior dislocation of the shoulder in elderly patients. J Bone Joint Surg Br. 1997;79 (4):540–543.

38.Ro K,Kim MS,Kim JD,et al. Arthroscopic Findings and Clinical Outcomes in Patients 40 Years of Age and Older With Recurrent Shoulder Dislocation. Arthroscopy. 2019;35(2):314–322.

39.Imhoff AB,Ansah P,Tischer T,et al. Arthroscopic repair of anterior-inferior glenohumeral instability using a portal at the 5:30 o'clock position: Analysis of the effects of age, fixation method,and concomitant shoulder injury on surgical outcomes. Am J Sports Med. 2010;38(9):1795–1803.

40.Boileau P,Villalba M,Hery JY,et al. Risk factors for recurrence of shoulder instability after arthroscopic Bankart repair. J Bone Joint Surg Am. 2006;88(8):1755–1763.

41.Shibata H,Gotoh M,Mitsui Y,et al. Risk factors for shoulder re-dislocation after arthroscopic Bankart repair.J Orthop Surg Res. 2014;9:53.

42.Robinson CM,Howes J,Murdoch H,et al. Functional outcome and risk of recurrent instability after primary traumatic anterior shoulder dislocation in young patients. J Bone Joint Surg Am. 2006;88(11):2326–2336.

43.Gigis I,Heikenfeld R,Kapinas A,et al. Arthroscopic versus conservative treatment of first anterior dislocation of the shoulder in adolescents. J Pediatr Orthop. 2014;34(4):421–425.

44.Hughes JL,Bastrom T,Pennock AT,et al. Arthroscopic Bankart repairs with and without remplissage in recurrent adolescent anterior shoulder instability with Hill-Sachs deformity.Orthop J Sports Med. 2018;6(12):.

45.Vavken P,Sadoghi P,Quidde J,et al. Immobilization in internal or external rotation does not change recurrence rates after traumatic anterior shoulder dislocation. J Shoulder Elbow Surg. 2014;23(1):13–19.

46.Cameron KL,Mountcastle SB,Nelson BJ,et al. After radiation for DCIS,no increase in cardiovascular mortality,morbidity. Oncology (Williston Park). 2013;27(10):1044.

47.Lau BC,Conway D,Curran PF,et al. Bipolar bone loss in patients with anterior shoulder dislocation: A comparison of adolescents versus adult patients. Arthroscopy. 2017;33(10):1755–1761.

48.Hayes K,Callanan M,Walton J,et al. Shoulder instability: management and rehabilitation. J Orthop Sports Phys Ther. 2002;32(10):497–509.

第 8 章

肩关节复发脱位的临床诊断

1 病史

肩关节复发脱位的病史极为重要，不仅有助于肩关节复发脱位的临床诊断，也有助于对肩关节不稳定进行评估、选择治疗方案及判断预后。初次脱位的患者通常主诉肩关节疼痛、活动受限等症状，但反复脱位的患者不一定存在肩关节疼痛，他们可能多次脱位或半脱位，或者因肩关节多次不稳定而对肩关节某些位置、活动产生恐惧感，或者因担心脱位而导致肩关节特定位置的活动受限[1]。因此，肩关节复发脱位的病史采集与单次创伤性肩关节脱位应有所不同。

首先，应关注初次脱位时的年龄、方向、完全脱位还是半脱位、自发性脱位还是创伤性脱位、复位的难易程度（需要医生复位还是可以自行复位）等。如果有创伤史，应了解相关的损伤机制，包括损伤的性质、程度（一次巨大的创伤抑或反复多次的微创伤），以及受伤时肩关节的受力方向、感到不稳定的方向、脱位或半脱位时的位置等。

其次，需要了解复发脱位距初次脱位的时间，脱位的次数和频率，导致脱位或者肩关节不稳定的动作或位置（是只发生在某些极端的外展外旋位置，还是发生在平时生活或睡觉时的日常动作）等，这些可以为评估肩关节周围稳定结构的损伤程度提供有用的信息。例如，复发脱位距离初次脱位时间短、脱位次数多及日常活动导致的脱位等，常提示肩关节周围的稳定结构严重损伤。我们还应了解肩关节不稳定是否有自发因素，有文献报道自发性肩关节不稳定的手术治疗效果欠佳[2]。此外，我们还应区分创伤性脱位和多向不稳定，因为它们的病理生理特点和治疗策略也存在差异[3]。

大多数患者能够详细地描述肩关节不稳定是完全性脱位还是半脱位，但也有少数患者没有确切的脱位病史，症状也比较模糊。有些患者可能会描述肩关节有滑进、滑出感，甚至可能对肩关节不稳定毫无知觉。有些患者因腋神经的牵拉损伤或者继发性肩袖损伤而出现三角肌麻木、肩关节不能外展。这些情况容易被漏诊，需要仔细询问病史，并结合详细的肩关节检查及相关的影像学检查来明确诊断。

此外，我们还要了解患者的职业、既往手术史、心理状态、家族史及合并的其他相关病变（如癫痫、原发性神经肌肉疾病、原发性结缔组织病或其他先天性疾病等），这些也有助于治疗方案的选择和预后评估。

2 体格检查

与健侧比较并全面检查双侧肩关节。首先是视诊，包括在肩关节静止状态及活动状态下仔细观察整个肩部的情况，如有无肌肉萎缩或不对称、有无翼状肩胛，以及盂肱关节的位置、肩锁关节的位置。其次是触诊，检查骨性突起如肩峰、肱骨大结节、肱二头肌肌腱、肩锁关节、胸锁关节等有无压痛。再次是动诊，评估肩关节的主动和被动活动度，包括前举、外展、体侧内外旋、外展内外旋各个方向。对于近期有急性损伤的患者，肩关节活动度往往因疼痛或者炎症而受限。年龄超过 40 岁的急性肩关节脱位患者容易合并肩袖损伤[4]，因此对于这类患者有必要评估肩袖的损伤情况。例如，倒罐头试验评估冈上肌;体侧抗阻外旋试验评估冈下肌;外展(>60°)抗阻外旋试验评估小圆肌;抗阻内旋试验或者压腹试验评估肩胛下肌。此外,还应评估可能的肱二头肌肌腱/盂唇复合体损伤(SLAP 损伤),如 O'Brien 试验、投掷试验和肱二头肌肌腱触诊[5]。对于肩关节不稳定尤其是肩关节多向不稳定的患者,应注意有无全身韧带过度松弛症,临床上一般用 Beighton 过度松弛评分进行评估,≥4 分则为韧带过度松弛[6]。

肩关节不稳定有许多特异性的激发试验,下面将详细进行介绍。

2.1 下方稳定性

• 陷窝试验:患者取坐位,上肢自然下垂放松,检查者一手握住腕关节,另一手握住肘关节并向远端牵拉上肢,如果肱骨头过度下移出现皮肤陷窝且不能被肩关节外旋 45°纠正,则为阳性,提示肩关节多向不稳定或者肩袖间隙过大。陷窝试验可以根据肱骨头下移距肩峰的距离进行分级,Ⅰ级为位移<1cm,Ⅱ级为位移 1~2cm,Ⅲ级为移位>2cm。

• 过度外展试验:是检查盂肱关节下方稳定性的另一种方法,尤其可以特异性评估盂肱下韧带的完整性[7]。检查者一手固定患者的肩胛骨,另一手被动外展肩关节。固定肩胛带后,正常肩关节的被动外展一般不超过 90°,如果肩关节被动外展超过 105°,则为阳性,提示盂肱关节下方不稳定。

2.2 前方稳定性

盂肱关节前方不稳定最常见,有许多不同的激发试验。

• 前向恐惧试验:患者可以取仰卧位或坐位,检查者将患者的肩关节外展 90°、肘关节屈曲 90°,然后外旋肩关节至 90°。如果患者对即将发生的肩关节不稳定表现出恐惧或者抵抗,则提示盂肱关节前方不稳定。这种症状有时会伴随肩关节疼痛,但需要注意疼痛并不是该试验的阳性体征。

• 骨性恐惧试验:可以视为传统的前向恐惧试验的变化形式,专门用来检查是否存在骨性缺损导致的盂肱关节不稳定[8]。与前向恐惧试验的肩关节位置不同,骨性恐惧试验时肩关节位于≤45°的外展和≤45°的外旋位,而肘关节均屈曲 90°。阳性体征与前向恐惧试验相同,患者均存在肩关节即将脱位的恐惧感。有趣的是,文献报道骨性恐惧试验在发现骨性缺损方面的敏感性甚至高于术前肩关节 X 线片[8]。

• 再复位试验:是前向恐惧试验的延续,在激发出前向恐惧试验的阳性体征后,维持肩关节外展 90°和外旋 90°,另一手向肱骨头施加一个向后的压力来复位肩关节或稳定肩关节,这时如果患者的恐惧感或者抵抗缓解,则为阳性,表明盂肱关节前方不稳定[9]。

• 前方释放试验:包含了前向恐惧试验和再复位试验的基本原理。患者取仰卧位,检查者一手将患者的肩关节外展 90°和外旋 90°,另一手同时按压肱骨头施加一个向后的压力,然后突然松开按压肱骨头的手,如果这时患者出现抵抗、恐惧或盂肱关节不稳,则为阳性,提示盂肱关节前方不稳定[10]。但应注意保护肩关节,避免在检查的过程中造成肩关节脱位。

• 负荷移位试验:患者取仰卧位,检查者一手轻握患肢前臂使肩关节外展 90°、肘关节轻度屈曲,一手握住肱骨头施加一个轴向压力,将肱骨头向内压向肩胛盂模拟肩袖的作用,然后对肱骨头施加一个向前的压力,评估肱骨头向前的位移量及其终点。对于肱骨头的位移程度有不同的分级方法,有些方法是基于位移量,而临床上更常用和更有意义的是基于肱骨头移位的终点将其分为 0~3 级[11]。0 级为轻微位移;1 级为肱骨头到达肩胛盂的边缘;2 级为肱骨头滑移超过肩胛盂的边缘,但能自行复位;3 级为肱骨头脱位且不能自行复位,3 级不稳定不应在患者清醒时检查[12]。

• 前抽屉试验:与负荷移位试验类似,患者取仰卧位,检查者一手轻握患肢前臂并轻度屈曲肘关节,维持肩关节外展 90°,然后对肱骨头施加一个向前的压力。二者主要的区别是前抽屉试验在对肱骨头向前施压之前,没有对肱骨头向肩胛盂的方向施加一个轴向压力[13]。

• 前方撞响试验:与负荷移位试验类似,也是在将肱骨头压向肩胛盂之后施加向前的力,不同的是前方撞响试验中患者的肩关节处于外展 60°~80°、屈曲 45°的位置[14]。这项试验的目的是评估肱骨头的半脱位,阳性体征是肱骨头过度前移滑过肩胛盂边缘时,感到突然的跳动或者弹响,将肱骨头复位回肩胛盂也可以观察到这种跳动或者弹响。

上述针对肩关节前方不稳定的激发试验,诊断准确率均高达 80%以上。前向恐惧试验、再复位试验、前方释放试验的敏感性最高(91.7%~98.3%),但前抽屉试验和负荷移位试验的特异性最高(92.7%和 89.9%)[15]。总的来说,联合应用多种检查方法来评估肩关节前方不稳定可以显著提高诊断的特异性,但是这可能会降低诊断的敏感性,而同时进行前向恐惧试验和再复位试验可以最大限度地维持诊断的总体敏感性[16]。因此,可以将前向恐惧试验和再复位试验作为临床评估肩关节前方不稳定的基础。

2.3 后方稳定性

后方撞响试验或 Kim 试验可用于检查后下方关节盂的损伤。

• 后方撞响试验:患者取仰卧位,肩关节前屈 90°、内旋 90°,检查者一手固定肩胛骨,一手握住肘关节施加一个轴向力,将肱骨头压向肩胛盂,然后水平内收前臂并向后施加应力。如果这时感受到肱骨头向后移位滑过肩胛盂边缘并伴随疼痛或撞击,则为阳性,提示后方或后下方关节盂损伤[17]。

• Kim 试验:患者取仰卧位,肩关节前屈 90°、内旋 90°,检查者一手轻握患者前臂,一手握住肘关节施加一个向后和轴向肩胛盂的力,同时前臂内收 45°,阳性体征与后方撞响试验类似[18]。

3 影像学检查

通常通过病史和体格检查诊断肩关节复发脱位,但影像学检查可以协助诊断和评估。

常规的 X 线检查包括肩关节的前后位和腋窝侧位 X 线片,其他特殊的 X 线检查包括斜位片、Stryker 切迹位片。前后位片可直观显示未复位的脱位肩关节或关节间隙有无狭窄(图 8.1);侧位片可以观察肩胛盂或肱骨有无骨折;斜位片可观察有无肱骨的撞击骨折或肩胛盂下方的撕脱骨折;Stryker 切迹位片有助于观察 Hill-Sachs 损伤。

虽然 X 线检查可以为我们提供一些骨性损伤的信息,但仅靠 X 线片有时无法发现或者准确定量肩胛盂或肱骨头的骨缺损。这时肩关节 CT,尤其是三维重建,能更有效地显示骨性病变并对骨缺损进行评估和测量。CT 三维重建允许分别重建肩胛盂和肱骨头,并获得肩胛盂的 En-face 面,从而可以更直观地显示肩胛盂是否存在骨缺损和骨缺损程度(图 8.2),并精确测量肩胛盂骨缺损的百分比[19]。文献报道[19],在 CT 三维重建中定量肩胛盂骨缺损的方法是:先找到三维重建的肩胛盂的 En-face 面,取肩胛盂长轴和最宽的前后径线的交点(即肩胛盂的裸点)[20]

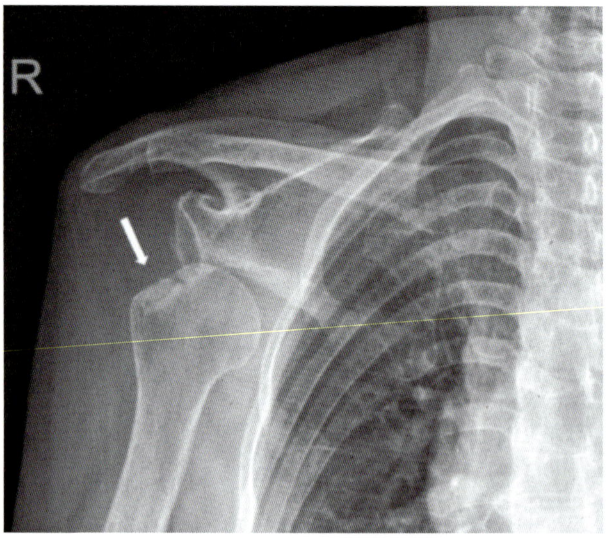

图 8.1 肩关节前后位片可显示肩关节脱位及肱骨头的 Hill-Sachs 损伤(箭头所示)。

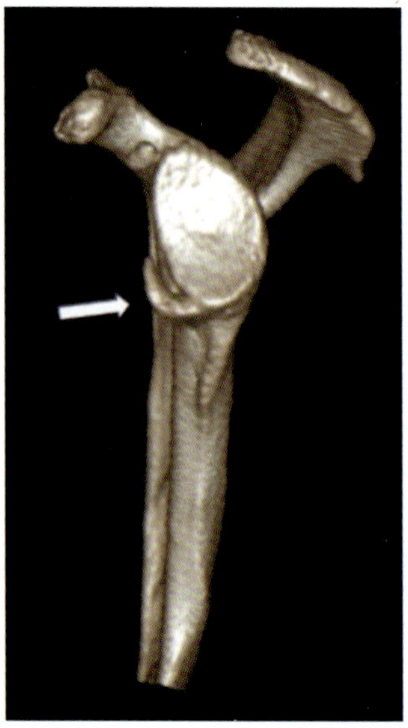

图 8.2 肩关节 CT 三维重建肩胛盂,观察 En-face 面可见前下方的骨缺损(箭头所示)。

作为圆心，画一个匹配肩胛盂下 2/3 轮廓的圆，然后数字化测量这个圆的面积和肩胛盂骨缺损的面积，后者与前者之比即为肩胛盂骨缺损的百分比（图 8.3）。

如果临床上缺乏数字化测量这两者面积的工具，则可以参考 Barchilon 等人在 2008 年报道的公式进行计算[21]。同样在三维重建的肩胛盂的 En-face 面上，以裸点画一个匹配肩胛盂下 2/3 轮廓的圆，然后测量缺损肩胛盂前缘到裸点的距离（d）和该圆的半径（R），获得 d/R 的比值后代入公式中，即可以得到肩胛盂骨缺损的百分比（图 8.4）。

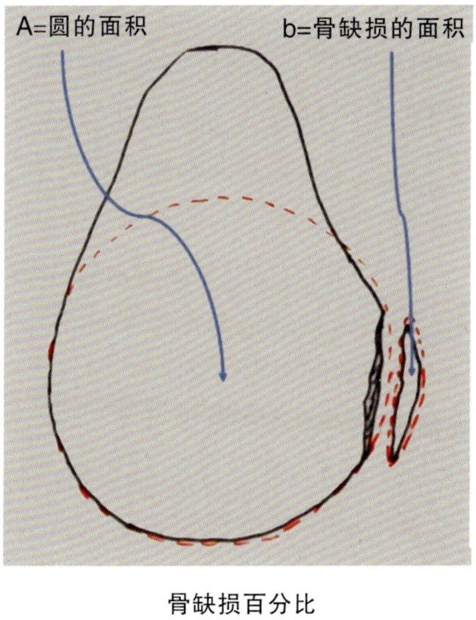

图 8.3　在 CT 三维重建肩胛盂 En-face 面上，测量骨缺损百分比为 b/A×100%。

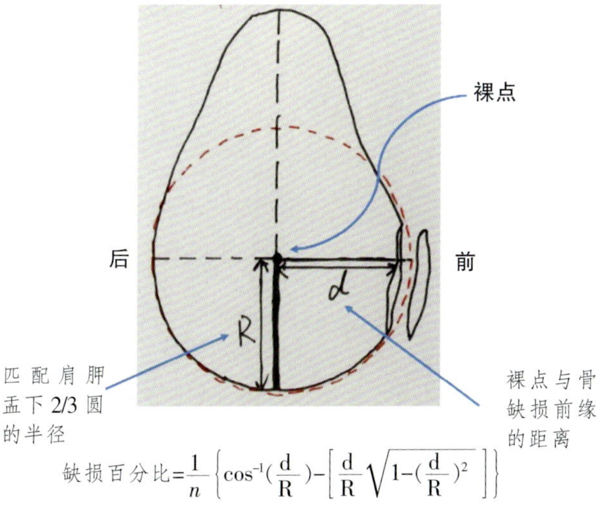

图 8.4　在 CT 三维重建肩胛盂 En-face 面上，测量骨缺损的百分比。

另一种更加简单的测量肩胛盂骨缺损的方法[22]是：在 CT 三维重建的肩胛盂 En-face 面上，通过测量裸点到缺损肩胛盂前缘的距离（A）和裸点到肩胛盂后缘的距离（B），计算出肩胛盂骨缺损的百分比，即[（B–A）/2B]×100%（图 8.5）。

此外，肩胛盂骨缺损的长度也可用于反映盂肱关节的稳定性。如果缺损的长度（x）大于最大前后径的一半（R）（图 8.6），则该缺损的肩胛盂对抗复发性脱位的最大阻力仅为正常肩胛盂对抗脱位阻力的 70%，提示盂肱关节明显不稳定[23]。

CT 除了能够对肩胛盂的骨缺损进行术前评估，还可以直观地显示肱骨头的 Hill-Sachs 损伤（图 8.7），并对骨缺损量进行准确的评估，例如，近年来

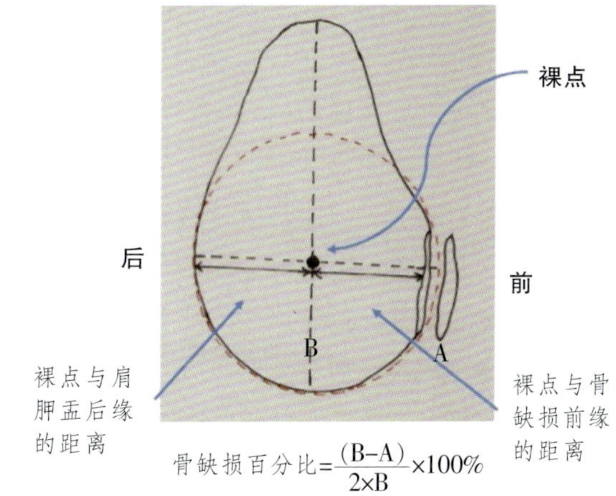

图 8.5　在 CT 三维重建肩胛盂 En-face 面上，以裸点画一个匹配肩胛盂下 2/3 的圆，测量裸点到骨缺损前缘的距离（A）和裸点到肩胛盂后缘的距离（B），代入上述公式中即可得到骨缺损的百分比。

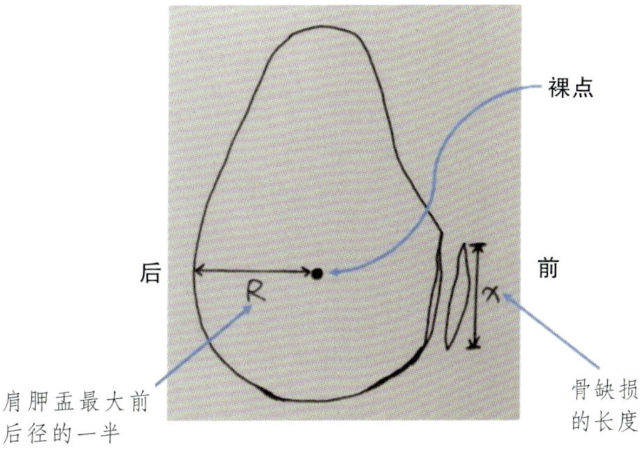

图 8.6　在 CT 三维重建肩胛盂 En-face 面上，测量肩胛盂最大前后径的一半（R）和骨缺损的长度（x）。

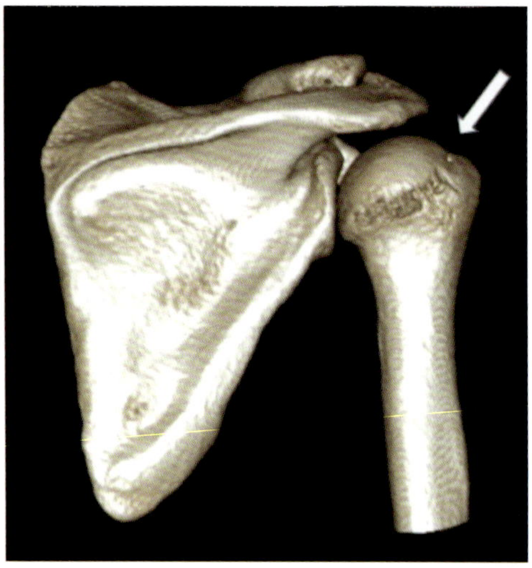

图 8.7 肩关节 CT 三维重建显示肱骨头后外侧 Hill–Sachs 损伤(箭头所示)。

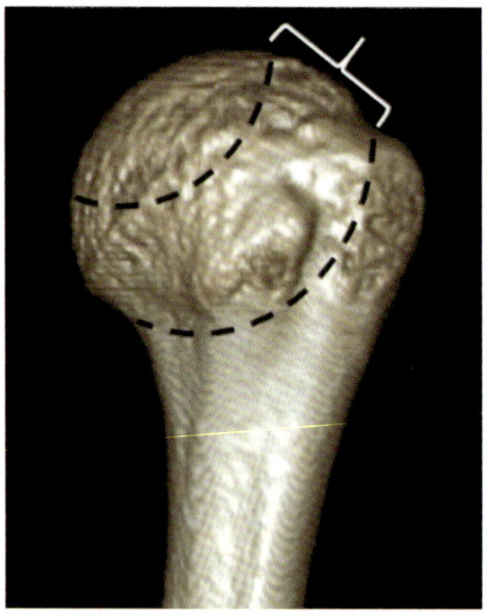

图 8.8 肩胛盂轨迹。

报道较多的“肩胛盂轨迹”概念[24]。当上臂保持最大的外旋和最大的水平外展向后活动时,肩胛盂将沿着肱骨头后缘的关节面移动,移动过程中肩胛盂与肱骨头接触的区域被定义为肩胛盂轨迹(图 8.8)。如果肱骨头的 Hill–Sachs 损伤发生在该区域内,则不会出现由于 Hill–Sachs 损伤导致的肩关节脱位;但如果肱骨头的 Hill–Sachs 损伤发生在该区域外,则可能因 Hill–Sachs 损伤导致肩关节复发脱位[25]。肩胛盂轨迹的宽度被定义为肩胛盂轨迹的内缘与肩袖足印区内缘之间的距离,相当于当肩关节外展 90°时肩胛盂宽度的 83%[26]。在临床实践中[27],我们首先基于 CT 三维重建获得双侧肩胛盂的 En–face 面及患侧肱骨头后方关节面影像,然后测量完整肩胛盂的宽度(D)并计算 83%的肩胛盂宽度(0.83D),再将这个值(0.83D)应用于患侧肩胛盂的 En–face 面上并减去肩胛盂骨缺损的宽度(d),这时可以获得真实的肩胛盂轨迹宽度(0.83D–d),最后将肩胛盂轨迹的真实宽度应用于患侧肱骨头的后方关节面上,评估肱骨头的 Hill–Sachs 损伤是否位于肩胛盂轨迹内,以此判断是区域内损伤还是区域外损伤(图 8.9)。

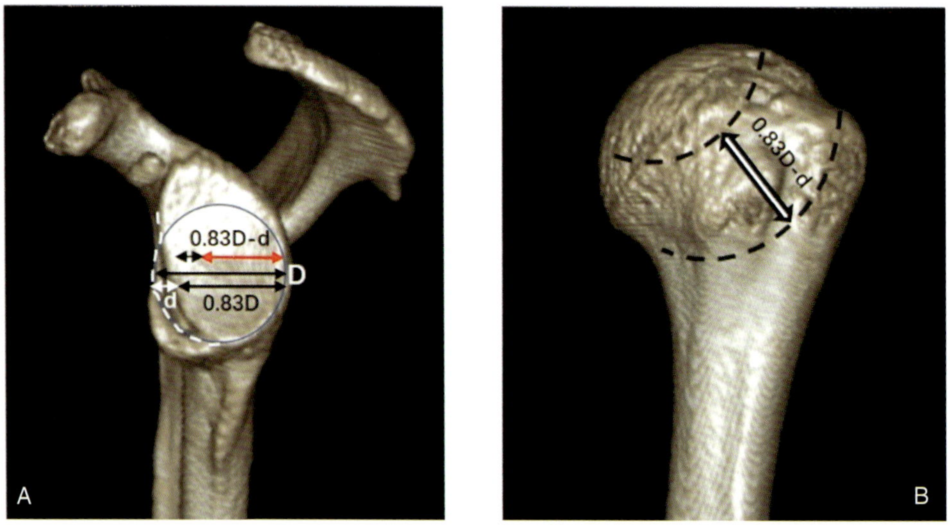

图 8.9 肩胛盂轨迹的绘制:(A)在 CT 三维重建肩胛盂 En–face 面上,画出匹配肩胛盂下 2/3 的圆,获得的直径即为肩胛盂的宽度(D),再画出宽度的 0.83(0.83D)即为完整肩胛盂的肩胛盂轨迹宽度。对于有骨缺损的肩胛盂,需要画出骨缺损的宽度(d),再用 0.83D 减去 d 即可获得该缺损肩胛盂的肩胛盂轨迹宽度(0.83D–d)。(B)将肩胛盂轨迹宽度应用于 CT 三维重建的肱骨头后缘关节面上,本例可以看到肩胛盂的 Hill–Sachs 损伤位于肩胛盂轨迹范围内,为区域内损伤。

X 线片和 CT 均有助于评估肩关节复发脱位的骨组织情况。对于软组织情况的评估，则需要应用 MRI。MRI 有助于发现和诊断与复发脱位相关的软组织损伤，如盂唇损伤、关节囊撕裂或合并的肩袖损伤等(图 8.10)。

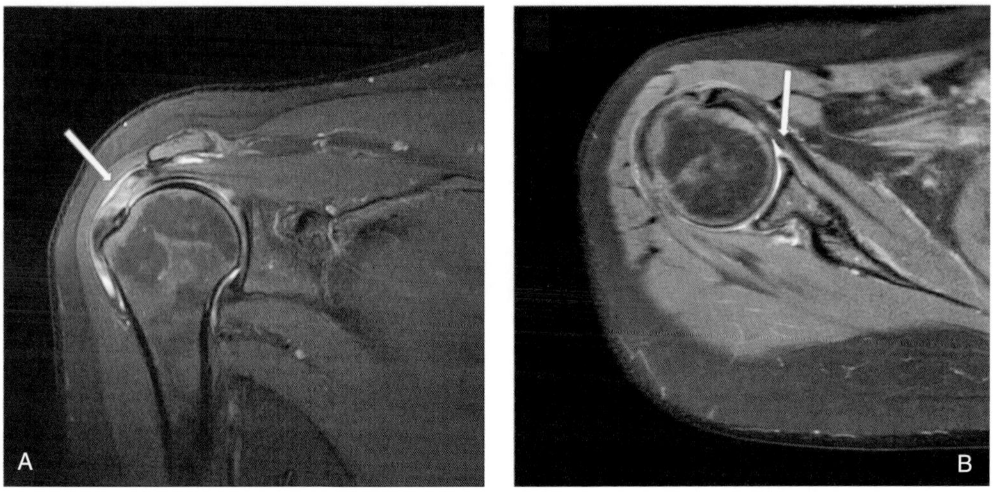

图 8.10 肩关节 MRI 可见合并的(A)肩袖损伤(箭头所示)和(B)盂唇损伤(箭头所示)。

(曾春 黄广鑫 谢登辉 潘剑英)

参考文献

1.Gil JA, DeFroda S, Owens BD. Current Concepts in the Diagnosis and Management of Traumatic, Anterior Glenohumeral Subluxations. Orthop J Sports Med. 2017;5(3):2325967117694338.

2.Huber H, Gerber C. Voluntary subluxation of the shoulder in children. A long-term follow-up study of 36 shoulders. J Bone Joint Surg Br. 1994;76(1):118–122.

3.Schrumpf MA, Maak TG, Delos D, et al. The management of anterior glenohumeral instability with and without bone loss: AAOS exhibit selection. J Bone Joint Surg Am. 2014;96(2):e12.

4.Gombera MM, Sekiya JK. Rotator cuff tear and glenohumeral instability: a systematic review. Clin Orthop Relat Res. 2014;472(8):2448–2456.

5.Taylor SA, Newman AM, Dawson C, et al. The "3-Pack" Examination Is Critical for Comprehensive Evaluation of the Biceps-Labrum Complex and the Bicipital Tunnel: A Prospective Study. Arthroscopy. 2017;33(1):28–38.

6.Smits-Engelsman B, Klerks M, Kirby A. Beighton score: a valid measure for generalized hypermobility in children. J Pediatr. 2011;158(1):119–123.

7.Gagey OJ, Gagey N. The hyperabduction test. J Bone Joint Surg Br. 2001;83(1):69–74.

8.Bushnell BD, Creighton RA, Herring MM. The bony apprehension test for instability of the shoulder: a prospective pilot analysis. Arthroscopy. 2008;24(9):974–982.

9.Speer KP, Hannafin JA, Altchek DW, et al. An evaluation of the shoulder relocation test. Am J Sports Med. 1994;22(2):177–183.

10.Gross ML, Distefano MC. Anterior release test. A new test for occult shoulder instability. Clin Orthop Relat Res. 1997(339):105–108.

11.Silliman JF, Hawkins RJ. Classification and physical diagnosis of instability of the shoulder. Clin Orthop Relat Res. 1993(291):7–19.

12.Tzannes A, Murrell GA. Clinical examination of the unstable shoulder. Sports Med. 2002;32(7):447–457.

13.Gerber C, Ganz R. Clinical assessment of instability of the shoulder. With special reference to anterior and posterior drawer tests. J Bone Joint Surg Br. 1984;66(4):551–556.

14.Lerat JL, Chotel F, Besse JL, et al. Dynamic anterior jerk of the shoulder. A new clinical test for shoulder instability. Preliminary study. Rev Chir Orthop Reparatrice Appar Mot.

1994;80(6):461–467.

15.van Kampen DA, van den Berg T, van der Woude HJ, et al. Diagnostic value of patient characteristics, history, and six clinical tests for traumatic anterior shoulder instability. J Shoulder Elbow Surg. 2013;22(10):1310–1319.

16.Farber AJ, Castillo R, Clough M, et al. Clinical assessment of three common tests for traumatic anterior shoulder instability. J Bone Joint Surg Am. 2006;88(7):1467–1474.

17.Kim SH, Park JC, Park JS, et al. Painful jerk test: a predictor of success in nonoperative treatment of posteroinferior instability of the shoulder. Am J Sports Med. 2004;32(8):1849–1855.

18.Kim SH, Park JS, Jeong WK, et al. The Kim test: a novel test for posteroinferior labral lesion of the shoulder—a comparison to the jerk test. Am J Sports Med. 2005;33(8):1188–1192.

19.Chuang TY, Adams CR, Burkhart SS. Use of preoperative three-dimensional computed tomography to quantify glenoid bone loss in shoulder instability. Arthroscopy. 2008;24(4):376–382.

20.Huysmans PE, Haen PS, Kidd M, et al. The shape of the inferior part of the glenoid: a cadaveric study. J Shoulder Elbow Surg. 2006;15(6):759–763.

21.Barchilon VS, Kotz E, Barchilon Ben-Av M, et al. A simple method for quantitative evaluation of the missing area of the anterior glenoid in anterior instability of the glenohumeral joint. Skeletal Radiol. 2008;37(8):731–736.

22.Lo IK, Parten PM, Burkhart SS. The inverted pear glenoid: an indicator of significant glenoid bone loss. Arthroscopy. 2004;20(2):169–174.

23.Gerber C, Nyffeler RW. Classification of glenohumeral joint instability. Clin Orthop Relat Res. 2002(400):65–76.

24.Yamamoto N, Itoi E, Abe H, et al. Contact between the glenoid and the humeral head in abduction, external rotation, and horizontal extension: a new concept of glenoid track. J Shoulder Elbow Surg. 2007;16(5):649–656.

25.Itoi E. "On-track" and "off-track" shoulder lesions. Efort Open Rev. 2017;2(8):343–351.

26.Omori Y, Yamamoto N, Koishi H, et al. Measurement of the Glenoid Track In Vivo as Investigated by 3-Dimensional Motion Analysis Using Open MRI. Am J Sports Med. 2014;42(6):1290–1295.

27.Di Giacomo G, Itoi E, Burkhart SS. Evolving concept of bipolar bone loss and the Hill-Sachs lesion: from "engaging/non-engaging" lesion to "on-track/off-track" lesion. Arthroscopy. 2014;30(1):90–98.

第 9 章

肩关节复发脱位的治疗

1 引言

肩关节脱位多为前方脱位，占全部肩关节脱位的 90%。肩关节的稳定结构包括软组织因素和骨性因素(详见第 5 章)。各个稳定结构之间的密切配合使肩关节具有很大的活动范围。任何肩关节稳定结构的损伤都可能导致肩关节不稳或脱位的发生。初次脱位后，通常可自行复位或经医生手法复位后恢复肩关节的稳定性。也有因初次肩关节脱位而导致肩关节稳定结构受损，从而在特定动作、特定外伤情况下反复出现脱位的情况，称为复发性肩关节脱位。导致脱位复发的因素包括年龄、运动水平、运动类型、肩关节松弛、盂唇损伤、盂肱韧带及关节囊损伤、肱骨头和肩盂骨缺损、肩胛盂前后倾、倒梨形肩胛盂、癫痫发作等。临床工作中，我们需要通过详细询问病史和体格检查及影像学检查进行综合判断，以免漏诊。

根据脱位方向，复发性肩关节脱位可分为前脱位和后脱位，以及肩关节多向不稳定(MDI)。Masten 提出将复发性肩关节脱位分为两型：①TUBS 型，此类肩关节有明确的创伤史，单向不稳定，存在 Bankart 损伤，手术治疗效果满意。②AMBRII 型，此类肩关节无明显创伤史，双肩多向不稳定，康复治疗有一定的效果，手术中需要将下方关节囊上移，封闭旋转间隙，可以获得满意疗效。

2 复发性肩关节脱位的治疗方法

2.1 康复治疗

部分复发性肩关节脱位没有明显的影响肩关节稳定的软组织和骨性结构损伤，一般多由发育异常引起，如全身关节松弛、肩胛盂发育扁平、肩袖肌肉及肩关节周围肌肉力量薄弱、关节囊组织菲薄/顺应性增加等。这些因素常可导致肱骨头无法稳定地维持在肩胛盂的中心位置，这类非创伤性肩关节脱位导致的肩关节不稳定有时表现为多向不稳定，可利用弹力带及合适重量的哑铃来加强肩袖肌肉、三角肌、胸大肌及肩胛骨周围的肌肉的力量/协调性，并使用肌效贴、矫形衣等进行辅助康复矫正。在伤后早期阶段，患者可在肩关节相对稳定的体位下进行肌肉力量和协调性锻炼，如在肩胛骨平面进行上肢抬举等练习，待肌肉组织协调性及患者信心增强后继续加强在不稳定的体位下的练习（如加强肩关节内旋、外旋、外展）。需要提醒的是，患者应尽量避免可能使肩关节脱位的体位、动作、生活及运动习惯。

1992 年，Rockwood 等人[1]通过研究 140 例肩关节不稳定的病例发现，非创伤性肩关节脱位的患者经过系统的功能锻炼后可取得令人满意的结果。因此，他们建议复发性肩关节脱位的患者均应进行肩关节的功能康复锻炼。

2.2 手术治疗

2.2.1 肩部烧灼法

在最早的记载中，希波克拉底描述了肩关节的解剖、脱位类型、复位及治疗方法(图 9.1)。当时使用灼热的烙铁烧灼肩关节的前下方，并在烧灼后将患肢固定在体侧一段时间，这样可使肩关节前下方的皮肤和组织因灼伤而形成稳定的瘢痕组织。这种瘢痕组织可以减少肩关节的活动范围，从而阻止肱骨头向前下方脱位。这是最早的紧缩肩关节前方软

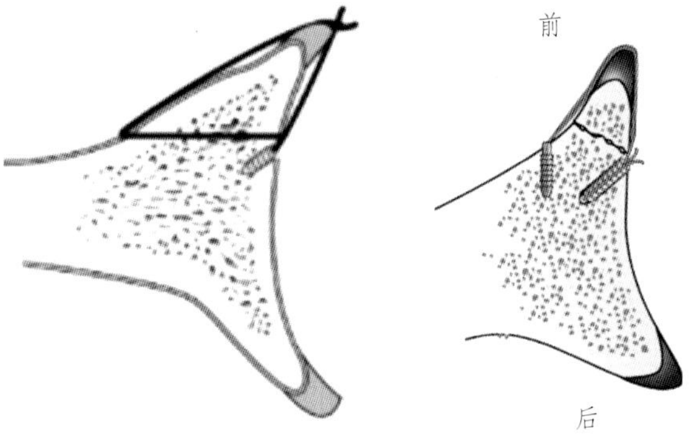

图 9.5　双排与单排修复骨性 Bankart 损伤示意图。

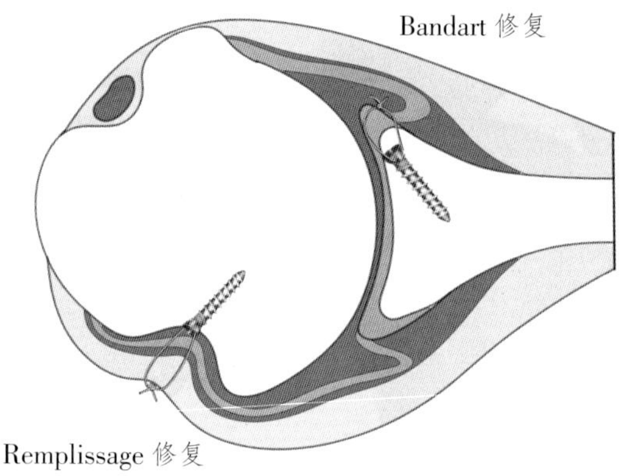

图 9.6　Bankart 修复与 Remplissage 修复示意图。

修复术往往不能取得满意的效果。Bankart 修复术的并发症主要包括神经损伤、活动范围部分丢失、复发脱位等。Bankart 损伤常合并 Hill-Sachs 损伤，文献报道单纯 Bankart 修复术后复发率为 3%，如果存在较大的 Hill-Sachs 损伤，复发率为 6%[9]。Díaz-Rodrígue[10]的研究表明，Bankart 损伤修复同时行 Remplissage 手术修复 Hill-Sachs 损伤，可使患者获得更高的满意度，并降低术后复发脱位的发生率。但是，这在一定程度上也会降低患肢术后的肩关节活动范围(图 9.6)。

2.2.4 骨性阻挡手术

复发性肩关节脱位常导致肩胛盂和肱骨头的骨缺损，骨缺损导致两者之间的接触面积减少，从而增加脱位的风险，这时软组织重建手术往往不能获得可靠的手术效果。如果脱位复发的概率增加，则可以考虑通过骨移植来增加肩胛盂的宽度，从而增加肱骨头与肩胛盂在运动中的接触面积，Burkhart 称之为“肩胛盂轨迹”(GT)(图 9.7)。Burkhart 研究发现，盂缺损超过 25%需要行骨移植术，如果合并区域外的 Hill-Sachs 损伤，则需要加行 Remplissage 手术[11]。

早在 1918 年和 1932 年，Eden 和 Hybinette 就使用自体髂骨移植物进行此类手术，被称为 Eden-Hybinette 手术(图 9.8)。通过髂骨移植物来增加肩胛盂的宽度，从而增加肱骨头与盂的接触面积。在肩胛盂前方骨缺损超过 40%或后方骨缺损超过 25%时，建议使用自体髂骨移植重建。1924 年，Oudard 描述了一种自体胫骨移植延长喙突的方法，在行喙突截骨后将合适大小的胫骨移植骨块插入喙突前下方，使喙突延长并作为前方的骨性阻挡物，以阻止肩关节前脱位的发生。此外，Trillat 手术通过在喙突基底部进行截骨，将其向外下移位，下压肩胛下肌上缘后，以螺钉固定于肩胛颈上，使得肩胛下肌向下紧张，从而在外展外旋位稳定肱骨头(图 9.9)。

1958 年，Helfet[12]提出了 Bristow 手术，在胸小肌

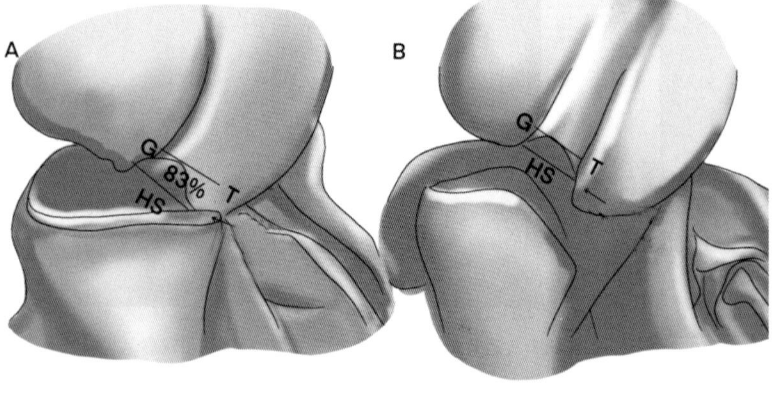

图 9.7　肩胛盂宽度的 83%是肩胛盂轨迹 (GT)，Hill-Sachs 缺损不超过 GT 的内侧，为区域内损伤(A)，超过则为区域外损伤(B)。

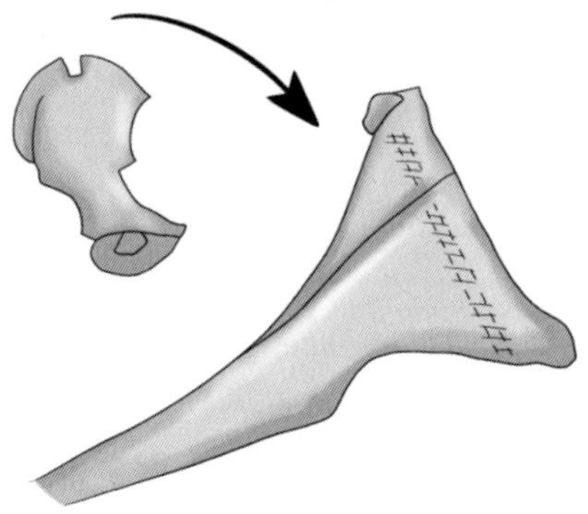

图 9.8　Eden-Hybinette 手术示意图。

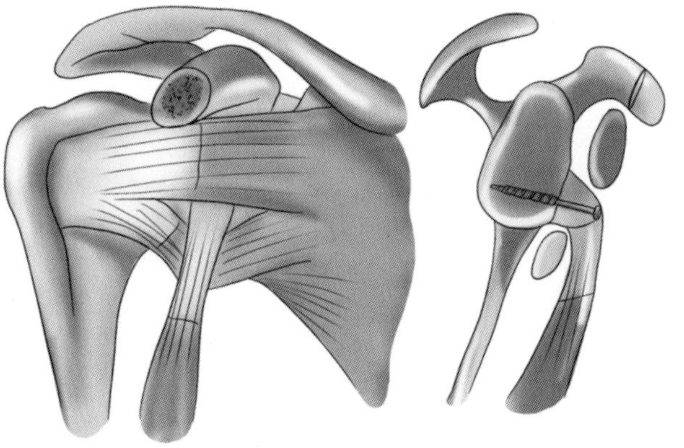

图 9.10　Bristow 手术示意图。

止点以远的喙突尖部做截骨，并保留联合腱，穿过肩胛下肌固定至肩胛盂前方（图 9.10）。随后，学者们不断对 Bristow 术进行改良。2007 年，Boileau[13]详细描述了改良后的 Bristow 手术技术。在关节镜辅助下，从喙突尖部截取长 15mm、直径 9mm 的移植骨块，保留联合腱，利用导针在肩胛颈前方平行盂关节面的方向做一个直径约为 10mm、深度为 15mm 的骨道，并将保留联合腱的喙突移植骨块垂直于关节面植入骨道内，用一枚可吸收挤压螺钉固定（图 9.11）。实际上，该 Bristow 手术对盂肱关节没有起到骨性阻挡作用，其主要是通过移植骨块上联合肌腱的“提拉”效应来增强前方肩胛下肌、关节囊和盂肱韧带对盂肱关节的稳定作用。

Latarjet 手术是目前最常用的喙突截骨移位术，于 1954 年被首次提出并应用[14]。与 Bristow 手术相比，Latarjet 手术需要在喙突基底部进行截骨，以获取较大的移植骨块进行转位。进行喙突截骨时，喙锁韧带及喙突基底部应予以保留，联合腱附着在移植骨块上，穿过肩胛下肌后随骨块一起进行转位，然后用两枚螺钉将喙突骨块固定至肩胛盂的前方（图 9.12）。Latarjet 手术的优势在于通过移植较大的喙突骨块使肩胛盂的面积增大，从而增加其骨性支持，而肩胛下肌及联合腱的悬吊作用可使肩关节在外展外旋等“危险”体位时保持稳定。通常用两枚螺钉固定喙突骨块，螺钉可以为骨块提供坚强的固定和加压作用，有利于早期康复和骨块的愈合。但是，螺钉的并发症也不断显现，例如，螺钉置入的方向过于靠近内后方，有损伤肩胛上神经的风险，钉尾与肱骨头撞击可造成软骨损害，以及螺钉松动、断裂、移位甚至游离的风险[15]。该手术国内目前以积水潭医院姜春岩教授团队数量最多，他们发现采用关节镜下螺钉 Latarjet 手术可以明显减少移植喙突的骨吸收比例[16-18]。

2016 年，Boileau[19]对传统 Latarjet 手术技术进

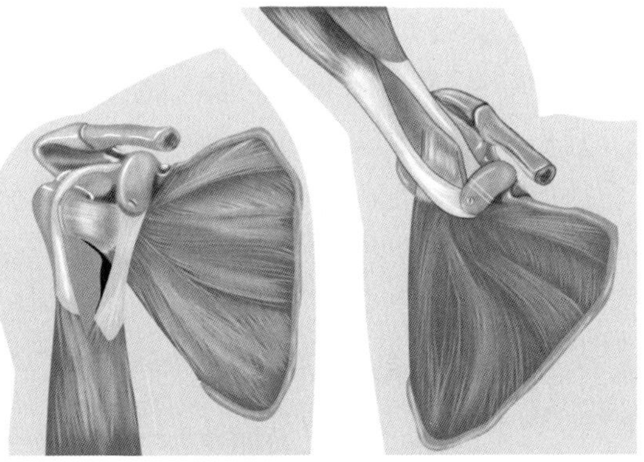

图 9.9　Trillat 手术示意图。

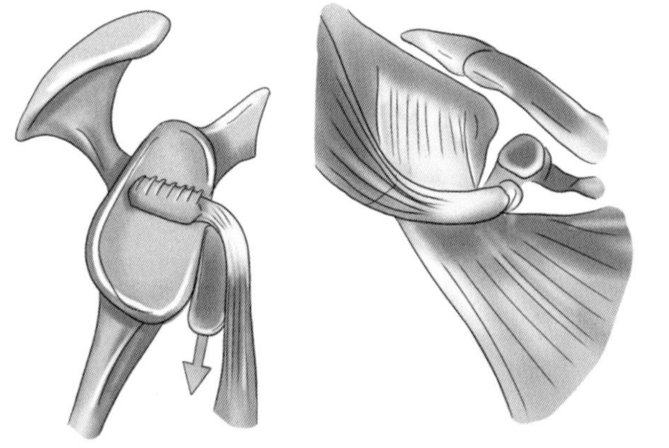

图 9.11　改良的 Bristow 技术示意图。

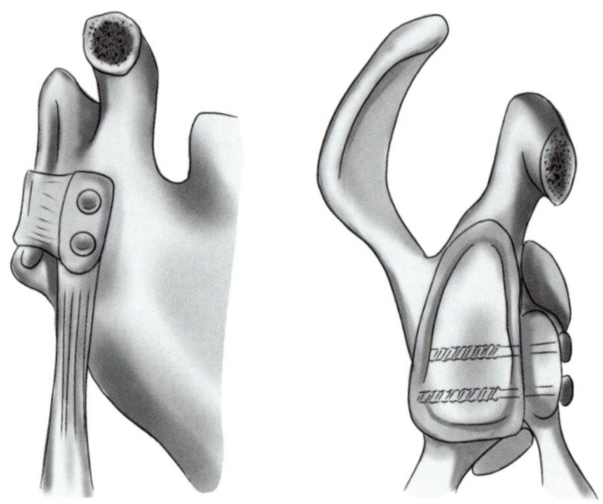

图 9.12 Latarjet 手术示意图。

行了改良，提出利用关节镜下导向系统来提高喙突骨块固定位置的准确性，并用 Suture-Button 替代螺钉来固定骨块，以减少螺钉固定可能造成的并发症(图 9.13)。

崔国庆教授采用“榫卯结构”进行 Bristow 手术，在高水平运动员中效果显著。赵金忠教授团队发明的“满汉全席”从多个方面纠正肩关节脱位的复发因素，也取得了优良的疗效。2017—2020 年，陆伟教授团队发表了多篇研究报道[20-23]，应用改良的关节镜下 Latarjet 技术对 128 例复发性肩关节脱位合并肩胛盂骨缺损的患者进行手术，利用 Suture-Button 替代螺钉固定喙突骨块。术后平均随访 3 年，患者未出现感染和神经血管损伤，仅 1 例患者因再次摔伤导致肩关节复发脱位，经手法复位后仍正常生活和运动。1 例患者术后出现肩关节粘连，经康复锻炼后

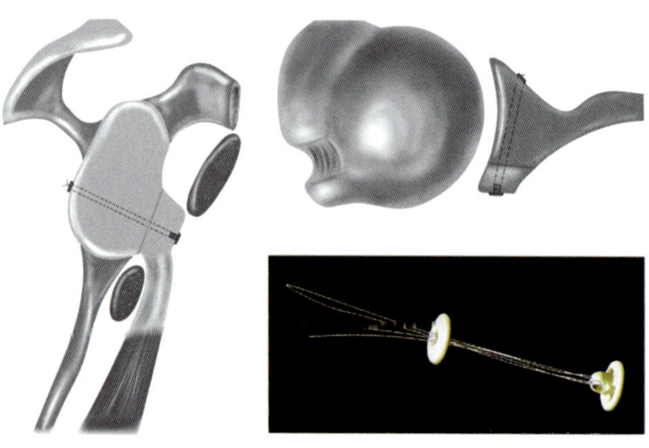

图 9.13 Suture-Button 固定的 Latarjet 技术示意图。

肩关节活动度恢复正常，总体并发症发生率为 1.9%。96%的喙突移植骨块均处于优良的位置(肩胛盂 3~5 点钟方位)，移植骨块表现出良好的再塑形能力(图 9.14)。术后第 3 年，移植骨块平均骨量为 92.7%±6.9%，无明显的骨质吸收。在最后一次随访中，所有患者均对手术效果表示满意，并恢复了正常的生活，所有患者的 ASES 评分、Rowe 评分和 Walch-Duplay 评分均较术前有显著的改善。

在肩关节前脱位中，除了肩胛盂会出现骨缺损，肱骨头后方在脱位碰撞时也会形成凹陷性骨折(Hill-Sachs 损伤)。Burkhart[11]详细介绍了 Hill-Sachs 损伤的发生机制及如何判断区域内和区域外损伤。盂肱关节处于外展外旋位时，由于肱骨头的 Hill-Sachs 损伤和肩胛盂骨缺失(双极骨缺失)，Hill-Sachs 损伤延伸到肩胛盂轨迹内侧缘的内侧，肱骨头失去了肩胛盂前缘的骨性支持，这种 Hill-Sachs 损伤即为“区域外”损伤，会显著增加肩关节前方的不稳定性，需要手术处理。目前主要的技术是将冈下肌腱和后方关节囊缝合填塞至 Hill-Sachs 损伤缺损处。对于面积较大的骨缺损，也可以进行骨移植手术。

2.2.5 肩胛下肌移位手术

合并有盂肱关节囊韧带损伤的患者，如仅修复 Bankart 损伤，往往不会取得满意的效果。对于这类患者，可以采取肩胛下肌移位固定的方法来增强肩关节前向稳定性。

Putti-Platt 手术于 1923 年由 Putti 和 Platt 首次完成。1948 年，Osmond-Clarke[24]详细描述了该手术技术，此后这项技术一直受到手术医生的青睐。在肩胛下肌及前方关节囊表面做纵行切口，并在肩胛下肌腱肱骨小结节止点内侧 2.5cm 处切断肩胛下肌，将其肌腱外侧部分缝合固定至前方关节盂边缘(图 9.15)，肌腱内侧部分可重叠缝合至外侧肌腱上方。这种肩胛下肌腱及关节囊重叠缝合的方法可将肩关节前部结构明显紧缩，以增强肩关节的稳定性。但是，其并发症不容忽视，包括前方紧缩后因增加盂肱关节压力而导致关节炎的发生、外旋角度的部分丢失等。后来，学者们不断对此技术进行改良。改良后的技术将外侧肩胛下肌部分直接与前方关节囊进

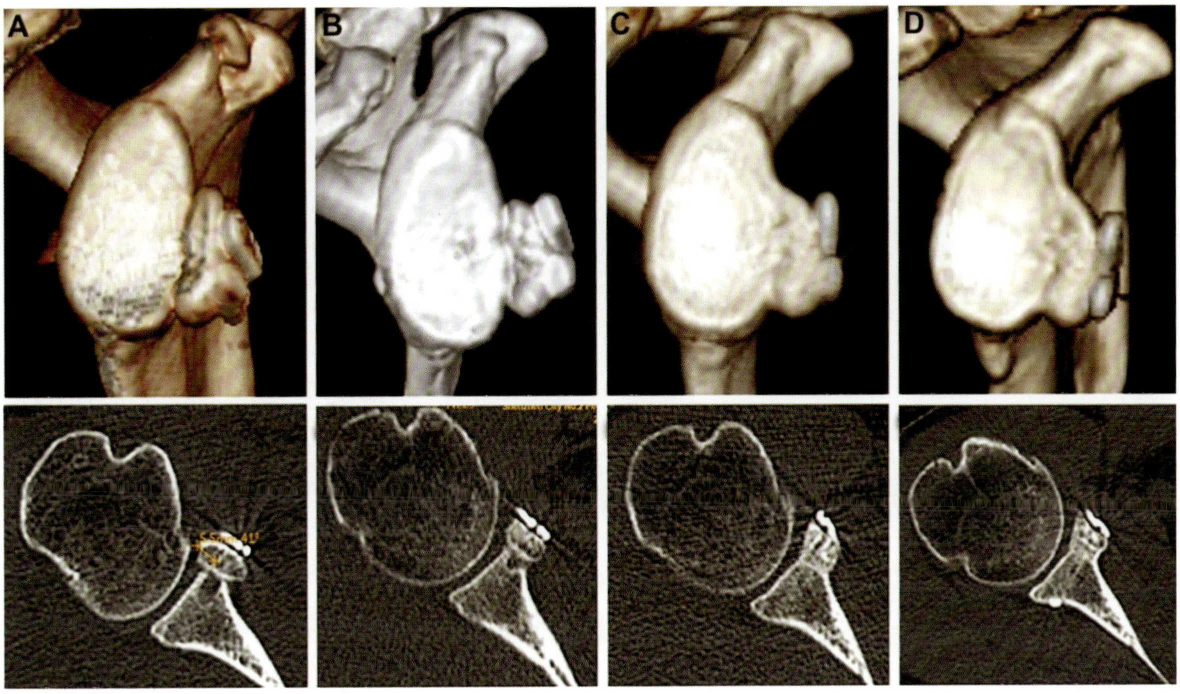

图 9.14　Suture-Button 固定的 Latarjet 技术，术后随访，移植骨块显示出了良好的愈合和再塑形能力。

行缝合（图 9.16）。2020 年，Hiroaki Inui[25]通过对 400 例患者进行回顾性研究，证实改良 Putti-Platt 技术较经典 Putti-Platt 技术能够明显降低盂肱关节骨性关节炎的发生率，同时肩关节活动受限的情况也得到极大的改善。

2.2.6 McLaughlin 手术

肩关节后脱位时，肱骨头前内侧部分与肩胛盂后缘产生撞击，从而导致肱骨头前内侧的压缩性骨折，称为“反 Hill-Sachs”损伤。如果反 Hill-Sachs 损伤较大，将导致肩关节后脱位反复发生。

在复发脱位的患者中，肱骨头前侧缺损较大通常需要手术处理。缺损较小（<20%）时，可将肩胛下肌移位至骨缺损处。缺损较大时（20%），只有将肩胛下肌肌腱连同肱骨小结节一起移位，才能对骨缺损部位进行充分填充，以预防肩关节不稳定的复发。

1952 年，McLaughlin[26]首次提出将肩胛下肌移位至肱骨头前内侧骨缺损处来处理反 Hill-Sachs 损

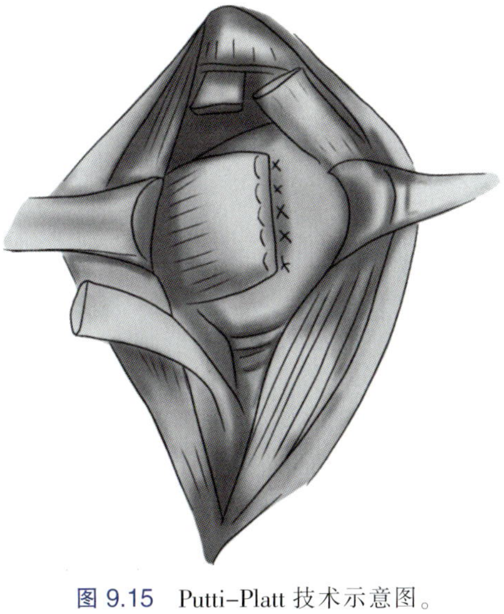

图 9.15　Putti-Platt 技术示意图。

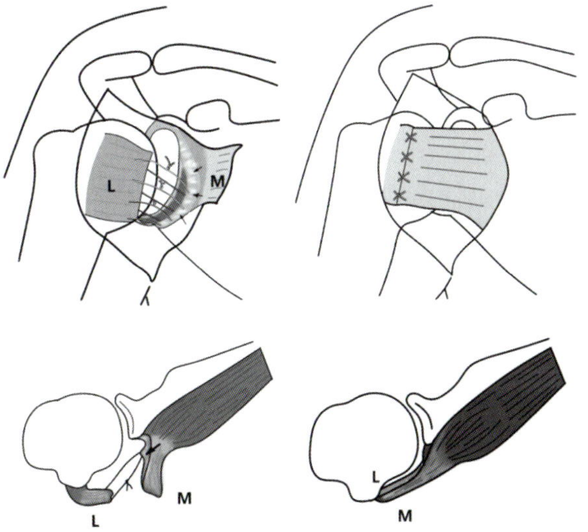

图 9.16　改良的 Putti-Platt 技术示意图。

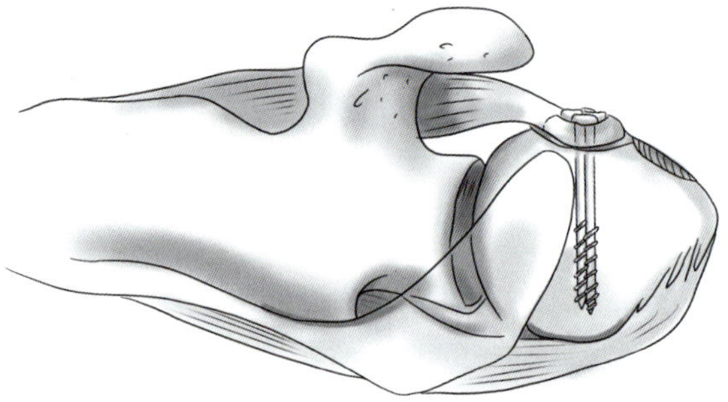

图 9.17 McLaughlin 技术示意图。

伤。Hawkins[27]对 McLaughlin 手术进行了改良，将连着肱骨小结节骨块的肩胛下肌移位至肱骨头前内侧缺损处填充固定，获得了很好的临床疗效（图 9.17）。

2.2.7 盂肱韧带修复手术

肩关节脱位常导致盂肱韧带撕裂。在上肢处于极度外展外旋时，盂肱下韧带在维持肩关节稳定中起到一个“缰绳”的作用。大多数盂肱下韧带撕裂从肱骨侧止点撕脱（HAGL 损伤），或者两侧均有撕脱。HAGL 损伤常合并其他结构的损伤，需要充分的认识并保持警惕，以免漏诊。一旦发现 HAGL 损伤，应进行盂肱韧带修复手术，通过锚钉或穿骨固定的方法将盂肱下韧带重新固定至肱骨止点处（图 9.18）。2016 年，Longo U.G[28]对 HAGL 损伤及修复手术进行了综述研究，发现切开或关节镜下修复可以降低肩关节脱位的复发率，提高患者的满意程度。

此外，在处理肩胛盂倾斜角过大的患者时，有学者采用肩胛颈截骨或肱骨近端截骨的方法进行矫正；处理肩胛下肌薄弱或前方关节囊变性松弛时，有学者采用肌腱移植或胸大肌肌腱转位等方法进行增强。总之，复发性肩关节脱位有诸多影响因素，我们需要评估肩关节脱位的类型、不稳定的方向，并根据体格检查和影像学检查结果准确判断脱位的机制和影响关节脱位复发的因素，从而制订相应的治疗方案。

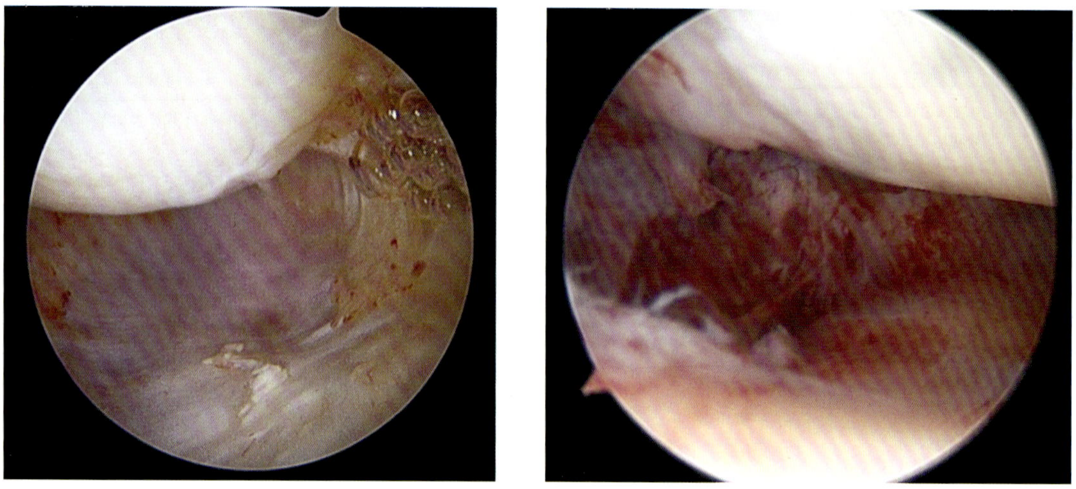

图 9.18 HAGL 损伤的关节镜下表现。

（张青松　周观金）

参考文献

1.Burkhead WZ,Jr.,Rockwood CA,Jr. Treatment of instability of the shoulder with an exercise program. J Bone Joint Surg Am. 1992;74(6):890-896.

2.Neer CS,2nd,Foster CR. Inferior capsular shift for involuntary inferior and multidirectional instability of the shoulder. A preliminary report. J Bone Joint Surg Am. 1980;62 (6):897-908.

3.Wirth MA,Lyons FR,Rockwood CA,Jr. Hypoplasia of the glenoid. A review of sixteen patients. J Bone Joint Surg Am. 1993;75(8):1175-1184.

4.Bankart AS. Recurrent or Habitual Dislocation of the Shoulder-Joint. Br Med J. 1923;2(3285):1132-1133.

5.Rowe CR,Zarins B. Recurrent transient subluxation of the shoulder. J Bone Joint Surg Am. 1981;63(6):863-872.

6.Hurley ET,Manjunath AK,Bloom DA,et al. Arthrosco pic

Bankart Repair versus Conservative Management for First-Time Traumatic Anterior Shoulder Instability—A Systematic Review & Meta-Analysis. Arthroscopy. 2020.

7.Sugaya H,Takahashi N. Arthroscopic Osseous Bankart Repair in the Treatment of Recurrent Anterior Glenohumeral Instability. JBJS Essent Surg Tech. 2016;6(3):e26.

8.Stokes DA,Savoie FH,3rd,Field LD,Ramsey JR. Arthroscopic repair of anterior glenohumeral instability and rotator interval lesions. Orthop Clin North Am. 2003;34(4):529–538.

9.Rowe CR,Patel D,Southmayd WW. The Bankart procedure: a long-term end-result study. J Bone Joint Surg Am. 1978;60(1):1–16.

10.Diaz-Rodriguez B,Martin Guerrero-Rubio T. Treatment of anterior shoulder instability with remplissage for Hill-Sachs injuries and Bankart injury compared to pure Bankart injuries. Acta Ortop Mex. 2019;33(3):162–165.

11.Di Giacomo G, Itoi E,Burkhart SS. Evolving concept of bipolar bone loss and the Hill-Sachs lesion: from “engaging/non-engaging” lesion to “on-track/off-track” lesion. Arthroscopy. 2014;30(1):90–98.

12.Bonnevialle N,Thelu CE,Bouju Y,et al. Arthroscopic Latarjet procedure with double-button fixation: short-term complications and learning curve analysis. J Shoulder Elbow Surg. 2018;27(6):189–195.

13.Boileau P,Bicknell RT,El Fegoun AB,Chuinard C. Arthroscopic Bristow procedure for anterior instability in shoulders with a stretched or deficient capsule: the “belt-and-suspenders” operative technique and preliminary results. Arthroscopy. 2007;23(6):593–601.

14.Latarjet M. [Treatment of recurrent dislocation of the shoulder]. Lyon Chir. 1954;49(8):994–997.

15.Athwal GS,Meislin R,Getz C,Weinstein D,Favorito P. Short-term Complications of the Arthroscopic Latarjet Procedure: A North American Experience. Arthroscopy. 2016;32(10):1965–1970.

16.Jiang C. Arthroscopic Versus Open Latarjet in the Treatment of Recurrent Anterior Shoulder Dislocation With Marked Glenoid Bone Loss: A Prospective Comparative Study: Response. Am J Sports Med. 2018;46(5):NP10.

17.Zhu Y,Jiang C,Song G. Arthroscopic Versus Open Latarjet in the Treatment of Recurrent Anterior Shoulder Dislocation With Marked Glenoid Bone Loss: A Prospective Comparative Study. Am J Sports Med. 2017;45(7):1645–1653.

18.Zhu YM,Jiang C,Song G,Lu Y,Li F. Arthroscopic Latarjet Procedure With Anterior Capsular Reconstruction: Clinical Outcome and Radiologic Evaluation With a Minimum 2-Year Follow-up. Arthroscopy. 2017;33(12):2128–2135.

19.Boileau P,Gendre P,Baba M,et al. A guided surgical approach and novel fixation method for arthroscopic Latarjet. J Shoulder Elbow Surg. 2016;25(1):78–89.

20.Deng Z,Liang D,Zhu W,et al. A pilot study of blood supply of the coracoid process and the coracoid bone graft after Latarjet osteotomy. Biosci Rep. 2019;39(11).

21.Liang D,Kuai S,Li Y,et al. Biomechanical comparative analysis of screw fixation and cortical endo-button fixation in Latarjet procedure for anterior dislocation of shoulder joint. Zhongguo Xiu Fu Chong Jian Wai Ke Za Zhi. 2020;34(5):602–607.

22.Xu J,Liu H,Lu W,et al. Modified Arthroscopic Latarjet Procedure: Suture-Button Fixation Achieves Excellent Remodeling at 3-Year Follow-up. Am J Sports Med. 2020;48(1):39–47.

23.Xu J,Liu H,Lu W,et al. Clinical outcomes and radiologic assessment of a modified suture button arthroscopic Latarjet procedure. BMC Musculoskelet Disord. 2019;20(1):173.

24.Osmond-Clarke H. Habitual dislocation of the shoulder; the Putti-Platt operation. J Bone Joint Surg Br. 1948;30B(1):19–25.

26.Mc LH. Posterior dislocation of the shoulder. J Bone Joint Surg Am. 1952;24 A(3):584–590.

25.Inui H,Nobuhara K. Modified Putti-Platt procedure for recurrent anterior shoulder instability. Int Orthop. 2020;44(6):1123–1129.

27.Hawkins RJ,Neer CS,2nd,Pianta RM,Mendoza FX. Locked posterior dislocation of the shoulder. J Bone Joint Surg Am. 1987;69(1):9–18.

28.Longo UG,Rizzello G,Ciuffreda M,et al. Humeral Avulsion of the Glenohumeral Ligaments: A Systematic Review. Arthroscopy. 2016;32(9):1868–1876.

第 10 章

Latarjet 手术截骨后喙肩韧带、胸小肌、肩胛骨改变研究进展

1 概述

复发性肩关节前脱位合并大于 20%的关节盂骨性缺损时，Latarjet 手术是一个成功的治疗选择。目前实验和临床研究正致力于进一步定义并扩大 Latarjet 手术的适应证，同时，越来越多的学者正逐步深入探究 Latarjet 手术的非解剖重建对正常解剖结果改变的影响。

开放和关节镜下 Latarjet 手术越来越多地被用于治疗复发性肩关节前方不稳定，并被推荐用于治疗如关节盂骨缺损、软组织稳定术后复发，或者具有高复发风险的特殊患者[1-4]。Latarjet 手术的特点是：解离胸小肌的喙突止点，切断喙肩韧带及喙肱韧带，喙突水平部拐点处截骨，并与联合腱一起从劈开的肩胛下肌移位到前关节盂。长期随访结果表明，该技术可以获得良好的关节功能，而且复发率极低。

临床和生物力学研究报道了该手术的相关并发症[5-7]。例如，Stefano 等人研究发现，Latarjet 术后患者可能出现 SICK 综合征，即肩胛骨移位、内侧下缘突出、喙突疼痛及肩胛骨运动障碍[8]；因此，人们仍然担心 Latarjet 手术改变正常解剖结构后所引起的潜在负面影响，特别是胸小肌分离、喙突与联合腱移位和肩胛下劈裂等引起的并发症。然而，目前关于胸小肌止点剥离后的影响、术后联合腱的解剖学及生物力学改变、术后肩胛骨运动学改变、术后肩胛下肌脂肪浸润情况等诸多方面尚缺乏深入研究。基于此，本章将从解剖学、生物力学及运动学方面对 Latarjet 术后胸小肌、喙肩韧带、肩胛骨及肩胛下肌等改变进行系统综述，为后续研究提供参考。

2 胸小肌、联合腱及肩胛骨

胸小肌位于胸大肌深部，起自第 3~5 肋骨前面，止于喙突内侧缘(在胸小肌发生变异的情况下，胸小肌腱可能穿过喙肱韧带)，是唯一一个起止点都在肩胛骨前面的肩胸关节肌肉[9]。胸小肌可牵拉肩胛骨，致外侧角下降并内旋，极度呼吸困难时能上牵肋骨辅助呼吸。在健康个体中，随着手臂抬高，肩胛骨主动上旋、外旋和后倾，肩胛骨会被动牵拉，此时胸小肌的过度张力可以抵抗这些正常的肩峰运动，因此它也被认为是手臂抬高过程中肩胛骨运动必要的拮抗肌。此外，胸小肌还协同前锯肌及下斜方肌参与肩胛骨的运动及稳定，这对于肩胛骨的稳定和活动起重要作用[10]。其缺如后的改变将在下文介绍。

喙肱肌和肱二头肌短头在喙突尖端有共同起点，称为联合腱。喙肱肌远端止于肱骨骨干内侧表面的中间 1/3 处，起到屈肘和内收上臂的作用；肱二头肌短头远端止于桡骨粗隆和肱二头肌腱膜，并与肱二头肌的长头相结合，参与前臂的屈曲和旋后[11]。

肩胛骨在肩部的各种运动范围、不同负荷和不同任务中，在帮助建立盂肱关节动态稳定性方面起重要作用。胸小肌的切断可以改变肩胛骨的运动轨迹，减少内旋、前倾及下移，从而可能改变肩胛盂与肱骨头的接触，对肩关节的稳定起到一定的影响。理论上，胸小肌肌腱的解离会减少肩胛骨前倾斜度，

从而形成Ⅲ型肩胛骨运动障碍，胸小肌的切断与联合腱向量的改变在局部解剖学上可能会改变拮抗肌群之间的平衡。Cerciello 等人[12]研究发现，在 Latarjet 术后早期，胸小肌的解离和联合腱起点的改变可能导致拮抗肌群之间失去平衡，但术后 45 天和 6 个月时，CT 扫描上肩胛骨在胸部的相对位置与对照组相比没有差异，说明人体代偿能力较强大，但具体生物力学机制有待进一步研究。

Stefano Carbone 等人[13]研究发现，Latarjet 术后 20 个月时，20%的患者的肩胛下内侧角突出并伴有肩胛骨Ⅰ型运动障碍，虽然这种运动障碍并不影响肩关节日常活动与生活，但其对肩关节最终的影响还需要长期观察。研究发现，Latarjet 术后肩胛骨过度前倾会减少肩峰下间隙，从而增加潜在的软组织压迫与损伤的可能性[14]。但最近的研究发现，弹性固定 Latarjet 术后 5 年，肩峰下间隙并没有减少，部分病例反而有所扩大。

Latarjet 手术需要离断肱二头肌肌腱短头，并利用其悬吊效应来恢复盂肱关节的稳定性。Edmonds 等人的一项计算机模拟研究表明，肌肉附着点的较小位移会导致强度显著降低[15]。但是，Castoldi 等人[16]的研究发现，Latarjet 术后并不会改变大部分肱二头肌的“解剖学”外形，说明肱二头肌肌腱长头基本代偿了肱二头肌的全部功能。赵金忠教授创新了“肱二头肌肌腱双吊带技术”，即将肱二头肌肌腱长、短头均穿过肩胛下肌腱并固定在前方关节盂，以治疗顽固性肩关节脱位。该手术治疗效果良好，说明肱二头肌腱全部止点转位并不会影响其正常功能。

肌皮神经从喙肱肌的肌腹穿过，Latarjet 手术分离联合腱时可能会影响甚至损伤其解剖结构。Freehill 等人研究了喙突移位手术后神经解剖学的变化，发现术后肌皮神经的位置发生变化，而喙肱肌与肱二头肌的功能不受影响，说明肌皮神经在喙肱肌传入处有一定的可塑性，该特点在关节镜下 Latarjet 术后可以明显看到。但是，Latarjet 术后进行同等活动度和强度的基本生物力学原理仍需要进一步研究。

一项有关 Latarjet 手术后悬吊机制的生物力学研究显示，如果对联合腱施以载荷，那么在外展 90°的情况下，总体旋转能力会显著丧失。但到目前为止，大部分文献结果均显示 Latarjet 术后外旋受限程度要好于经典的 Bankart 修复术。因此，Latarjet 术后肩关节外旋受限仍需要进一步的双盲对照研究。

3 喙肩韧带(CAL)

CAL 曾被描述为从肩峰前外侧下表面向下延伸至喙突外侧缘的扁平三角形韧带，而 Chahla 等人[17]研究发现，CAL 由前束及后束组成，前束与联合腱止点外侧相邻，后束与斜方韧带前外侧相邻，远端分别位于肩峰前外侧和前内侧的下方[17,18]。CAL 与肩峰下方和肩胛骨喙突一起形成喙肩弓，限制肱骨头前上移位。CAL 的全长是高度纤维软骨化的，有未钙化和钙化的纤维软骨区作为一条张力带。胸小肌和联合肌腱施加在喙突上的力被传递到 CAL 和喙肩弓。CAL 也可以通过肩胛骨传递负荷。由胸小肌和联合腱施加在喙突上的力通过 CAL 传递到肩峰，而三角肌和斜方肌对肩峰施加的力又受 CAL 作用所限制，但临床意义尚不明确，CAL 似乎是肩带内的一个动态支撑。考虑到 CAL 内机械感受器的高密度，可以合理地假设它是一个感觉器官，可提供传入静态和动态的本体感觉信号。Pacinian 小体可测量运动过程中肩部的加速度，而 Ruffini 和高尔基肌腱感受器能提供有关静态位置和关节旋转角度的信息。本体感觉信息可能与其他机械感觉反馈相结合，形成影响肩部肌肉张力的反馈环。事实上，直接电刺激 CAL 已被证明能够抑制肩部肌肉的自主控制[19]。由于 CAL 韧带和肩关节囊周围其他韧带的拉伸强度相对较弱且经常受到巨大的应力，因此动态肌肉控制对于维持关节稳定性和防止功能性肩峰下撞击至关重要。

生物力学和临床研究表明，CAL 松解后增加了肱骨头前移和上移量。Budoff 等人[20]最近强调，CAL 切除和肩峰成形术导致肩袖需要增加 25%~30%的力量以维持正常的肩胛盂生物力学。不仅如此，完整的喙肩韧带被认为与喙肱韧带相互作用，为前上移位提供约束，而喙肩韧带切除术已被证明在严重的肩袖损伤患者中会增加前上方不稳定[21]。

不过这些研究主要集中在肩袖缺损或有撞击症状的肩关节上。经典的开放 Latarjet 手术是将喙肩韧带残端与前下方关节囊缝合，而目前的关节镜下Latarjet手术则是将CAL直接切断。Degen等人[22]的研究也证明Latarjet术后肱骨头上移有所增加；而同种异体骨移植后肱骨头上移与正常对照组并没有差异。已经有研究发现，弹性固定Latarjet术后5年，肱骨头无明显上移，甚至有所下降，原因可能与联合腱加载后肩胛下肌腱与联合腱的限制有关。

4 喙肱韧带(CHL)

CHL是关节外的囊状结构，起着加强肩胛盂肱关节上部关节囊的作用。其近端广泛附着在喙突的下侧，主体在喙肩韧带的后下方，向外和向下延伸，同时向前下经冈上肌及肩胛下肌之间，其纤维至关节囊并与大小结节间的肱骨横韧带相连。韧带的后部与盂肱关节囊紧密相连；而其前缘和上缘是游离的。CHL是关节囊的增厚部分，可加强关节囊的上部、限制肱骨外旋转并避免肱骨向上脱位。CHL、盂肱上韧带(SGHL)和部分前关节囊组成了肩袖间隙(RI)。CHL不仅可以限制肩关节的外旋、内收和向下运动，而且可以在盂肱关节±30°屈伸范围内保持一定的张力。Wellmann等人[23]的研究也证明喙肱韧带在维持肩关节稳定性方面发挥了重要作用。

Latarjet手术中CHL的损伤很少被提及，并存在一定争议。因为不少人认为CHL的起点在喙突基底部的外侧缘，与喙锁韧带的起点最远端相邻，为了保护喙锁韧带，一般喙突截骨喙锁韧带以远。不过回顾解剖学我们发现，Arai等人的解剖学研究发现CHL起于喙突的水平部和基底部，而一些研究发现喙突上韧带的附着点CHL恰好在喙肩韧带后束的正下方。虽然关于喙锁韧带的直接测量较少，不过Chahla等人[24]发现从喙突尖端到CAL后束附着点的平均距离为24.8mm，其他作者测量的喙突尖端至CAL后束起始处的平均距离为20.4mm。然而，唐康来等人[25]测量的距离为(12.0± 4.4)mm~(4.0~19.2)mm，这可能和亚洲人喙突相对较小有关。此外，在实施传统Latarjet手术时，截取的喙突骨块应尽可能大，以减少植骨不愈合和骨折等并发症；而实施Walch推荐的开放Latarjet手术时，为了安全地将两枚4.5mm螺钉插入植骨中，喙突骨移植长度必须超过25mm。有研究报道，没有喙锁韧带损伤的喙突移植的有效骨移植长度，男性为28.5mm，女性为26.4mm[26]。连建强等人[27]报道蒙古族男性尸体喙突骨移植的平均长度为23.9mm，并建议国内安全截骨量为(23.93±2.32)mm。因此，我们不难发现，进行喙突截骨时极有可能损伤CHL，而手术中截取的喙突骨块越大，损伤CHL的可能性就越大。从这个角度来看，弹性固定Latarjet手术需要截取的喙突长度约为18mm，可以较好地保留CHL，这可能是弹性固定Latarjet手术的又一个优势。

理论上，CHL切除会增加肱骨外旋；但是，Kuhn等人[28]的研究证实，切断CHL可使外旋角度增加8.6°。不过Kephart等人的研究中改良Bristow手术的平均外旋角度增加6.9°，而Payne等人的研究中Latarjet手术的外旋角度平均增加27.4°、单独联合腱移位的外旋角度平均增加8.5°。这种差异是由Latarjet手术中获取较大部分的喙突时切断CHL造成的。然而，这些都是尸体研究获得的结果，与很多临床研究相矛盾。An等人计算Latarjet手术平均外旋减少20.9°。最近，Garcia Jr等人系统回顾了多个研究中心243例行Latarjet手术的病例，平均外旋减少11.70°。临床上发现的外旋减少可能是损伤的CHL在愈合过程中形成的后续瘢痕的结果。Latarjet手术中CHL损伤情况及生物力学改变，将有助于进一步研究Latarjet手术旋转运动范围的差异。但总的来说，与肩关节反复脱位所致的肩关节损伤相比，Latarjet手术后的代偿改变孰重孰轻显而易见。

5 肩胛下肌

肩胛下肌位于肩胛骨前面，呈三角形，是强有力的肩关节内旋肌，前与前锯肌相贴，纤维斜向外上止于肱骨小结节、小结节嵴及肩关节囊前壁。其收缩时主要内收、内旋肱骨。作为肩袖的重要组成部分，肩胛下肌不仅限制盂肱关节的活动、维持肩关节力偶平衡，还是肩关节的被动稳定器。当肱骨头向前下方过度移位时，肩胛下肌纤维紧张收缩，以防止肱骨头向前下方脱位，并保护肩关节前方的稳定性；根据其羽状肌的特点，起到被动限制肩关节外旋的作用。

Latarjet 手术的稳定机制主要是联合肌腱与肩胛下肌腱下部之间的相互作用，完整的肩胛下肌腱是 Latarjet 手术成功的先决条件，存在肩胛下肌腱缺损时易导致 Latarjet 手术失效。然而，为了转移喙突不得不劈开肩胛下肌，对肩胛下肌的不当侵袭可能导致肌肉萎缩和肩部肌肉失衡，甚至要破坏对盂肱关节最重要的动态稳定器。Walch 等人[29]建议在肩胛下肌中间进行劈开，以最大限度地提高悬吊效果，并在过度松弛的情况下增加稳定性。这就强调了骨块下方较大的肩胛下肌体积的预期作用，理论上应该会加强悬吊效果。然而，没有临床研究证实骨块下方肩胛下肌的体积大小与术后稳定性呈正相关，而且也未发现其大小与外旋受限、脂肪浸润或喙突移植物错位正相关的证据。不过，最近的研究发现，骨块下方肩胛下肌体积过大，可能是导致骨块无法固定到满意位置的重要原因。

先前的研究报道 Latarjet 术后暂时性内旋（IR）和外旋（ER）强度降低（Dauty 等人，2007；Amako 等人，2008；Edouard 等人，2012）。然而，除了这一力量不足之外，术后还有一个暂时性肌肉抗疲劳缺陷（即更高的疲劳性），尤其是 IR。事实上，与所有其他评估时间相比，在术后 3 个月观察到更高的性能降低对 IR 有显著意义。这种暂时性力量不足和疲劳性增加更可能与手术后的条件［失用性萎缩、术后疼痛、活动范围受限、恐惧和（或）焦虑］有关，而与手术技术（侵犯肩胛下肌）无关。随着时间的延长，在对肩胛下肌腱干扰尽量少的情况下（技术足够熟练），这种性能降低会逐渐消失。在这方面，法国的 Pascal 采用的直接撑开法[2]、陆伟采用的由内向外劈开法可能具有优势[3]。

在 Maria Valencia 进行的关节镜下 Latarjet 术后肩胛下肌研究中，没有发现肩胛下肌撕裂或肌肉萎缩的迹象。然而，与对侧臂相比，抬离试验有所减弱且最大内旋角度有所降低；Caubere 等人在接受开放 Latarjet 手术的 20 例患者中发现了类似的结果。他们发现，与健康肩相比，内、外旋肌力下降，但手术臂的最大激动肌力、拮抗肌力比率没有下降。与健康肩相比，内旋肌群的疲劳性显著增加。通过 MRI 评估肩胛下肌：所有患者均无肌肉萎缩，部分轻度脂肪变性（1 期）。作者还发现，肩胛下肌腱单位的延长和变薄是由肩部反复创伤性损伤并反复发作不稳定造成的。

Latarjet 术后 MRI 可见肩胛下肌裂开附近存在瘢痕组织，而不是失神经支配的改变。然而，随着手术技术的不断进步，很多学者均发现了 Latarjet 术后没有发现的肩胛下肌萎缩。当然，进一步的研究还需要对脱位前及手术前的大数据进行对比。最近的研究发现，关节镜下平面存在很大程度的视觉差异，肩胛下肌腱劈开要达到其中下 1/3 平面，建议采用由内向外的方法较为准确。

6　喙突及其他

肩部手术一个最基本的原则是采用喙突外侧入路，以避免损伤重要的内侧神经血管结构。Latarjet 术后喙突移位不仅给以后的肩部手术定位增加了难度，而且部分患者会出现截骨处疼痛。此外，由于喙突本身的转移，肌皮神经和腋神经的位置也会发生改变，两条神经还可能相互重叠，未来对任何一条神经的识别将变得模糊。

喙突的大小限制了可修复的关节盂大小，而关节盂缺损较小可能导致移植的喙突过大，关节盂的骨阻挡修复过大可能引起局部疼痛，修复不足可能影响稳定性的恢复。缺损的关节盂表面缺乏软骨，而移植的喙突并没有软骨，这为术后骨关节炎的发生提供了可能性。Hintermann 等人[30]的研究认为，带血管的自体移植物有可能恢复关节表面软骨并有利于形成纤维软骨，但不会发生移植物塌陷或吸收。Auffarth 等人[31]报道了髂骨移植重建肩胛盂后的形态学和组织学分析，他们对 2 例患者进行了组织活检，结果显示移植物的关节侧覆盖着透明状软骨。Takubo Y 等人[32]研究 1 例喙突转移术后喙突表面的组织学检查结果：关节侧显示组织中有纤维软骨。David L.等人的研究证实，位于移植喙突关节侧表面的细胞具有纤维软骨特性，即软骨增殖的能力。这是因为移植的喙突保留了骨膜覆盖，而这些骨膜组织的细胞可能有分化为纤维软骨的潜力，从而保护肱骨头表面免受磨损。深圳大学第一附属医院报道，移位喙突关节侧在二次探查中发现透明软骨样组织完全覆盖的现象。该现象还需要增加病例进行活检证实。

此外，一些研究发现，在Latarjet翻修手术中可见肩峰下或三角肌下间隙存在一条组织带，位于肩峰尖端和重新定位的联合腱或二头肌短头之间。这一观察表明，随着时间的推移，联合肌腱或CAL可能经历一个重塑过程。而Micha Podgórski等人发现，肱二头肌短头起源的形态比一般描述的要复杂，包括覆盖肌腹的腱膜成分和延伸至喙肩韧带的腱膜，并将其命名为肱二头肌近端腱膜。该结构可能起到压缩肩峰下/三角肌下滑囊的作用，并保护冈上肌腱在肩峰下间隙内的活动。Latarjet手术中的肱二头肌短头移位使其与喙肩韧带的腱膜连接部分被分离或牵拉。这种改变的影响尚不清楚，应在冈上肌撞击的情况下进一步研究，但可能会引起冈上肌撞击，这种撞击可能与腱膜的支持作用丧失、腱膜被切开或腱膜拉伸导致的摩擦力增加有关。此外，与联合腱一样，移位喙突具有较强的维持肩关节功能的能力。

7 总结

经过半个多世纪的发展，特别是关节镜下Latarjet术的发展，Latarjet手术技术愈发成熟。不过随着该手术的普及，螺钉并发症的发生率也随之增加，Griesser等人报道Latarjet术后并发症的发生率为30%。为了降低并发症的发生率，还需要研究Latarjet术后胸小肌、联合腱、喙肩韧带、喙肱韧带及肩胛下肌等的解剖改变，探索肩胛骨的运动变化，以及动态生物力学改变和组织学变化，从而为Latarjet手术的进一步发展提供理论支持。Pascal于2012年开创了弹性固定Latarjet术后，近年有连续的相关文章发表[2]。国内多篇SCI与核心杂志论文证实，优化后的袢弹性固定完全避免了螺钉固定的并发症，且术后愈合塑性完好，未发现明显并发症，可进行长期随访研究。

（吴术红　代飞）

参考文献

1.Burkhart SS, De Beer JF, Barth JRH, et al. Results of modified Latarjet reconstruction in patients with anteroinferior instability and significant bone loss. Arthroscopy 2007;23(10):1033-1041.

2.Pascal Boileau1, Patrick Gendre, Mohammed Baba. A guided surgical approach and novel fixation method for arthroscopic Latarjet. J Shoulder Elbow Surg. 2016;25(1):78-89.

3.Xu J, Liu H, Lu W. Modified Arthroscopic Latarjet Procedure: Suture-Button Fixation Achieves Excellent Remodeling at 3-Year Follow-up. Am J Sports Med. 2020;48(1):39-47.

4.Yamamoto, N, Muraki, T, An, K.N, Sperling, J.et al. The Stabilizing Mechanism of the Latarjet Procedure: A Cadaveric Study. The Journal of Bone and Joint Surgery. 2013;95(15), 1390-1397.

5.Barrett Payne W, Kleiner MT, McGarry MH, Tibone JE, Lee TQ.Biomechanical comparison of the Latarjet procedure with and without a coracoid bone block. Knee Surg Sports Traumatol Arthrosc.2016 24(2):513-520.

6.Boileau P, Mercier N, Roussanne Y, Thélu C-é, Old J. Arthroscopic Bankart-Bristow-Latarjet procedure: the development and early results of a safe and reproducible technique. Arthroscopy. 2010;26(11):1434-1450

7.Burkhart SS, De Beer JF, Barth JRH, Cresswell T, Criswell T, Roberts C, Richards DP.Results of modified Latarjet reconstruction in patients with anteroinferior instability and significant bone loss. Arthroscopy. 2007;23(10):1033-1041

8.Carbone, S., Postacchini, R., Gumina, S.Scapular dyskinesis and SICK syndrome in patients with a chronic type III acromioclavicular dislocation.Results of rehabilitation. Knee Surgery, Sports Traumatology, Arthroscopy. 2015;23 (5), 1473-1480.

9.Rockwood CA, Matsen FA. In: Rockwood and Matsen's the shoulder. 4th ed. Philadelphia, PA: Saunders. 2009.

10.Kibler WB, Chandler TJ, Shapiro R, Conuel M.Muscle activation in coupled scapulohumeral motions in the high performance tennis serve. Br J Sports Med. 2007;41:745-9.

11.Standring S, Gray H., Livingstone C, et al. Gray's anatomy: the anatomical basis of clinical practice.40th ed. Edinburgh, Scotland: Churchill Livingstone. 2008;21(5):124-129.

12.Cerciello S, Edwards TB, Cerciello G, Walch G. Scapular position after the open Latarjet procedure: results of a computed tomography scan study. J Shoulder Elbow Surg. 2015;24(3):199-202.

13.Carbone, S, Moroder, P, Runer, A, Resch, H., Gumina, S., & Hertel, R.Scapular dyskinesis after Latarjet procedure.Journal of Shoulder and Elbow Surgery. 2016;25(3), 422-427.

14.Borstad, JD, Ludewig, PM. The effect of long versus short pectoralis minor resting length on scapular kinematics in healthy individuals. Journal of Orthopaedic & Sports Physical Therapy. 2005;35(6),227–238.

15.Edmonds EW, Santago AC,Saul KR. Functional loss with displacement of medial epicondyle humerus fractures: A computer simulation study. J Pediatr Orthop. 2015;35(5): 666–671.

16.Castoldi F,Rossi R,Lollino N,Renzulli F,Berrino E,Rossi P.Coracoid transfer in Bristow-Latarjet procedure: does it modify the biceps muscle? Knee Surg Sports Traumatol Arthrosc. 2008;16:81–5.

17.Chahla,J,Marchetti,D.C,Moatshe,G,et al. Quantitative Assessment of the Coracoacromial and the Coracoclavicular Ligaments With 3-Dimensional Mapping of the Coracoid Process Anatomy: A Cadaveric Study of Surgically Relevant Structures. Arthroscopy. 2018;34(5):1403-1411.

18.Fealy S,April EW,Khazzam M,Armengol-Barallat J,Bigliani LU. The coracoacromial ligament: morphology and study of acromial enthesopathy.J Shoulder Elbow Surg. 2005;14:542–548.

19.Diederichsen LP,Norregaard J,Krogsgaard M,Fischer-Rasmussen T,Dyhre-Poulsen P. Reflexes in the shoulder muscles elicited from the human coracoacromial ligament. J Orthop Res. 2004;22:976–983.

20.Budoff J,Lin C,Hong C,Chiang F,Su W. The effect of coracoacromial ligament excision and acromioplasty on the amount of rotator cuff force production necessary to restore intact glenohumeral biomechanics. J Shoulder Elbow Surg. 2016;25:967–972.

21.Wellmann M,Petersen W,Zantop T,Schanz S,Raschke MJ, Hurschler C. Effect of coracoacromial ligament resection on glenohumeral stability under active muscle loading in an in vitro model. Arthroscopy. 2008; 24 :1258–1264.

22.Degen RM,Giles JW,Boons HW,Litchfield RB,Johnson JA,Athwal GS. A biomechanical assessment of superior shoulder translation after reconstruction of anterior glenoid bone defects: The Latarjet procedure versus allograft reconstruction. Int J Shoulder Surg. 2013;7(1):7–13

23.Wellmann M,Blasig H,Bobrowitsch E,et al. The biomechanical effect of specific labral and capsular lesions on posterior shoulder instability. Arch Orthop Trauma Surg. 2011; 131(3): 421–427.

24.Chahla,J.,Marchetti,D.C.,Moatshe,G. Quantitative Assessment of the Coracoacromial and the Coracoclavicular Ligaments With 3-Dimensional Mapping of the Coracoid Process Anatomy: A Cadaveric Study of Surgically Relevant Structures. Arthroscopy. 34(5),1403–1411.

25.杨会峰,唐康来,李建福. 喙肱韧带的解剖测量及其临床意义:中国临床解剖学杂志[J]. 2008(03):268–270.

26.Plancher KD,Petterson SC,Walch G.Open Latarjet: a reliable,successful method to prevent recurrence in the presence of bony defects.Oper Tech Sports Med. 2013;21:238–245.

27.连建强.肩关节前方不稳定:中国人 Latarjet 术的应用解剖研究[D].山东大学.2018.

28.Kuhn JE,Bey MJ,Huston LJ,Blasier RB,Soslowsky LJ. Ligamentous restraints to external rotation of the humerus in the late-cocking phase of throwing. A cadaveric biomechanical investigation. Am J Sports Med. 2000;28(2):200–205.

29.Plancher KD,Petterson SC,Walch G. Open Latarjet: a reliable,successful method to prevent recurrence in the presence of bony defects. Op Tech Sports Med. 2013;21(4): 238–45.

30.Hintermann B,Wagener J,Knupp M,Schweizer C,Schaefer DJ.Treatment of extended osteochondral lesions of the talus with a free vascularised bone graft from the medial condyle of the femur. Bone Joint J. 2015;97(9):1242–1249.

31.Auffarth A,Resch H,Matis N,et al. Cartilage morphological and histological findings after reconstruction of the glenoid with an iliac crest bone graft.Am J Sports Med.2018;46(5): 1039–1045.

32.Takubo Y,Nakagawa H,Kurokawa M. Arthroscopic findings after modified Bristow procedure with a capsulo-labral reconstruction of the anterior capsule. Shoulder Joint. 2007;31(2):287–290.

表 11.1 Micro-CT 扫描参数设定

Micro-CT 类型	曝光时间(ms)	旋转步骤(deg)	电压(kV)	电流(μA)	像素大小(μm)	过滤(mm)
Skyscan 1176	298	0.500	90	278	17.40	Cu0.1

2.2 数据采集

利用 Data-Viewer 软件重建所扫描标本的矢状面、冠状面及横断面图像。对于完整组的扫描图像，由于喙突为一形状不规则的骨结构，可在二维冠状位片上近似地将其分为内、外、上、下四个侧面。利用 Data-Viewer 软件分别在三个方向逐层查看完整喙突在 4 个侧面的滋养孔数目，并利用 CT-analyser 软件测量其直径，做好记录以分析完整喙突在各表面的血运特点及差异情况。随后以同一对新鲜标本的左右两侧进行配对，一侧作为完整组，一侧作为截骨组。利用 CT-analyser 软件计算喙突尖沿冠状面 20mm 长的骨质内的骨体积、动脉体积及动脉体积密度(对比剂体积/骨质体积)，以同一对样本中完整组的数值类比截骨前的血供情况，另一对截骨组的数值类比截骨后骨块的血供情况，比较 Latarjet 手术截骨前后骨块血运变化的具体情况。

2.3 统计学分析

采用 SPSS 21.0 软件(IBM，Rochester，MN)进行统计学分析。先通过 Shapiro-Wilk 检验数据是否符合正态分布；正态分布结果采用均值±标准差表示，偏态分布结果采用中位数表示。统计检验前先进行方差齐性检验。对于配对样本，两组间数据若为符合正态分布的连续数据，则采用配对 t 检验；若为离散数据或者小样本量研究，则采用 Wilcoxon 符号秩检验。两个独立样本的比较则采用 t 检验。$P<0.05$ 具有统计学意义。

3 结果

3.1 防腐标本大体观察结果

在本研究的 5 具防腐肩关节标本中，喙突主要由胸肩峰动脉及腋动脉第二段发出穿支血管营养。胸肩峰动脉通常从腋动脉的第一段发出，经胸小肌内侧向外上走行，并逐渐分为胸肌支、三角肌支和肩峰支。其中 4 具标本肩峰支走行于喙突上表面时，发出穿支血管从喙突的上方穿入，并营养喙突水平部的上表面(图 11.2)。1 具标本未见肩峰支对喙突具有营养作用。2 具(2/5)防腐标本可见腋动脉第二段发出分支血管，该穿支血管向外上走行过程中，肩胛下肌与喙突下表面从喙突下侧壁穿入喙突（图 11.3 和图 11.4）。

3.2 防腐标本切片结果

5 具防腐标本所取下的联合腱-喙突界面制作成的组织病理切片显示，联合腱内有丰富的血管腔样结构，但是所有切片的喙突尖骨皮质均完整，未发现有血管腔样结构穿入喙突骨皮质对喙突进行营养(图 11.5)。

3.3 Micro-CT 图像和三维重建分析

3.3.1 完整组喙突血运的 Micro-CT 表现

通过对新鲜肩关节标本进行对比剂灌注和 Mi-

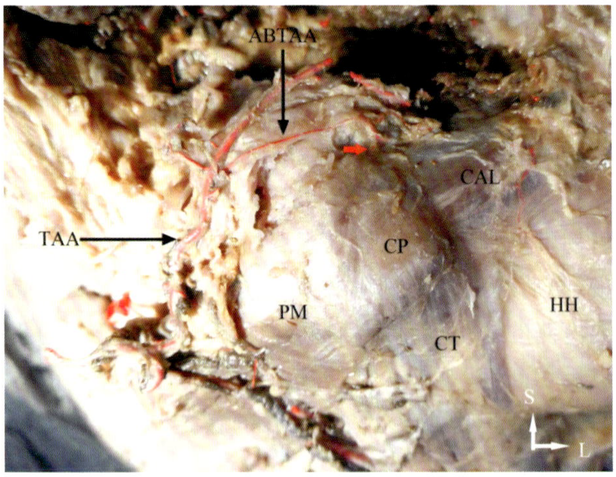

图 11.2 1 具左肩防腐标本的喙突及其邻近结构的前上侧图。箭头示胸肩峰动脉营养喙突上表面的小分支。CP，喙突；PM，胸小肌；CT，联合腱；CAL，喙肩韧带；HH，肱骨头；TAA，胸肩峰动脉；ABTAA，胸肩峰动脉肩峰支。

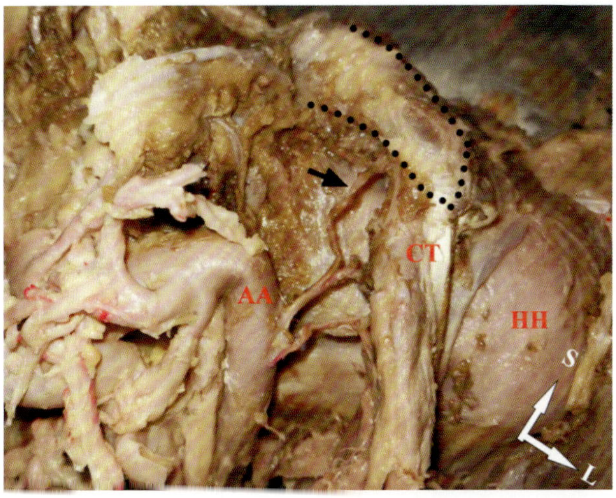

图 11.3　1 具左肩标本的喙突及联合腱的内侧观，图示该标本的胸小肌已被切除。箭头示腋动脉第二段发出的营养支营养喙突的下侧壁，并发出部分分支营养喙肱肌及肱二头肌。圆点区域描绘出喙突的位置。CT，联合腱；AA，腋动脉；HH，肱骨头。

cro-CT 扫描，并对所获得的图像进行重构和三维重建，可以清晰显示喙突的骨质结构和相关营养血管穿入喙突皮质的分布情况。将三维重建后的图像与防腐标本解剖中观察到的血管来源及走行进行匹配，可以判断该支营养喙突的血管的具体来源。

• 完整组：血管造影结果显示，该右肩喙突标本骨质内部分微血运灌注良好，骨外穿支血管穿入骨质的部位清晰可见；骨质显示清楚，骨质与动脉内对

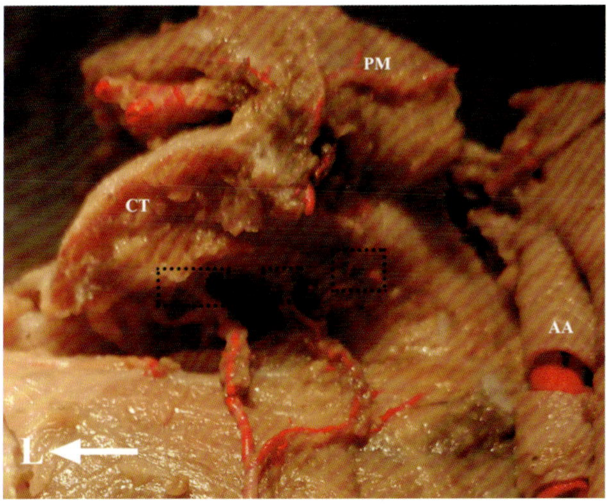

图 11.4　1 例右肩标本的喙突下面观，联合腱已被切除用以暴露喙突下侧面，矩形区域示该营养动脉穿入喙突下侧壁的情况。CT，联合腱；PM，胸小肌；AA，腋动脉。

比剂对比明显；肩胛上动脉分支、腋动脉第二段分支相互吻合，并分别穿入喙突的骨皮质，但此例标本并未发现防腐标本中发现的胸肩峰动脉分支在喙突上表面对喙突存在营养动脉。有趣的是，此标本显示了一组来源不明的动脉穿支从喙突垂直部的外侧穿入喙突。此动脉在其他 7 具新鲜标本的 Micro-CT 图像中均未发现，且既往的防腐标本研究中未见相关报道。所有标本的喙肩韧带、喙肱韧带在喙突上对应的空间位置均未发现对比剂显影的穿支血管；联合腱、胸小肌所对应的止点位置可见丰富的血管网，但联合腱中显影的血管网并未穿入喙突尖皮质（图 11.6）。

3.3.2 截骨组喙突血运的 Micro-CT 表现

在 8 具与完整组配对的截骨组标本中，1 具左侧截骨组标本灌注时血管破裂，导致造影成像质量不佳，但仍可发现经截骨、移位处理后的移植物联合腱血管网较丰富，并可见一支联合腱来源的血管从喙突下表面穿入移植骨块（图 11.7）。另外 7 具标本的 Micro-CT 重建图像也可观察到联合腱血管网较丰富，但均未发现从联合腱走行而来的微动脉经喙突上联合腱止点穿入移植骨块。

3.3.3 完整喙突滋养孔分布特点

通过 DataViewer 软件重建 8 具完整喙突的矢状位、冠状位及横截面图像，以查看滋养孔相关的数据。喙突冠状位图像可见该微血管穿入喙突骨皮质的情况，利用 CTAn（Skyscan 提供）可测量其各侧面的滋养孔数量、直径及面积大小。由于样本量较小，应采用 Wilcoxon 符号秩检验比较同一例喙突标本中内外侧及上下侧的滋养孔差异。8 具标本的滋养孔特点包括：内侧面的滋养孔为（3.50±0.93）个，外侧面的滋养孔为（2.10±0.64）个。Wilcoxon 符号轶检验显示，$Z=-2.414$，$P<0.05$，差异有统计学意义；同样采用 Wilcoxon 符号轶检验分析上下表面的滋养孔数目差异。因为该实验的上下表面滋养孔数据通过 Shapiro-Wilk 正态性检验得出，该组数据不符合正态分布，因此应采用中位数来描述上下表面的滋养孔数目。结果提示，上表面滋养孔中位数为 2.00，下表面滋养孔中位数为 4.50，差值的中位数为 2.00，$P<0.05$ 具有统计学意义，说明上表面滋养孔比下表

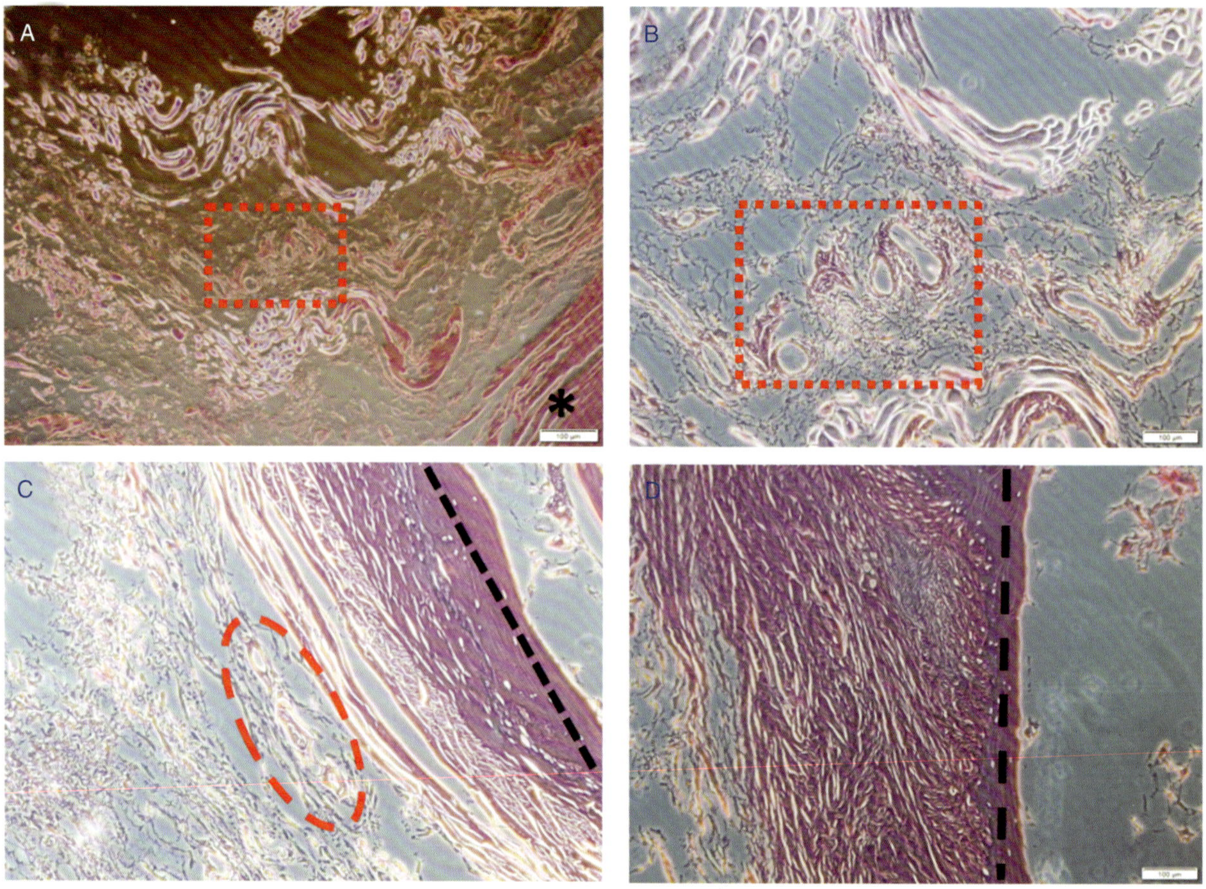

图 11.5 喙突-联合腱腱骨界面组织病理切片结果(HE 染色,光镜)。(A)(×40)和(B)(×100)矩形区域示联合腱内的血管腔样结构。“*”所示为界面的骨皮质。(C)(×100)观察所有载玻片后发现的距离骨皮质最近的血管腔样结构。(D)(×100)虚线所示为界面区域完整的皮质骨,虚线左侧显示肌腱移行为软骨的结构,右侧显示脱钙后的松质骨组织。

面少。

关于滋养孔的直径,通过 Shapiro-Wilk 正态性检验得出的内、外、上、下表面的数据符合正态分布,因此可以使用独立样本 t 检验比较内、外侧及上、下表面的滋养孔直径是否存在差异。内侧面滋养孔直径为(229±50)μm,外侧面滋养孔直径为(187±32)μm,方差齐性检验结果显示两组数据方差不齐。使用校正后的 t' 检验可得出 t'=3.435,P=0.001,因此可认为内外侧面滋养孔直径存在统计学差异,内侧面滋养孔直径比外侧大。对于上下表面的比较,上表面直径为(201±21)μm,下表面直径为(261±58)μm,方差齐性检验结果显示方差不齐。使用校正后的 t' 检验可得出 t'=-5.256,P<0.05,因此可认为上下表面滋养孔直径存在统计学差异,下表面滋养孔直径比上表面大(表 11.3)。

最后,分析对比了配对肩关节标本的血管体积密度差异;一侧作为完整组,一侧作为截骨组,分别对应截骨前后骨块的血管体积密度(即血管体积/骨质体积)。该配对数据符合正态分布,完整组的体积密度为 0.0098±0.0012,截骨组的体积密度为 0.00037±0.0011。Wilcoxon 符号秩检验可得出 Z 值为-2.521,P<0.05,差异具有统计学意义。因此可认为截骨后骨块的血管体积密度小于截骨前(表 11.4)。

4 结果的意义

4.1 完整喙突的血运支配特点

本研究发现,喙突的血供为多源性,其中胸肩峰动脉分支及腋动脉第二段发出的分支是较为恒定的穿支营养动脉;而附着在喙突上的韧带结构,如喙肩韧带、喙肱韧带所对应的空间位置,则未见对比剂显

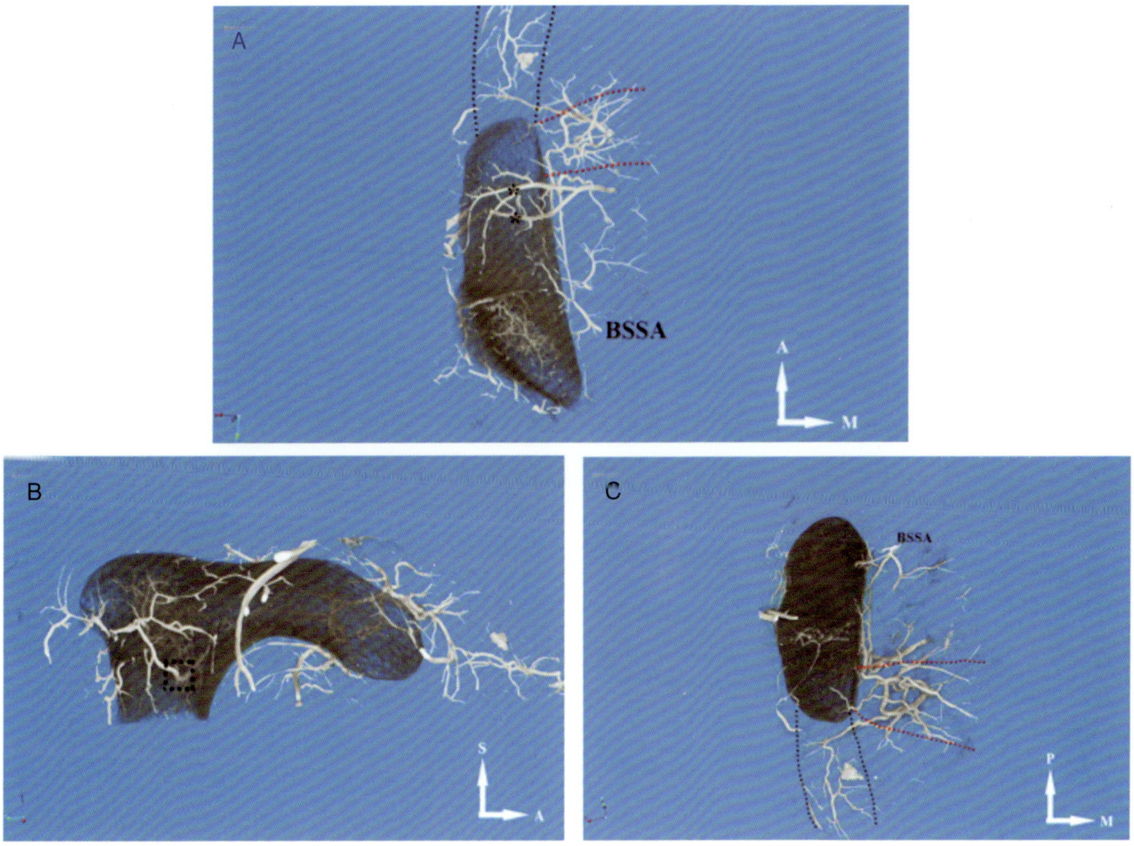

图 11.6　1 具右侧新鲜冰冻肩关节标本中完整喙突的 Micro-CT 扫描重建图像。(A)该喙突的下侧面观。图中分别用圆点虚线描绘出联合腱及胸小肌的对应区域，可见它们的结构内均有丰富的血运，但联合腱的造影血管并没有穿入喙突骨质内。“*”所示腋动脉第二段分支穿入喙突下表面的滋养孔位置。(B)该喙突标本的外侧面观。矩形区域显示一组来源不明的血管从喙突外侧垂直部穿入。(C)该喙突标本的上侧面观。肩胛上动脉分支与腋动脉来源的动脉分支有互相吻合现象。

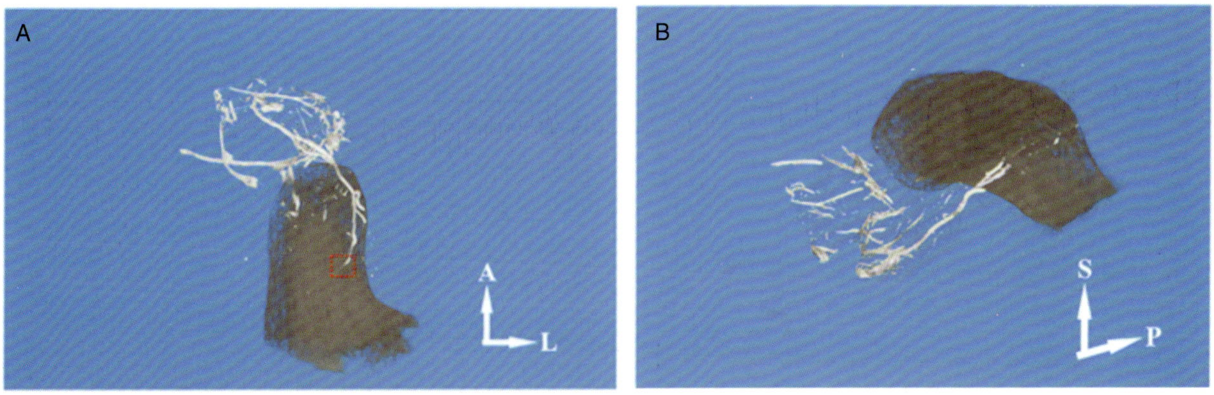

图 11.7　1 具左侧截骨组喙突标本的 Micro-CT 扫描重建图像。尽管灌注时血管破裂导致造影成像质量不佳，但仍可发现该骨块的联合腱血管网仍较丰富。(A)下侧面观可见联合腱来源的一支营养血管穿入喙突的下侧壁。(B)斜外侧面观未见血管从联合腱止点穿入。

表 11.2 比较喙突内外侧面滋养孔数目、直径、平均截面面积和

	内侧面滋养孔	外侧面滋养孔	t值或Z值	P值
平均数目	3.50	2.10	Z=-2.414	0.016
平均直径(μm)	229	187	t=3.435	0.001

表 11.3 比较喙突上下表面滋养孔数目、直径、平均截面面积和

	上表面滋养孔	下表面滋养孔	t值或Z值	P值
中位数目	2.00	4.50	Z=-2.549	0.011
平均直径(μm)	201	261	t=-5.256	0.001

表 11.4 比较喙突完整组和截骨组的骨体积、血管体积、血管体积密度

	完整组	截骨组	Z值	P值
平均骨体积(mm^3)	1717.76	1697.10	-0.700	0.484
血管体积(mm^3)	16.83(均值)	0(中位数)	-2.521	0.012
血管体积密度	0.0098	0.00038	-2.521	0.012

影的血管组织;联合腱、胸小肌所对应的空间位置则可见丰富的血管网。

目前国内外关于喙突血运的报道较少。此前Abrassart报道喙突的血供部分由肩胛上动脉的分支提供,但该研究并未关注喙突的整体血运情况[5]。随后Hamel等人[6]对喙突的血供特点进行了较为详尽的研究。他们认为喙突由胸肩峰动脉分支、肩胛上动脉分支及部分标本存在的、腋动脉第二段发出的分支动脉(Hamel等人称之为胸小肌动脉)营养,且该胸小肌动脉从喙突内侧壁穿入喙突。对比该研究及Hamel等人的研究结果可以发现,针对该研究所做的防腐标本及新鲜标本的相同点是:胸肩峰动脉及腋动脉第二段均有营养喙突的较为恒定的分支。但该研究并未发现肩胛上动脉对喙突存在分支血管,且标本中可以观察到腋动脉第二段所发出的分支相比于Hamel等人的报道发生变异,表现为该动脉走行偏下方及从喙突下表面穿入喙突。关于此动脉,Alashkham等人[7]曾进行了详细的研究,并将该动脉命名为盂窝升动脉,他们认为此动脉走行过程中可分别营养肩胛下肌、前上关节囊、盂肱韧带、喙突等结构[7]。综上所述,考虑到个体及人种差异,作者认为营养喙突的动脉走行及分支变异较大,在不同的个体甚至双侧肩关节均可表现为不同的变异。例如,上述盂窝升动脉在不同个体可分别表现为营养胸小肌、喙突、肩胛下肌、盂肱韧带等结构。

从本研究得到的喙突各表面的滋养孔数目、直径及滋养孔面积和的统计学数据来看,喙突内侧面的相关指标均比外侧面多,同时下表面的相关指标会比上表面多。尽管喙突为一不规则的骨性凸起结构,但近似地把喙突在冠状面上分为上、外、下、内四个边界,同时统计各边界的滋养孔的相关情况后,这些指标可以在一定程度上作为完整喙突血供强度的反映指标。

根据研究结果,作者认为在一定程度上喙突内侧面和下表面的血供分别比外侧面和上表面丰富。这种差异可能与腋动脉的解剖走行特点相关。腋动脉在其走行过程中,从喙突内侧向外下方移行为肱动脉,期间发出诸多的分支营养肩关节及上肢的诸多结构。因此,相对来说喙突的内侧面和下表面可能会得到更多的血运支持。这是首次通过Micro-CT尝试描述喙突的滋养孔特点来反映其血供支配特性。同时,Micro-CT测量得出的结果相比游标卡尺测量的结果更为精确,误差更小。该研究得出的测量结果具有一定的临床指导意义,了解这些喙突的血运支配特点,有助于医生在喙突骨折或其他肩关节手术中选择手术入路时做出调整,以及手术过程中保护相关的结构。

4.2 截骨后喙突的血供变化

喙突经截骨转位处理后,移植骨块仅剩联合腱附着其上,此时造影结果显示联合腱仍有着丰富的血供。其中1具标本的移植骨块可见联合腱来源的血管从下壁穿入骨块,但未见造影成功的从喙突尖(联合腱附着点)穿入的动脉。综上所述,作者认为Latarjet手术截骨转位后,联合腱的血运并没有被明显破坏,而移植骨块的血运则大部分被破坏,但是仍有较小可能性存在来源于联合腱的动脉营养该移植

骨块。术中如何保护该部分可能存在的血供,应成为重点关注的问题。

4.3 Micro-CT 用于骨内微血运研究的背景

Micro-CT 作为一种高分辨率的成像工具,已经被广泛用于各种显微结构研究[8]。较早前 Micro-CT 主要用于显微骨结构研究及内脏血管等的造影研究[9-11]。随着 Micro-CT 技术和对比剂的发展,有学者将此技术应用于新鲜冰冻标本骨内血运的研究。此前已有报道 Micro-CT 用于新鲜冷冻股骨头血运研究[12]和月骨内微血运[13]研究均取得较好的灌注和显影效果。有学者甚至将造影血管及显影精度提升到毛细血管量级[14]。相比其他传统的微血运研究方法,如墨汁灌注、Spalteholz 脱钙观察法,Micro-CT 血管造影三维重构具有操作简单、所需时间短、图像精度高等优点,而且能清晰显示被研究结构的三维特征,同时能对相关结构进行定量分析[8]。纳米级硫酸钡由于颗粒较小、与骨组织对比度高,成为理想的血管造影材料。因此,使用纳米级硫酸钡明胶混悬液对动脉系统进行灌注造影、使用高分辨率 Micro-CT 进行扫描重构及软件测量定量分析,可以较为全面地研究微小结构的微血运情况。此前 Qiu 等人[4]已经在股骨头骨内血运的研究中证实了这一方法的可行性。

应用 Micro-CT 对营养喙突的血管进行研究时发现,喙突的营养血管整体灌注效果较好,但仍有部分血管灌注造影不成功,且骨内微血管网灌注效果相对一般。相比 Zhao 等人[12]关于股骨头灌注的造影结果,该研究中喙突血运的灌注结果较为一般,这可能与喙突结构、血管直径较小、肩关节标本创面较多、灌注压力较难维持有关。尽管如此,根据目前有限的造影结果仍可发现,截骨后的移植骨块上联合腱仍有丰富的血供,1 例标本仍存在从下壁穿入的营养血管,这可以在一定程度证实部分患者经 Latarjet 手术截骨转位后移植物的确存在血运残留。

4.4 联合腱对喙突的营养价值

关于联合腱对喙突是否存在血运供应存在争议。部分学者猜测截骨转位后联合腱介入移植骨块上的软组织可能对喙突存在残留的营养血管[15],但未通过具体研究证实;而 Hamel 等人[16]通过墨汁灌注和 Spalteholz 透明法处理标本后并未发现联合腱对喙突存在血供。本研究首次通过造影研究证实截骨移位后联合腱仍保留相当丰富的血供,而且部分标本的喙突骨块存在营养血运残留。

Latarjet 手术发展至今,无论是早期的开放手术[16]还是目前热门的关节镜下手术[17],截取喙突的方式均无较大改变。保护移植骨块的血运对于促进术后骨块愈合、降低骨块吸收和骨不连的发生率可能有着重要的解剖学意义。传统喙突转位固定手术中,喙突移植骨块的下侧壁需要进行去皮质化并固定在关节盂上,因此传统固定技术会破坏该下侧壁来源的营养动脉;而在一致弧固定技术[18]中,喙突移植骨块内旋 90°后固定在关节盂上,该喙突的下侧壁成为新的关节面。因此,只有通过一致弧技术固定喙突并早期减少肱骨头对移植物的冲击作用,才能保存从下壁穿入喙突的动脉。文献报道这两种术式均获得良好的临床随访结果[19,20],但尚没有文献报道术后骨吸收、骨不连发生率的差异。因此,尽管证实了该血管的存在,但是由于该血管发现率低,目前仍不能认为它是一种较为恒定的穿支动脉,并且尚不清楚它在减少骨吸收、骨不连方面的确切作用。

4.5 术后骨吸收与血运的相关性

目前有许多文献关注 Latarjet 术后移植骨块的骨吸收情况。根据术后 CT 复查的结果,移植骨块的吸收大多发生在固定后移植骨块的上部分,较少发生在骨块的下部分[20-22]。Zhu 等人[15]认为这可能与骨块上部分较下部分从联合腱获取血供的可能性较小有关,并与肱骨头对远端骨块产生更大的、促进骨折愈合的应力有关。但是,根据该研究的实验结果,在传统 Latarjet 截骨转位术后,移植骨块并没有明显的血运残留,因此作者推测上、下部分骨块吸收率的差异与其所在的力学环境有关。肱骨头对它们产生不同大小、性质的应力,从而导致了骨吸收、塑形的差异,而初始的联合腱并没有为骨块提供有帮助价值的血运。这一理论尚需要进一步的生物力学实验和临床观察进行验证。

Longo 等人[23]的一项系统性回顾表明,Eden-Hybinette(髂骨移植)术与 Latarjet 术有类似的临床效果,但骨关节炎和肩关节脱位复发的概率更高。

最近，Giannakos 等人[24]进行了一项研究，其中 18 例患者接受了全关节镜下 Eden-Hybinette 手术治疗。2/3 的患者均有良好或极好的随访结果；1/3 的患者随访结果较差或一般，术后随访 CT 扫描证实均存在骨不连。作者的结论是，手术成功与髂骨移植到关节盂的骨愈合有关。尽管没有研究直接比较 Latarjet 术后和 Eden-Hybinette 术后骨吸收和骨不连发生率的差异，但作者推测 Eden-Hybinette 术后高复发率与骨块的初始血运没有直接关系（因为它们均为无血运结构），一方面可能是联合腱的悬吊牵拉作用所产生的骨折面微动影响了骨痂生成的速度和塑形，最终导致了两种手术骨块的愈合差异；另一方面联合腱的悬吊遮挡作用降低了患者后续再脱位的发生率。

4.6 研究的创新性及局限性

尽管既往已经有相关的解剖研究报道了喙突的血运来源，但该研究首次描述了部分标本可出现腋动脉第二段发出的分支穿入喙突下侧壁进行营养的解剖特征。该研究首次应用 Micro-CT 扫描血管造影技术来研究喙突的微血运特点和血运支配特征以指导临床。该研究在解剖层面上证实了经传统 Latarjet 手术截骨转位后，联合腱仍具有丰富的血供，而骨块成为了无血运结构。

然而，本研究目前存在较大的局限性。首先，由于新鲜标本来源有限且价格昂贵，因此获取到的样本量相对较小。其次，与所有灌注造影技术的根本缺陷类似，由于对比剂颗粒大小、种类及灌注技术、标本动脉闭塞和一些未知的不可控因素，不能保证对比剂灌注到所有的微动脉系统中。因此，该研究中肩关节标本的灌注结果仅在一定的技术层面上证实移植骨块没有发现剩余血供。进一步的研究需要加大样本量，同时吸收国内外同行的先进技术、改进灌注方法或者采用其他的血运检测手段，从而获得更佳的灌注效果和更有说服力的实验结论。

5 结论

喙突作为一个血供丰富的结构，胸肩峰动脉分支和腋动脉第二段的分支是较为恒定的营养支，其内侧面、下表面的血供分别比外侧面、上表面的血供丰富。掌握这些解剖特征对于手术时保护喙突血供有重要的作用。当 Latarjet 手术截骨转位后，联合腱仍具有丰富的血供，而绝大部分移植骨块的血运被破坏，仅发现 1 例残存联合腱来源的部分血管，该血管仅在内旋 90°固定骨块的情况下才有可能得到保留。尽管如此，我们认为在所能达到的灌注条件下，传统 Latarjet 术后固定的移植骨块为无血运结构。

（梁达强　邓桢翰　柳海峰　陆伟）

参考文献

1.Leroux T, Wasserstein D, Veillette C, et al. Epidemiology of primary anterior shoulder dislocation requiring closed reduction in Ontario, Canada. Am J Sports Med. 2014;42(2):442–450.

2.Latarjet M. Treatment of recurrent dislocation of the shoulder. Lyon chirurgical. 1954;49(8):994–997.

3.Matzen PF. Speeding up of fracture healing by change of blood supply. Archiv fur orthopadische and Unfall-Chirurgie. 1952;45(3):195–205.

4.Qiu X, Shi X, Ouyang J, et al. A method to quantify and visualize femoral head intraosseous arteries by micro-CT. Journal of anatomy. 2016;229(2):326–333.

5.Abrassart S, Stern R, Hoffmeyer P. Arterial supply of the glenoid: an anatomic study. J Shoulder Elbow Surg. 2006;15(2):232–238.

6.Hamel A, Hamel O, Ploteau S, et al. The arterial supply of the coracoid process. Surg Radiol Anat. 2012;34(7):599–607.

7.Alashkham A, Alraddadi A, Felts P, et al. Blood supply and vascularity of the glenoid labrum: Its clinical implications. J Orthop Surg (Hong Kong). 2017;25(3).

8.Hutchinson JC, Shelmerdine SC, Simcock IC, et al. Early clinical applications for imaging at microscopic detail: microfocus computed tomography (micro-CT). Br J Radiol. 2017;90(1075):20170113.

9.Matsuo A, Chiba H, Takahashi H, et al. Bone quality of mandibles reconstructed with particulate cellular bone and marrow, and platelet-rich plasma. J Craniomaxillofac Surg. 2011;39(8):628–632.

10.Willekens I, Buls N, De Maeseneer M, et al. Use of eXIA 160 XL for contrast studies in micro-computed tomography: experimental observations. Molecular imaging. 2013;12(6):

349–356.

11.Chen H, Washimi Y, Kubo KY, et al. Gender-related changes in three-dimensional microstructure of trabecular bone at the human proximal tibia with aging. Histology and histopathology. 2011;26(5):563–570.

12. Zhao D, Qiu X, Wang B, et al. Epiphyseal Arterial Network and Inferior Retinacular Artery Seem Critical to Femoral Head Perfusion in Adults With Femoral Neck Fractures. Clinical orthopaedics and related research. 2017;475 (8): 2011–2023.

13.Van alphen NA, Morsy M, Laungani AT, et al. A Three-Dimensional Micro-Computed Tomographic Study of the Intraosseous Lunate Vasculature: Implications for Surgical Intervention and the Development of Avascular Necrosis. Plastic and reconstructive surgery. 2016;138(5):e869–e878.

14.Schaad L, Hlushchuk R, Barre S, et al. Correlative Imaging of the Murine Hind Limb Vasculature and Muscle Tissue by MicroCT and Light Microscopy. Sci Rep. 2017;7:41842.

15.Zhu YM, Jiang CY, Lu Y, et al. Coracoid bone graft resorption after Latarjet procedure is underestimated: a new classification system and a clinical review with computed tomography evaluation. J Shoulder Elbow Surg. 2015;24(11):1782–1788.

16.Young AA, Maia R, Berhouet J, et al. Open Latarjet procedure for management of bone loss in anterior instability of the glenohumeral joint. J Shoulder Elbow Surg. 2011;20(2 Suppl):S61–6S9.

17.Lafosse L, Lejeune E, Bouchard A, et al. The arthroscopic Latarjet procedure for the treatment of anterior shoulder instability. Arthroscopy. 2007;23(11):1242 e1–e5.

18.Montgomery SR, Katthagen JC, Mikula JD, et al. Anatomic and Biomechanical Comparison of the Classic and Congruent—Arc Techniques of the Latarjet Procedure. Am J Sports Med. 2017;45(6):1252–1260.

19.De beer JF, Roberts C. Glenoid bone defects—open latarjet with congruent arc modification. The Orthopedic clinics of North America. 2010;41(3):407–415.

20.Di giacomo G, Costantini A, De gasperis N, et al. Coracoid graft osteolysis after the Latarjet procedure for anteroinferior shoulder instability: a computed tomography scan study of twenty-six patients. J Shoulder Elbow Surg. 2011;20 (6): 989–995.

21.Haeni DL, Opsomer G, Sood A, et al. Three-dimensional volume measurement of coracoid graft osteolysis after arthroscopic Latarjet procedure. J Shoulder Elbow Surg. 2017;26 (3):484–489.

22.Kee YM, Kim JY, Kim HJ, et al. Fate of coracoid grafts after the Latarjet procedure: will be analogous to the original glenoid by remodelling. Knee Surg Sports Traumatol Arthrosc. 2018;26(3):926–932.

23.Longo UG, Loppini M, Rizzello G, et al. Latarjet, Bristow, and Eden-Hybinette procedures for anterior shoulder dislocation: systematic review and quantitative synthesis of the literature. Arthroscopy. 2014;30(9):1184–1211.

24.Giannakos A, Vezeridis PS, Schwartz DG, et al. All-Arthroscopic Revision Eden-Hybinette Procedure for Failed Instability Surgery: Technique and Preliminary Results. Arthroscopy. 2017; 33(1):39–48.

第 12 章

弹性固定与螺钉固定 Latarjet 技术生物力学研究

1 背景

Latarjet 手术是治疗复发性肩关节前脱位的经典术式[1,2],其主要原理是将喙突转位到关节盂前下方缺损处,协同联合腱提供遮挡作用。尽管既往系统性回顾研究显示仍有近 3%的患者在 Latarjet 术后经历了肩关节脱位,以及 3.3%~7.5%的患者经历了复发性肱骨头半脱位[3,4],但目前已有诸多报道证实该手术在恢复肩关节前向稳定性上具有令人满意的临床和生物力学结果[3-6]。

该手术传统上使用金属螺钉来固定转位的喙突及关节盂,既往研究也从临床随访和生物力学研究上证实了螺钉固定的良好效果[7,8]。尽管螺钉能提供坚强固定,但其仍存在相关的硬固定并发症,且该并发症发生率至少在 6.5%以上[4]。因此,一些研究主张使用皮质纽扣作为 Latarjet 手术的内固定物,以减少硬固定并发症的发生。研究报道,对于使用纽扣固定的 Latarjet 术患者,随访结果显示术后 6 个月 91%的患者骨块愈合,术后 14 个月无患者出现神经性或植入物相关并发症[9]。

尽管已有皮质纽扣固定疗效良好的临床报道[9,10],但目前仍缺少纽扣固定与螺钉固定在生物力学上的对比分析文献。本研究拟制备 Latarjet 手术动物模型,通过比较螺钉固定和皮质纽扣固定骨块的生物力学强度差异,明确皮质纽扣作为一种内固定物在 Latarjet 手术中的应用价值。

2 研究方法

2.1 标本来源及分组

取年轻的(6~7 个月龄)雄性家猪新鲜肩关节标本 10 对,家猪标本购于经过健康监测的屠宰场。将同一头家猪的左右两个肩关节标本随机分为两组,纽扣组采用两枚 Endobutton 和 4 根高强缝线穿袢挤压固定,螺钉组采用两枚 3.5mm 金属螺钉作为内固定物以模拟常规螺钉固定手术方式。

2.2 实验方法

2.2.1 肩胛盂缺损模型制备

将新鲜取下的家猪肩关节标本解剖,暴露肩关节周围的肌肉和腱性结构。由于家猪缺乏喙突,因此在考虑了肌腱及所连骨块的大小、形状后,决定选取冈下肌腱及所连骨块作为联合腱、喙突的模拟物。仔细暴露家猪肩关节冈下肌腱及其止点,用摆锯锯下其所连骨块,将骨块形状修整为 2.0cm×1.2cm×1.0cm 大小,同时将肌腱上的残余肌肉去除,留下约 5cm 长的腱性结构。切开关节囊,暴露整个关节盂面,将关节盂面从内侧平行盂面锯下,保留约 2cm 厚度。

利用 Burkhart 等人[11]改良的关节盂缺损面积计算方法[公式为:关节盂缺损面积=(B-A)/2B×100%,

其中 B 为最适圆半径，A 为截骨缘距圆心距离]，制备约 25%的肩胛盂缺损模型。通过游标卡尺测量出 B 后，由于缺损面积已设置为 25%，根据公式反推出需要保留的骨量 A 的长度，用摆锯在与盂面长轴平行的方向锯下 A 以外的部分(图 12.1)。随后在水平中心偏上区域钻取 4mm 大小的孔，以便将标本固定在生物力学测试台上。

2.2.2 手术方法

所有动物模型的 Latarjet 手术均由同一名高年资医生进行操作。①螺钉组：先将骨块临时固定在肩胛盂赤道水平面偏下，保持骨块与盂面平齐，使用 3.2mm 钻头在中心线下(约 3:30 位置)钻取肩胛盂和骨道，然后用 3.5mm 皮质螺钉将骨块固定在关节盂前缘；再次使用 3.2mm 钻头在约 5 点钟位置钻取第二个骨道，注意两个骨道之间保留 8mm 以上的间隔，使用第 2 枚 3.5mm 皮质螺钉进行固定。②纽扣组：骨块临时位置与螺钉组相同，使用 3.0mm 克氏针在骨块中心钻取一个贯穿骨块及关节盂的骨道；使用 4 根高强线穿过纽扣钛板后，通过强生普迪思可吸收缝线将高强线向盂后方引过骨道，在关节盂后方将线尾穿过另一个纽扣钛板，调整骨块位置至与盂面齐平后，将 4 根高强线均用 100N 张力打结固定，以获得持续的挤压固定[12](图 12.2)。

2.2.3 生物力学测试台安装

根据预实验测试结果定制一块聚甲基丙烯酸甲

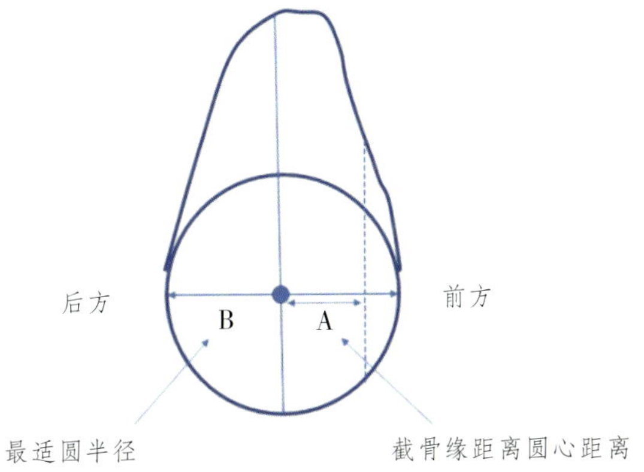

$$\text{截骨量}=\frac{B-A}{2B}\times 100\%$$

图 12.1　右肩关节盂缺损模型构建中截骨量计算方法。

酯(PMMA)材料，作为生物力学测试的模型固定台。在 PMMA 的垂直面先置入一枚 4mm 螺棒，随后将肩胛盂骨块拧入螺棒，直到肩胛盂平面紧贴 PMMA 垂直面，同时使骨块上的肌腱残端垂直向上，以便于进一步实验。在 PMMA 垂直面螺棒孔上方约 5mm 处钻取一个 3.5mm 的螺纹孔；当肩胛盂骨块拧好后，在垂直板的后方置入一枚 3.5mm 自攻螺钉，攻入肩胛盂的骨松质约 5mm 以上，从而使肩胛盂在 PMMA 上达到坚强固定，以防止生物力学试验时肩胛盂骨块产生旋转。将肩关节标本与 PMMA 测试台固定好后，调整好位置，用两个 C 型台钳将 PMMA 底座固定到 CMT6104 万能材料试验机(MTS 公司，美国)上。

光学标记点安装

将光学标记点分别固定在肩胛盂和骨块上；通过将光学标记点 A(已标识)安装在螺棒上，作为肩胛盂的位移标识；通过一个特制夹子将光学标记点 B(已标识)固定在骨块上，注意夹子与 PMMA 垂直面之间不能产生接触，以防止二者间的摩擦力影响实验结果。用挤压钳夹住腱性部分进行最后的固定(图 12.3)。

2.2.4 生物力学测试方法

根据既往研究报道的模型[13]，本实验设置了两组力学条件下的分析方案。①疲劳试验：采用 CMT6104 万能材料试验机(MTS 公司，美国)进行疲劳实验的力学模拟。首先进行拉力 2~20N、频率 0.5Hz、循环 100 次的疲劳试验，通过 Optotrak Centus 三维非接触式光电运动捕捉系统（NDI 公司，加拿大）对两组骨块与肩胛盂的相对位移情况进行捕捉，实时记录骨块与肩胛盂相对位移量，并计算出标准差以反映两者之间的位移幅度，同时观察移植骨块或内固定物是否脱落。②最大失败载荷试验：在预实验中，针对本次实验模型以 4cm/min 速度逐渐牵拉肌腱，直至力矩记录曲线出现峰值拐点，记为两组的最大失败载荷。本实验中的失败定义为肌腱、骨块或肩胛盂的连续性中断，观察并记录失败的方式。

2.3 统计学方法

采用 SPSS21.0 统计软件进行分析。先通过

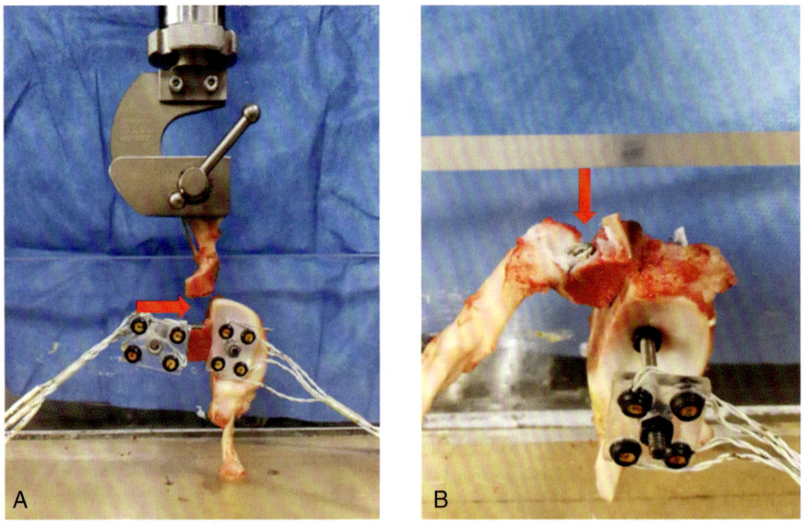

图 12.6 两组失败情况示意图。(A)螺钉组标本在拉断试验中出现骨块在螺钉孔位置骨折。(B)纽扣组标本在拉断试验中出现骨-肌腱结合部位在纽扣与肌腱接触的界面撕裂。

供的固定稳定性能达到临床所需；同时由于人体的实际情况中有肩胛下肌的遮挡，我们认为该微量位移几乎可以忽略。

本实验的模拟原理是：Latarjet 手术后，大多数患者早期需要固定患侧上肢于旋转中立位 2 周，以限制肱骨头前向滑动，减少肱骨头对移植骨块的作用力，利于骨块愈合；此时间段联合腱对骨块的作用力则为骨块所受到的主要作用力[6]。在本模型中，该肌腱对骨块的作用力可被模拟为沿肌腱长轴方向牵拉所产生的力。研究结果表明，螺钉组与纽扣组的最大失败载荷差异并无统计学意义，在一定程度上反映了皮质纽扣固定系统的固定强度可以满足手术所需。鉴于既往关于传统螺钉固定方式导致术后并发症发生率较高[4,14]，我们倾向于认为双皮质纽扣挤压固定可能具有更好的安全性。

生物力学分析作为佐证骨科手术效果、植入物各种性能分析的重要研究手段，近年来在骨科领域得到充分应用[15,16]。对于 Latarjet 手术的相关生物力学研究，既往国内外也有相关报道。Barrett 等人[17]对比了 20%的肩胛盂缺损模型、Latarjet 喙突转位术后模型、单纯联合腱转位固定三种模型的肱骨头活动度改变，结果显示 Latarjet 手术并不会影响肱骨头的活动度。在高强度负荷时，Latarjet 手术组模型相比单纯联合腱转位模型具有更好的稳定性。这在一定程度上证明了 Latarjet 手术对复发性肩关节前脱位患者具有良好的稳定作用。对于术中内植物的选择，此前已有部分研究针对螺钉固定的生物力学性能做出分析。Weppe 等人[18]应用双皮质踝螺钉进行骨块固定，随后进行最大失败载荷测定，测得的平均最大失败载荷为 202N。Montgomery 等人[6]对骨块平行转位、内旋 90°转位的生物力学差异进行了比较，在使用螺钉作为内植物的情况下，测得的平均最大失败载荷为 303N。上述实验结果不尽相同，可能与模型的动物种类、制作方式有关。考虑到此前已有学者将猪肩关节模型用于肩部手术的研究[19]，我们仍认为该研究结果具有一定的临床意义。

根据研究结果，螺钉组最常见的失败方式为骨块在螺钉孔处裂开，而纽扣组则为肌腱止点与袢接触的界面撕裂。这可能是因为与纽扣组相比，螺钉组需要钻取容积更大的骨道（1 个 3.2mm 骨道），同时在牵引肌腱、骨块受力的情况下，螺钉上的螺纹对骨块存在直接切割作用，因此骨块裂开的情况较为常见。这对于我们在术中选择固定方式可能有一定指导价值。对于骨密度较低的患者，双袢挤压固定的方法可能有更好的临床效果，但仍需要进一步的临床数据支持。

本研究对皮质纽扣固定和螺钉固定在 Latarjet 手术中的应用价值进行了生物力学比较，不仅填补了该项研究的空白，还为纽扣固定在该手术中的临床应用提供了相关的基础理论支持。但本研究存在以下不足：①由于新鲜尸体标本来源有限，研究选用了猪肩关节作为生物力学研究模型，尽管猪肩胛盂与人肩胛盂外形十分接近，但猪肌腱、骨质的力学强度与人体的具体差异尚不清楚，进一步研究需要使用尸体标本进行生物力学分析。②模型的构建存在一定局限，缺乏肩胛下肌对骨块遮挡作用的模拟，导致疲劳试验的位移结论可能存在一定失真，进一步研究需要完善肩关节 Latarjet 手术模型的构建，以便得出更符合人体的生物力学结论。

5　结论

综上所述，尽管皮质纽扣固定未能达到螺钉的坚强固定稳定性，但其固定稳定性已能满足临床要求；两种固定方式在 Latarjet 手术中均能给予相似的固定强度。

（梁达强　李瑛　陆伟）

参考文献

1. Latarjet M. Treatment of recurrent dislocation of the shoulder. Lyon Chir. 1954; 49(8): 994–997.
2. 梁达强，丘志河，柳海峰，陆伟. 肩关节前向脱位及合并损伤的手术治疗进展. 中国修复重建外科杂志. 2019;33(06): 768–773.
3. Longo UG, Loppini M, Rizzello G, Ciuffreda M, Maffulli N, Denaro V. Latarjet, Bristow, and Eden-Hybinette procedures for anterior shoulder dislocation: systematic review and quantitative synthesis of the literature. Arthroscopy. 2014;30(9): 1184–1211.
4. Butt U, Charalambous CP. Complications associated with open coracoid transfer procedures for shoulder instability. J Shoulder Elbow Surg. 2012;21(8): 1110–1119.
5. Giles JW, Boons HW, Elkinson I, Faber KJ, Ferreira LM, Johnson JA, Athwal GS. Does the dynamic sling effect of the Latarjet procedure improve shoulder stability? A biomechanical evaluation. J Shoulder Elbow Surg. 2013;22 (6): 821–827.
6. Montgomery SR, Katthagen JC, Mikula JD, Marchetti DC, Tahal DS, Dornan GJ, Dahl KD, Brady AW, Turnbull TL, Millett PJ. Anatomic and biomechanical comparison of the classic and congruent-arc techniques of the latarjet procedure. Am J Sports Med. 2017;45(6): 1252–1260.
7. An VV, Sivakumar BS, Phan K, Trantalis J. A systematic review and meta-analysis of clinical and patient-reported outcomes following two procedures for recurrent traumatic anterior instability of the shoulder: Latarjet procedure vs. Bankart repair. J Shoulder Elbow Surg. 2016;25(5): 853–863.
8. Yamamoto N, Muraki T, An KN, Sperling JW, Cofield RH, Itoi E, Walch G, Steinmann SP. The stabilizing mechanism of the Latarjet procedure: a cadaveric study. J Bone Joint Surg (Am). 2013;95(15): 1390–1397.
9. Gendre P, Thélu CE, d'Ollonne T, Trojani C, Gonzalez JF, Boileau P. Coracoid bone block fixation with cortical buttons: An alternative to screw fixation? Orthop Traumatol Surg Res. 2016;102(8): 983–987.
10. 黄刚，柳海峰，谢卫勇，李瑛，陆伟，王大平. 关节镜下改良弹性固定 Latarjet 术治疗一例慢性锁定性肩关节前脱位. 中国修复重建外科杂志. 2019;33(03): 387–389.
11. Burkhart SS, Debeer JF, Tehrany AM, Parten PM. Quantifying glenoid bone loss arthroscopically in shoulder instability. Arthroscopy. 2002;18(5): 488–491.
12. Boileau P, Gendre P, Baba M, Thélu Cé, Baring T, Gonzalez JF, Trojani C. A guided surgical approach and novel fixation method for arthroscopic Latarjet. J Shoulder Elbow Surg. 2016;25(1): 78–89.
13. Golish SR, Caldwell PE, Miller MD, Singanamala N, Ranawat AS, Treme G, Pearson SE, Costic R, Sekiya JK. Interference screw versus suture anchor fixation for subpectoral tenodesis of the proximal biceps tendon: a cadaveric study. Arthroscopy. 2008;24(10): 1103–1108.
14. Griesser MJ, Harris JD, McCoy BW, Hussain WM, Jones MH, Bishop JY, Miniaci A. Complications and re-operations after Bristow-Latarjet shoulder stabilization: a systematic review. J Shoulder Elbow Surg. 2013;22(2): 286–292.
15. Buchholz A, Martetschläger F, Siebenlist S, Sandmann GH, Hapfelmeier A, Lenich A, Millett PJ, Stöckle U, Elser F. Biomechanical comparison of intramedullary cortical button fixation and interference screw technique for subpectoral biceps tenodesis. Arthroscopy. 2013;29(5): 845–853.
16. Petersen SA, Bernard JA, Langdale ER, Belkoff SM. Autologous distal clavicle versus autologous coracoid bone grafts for restoration of anterior-inferior glenoid bone loss: a biomechanical comparison. J Shoulder Elbow Surg. 2016;25(6): 960–966.

17.Barrett Payne W, Kleiner MT, McGarry MH, Tibone JE, Lee TQ. Biomechanical comparison of the Latarjet procedure with and without a coracoid bone block. Knee Surg Sports Traumatol Arthrosc. 2016;24(2): 513–520.

18.Weppe F, Magnussen RA, Lustig S, Demey G, Neyret P, Servien E. A biomechanical evaluation of bicortical metal screw fixation versus absorbable interference screw fixation after coracoid transfer for anterior shoulder instability. Arthroscopy. 2011;27(10): 1358–1363.

19.Santos RBMD, Prazeres CMM, Fittipaldi RM, Monteiro Neto J, Nogueira TCL, Santos SMD. Bankart lesion repair: biomechanical and anatomical analysis of Mason-Allen and simple sutures in a swine model. Rev Bras Ortop. 2018;53 (4): 454–459.

第 2 部分

带悬吊结构的骨遮挡技术

第 13 章

螺钉固定 Latarjet 技术

1 引言

1954 年，Latarjet 首先描述了一种通过喙突截骨移位来治疗复发性肩关节前脱位的方法[1]，这一手术技术被命名为 Latarjet 术，之后许多医生对其进行了进一步改良。目前标准的 Latarjet 手术包括以下步骤：从喙突基底、喙锁韧带止点以远截断喙突；从中下 1/3 处水平劈开肩胛下肌；纵行切开盂肱关节前关节囊，显露肩盂前下缘骨缺损处；将喙突下表面贴附在肩盂前下缘，并以 2 枚螺钉固定喙突；将纵行切开的前关节囊缝于喙肩韧带在喙突上的残端上，从而修复关节囊止点。在复发性肩关节前脱位的治疗中，尤其是针对合并明显肩盂前缘骨缺损的患者，这一术式仍是目前最常用的手术方法之一。

2 切开 Latarjet 术的标准步骤

2.1 麻醉及患者体位

术中采用全身麻醉。患者取沙滩椅位，患侧肩关节置于手术台边缘之外，消毒铺单后患侧上肢仍能向各个方向自由运动。将肩胛骨内缘置于手术台边缘上，其下垫一块较薄的海绵垫，目的是术中使肩胛骨处于后倾位，平行于手术台平面，以利于手术操作。

2.2 手术步骤

2.2.1 手术切口

手术切口从喙突尖开始直行向下，长约 5cm。切开后由三角肌–胸大肌间隙进入。注意保护头静脉完整并将其拉向外侧。在喙突上置入一把 Hohmann 骨撬以充分显露喙突。

2.2.2 喙突准备

使肩关节处于外展外旋位以显露喙肩韧带。在喙突侧保留约 1cm 长的喙肩韧带止点后切断喙肩韧带。切断喙肩韧带喙突侧止点深部的喙肱韧带止点，使肩关节处于内收内旋位以显露喙突内侧。切断喙突内侧的胸小肌止点，但避免沿联合腱内侧向下松解，以防止损伤肌皮神经并影响喙突的血供。完成上述准备后，可充分显露喙突的内侧、外侧及上表面。在喙突的弓背转弯、紧贴喙锁韧带止点处，用弯骨刀自上向下截断喙突。以微型摆锯将截断喙突的下表面处理平整并去除骨皮质，以显露深部松质骨床。垂直于喙突上表面骨皮质，使用 2.7mm 电钻在喙突上钻两个骨孔。两骨孔之间应留有足够间隙。将喙突骨块塞在胸大肌深方后进行下一步操作。

2.2.3 显露肩盂

将患肢置于体侧外旋位，用自动拉钩拉开三角肌–胸大肌间隙，充分显露肩胛下肌。在肩胛下肌腱中下 1/3 处水平劈开肩胛下肌腱。首先用组织剪在肩胛下肌中下 1/3 处沿肌纤维方向水平劈开肩胛下肌。然后将组织剪沿垂直肌纤维方向打开，从而分开肌纤维。从组织剪分开处向内侧在肩胛下肌和肩胛骨间塞入纱布，使肩胛下肌、深部关节囊和肩胛骨之间有足够的间隙便于显露。在劈开的肩胛下肌裂隙内侧放置一把 Batman 骨撬，保护内侧软组织及重要的血管神经结构。紧贴肩盂在其下插入一把

Hohmann 骨撬，将肩胛下肌腱的下 1/3 纤维推向下方。在肩胛骨体前面尽可能靠上的位置钻入一枚 4mm Steinman 针并将其扳向上方，从而将上肩胛下肌的上 2/3 纤维推向上方。这样就可以充分显露盂肱关节前方。在盂肱关节间隙处，纵行切开约 2cm 长的前关节囊，将 Fukuda 撬插入肩盂和肱骨头间并扳向外侧，从而将肱骨头推向外后方，以充分显露肩盂。

2.2.4 肩盂准备和喙突固定

在紧贴肩盂前缘的肩胛骨前方做骨床准备，范围为肩盂前缘大约 5 点钟（右肩）位置（左肩则为 7 点钟位置）至近端大约 2cm 长的区域。切除这一区域内的盂唇及骨膜组织，用骨刀将表面骨皮质新鲜化以显露渗血的松质骨面。在大约 5 点钟位置的肩胛骨前方以 2.7mm 骨钻钻孔，作为固定喙突的下方螺钉孔。该骨孔应距离肩盂关节面边缘足够的距离，以使喙突骨块固定后其外缘不至于高于肩盂关节面。钻孔时钻头方向应平行肩盂关节面，直至钻透肩胛骨后侧骨皮质。

在喙突偏下方的骨孔内拧入 1 枚 4.0mm 半螺纹空心钉（Synthes，USA），长度大约为 30mm。将该螺钉拧入肩胛骨前方预钻的骨孔，保证喙突长轴平行于肩盂关节面，拧紧该螺钉。固定后，喙突骨块的外缘应与肩盂关节面齐平，如果较关节面略低 1~2mm 亦可。用 2.7mm 骨钻通过喙突骨块偏上方的骨孔在肩胛骨上钻孔，直至钻透肩胛骨的后侧皮质。用测深尺测量后，拧入另一枚 4.0mm 半螺纹空心钉。如其测量长度与下方已置入螺钉差距明显，则可在拧紧上方螺钉后取出下方螺钉，准确测量后再拧入合适长度的螺钉。保持肩关节位于极度外旋位，将纵行切开的前关节囊与喙突上保留的喙肩韧带起点缝合，以重建前关节囊的止点。伤口内留置引流管后逐层缝合。

2.3 康复计划

术后肩关节应使用颈腕吊带制动 3 周。此后在理疗师指导下开始患肢被动活动度练习。术后 6 周时可摘掉吊带，患肢可做日常活动，但 6 周内避免抗阻屈肘肌力练习。术后 3 个月开始进行终末牵拉练习。术后半年可恢复进行接触性运动或过顶运动。

3 关节镜下 Latarjet 手术

Lafosse 等人于 2007 年首先描述了关节镜下 Latarjet 手术的专用手术器械及手术技术[2]。他们同时还报道采用这一术式治疗 100 例患者，术后 26 个月时无复发脱位，患者肩关节功能恢复良好。此后，这一术式得到广泛应用。但是，Lafosse 提出的关节镜下 Latarjet 手术有两个技术要点被许多医生质疑：①术中需要将前关节囊完全切除，以利于喙突骨块穿过肩胛下肌。②在水平劈开肩胛下肌时，需要用射频装置将肩胛下肌腱完全切开至其小结节止点处。针对这两点，我们做了一些改进：术中所采用的体位、器械、步骤与 Lafosse 所描述的大致一致，但我们会尽可能保护前关节囊完整，并在移位固定喙突后以缝合锚钉修复前关节囊。此外，术中纵劈肩胛下肌时，我们尽可能于肌腱–肌腹交界处劈开，以保护肩胛下肌腱的完整性[3]。

3.1 麻醉及患者体位

全身麻醉，可同时由肌间沟进行臂丛神经阻滞以减少术中全麻药用量并改善术中止痛、降压及增加肌松效果。患者取沙滩椅位。其体位摆放的要点与切开 Latarjet 术一致。

3.2 手术步骤

3.2.1 关节内评估

建立后方主通道（A 通道），关节镜进入盂肱关节后，探查肱二头肌长头腱、盂唇、关节囊、肩袖肌腱止点、肩盂及肱骨头软骨、肩盂及肱骨头骨性损伤的情况；采用由外向内的方法向关节内刺入硬膜外针，以定位并在合适部位建立 E 通道。E 通道的皮肤切口应位于喙突水平和肩峰前角之间连线中点。在关节内，E 通道应位于前方肩袖间隙中央。

3.2.2 关节内准备

将肩袖间隙内关节囊组织、肩胛下肌表面覆盖的关节囊完全清除，清楚显露喙突的下表面。从肩盂边缘将损伤的前盂唇剥离下来。将前盂唇及其上附着的前关节囊和其深部的肩胛下肌纤维分离开，同时保护前关节囊的完整性。对肩盂前缘及颈部行新鲜化处理。

3.2.3 显露并保护臂丛血管神经

关节镜由后方通道进入肩峰下间隙。紧邻肩峰前角处建立D通道。关节镜转入D通道，显露喙肩韧带的前、后表面，沿喙肩韧带向内下方分离，显露喙突。切断喙肩韧带在喙突上的起点；建立I通道。I通道的皮肤切口应位于腋前线的尖端，正对喙突尖的位置。由联合腱深方向内侧分离，在肩胛下肌腹前方探明腋神经及其他臂丛血管神经结构位置，以利于术中充分保护。探查时，可将交换棒由I通道插入，然后向前挑起联合腱，以增加其深方空间，利于显露血管神经结构。

3.2.4 准备喙突

在关节镜的监视下，在喙突胸壁上以硬膜外定位针刺穿胸大肌建立M通道。由于M通道用于在肩胛颈部钻孔并固定喙突，因此其方向应垂直于肩胛颈部骨面，并与移植固定喙突处呈同一水平。由于这一位置非常低且偏内侧，所以该通道仅穿过皮肤及胸大肌，而不能向更深方刺入。建立M通道时，刺入定位针或由该通道插入器械均须在关节镜监视下完成，在胸大肌深方间隙内可看到插入的器械并保证其未损伤深部结构；切断喙肩韧带在喙突上的起点。剥离胸小肌腱在喙突内侧的起点，由于邻近内侧血管神经结构，因此过程中等离子刀头均应紧贴喙突骨质且刀头向外。将喙突基底内外侧、上下方处软组织清理干净。为改善术中显露，可从D通道插入交换棒并挑起三角肌，从而增加三角肌下间隙的空间。

3.2.5 喙突截骨

从喙突上刺入定位针，保证定位针位于喙突中央且方向垂直于喙突上表面。在定位针处切开，建立H通道；从H通道伸入喙突钻孔导向器，保证导向器位于喙突内外侧方向上的中线处，导向器应垂直于喙突上表面，并且导向器前方及后方均有足够的喙突骨质。导向器上的α孔置于喙突远端，β孔置于喙突近端。由喙突钻孔导向器内钻入2枚1.2mm克氏针，再次检查克氏针位置是否满意；沿克氏针插入喙突专用空心钻，在喙突上钻2个骨孔；在喙突骨孔内穿入PDS缝线；从M通道插入双腔喙突导向套筒。将喙突近端骨孔内的PDS缝线引入双筒导向套筒近端的β套筒，而远端孔内的PDS缝线引入远端的α套筒；关节镜下用磨钻在喙突根部下表面打磨出凹槽，将专用弯骨刀从H通道插入，自喙突根部由上向下截断喙突；打磨喙突及进行喙突截骨时应注意不要破坏喙突上预先钻好的骨孔。收紧双腔喙突导向套筒内的PDS缝线，使喙突紧贴于导向套管顶端。在导向套头内插入金属内芯，从而使将截骨后的喙突骨块牢固连接着导向套筒上。从J通道插入磨钻，将喙突下表面打磨平整。打磨时，由助手持镜，术者一手持磨钻并保持稳定，另一手持固定有喙突骨块的双筒导向套筒，将喙突骨块推至磨钻处，打磨其下表面。

3.2.6 劈开肩胛下肌腱

由后方通道插入交换棒并一直插向前方，从肩胛下肌腱的中下1/3、肌腱-肌腹交界处穿过，刺穿肩胛下肌腱。刺穿时应注意保护内侧血管神经结构。使用关节镜下刨刀将交换棒穿过处的肩胛下肌纤维稍做清理，以显露肩盂及前方的肩胛体。在直角钳上夹持止血带橡胶管，将其自肩胛下肌刺穿口中穿过，置入盂肱关节内，橡胶管的另一端从H通道内取出。通过向上提拉橡胶管，并向下压交换棒，将肩胛下肌刺穿孔的裂隙扩大。

3.2.7 置入喙突

操作双筒导向套管，使其穿过劈开的肩胛下肌腱，将喙突骨块紧贴2~5点钟位置的肩盂前缘，确保喙突外侧皮质与肩盂表面软骨齐平或偏内。从导向套筒的内芯内插入长克氏针固定喙突骨块。克氏针钻入时，应一直向后钻透肩胛骨后方皮质，并从肩关节后方皮肤穿出。用血管钳固定穿出的克氏针尖端，以防止钻孔及拧入螺钉时克氏针退出。

3.2.8 喙突骨块的固定

沿导向克氏针插入空心钻，在肩胛骨上钻孔。空心钻应穿透肩胛骨后方皮质。根据空心钻上的读数可测出所需空心固定螺钉的长度(一般为26~32mm)。

拧入空心固定螺钉。一般先拧入下方螺钉，然后交替拧紧上下侧螺钉，保证固定牢固。

3.2.9 修整骨块并修复前关节囊

拔出导向克氏针，仔细检查关节内固定喙突骨块的位置。确保喙突骨块的外侧皮质平行或低于肩盂关节面。如发现骨块外侧皮质高于肩盂关节面，可从后方通道内插入磨钻对其进行修整(图 13.1)。

骨块固定满意后，可在肩盂边缘打入 1~2 枚缝合锚钉，将之前保留的前关节囊组织修复至肩盂边缘，从而使移植的喙突骨块成为关节外结构(图 13.2)。

4 康复计划

术后康复计划与切开手术一致。

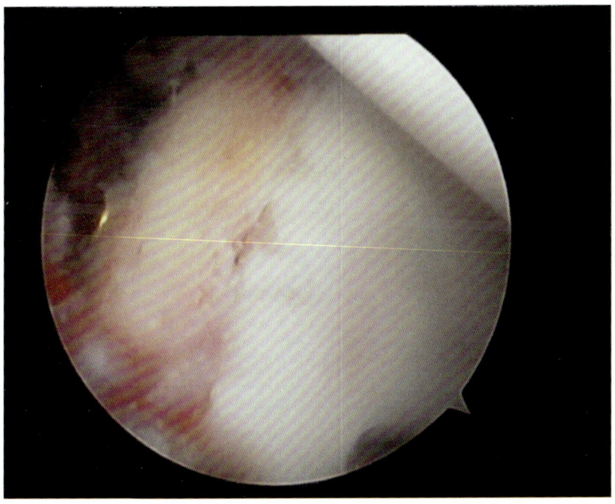

图 13.1 确保喙突骨块的外侧皮质平行或低于肩盂关节面。如发现骨块外侧皮质高于肩盂关节面，可从后方通道内插入磨钻对其进行修整。

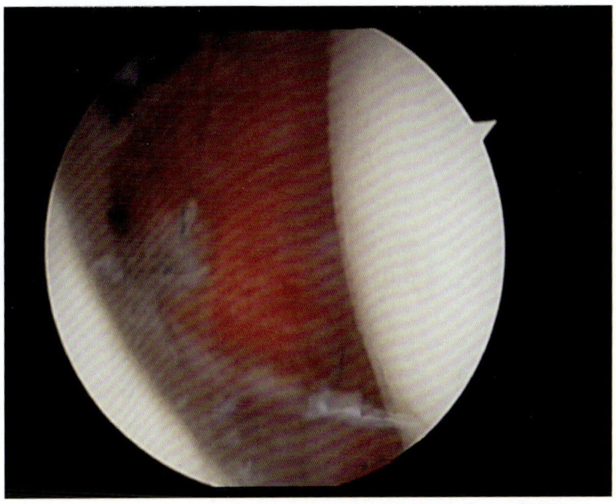

图 13.2 在肩盂边缘打入 1~2 枚缝合锚钉，将之前保留的前关节囊组织修复至肩盂边缘。

(朱以明 钟浩博 吴宇峰)

参考文献

1.Latarjet M. Treatment of recurrent dislocation of the shoulder. Lyon Chir. 1954;49(8):994–997.

2.Lafosse L,Lejeune E,Bouchard A,et al. The arthroscopic Latarjet procedure for the treatment of anterior shoulder instability. Arthroscopy. 2007;23(11):1242 e1241–1245.

3.Zhu YM,Jiang C,Song G,Lu Y,Li F. Arthroscopic Latarjet Procedure With Anterior Capsular Reconstruction: Clinical Outcome and Radiologic Evaluation With a Minimum 2-Year Follow-Up. Arthroscopy. 2017;33(12):2128–2135.

第 14 章

榫卯固定 Bristow 技术

1 引言

Helfet 于 1958 年首次报道了 Bristow 术，其主要特点为截下喙突的一部分，并将带有联合腱的喙突穿过肩胛下肌并固定到前方肩胛盂上，也称为喙突转移术。因其与 Latarjet 手术类似，统称为 Bristow-Latarjet 手术。该技术一般通过切开手术来完成。Hovelius 等人[1]对 319 例经 Bristow 术治疗的肩关节脱位患者平均随访 15.2 年，满意率为 95%，肩关节 Rowe 评分优良率为 86%，西安大略肩关节不稳指数(WOSI)优良率为 84.7%。关节镜下手术日益引起学者们的关注。Boileau 等人[2]完成了 79 例关节镜下 Bristow-Latarjet 手术，术后平均随访 35 个月，肩关节 Rowe 评分平均为 89.7 分，83%的患者恢复伤前运动水平。

榫卯结构是中国传统木质建筑中广泛使用的结构之一。根据榫卯结构理论，我们对传统 Bristow 手术进行了改良。在关节盂的侧面钻取凹槽作为榫，修整喙突截骨端作为卯，使用螺钉或带袢钢板进行固定，可在关节镜下完成(图 14.1)。该方法固定牢固，增大了喙突和关节盂骨床的接触面积，我们称之为“中国特色的嵌入 Bristow 术”。该方法的喙突愈合率为 96.1%，87%的患者可恢复伤前运动水平。

2 手术指征和禁忌证

- 手术指征：①关节盂骨性缺损 10%~25%。②对运动需求高的患者，关节盂骨缺损<25%。③Bankart 手术失败，需要翻修的患者。
- 禁忌证：对于关节盂骨缺损>25%的患者，因受喙突长度的影响，该技术可能不足以恢复关节盂的骨性阻挡作用，需要术前对骨缺损和可能截取的喙突长度进行仔细评估。

3 术前准备

必须进行全面的身体检查，可能会发现其他方向的恐惧或多向不稳定。充分了解患者的运动需求，

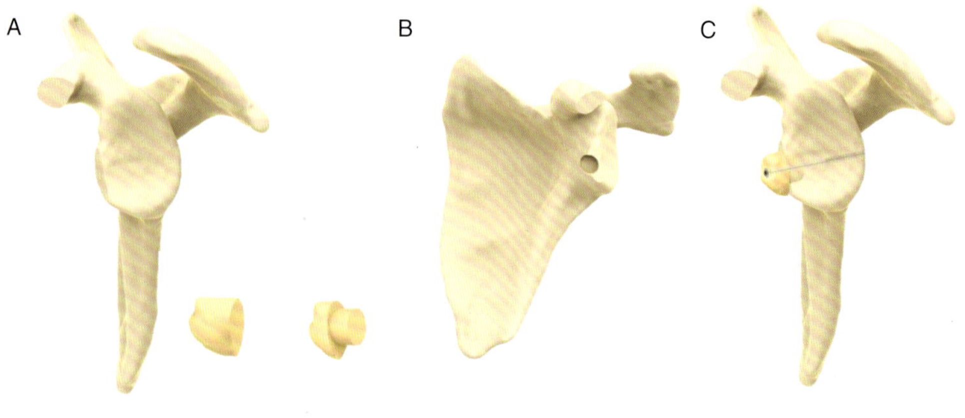

图 14.1 应用榫卯结构的嵌入 Bristow 手术示意图。(A)喙突修整为卯。(B)肩关节盂制作凹槽为榫。(C)喙突固定在关节盂上。

尤其对于运动要求高及接触性或过度运动的运动员。术前影像学检查是必需的，而且对于正确的诊断至关重要。X 线片应包括腋位片，MRA 可以更好地确定软组织异常。年轻的脱位患者出现肩袖撕裂的风险较低，可能合并 SLAP 损伤和后盂唇损伤。三维 CT 和去肱骨头重建可以更好地确定肱骨头和关节盂骨缺损的程度，并且对喙突的形态和大小可进行较为准确的评估，这是确定治疗方案的重要因素。

4 手术步骤

4.1 体位和手术器械

在全麻和臂丛局部阻滞麻醉满意后，患者可取侧卧位或沙滩椅位。我们为此技术设计了一套专用器械，以利于手术的顺利完成(图 14.2)。

- 关节盂凹槽(榫)定位系统：利于术中确定关节盂凹槽的位置，确保喙突固定的位置满意，凹槽的深度和位置可以根据喙突的大小进行调节。
- 喙突截骨端(卯)制作系统：首先将喙突的截骨端修整为直径 10mm 的圆柱状结构，以便喙突植入关节盂的凹槽中。其次是在喙突的中心，从喙突尖到截骨端钻取骨道，以便螺钉或带袢钢板的植入。
- 关节盂凹槽制作系统：定位后，使用特殊的钻头在关节盂上制作凹槽，直径为 10mm，深为 5~10mm。

4.2 关节镜入路(图 14.3)

- 后方入路：后方探查入路，使用套管针确保后入路方向与关节盂平行。
- 外上入路：位于肩峰前外角的前外侧 1cm，用于准备喙突和观察 Bankart 缺损。
- 近端入路：位于喙突上，进行喙突截骨。

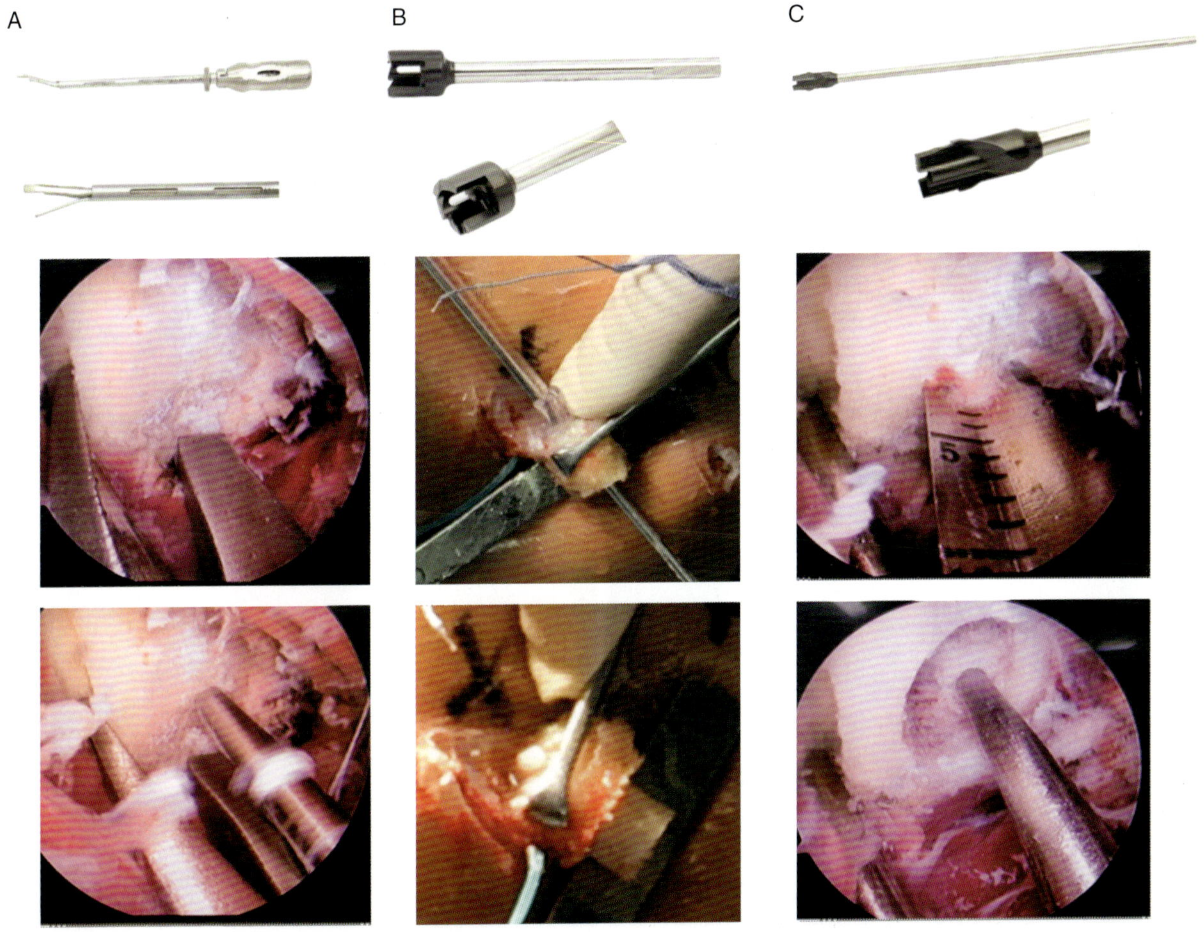

图 14.2 关节镜下嵌入 Bristow 手术器械。(A)关节盂凹槽(榫)定位系统和术中应用图像。(B)喙突截骨端(卯)制作系统和术中应用图片。(C)关节盂凹槽制作系统和术中应用图像。

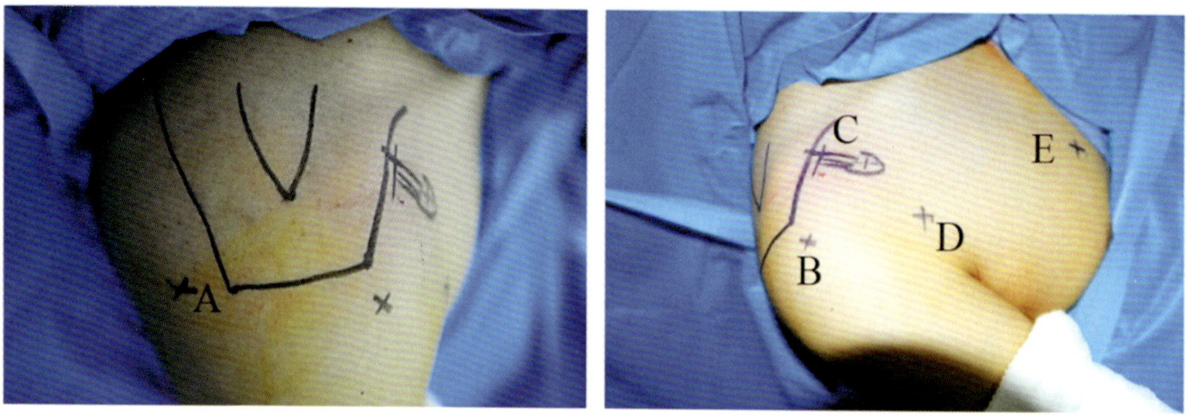

图 14.3 关节镜下嵌入 Bristow 手术入路。A,后方入路;B,外上入路;C,近端入路;D,外下入路;E,内下入路。

• 外下入路:位于腋纹和喙突尖连线处,距离喙突尖 2~3 指远。

• 内下入路:距离外下入路内侧 4~5 指,通过胸大肌,用于喙突内侧软组织的分离、肩胛下肌的分离,以及关节盂凹槽的准备和喙突的固定。

4.3 技术步骤

• 肩关节评估:从后入路进行盂肱关节评估,包括关节盂和肱骨头的表面软骨、肩袖、肱二头肌长头腱,以及肩胛盂和股骨头的骨缺损。

• 喙突准备:钻孔和截取。关节镜位于后入路,建立第一个前方入路即外上入路。打开肩袖间隙。使用射频辨认喙突和联合腱,去除部分关节囊和滑膜组织。沿着喙突尖联合腱外侧向远端松解 5cm,并在喙突表面松解喙肩韧带。然后建立外下和内下入路,使用套管针明确适当的位置。关节镜置于外下入路,通过前内入路进入射频,沿着喙突内侧骨质松解喙突内侧的胸小肌肌腱。该技术通常截取喙突 15mm 长,可以根据骨缺损的大小进行调节。沿联合腱内侧向远端松解约 5cm,小心不要损伤肌皮神经。建立近端入路,进行喙突截骨。在套管保护下,将 2mm 克氏针在距离喙突尖 1cm 处钻孔。然后使用 PDS 线穿过骨道,以便将截下来的喙突从外下入路拉出体外。通过近端入路置入截骨刀截取喙突(图 14.4)。

• 肩胛下肌分离:使用刨刀和射频清理肩胛下肌表面滑囊,显露肩胛下肌肌腹,找到并保护腋神经。充分分离松解前下盂唇和关节囊。确认关节盂

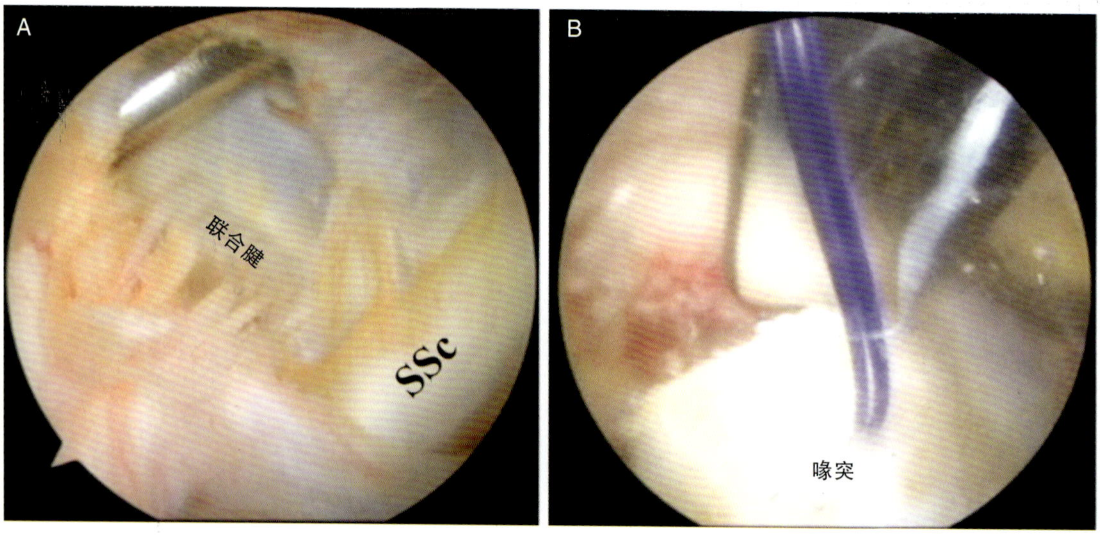

图 14.4 喙突显露和截骨。(A)关节镜位于后入路,经外上入路射频,分离肩袖间隙以显露喙突。(B)通过近端入路截取喙突,喙突上预置 PDS 线,为将喙突从外下入路拉出做准备。

前下边界。肩关节取外旋位，在 5 点钟位置使用交换棒穿过肩胛下肌肌腹，同时在关节镜监视下保护腋神经。通常在肩胛下肌的中下 1/3 交界处分离肩胛下肌。交换棒穿过肩胛下肌后，向下牵拉下方的肌肉组织，将 PDS 线穿过肩胛下肌的裂口并从近端入路引出，向上牵拉肩胛下肌腱的肌肉组织。这样通过交换棒和 PDS 线的牵拉，可以更好地打开肩胛下肌，避免损伤更多的肩胛下肌肌腹(图 14.5)。

• 关节盂的准备和凹槽制作：通过内下入路置入关节盂定位系统，凹槽通常距离关节盂下缘 7.5mm，距离关节盂表面 7.5mm。定位后，使用特制的钻头制作直径 10mm、深 7~9mm 的凹槽(图 14.6)。

• 喙突准备、修整、转移和固定：将截取的喙突从外下入路拉出，并用 Allice 钳夹住。在喙突尖和联合腱交界处预置一根 Orthocord 缝线。2.5mm 克氏针通过喙突尖和基底钻孔，为置入 Mini-tightRope (Arthrex，Inc.，Naples，USA)做准备。然后，使用特制的钻头将喙突的截骨端修整以匹配关节盂的凹槽。Mini-tightRope 预置一根 Tigerwire 缝线线环，为最后固定使用。将 Mini-tightRope 从前下后拉关节盂骨道，喙突通过肩胛下肌进入关节盂的凹槽。喙突和凹槽匹配完好后，收紧 Tigerwire 线环并尽可能拉紧，同时 Mini-tightRope 在前方收紧。Tigerwire 线环在外下入路拉出，再打结固定喙突。最后，将 Mini-tightRope 打结进一步固定喙突(图 14.7)。

• Bankart 修补：可以通过前上入路进一步观察确认喙突的位置，使用探钩评估喙突的稳定性。前下盂唇和关节囊组织可以进行修补，将转移的喙突变为关节外结构。使用 2.9mm Pushilock 在 3 点钟和 5 点钟位置进行修补。预置的 Orthocord 缝线穿过关节囊和盂唇固定在 5 点钟位置，以修补盂唇和关节囊。这根预置缝线的第二个作用是进一步固定喙突，防止喙突扭转。在 3 点钟位置，使用 Pushlock 再次修补盂唇和关节囊。用这两枚 Pushlock 完成 Bankart 修补术(图 14.8)。

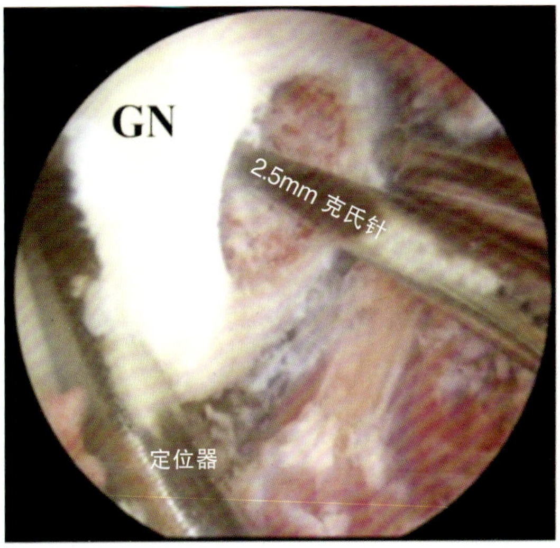

图 14.6　关节盂凹槽制作。通过内下入路置入关节盂定位系统，使用特制的钻头制作直径 10mm、深 7~9mm 的凹槽。

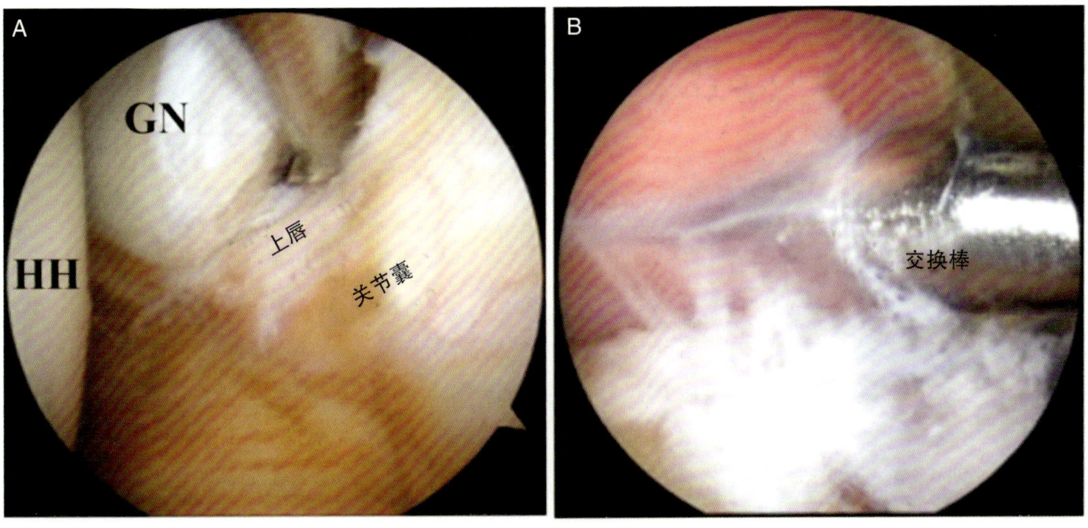

图 14.5　松解 Bankart 损伤和分离肩胛下肌腱。(A)关节镜位于外上入路，经外下入路充分松解 Bankart 损伤。(B)关节镜位于外下入路，使用交换棒经后入路在肩胛下肌肌腹中下 1/3 穿出。

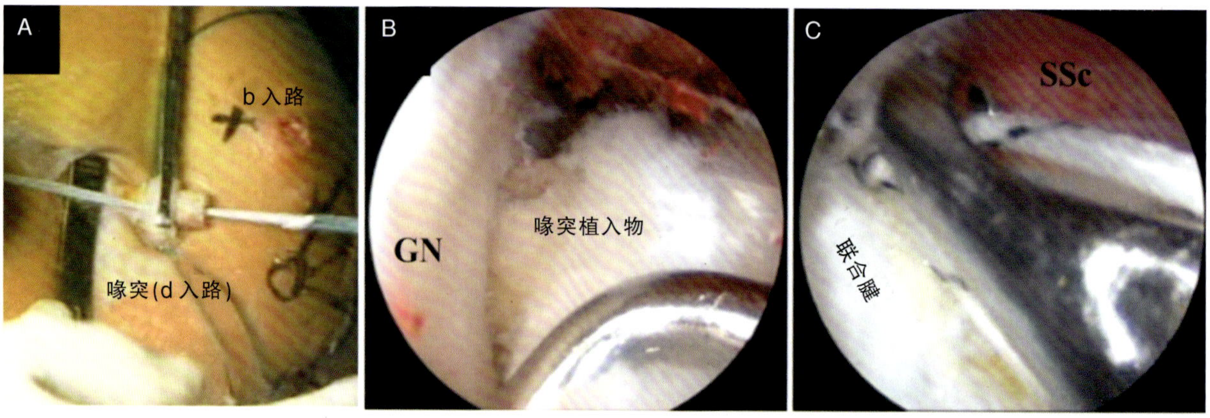

图 14.7 喙突修整、转移和固定。(A)将喙突从外下入路拉出,修整为卵,置入 Mini-tightRope(Arthrex,Inc.,Naples,USA)。(B)将喙突拉回体内,至关节盂凹槽中。(C)拉紧打结固定。

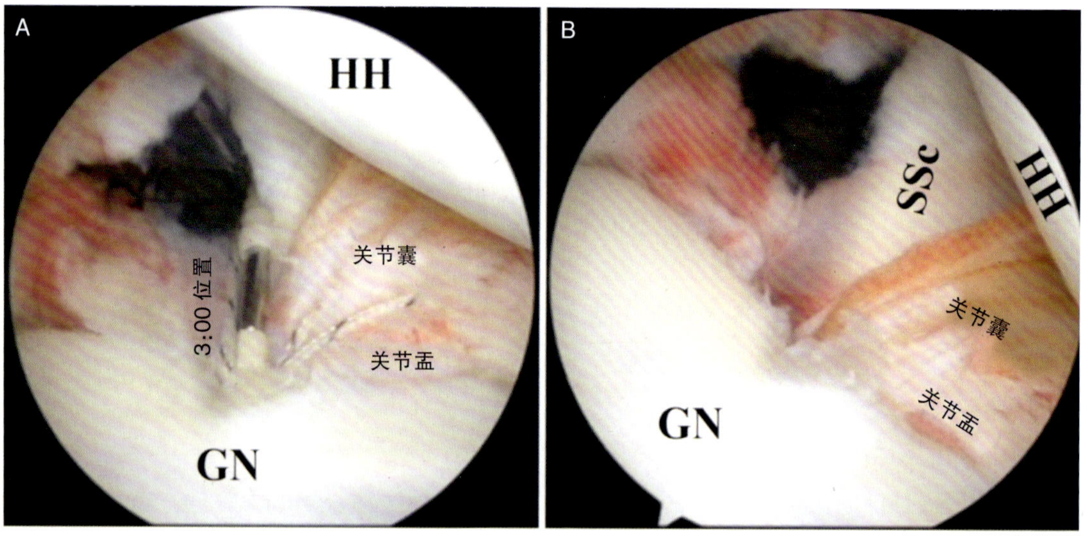

图 14.8 Bankart 修补。(A)将预置的 Orthocord 缝线穿过关节囊和盂唇固定在 5 点钟位置,以完成修补盂唇和关节囊。(B)使用 Mini-tightRope 上的缝线可以在 3 点钟位置用 Pushlock 再次修补盂唇和关节囊。用这两枚 Pushlock 完成 Bankart 修补术。

5 并发症

关节镜下嵌入 Bristow 技术需要有熟练的肩关节镜操作基础。在将喙突从外下入路拉出时,有损伤肌皮神经的风险。在早期病例中,3 例患者术后出现肌皮神经麻痹,肌电图表明患者的感觉和运动神经功能受损。所有患者术后 3 个月内肌皮神经功能均恢复正常,其中 1 例患者因喙突未愈合导致骨块吸收,螺钉发生断裂。但是该患者没有不稳定表现,可恢复日常生活。本组没有出现术后感染。

6 临床结果

术后 3 年的随访结果表明,关节镜下嵌入 Bristow 技术术后骨愈合率高。螺钉固定组愈合率为 96.1%,87%的患者恢复伤前运动水平(图 14.9)。软固定组愈合率为 96.4%,98%的患者恢复伤前运动水平(图 14.10)。美国肩肘外科评分和 Rowe 评分均较术前显著提高。

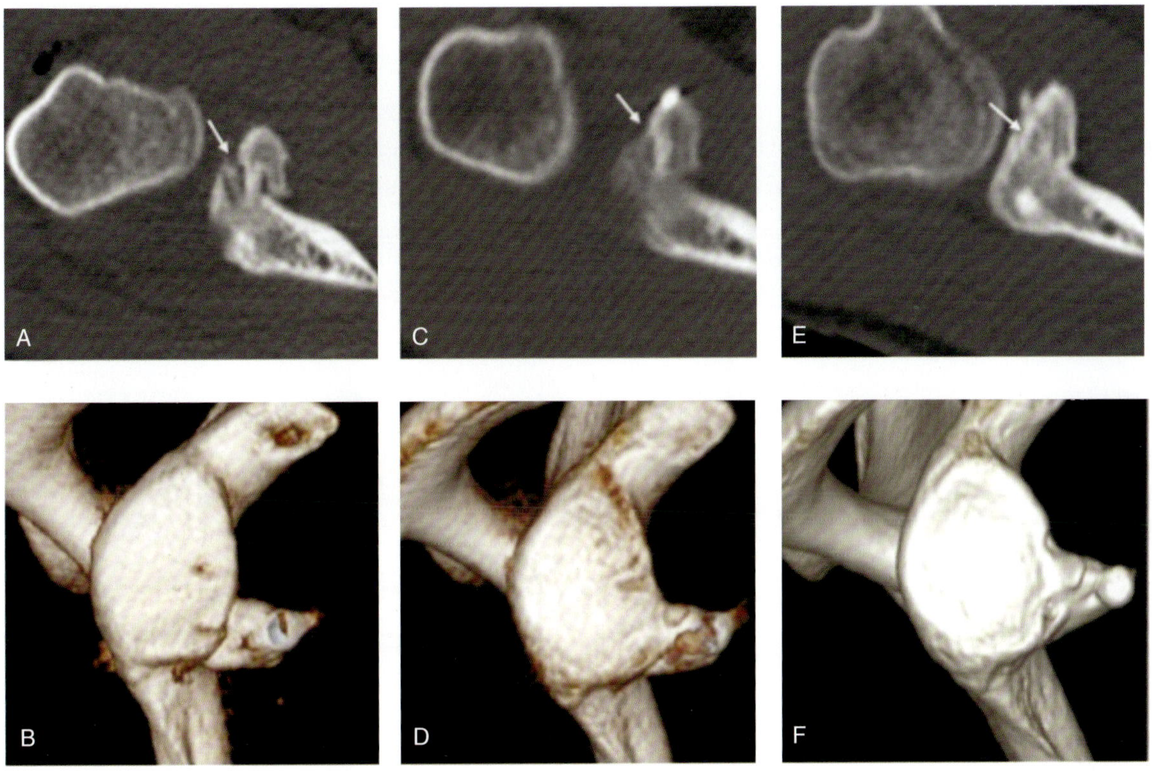

图 14.9　关节镜下嵌入 Bristow 手术，软固定术后 CT 随访结果。(A,B)术后第 1 天。(C,D)术后 6 个月。(E,F)术后 3 年。

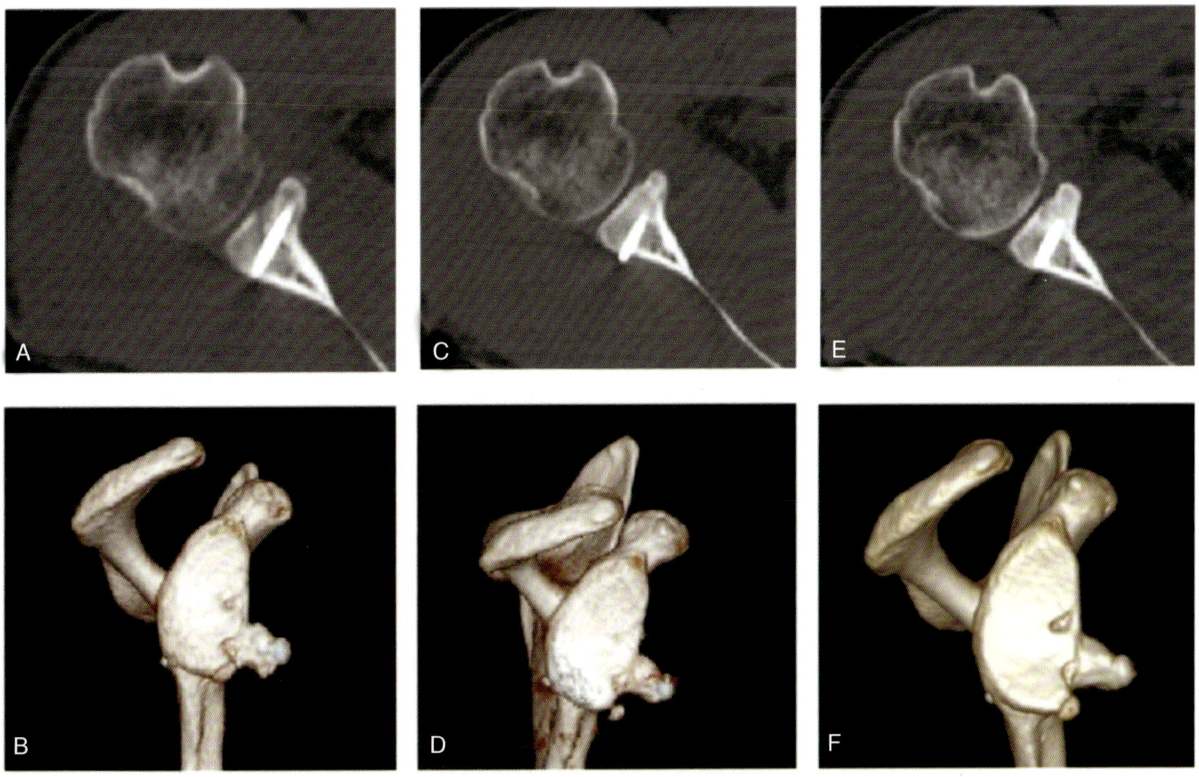

图 14.10　关节镜下嵌入 Bristow 手术，螺钉固定术后 CT 随访结果。(A,B)术后第 1 天。(C,D)术后 6 个月。(E,F)术后 3 年。

（林霖　邵振兴　崔国庆）

参考文献

1.Hovelius L,Sandström B,Saebö M. One hundred eighteen Bristow-Latarjet repairs for recurrent anterior dislocation of the shoulder prospectively followed for fifteen years: study II—the evolution of dislocation arthropathy. J Shoulder Elbow Surg. 2006;15(3):279-289.

2.Boileau P,Thélu C,Mercier N,et al. Arthroscopic Bristow-Latarjet combined with bankart repair restores shoulder stability in patients with glenoid bone loss. Clinical orthopaedics and related research. 2014;472(8):2413-2424.

第 15 章

肩关节前脱位四层结构重建技术

1 引言

复发性肩关节前脱位患者往往存在各种结构性缺陷，如肩胛盂骨缺损和关节囊缺损等。Bristow–Latarjet 技术以其三重阻挡效应很好地应对了这些缺陷[1-3]。但是，在该技术特别是 Latarjet 技术中，喙肩弓遭到了破坏，可能影响肩关节上方的稳定性[4]。为了建立类似于 Bristow–Latarjet 技术的三重阻挡效应并且不破坏喙肩弓，我们设计了肩关节前侧的四层结构重建技术，其中包括用来创造吊带效应的肱二头肌长头腱(LHB)转移技术、用以弥补肩胛盂骨缺损的肩胛盂双层植骨技术，以及关节囊盂唇修补技术。该技术的指征为同时需要软组织吊带加强和骨加强(为了弥补肩胛盂骨缺损或者刺激肩胛盂再塑形)的复发性肩关节前脱位(表 15.1)。

表 15.1 复发性肩关节前脱位四层结构重建的指征和禁忌证

总指征：同时需要吊带加强和骨加强
采用 LHB 进行吊带加强的详细指征
1.患者年龄<45 岁
2.参加竞技/对抗运动
3.需要肩关节强力外展、外旋
4.关节囊韧带缺陷
5.合并 SLAP 损伤
采用 LHB 进行吊带加强的禁忌证
1.患者不需要吊带加强
2.LHB 不能够使用
肩胛盂植骨的详细指征
1.肩胛盂骨缺损
2.需要骨刺激来获得更好的肩胛盂再塑形
肩胛盂植骨的禁忌证
无肩胛盂骨缺损且不需要肩胛盂骨刺激

2 手术技术

手术采用全身麻醉加臂丛麻醉。患者取侧卧位，肩关节外展 30°，以 5Kg 牵引力进行牵引。建立常规后侧、后下、前侧和前上入路。

2.1 准备植骨块

手术采用两块长 30mm、宽 10mm、厚 8~9mm 的带双层皮质的髂骨块，分别置于肩胛颈前侧(肩胛颈骨块)和肩胛盂平面(肩胛盂面骨块)。在每个骨块表面的中线上，间隔 15mm 用 2mm 克氏针钻 2 个骨洞。

2.2 解离、拉出、编织肱二头肌长头腱

从后侧入路进镜，在前上入路用穿线器将一根对折的不可吸收缝线穿过 LHB 的关节内段，并将其套扎。将 LHB 在接近其盂上结节附着处切断（图 15.1A，B）。

将关节镜从前上入路插入前三角肌底面。在肩关节外侧距离肩峰外侧缘约 7cm 的上臂外侧中线前方约 2cm 处，建立远外侧入路。经远外侧入路，在胸大肌腱膜上缘探寻到 LHB（图 15.1C）。在上臂前正中线上距离胸大肌近侧缘 2~3cm 处，建立远前侧入路。将 LHB 从关节内经肱二头肌腱沟抽出至前三角肌底面(图 15.1D)，随后从远前侧入路抽出体外。

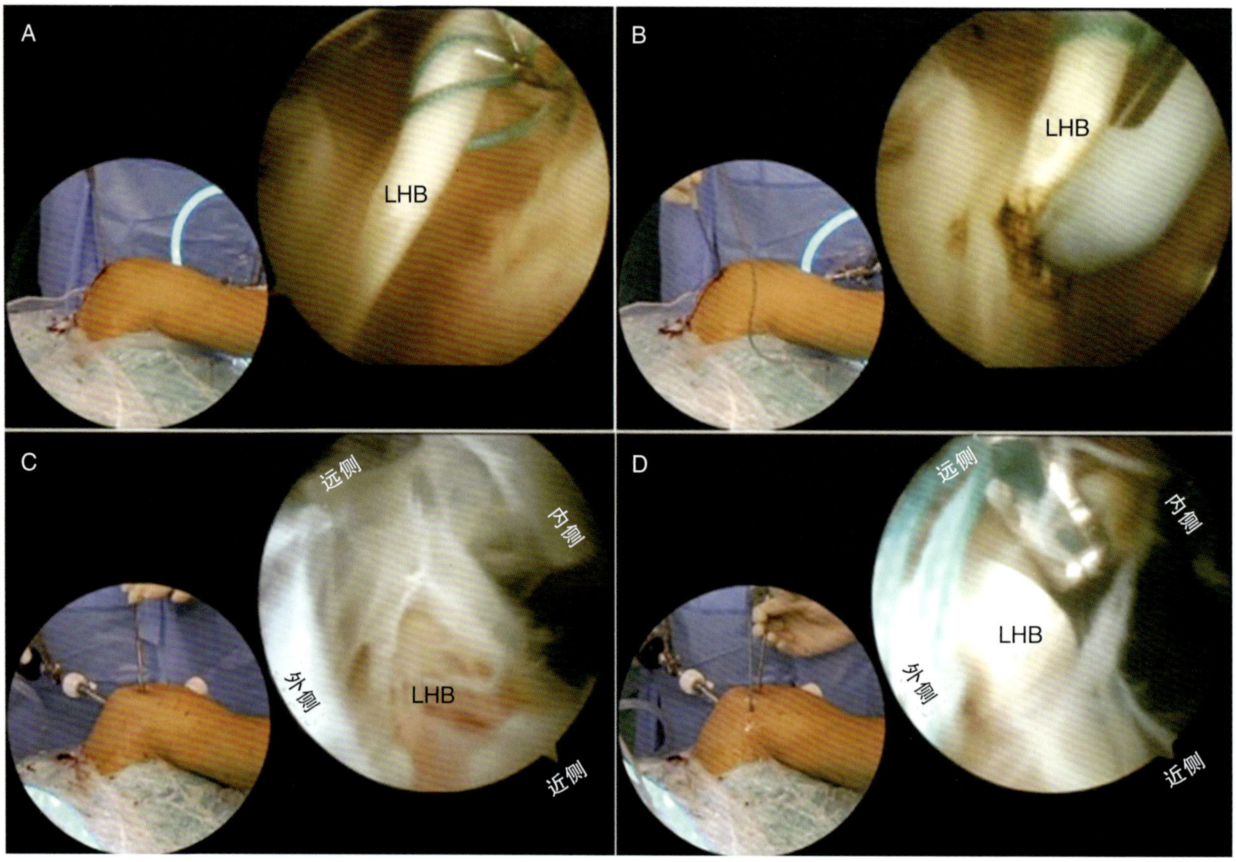

图 15.1 将 LHB 解离并拉出关节外至前三角肌底面间隙。(A,B)左肩关节内后侧入路镜下观。(A)用不可吸收缝线套扎 LHB。(B)将 LHB 从肩胛盂附着处解离。(C,D)左肩前外侧三角肌下间隙前上入路镜下观。(C)在胸大肌上缘找到 LHB。(D)将 LHB 拉出肱二头肌腱沟。

用 3 根 2 号超高分子聚乙烯缝线进行肌腱端的编织。用该编织线将肌腱端绑在一个带微型钢板的可调节线袢上,做成 LHB 复合体(图 15.2)。

2.3 在肩胛盂前缘预钻锚钉孔

在肩胛盂前缘建立一个 3~5mm 宽的新鲜骨床条带。从肩胛盂前方松解关节囊盂唇,并将其撬至肩胛盂平面。在肩胛盂的 7、8:30 和 10 点钟位置(左肩)分别钻 3 个孔,以便后续置入盂唇修复锚钉。

2.4 建立肩胛盂隧道

从前上入路进镜,从后侧入路置入特制的肩胛盂隧道定位器。依次用克氏针、4.5mm 空心钻和倒打钻建立穿肩胛盂隧道。该隧道中心位于肩胛盂平面以下 7mm,后开口位于 2~4 点钟位置,前开口位于 8~9 点钟位置。隧道前侧扩大部分长度为 10mm(图 15.3)。

2.5 穿过肩胛盂隧道和肩胛下肌置入 LHB 复合体导线

从前上入路进镜,将一根对折的超高分子聚乙烯缝线(LHB 复合体导线)从后向前穿过肩胛盂隧道。用缝线抓持器在关节腔内抓住导线前端,将其沿肩胛盂平面 7:30 位置向前送入肩胛下肌至其前侧(图 15.4)。

2.6 在肩胛下肌前侧找到导线

从远外侧入路进镜至前三角肌底面间隙,从远前侧入路插入交换棒将联合腱撬离肩胛下肌。将镜头沿肩胛下肌表面向内下方向推进。在肩胛下肌前方找到 LHB 复合体导线,从前上入路拉出。

2.7 将 LHB 复合体经肩胛下肌拉入肩胛盂隧道

调整 LHB 复合体及其导引线,并从同一个鞘管

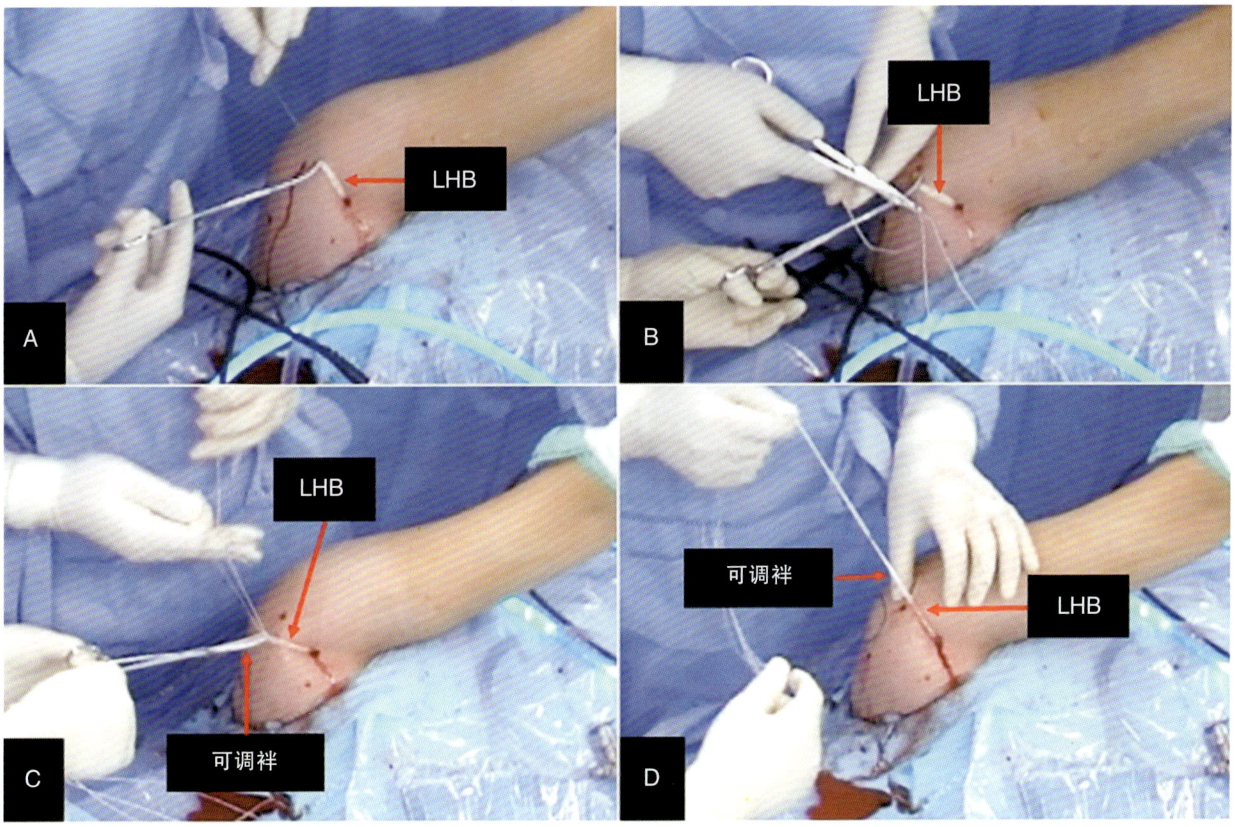

图 15.2　准备 LHB 复合体。(A)将 LHB 从远前侧入路拉出。(B)用 3 根 2 号超高分子聚乙烯缝线编织 LHB。(C)将编织线打结在带微型钢板的可调节线袢上。(D)通过 LHB 和相连的可调节线袢形成 LHB 复合体。

拉出。用导引线将 LHB 复合体拉过肩胛下肌进入肩胛盂隧道，直至微型钢板在隧道后口拉出并翻转。在关节内探查 LHB 复合体，确认其能够拉入肩胛盂隧道，但暂时不拉入(图 15.5)。

2.8 植入肩胛颈骨块

在关节囊 6 点钟和 7 点钟位置各预置一根盂唇修复导线。从前侧入路置入特制肩胛盂植骨器械(图

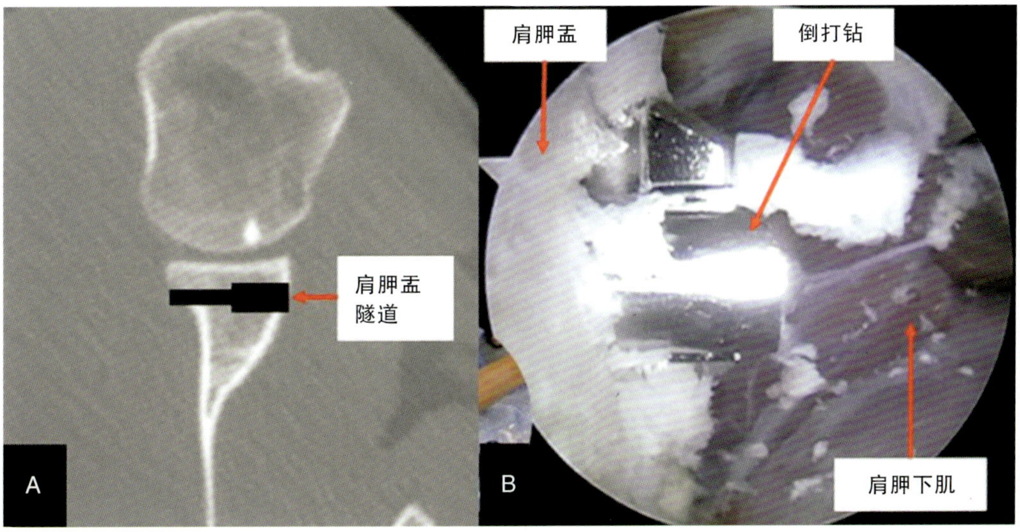

图 15.3　(A)建立横穿肩胛盂隧道。(B)左肩前上入路关节镜下观。

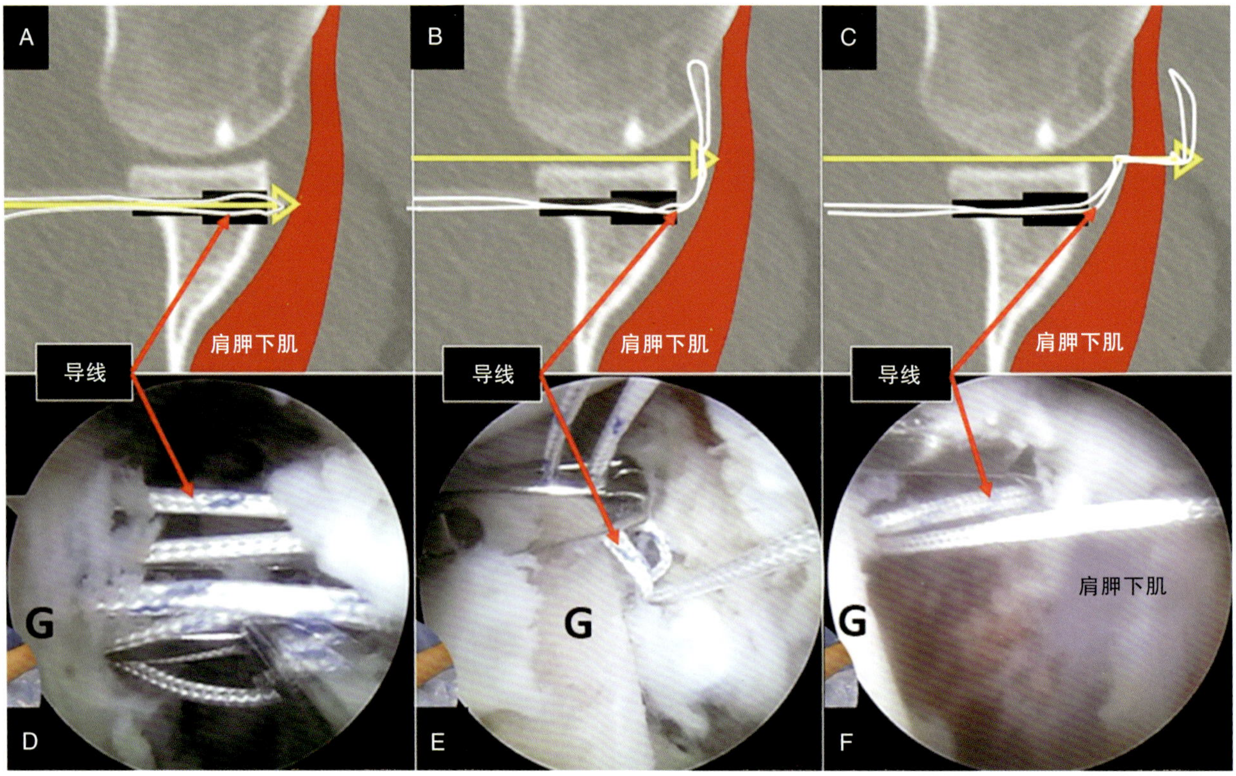

图 15.4 将导线穿过肩胛盂隧道和肩胛下肌(A~C)。(C~E)左肩前上入路关节内镜下观。(A,D)将导线经肩胛盂隧道送至肩胛盂前侧。(B,E)在盂肱关节内抓持导线。(C,F)将导线沿肩胛盂平面向前送过肩胛下肌。(G)肩胛盂。

15.6)。

在7点钟和10点钟的钉孔内置入带双线锚钉。将7点钟位置带线锚钉上的一根缝线经LHB复合体的底面绕过,经肩胛盂植骨鞘管拉出一根缝线作为植骨导线。在10点钟位置的锚钉上也拉出一根缝线作为植骨导线。

在体外将两根导线分别穿入一个植骨块对应的两个孔,将7点钟位置的锚钉导线穿入骨块远侧孔,将10点钟方向的锚钉缝线穿过骨块近侧孔,随后将该骨块塞入植骨鞘管。再将两根导线穿过植骨鞘管内芯中对应的2个孔,并将7点钟方向的锚钉导线穿入鞘管内芯前侧孔,将10点钟方向的锚钉缝线穿过鞘管内芯后侧孔。牵拉导线的同时,用植骨鞘管内芯将骨块送入关节至肩胛颈前方、LHB复合体的底面,调整骨块使其皮质面平行肩胛盂面后从植骨鞘管内释放(图15.7)。

2.9 植入肩胛盂面骨块

将7点钟位置锚钉上穿过肩胛颈骨块远侧孔的导线从LHB复合体的底面送至其内侧,再经LHB复合体的表面从植骨鞘管拉出,然后将10点钟锚钉上穿过肩胛颈骨块近侧孔的导线从植骨鞘管拉出。在体外,将导线分别穿入肩胛盂骨块两个孔,将骨块送入鞘管后,同前将导线穿过植骨鞘管内芯两个孔。依上述方法将骨块送入关节并置于肩胛盂前方,即LHB复合体的表层。调整骨块使其皮质面平行肩胛盂表面。将导线与其对应缝线打结,将两层骨块松松悬吊于肩胛盂和肩胛颈前方(图15.8)。

2.10 关节囊盂唇修补

用原来预置在6点钟位置的盂唇修补导线,将关节囊修复至7点钟位置的肩胛盂缘。收紧LHB复合体上的可调节线袢,将LHB拉入肩胛盂隧道。在8:30位置置入肩胛盂锚钉,通过该锚钉上的缝线做前下关节囊的进一步修复。通过2点钟锚钉上的残留缝线做肩袖间隙的封闭(图15.9)。

3 要点和误区

肩关节前脱位的四层结构重建技术是临床上常

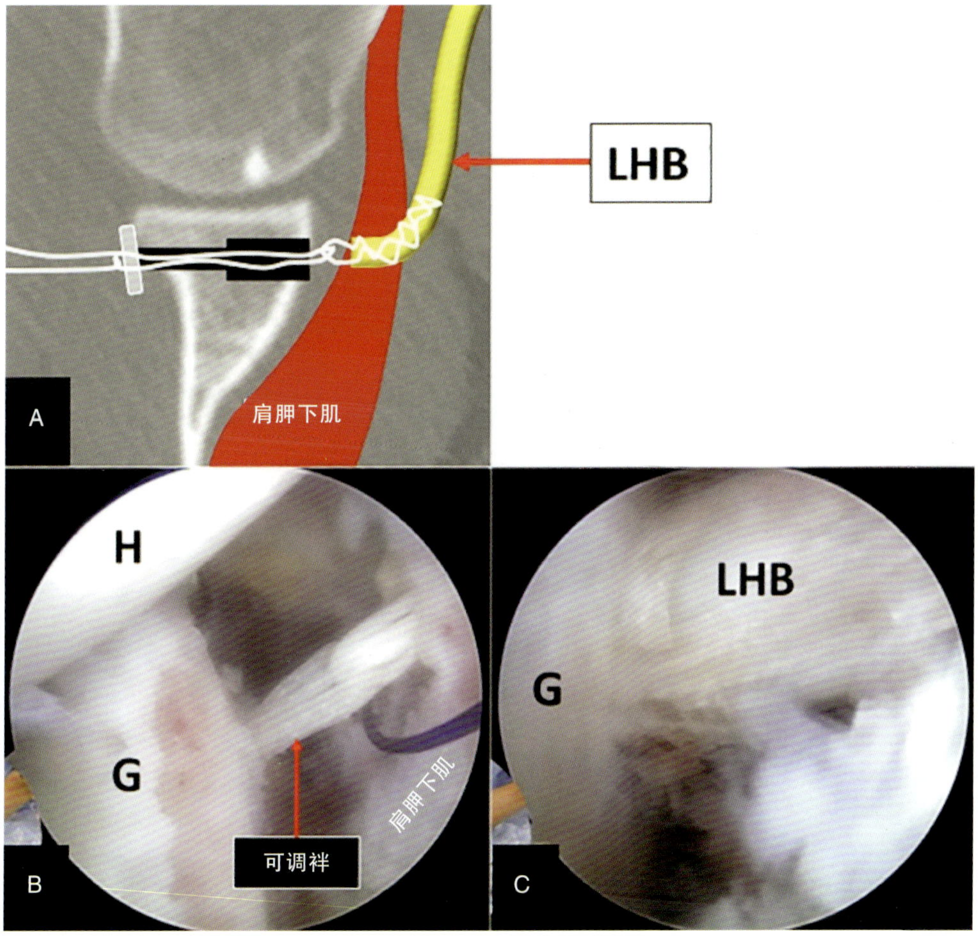

图 15.5 将 LHB 复合体经肩胛下肌拉入肩胛盂隧道。(A)将微型钢板拉出肩胛盂隧道后口并翻转。(B)在肩胛盂前侧探查可调袢。(C)确认 LHB 可以被拉入肩胛盂隧道。

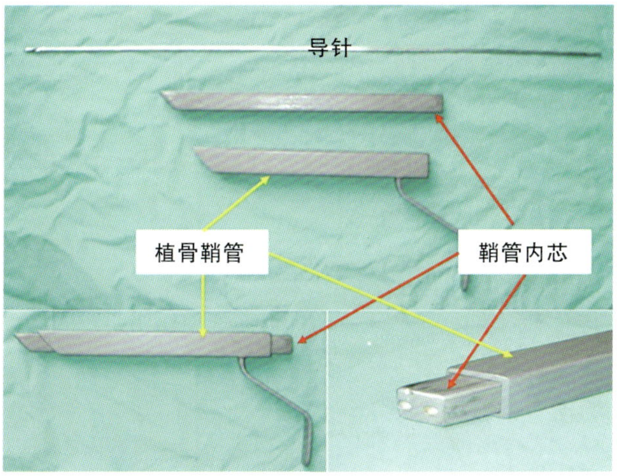

图 15.6 肩胛盂植骨器械。

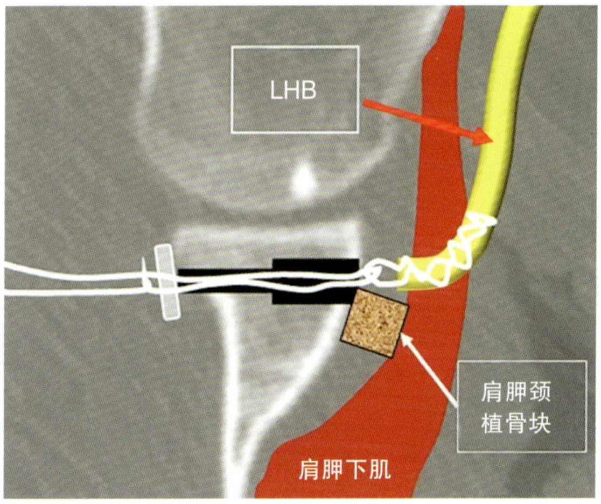

图 15.7 植入肩胛颈骨块。

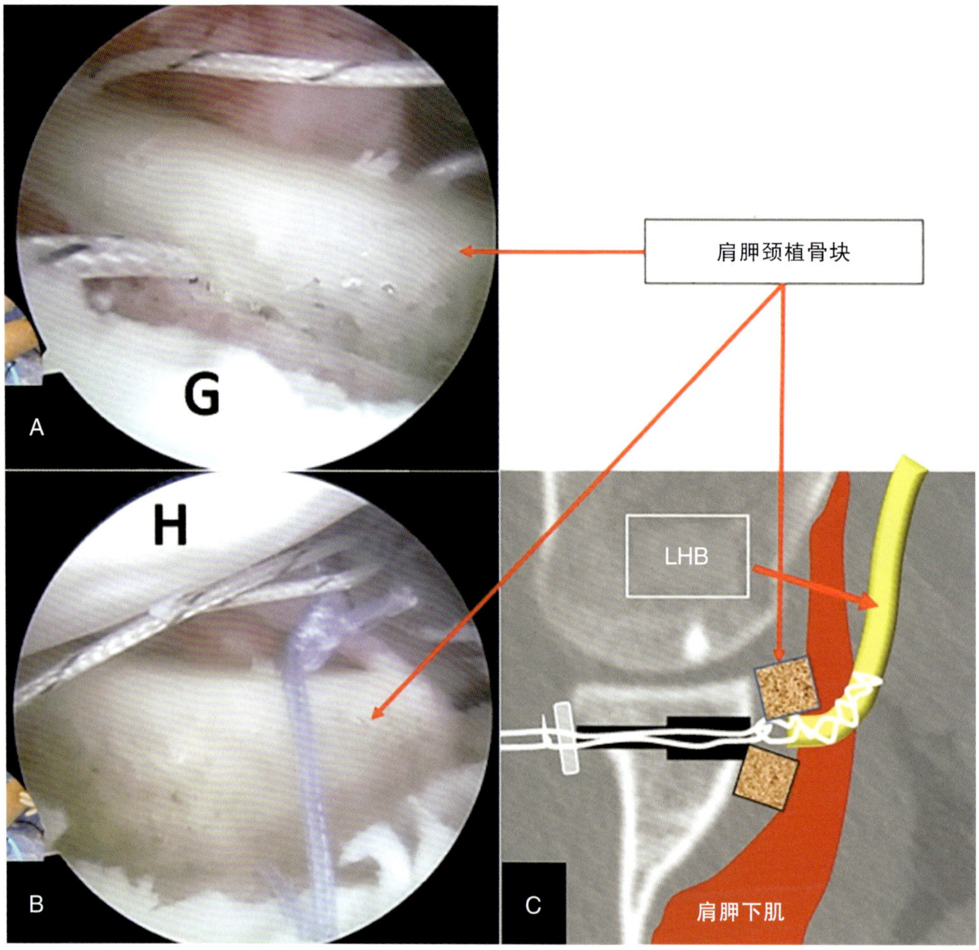

图 15.8 在 LHB 复合体表面、肩胛盂前侧植入肩胛盂面骨块。(A)植入骨块。(B)用缝线固定骨块。(C)两个骨块的位置。LHB，肱二头肌长头腱；G，肩胛盂；H，肱骨头。

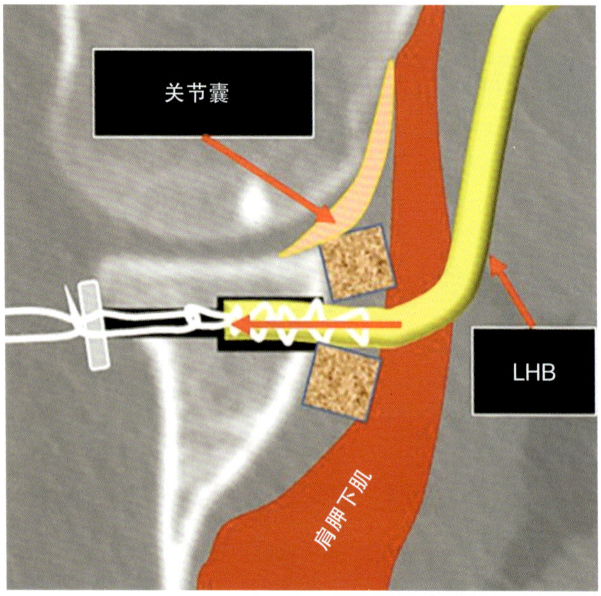

图 15.9 关节囊修补示意图。LHB，肱二头肌长头腱。

规开展的技术(图 15.10)，主要因为：①绝大部分复发性肩关节前脱位患者年轻、喜欢运动，需要吊带来加强肩关节稳定性[5,6]。②所有患者都需要通过植骨进行骨刺激，以获得更好的肩胛盂再塑[7]。③所有患者都需要进行关节囊盂唇修补，以保证关节囊盂唇的连接并封闭关节腔。

该肩关节四层结构重建技术一般需要 90~120 分钟。从学习曲线来看，肩胛盂植骨技术很容易掌握，而 LHB 转位的学习曲线会稍长。但是，相比关节镜下 Latarjet 技术，关节镜下 LHB 转位要简单得多[8,9]。

该技术的要点和误区见表 15.2。其中最关键的是正确建立肩胛盂隧道、沿着适当的平面和方向穿过肩胛下肌传送导线，以及正确放置骨块。

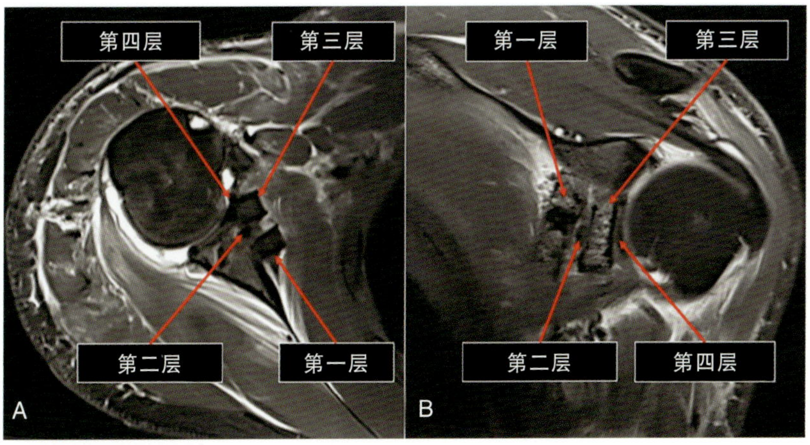

图 15.10 磁共振成像显示四层修复重建结构(左肩)。(A)横截面。(B)斜矢状面。第一层,肩胛颈骨块;第二层,转移的 LHB;第三层,肩胛盂面骨块;第四层,修复的关节囊韧带。

表 15.2 肩关节前脱位四层结构重建的要点和误区

1.该技术是三个基本技术,即 LHB 转移、肩胛盂双层植骨和关节囊盂唇修补技术的综合,需要分别掌握三个基本技术后再开展此综合修复重建技术
2.需要将 LHB 充分从盂上结节及其周围的软组织充分解离。如果解离不彻底,用强力线将 LHB 向关节外牵拉时会造成肌腱断裂
3.需要在肩胛盂前缘建立新鲜的骨床条带,以促进修复关节囊韧带的愈合
4.关节囊韧带需要充分松解,以便后续操作中将其跨过植骨块修复至肩胛盂缘
5.如果存在盂唇骨膜袖环,将该环在 11 点钟位置(左肩)切断以利于后续植骨
6.穿肩胛盂隧道不能太靠近肩胛盂面,否则肩胛盂面骨块会超出肩胛盂平面太多
7.向前传送 LHB 复合体的导线时,需要从关节内沿着肩胛盂平面传送,而不是直接从肩胛盂隧道向前传送,否则器械穿出点会过于靠近腋神经,增加腋神经损伤风险
8.植入骨块前,需要确定在肩胛盂前侧有足够的空间来容纳骨块。如果空间太小则需要提前扩大空间,否则会造成植骨困难
9.骨块植入后收紧 LHB 复合体,并将其拉入肩胛盂隧道。过早收紧会造成后续植骨困难
10.肩袖间隙应尽可能封闭,否则移植骨块暴露在关节滑液中可能会影响骨块愈合

(赵金忠)

参考文献

1.Cowling PD,Akhtar MA,Liow RY. What is a Bristow-Latarjet procedure? A review of the described operative techniques and outcomes. Bone Joint J. 2016;98-B(9):1208-14.

2.van der Linde JA,van Wijngaarden R,Somford MP,van Deurzen DF,van den Bekerom MP. The Bristow-Latarjet procedure,a historical note on a technique in comeback. Knee Surg Sports Traumatol Arthrosc. 2016;24(2):470-8.

3.Willemot L,De Boey S,Van Tongel A,Declercq G,De Wilde L,Verborgt O. Analysis of failures after the Bristow-Latarjet procedure for recurrent shoulder instability. Int Orthop. 2019;43(8):1899-1907.

4.Su WR,Budoff JE,Luo ZP. The effect of coracoacromial ligament excision and acromioplasty on superior and anterosuperior glenohumeral stability. Arthroscopy 2009;25:13-18.

5.Bokshan SL,Gil JA,DeFroda SF,Badida R,Crisco JJ,Owens BD. Biomechanical Comparison of the Long Head of the Biceps Tendon Versus Conjoint Tendon Transfer in a Bone Loss Shoulder Instability Model. Orthop J Sports Med. 2019;7(11).

6.Tang J,Zhao J. Arthroscopic Transfer of the Long Head of the Biceps Brachii for Anterior Shoulder Instability. Arthrosc Tech. 2017;6(5):e1911-e1917.

7.Zhao J,Huangfu X,Yang X,Xie G,Xu C. Arthroscopic glenoid bone grafting with nonrigid fixation for anterior shoulder instability: 52 patients with 2-to 5-year follow-up. Am J Sports Med. 2014;42(4):831-9.

8.Ekhtiari S,Horner NS,Bedi A,Ayeni OR,Khan M. The Learning Curve for the Latarjet Procedure: A Systematic Review. Orthop J Sports Med. 2018;6(7):2325967118786930.

9.Domos P,Lunini E,Walch G. Contraindications and complications of the Latarjet procedure. Shoulder Elbow. 2018;10(1):15-24.

第 16 章

弹性固定 Latarjet 技术

1 背景

肩关节是人体中活动度最大的关节，但因其相对缺少骨约束而导致肩关节不稳定性[1,2]。1954年，Latarjet[3]首次提出通过切开行喙突截骨移位治疗复发性肩关节前脱位的手术方法，并由 G. Wacln 等人进行了规范化。1958—1970 年，Helfet、May 等人[4,5]先后描述了一种具有异曲同工之妙的术式，即 Bristow 术。但两者适用范围不同，Latarjet 技术适用于关节盂缺损更多的患者。1983 年，Hovelius 首次提出"Bristow-Latarjet 术"的说法[6]。以上术式均为切开内固定。随着关节镜技术的日益成熟及不断发展，为了减少术后疼痛、缩小创面等，Nourissat 等人[7]于 2006 年首次描述通过关节镜实施 Bristow-Latariet 术。Lafosse 和 Boileau 等人认为关节镜下骨块定位更加准确，使 Latarjet 术式得以发展。其主要改变包括：①喙肩韧带缝合至关节囊上。②进行固定的螺钉的数量。③进行肩胛下肌水平劈裂，即使是在外旋的情况下也可以立即进行术后锻炼等[8-9]。目前，Latarjet 术针对复发性肩关节前脱位在临床上已取得令人满意的结果。

2 关节镜下螺钉固定 Latarjet 手术

关节镜下 Latarjet 术包括镜下暴露喙突、喙突准备、喙突的钻孔与截骨、喙突移位、喙突骨块的固定共 5 步，整个手术过程均在关节镜下进行。与切开 Latarjet 手术相比，全关节镜下 Latarjet 手术有许多优点：①关节镜下骨的定位比较准确，可以多角度观察和控制骨的位置。②可以在有限的空间内使骨的位置尽可能地贴合肩盂前缘。③切口小，术后关节出血、粘连、僵硬、感染的风险低。④术后痛苦小，恢复快。⑤可以同时解决肩关节内其他损伤[10]。详细步骤见第 6 章。

3 改良线袢弹性固定 Latarjet 手术

作者在 Boileau 等人[11]介绍的方法基础上将手术步骤进行了改良。总的策略是：用最简单的技术和最简捷的步骤在最短的时间内安全地完成手术。具体包括：3 个步骤、3 次转换关节镜观察入路。

术前 CT 扫描三维重建的喙突，测量喙突长度、宽度和厚度。通常弹性固定手术需要 18mm 左右的喙突长度。我国喙突平均测量数据为 20mm×10mm×10mm（图 16.1）。

3.1 喙突截取

在喙突尖端向下做 2.5cm 小切口，在头静脉外侧钝性分离三角肌，暴露喙突上表面后，采用小 S 拉钩牵开，辨别喙肩韧带与胸小肌于喙突的止点。在喙突外侧用电凝分离切断喙肩韧带，小心止血（喙肩韧带内）；在喙突内侧从骨面向内用电凝分离胸小肌纤维。

腰穿针标记喙突尖端，测量喙突长度，在距离喙突尖端 18~20mm 处，采用 20°骨刀与喙突垂直进行截骨。用布巾钳固定喙突，进一步分离截骨面的软组织后，将喙突翻转、底面向上，用咬骨钳咬除喙突根部弯曲部分后，将喙突置于切口外。用示指逐渐向下钝性分离联合腱，喙突联合肌腱蒂长 4.0~5.0cm

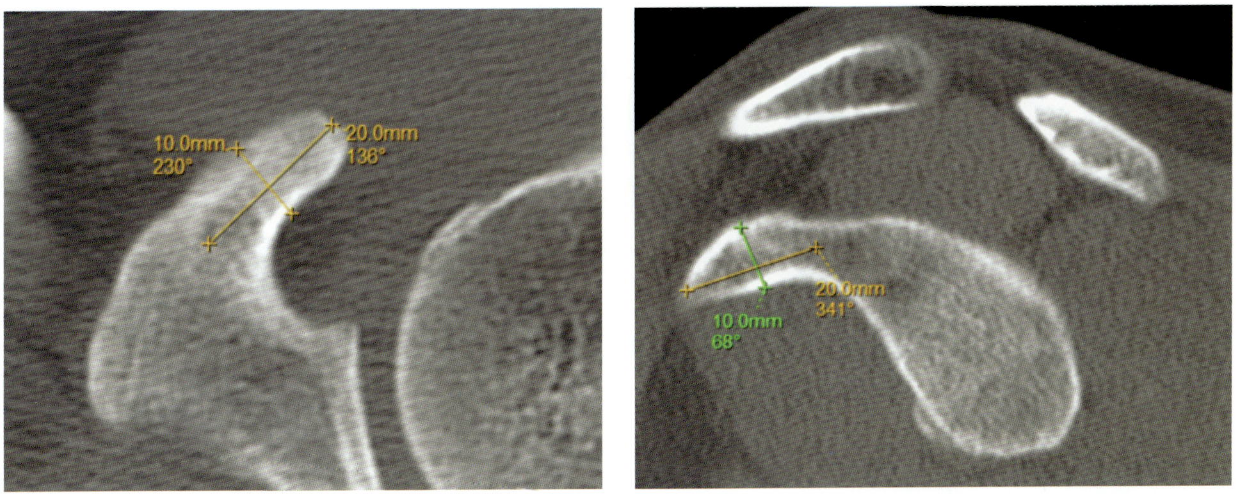

图 16.1　喙突测量。

(此长度是保证喙突与关节盂固定-贴合的必要条件之一)。用摆锯新鲜化喙突底面,直到松质骨暴露(如发现明显骨质疏松,可保留部分骨皮质)(图 16.1 和图 16.2)。

用 2.5mm 克氏针于喙突底面中央向上表面钻制 2.5mm 骨道，并在喙突上表面放置 Endobuttton(施乐辉公司,安多佛,美国),将三条高强线穿过 Endobutton、喙突骨道待用。在距喙突截骨端 3mm 侧方中央钻制 1.5mm 骨道(与喙突中央骨道垂直),将一条高强线(防旋转线)穿过 Endobutton 侧孔后再穿过侧方防旋转骨道备用(防旋转线出口在喙突外侧面)(图 16.1B)。必要时还可以在联合腱根部放置一条牵引线，作为防止术中线意外缠绕后的补救。喙突修整完成后,将喙突、喙突上预置的所有缝线置入套管并全部置入切口内、胸大肌后方、肩胛下肌腱前方。将该切口部分缝合关闭(防止漏水),并作为前入路(A 入路)使用(图 16.3 和图 16.4)。

3.2 关节盂骨床准备与肩胛下肌腱劈开

建立常规后侧入路(C 入路),入关节镜后引导前外侧做相当于平肩胛下肌腱冠状面的入路(B 入路)(图 16.1A)，观察关节盂缺损及 Hill-Sachs 病变。用刨刀与射频刀彻底清理肩袖间隙组织，直到可以从后入路观察前方的喙突与胸大肌后缘(图 16.5)。根据预先设定的关节盂 En-face 面长轴中点位置,于该点正前方关节盂处标记 A 点,此点即为防旋转线固定锚钉位置 (该点也可作为骨道定位的参考)。观察关节盂中央凹点(相当于 3 点钟位置)、肩胛下肌腱上缘与关节盂缺损下缘,并在肩胛下肌腱上缘与关节盂缺损下缘中点 (裸区下方约 3:30 位置)用射频标记(拟于该处进行骨道钻制)。

在肩关节中立位,于相当 4 点钟(左肩 8 点钟)

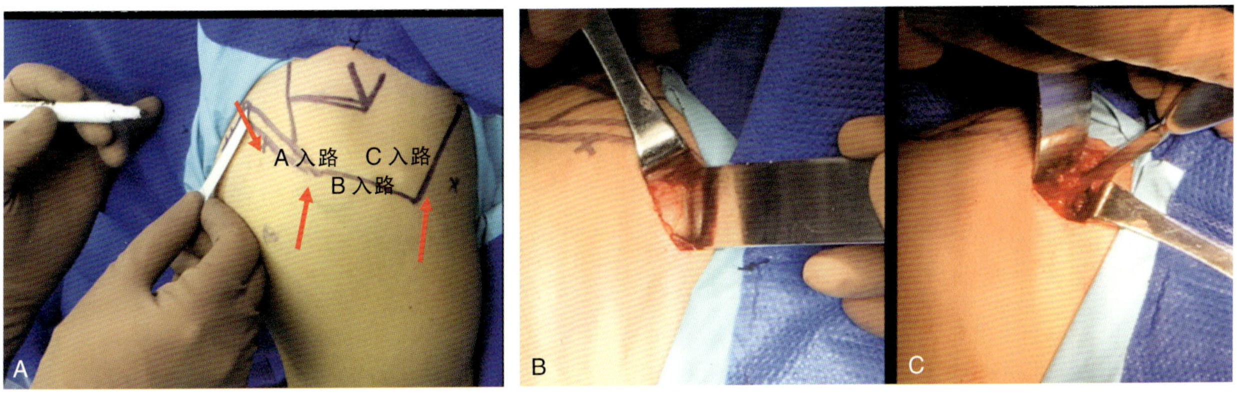

图 16.2　入路设计(A)、喙突上表面暴露(B)、喙突截骨(C)。

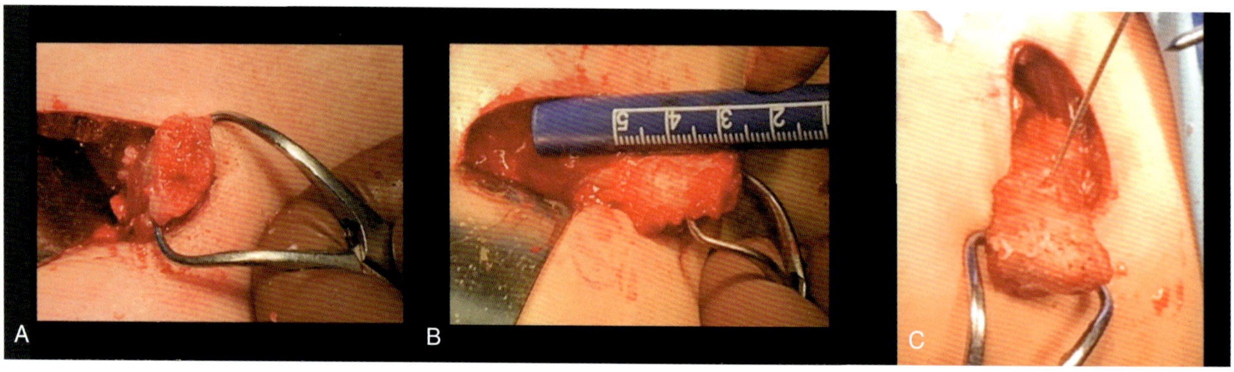

图 16.3 喙突游离(A)、测量(B,C)。

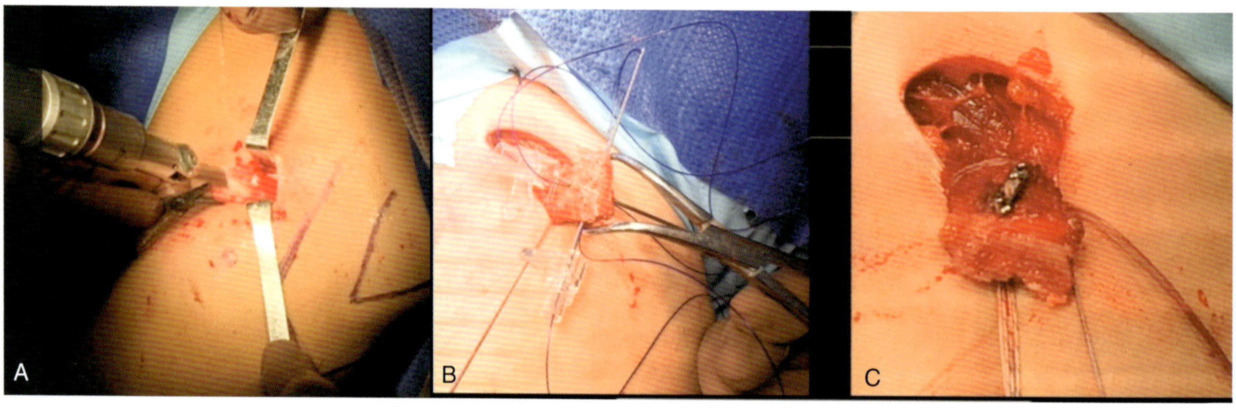

图 16.4 喙突下表面新鲜化(A)、喙突骨道钻制(B)、喙突 Endobutton 与高强线放置(C)。

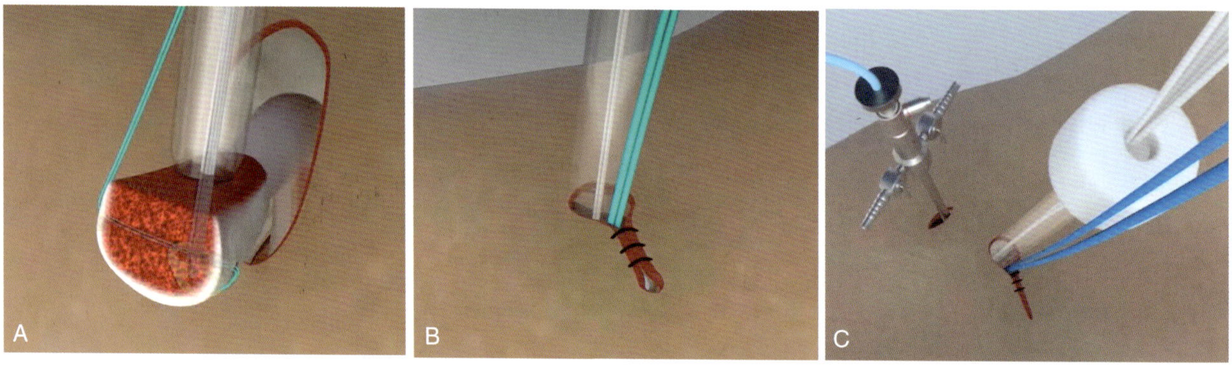

图 16.5 喙突配置完成示意图(A,B),关闭前方切口并留入路(C)。

位置(相当于低于骨道半点钟)用射频由后向前进行肩胛下肌腱劈开。劈开窗口的内侧界为关节盂平面,外侧界为肱骨头平面(图 16.6)。

分别劈开后方关节囊、肩胛下肌腱后方肌膜、肌腹,直至看到肩胛下肌腱前方的肌膜。从 A 入路置入交换棒,穿过肩胛下肌腱劈开的小窗并向上牵引肩胛下肌腱,将交换棒放置在关节盂平面以保护内侧的腋神经。在 B 入路,用射频在肩胛下肌腱前方窗口内向外劈开肩胛下肌腱约 12mm 宽。

关节镜第一次转换

将镜头置于 B 入路,观察肩胛下肌腱劈裂口前方与腋神经的关系。我们发现,在关节盂 4 点钟位置,与腋神经的垂直距离平均为 17mm(12~35mm),水平距离平均为 28mm(20~45mm),所以只要将交换棒放置于关节盂平面保护之外,由关节盂平面向外劈开肩胛下肌腱是安全的(图 16.7)。

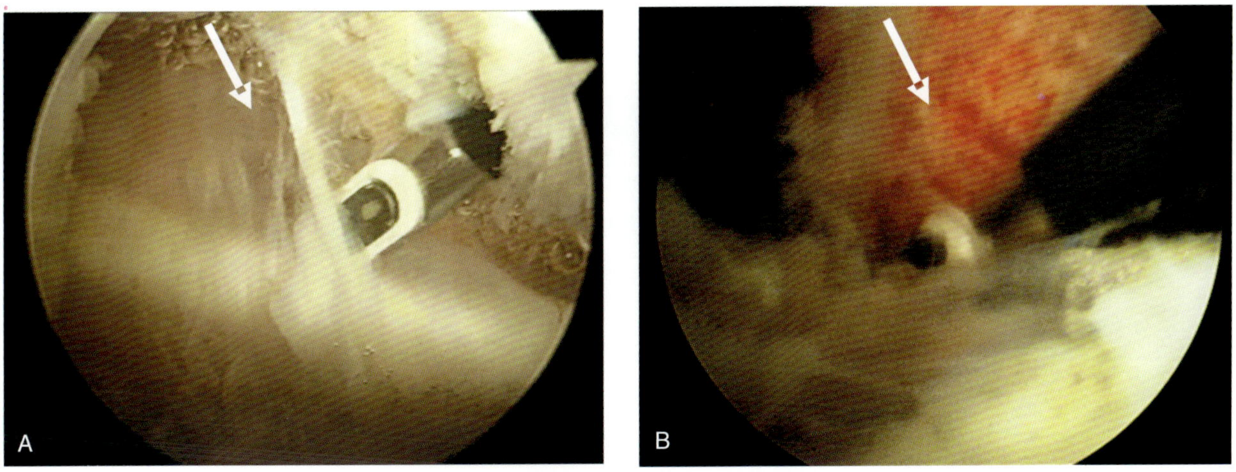

图 16.6　肩袖间隙清理程度。(A)清理前(箭头所示)。(B)清理后可见喙突(箭头所示)。

3.3 关节盂新鲜化、骨道钻制、喙突转位与固定

分别于 B 入路置入关节镜观察，于 A 入路置入刨刀、射频进行关节盂新鲜化。保留不影响视野的关节囊，清理肩胛下肌腱上缘以下(相当于 2:30)至 5:30 范围内的关节盂及其内侧软组织，显露前下方的关节盂骨床并用磨钻进行新鲜化(图 16.8)。

在后方 C 入路置入交换棒，交换棒头部指向之前标记的 4 点钟位置，将相应型号的双筒定位器套入交换棒并放入关节(图 16.9)。定位器的孔径通常为 8mm，孔径的选择可根据残留软骨厚度而定。如果肩关节脱位时间长、软骨磨损明显，可以采用 7mm 孔径定位器；如果软骨厚度较厚，可以采用 9mm 孔径定位器。旋转定位器头部，直至其头部的箭头转到正上方并与关节盂平行。从双筒定位器另一孔(2.5mm 直径)向前方钻入 2.4mm 导针，钻透前方并确认导针位置在矢状面与横断面（矢状面为 4 点钟位置，横断面为关节盂软骨下骨面内 5mm，注意不是软骨面）均满意后，在前方挂勺保护下用 4.5mm Endobutton 钻扩孔后穿入 PDS 导线。

抓线钳从 A 入路套管进入并通过肩胛下肌腱劈裂口，将 PDS 导线经肩胛下肌腱裂口、套管从 A 入路拉出，引导预先留置的喙突 Endobutton 三条高强线从关节盂骨道后入路拉出。于后方 C 入路进入抓线钳，经肩胛下肌腱劈裂口将防旋转线从后方拉出。此时，一边于 C 入路牵拉后方的防旋转线，一边于 A 入路用器械将肩胛下肌腱向前上方拨开，这样

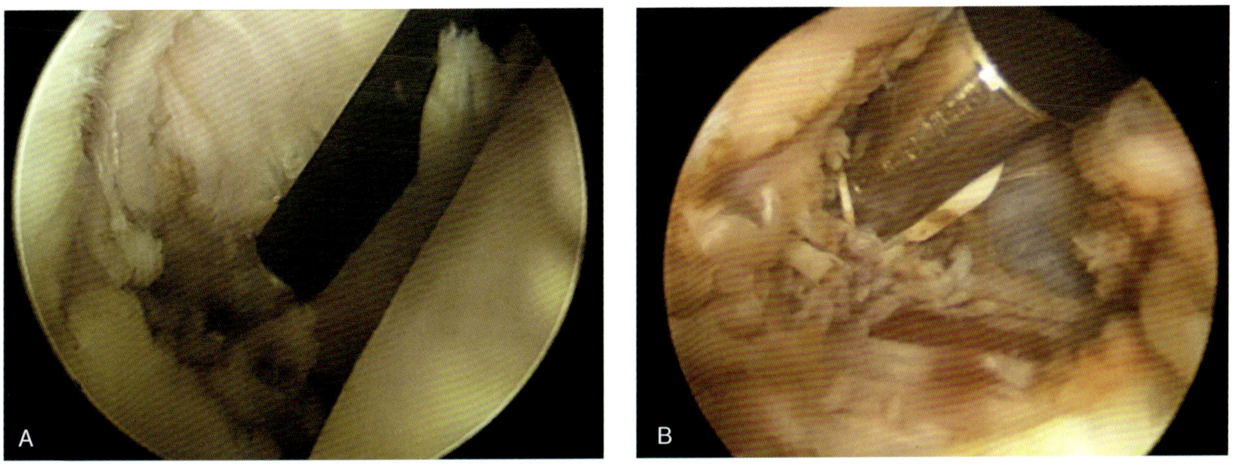

图 16.7　(A)标记 4 点钟位置，并于 4:30 位置劈开后方肩胛下肌腱。(B)向前方逐渐劈开肩胛下肌腱，直至看到其前方肌膜。

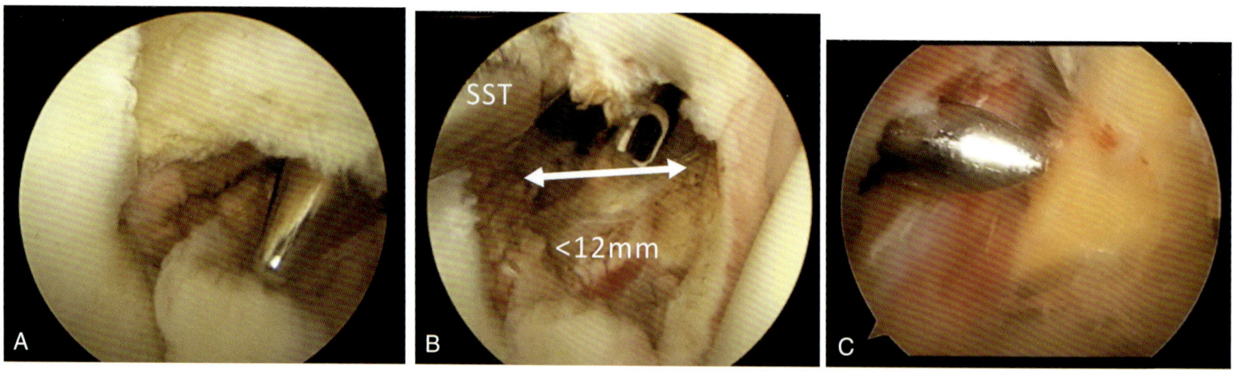

图 16.8 (A)前方从 A 入路经肩胛下肌腱前方肌膜插入交换棒并置于关节盂平面以外。(B)用射频从肩胛盂平面向外劈开,不超过肱骨头内缘平面,宽度不超过 12mm(SST,交换棒)。(C)从 B 入路观察劈开的肩胛下肌腱前方及其与腋神经的关系。

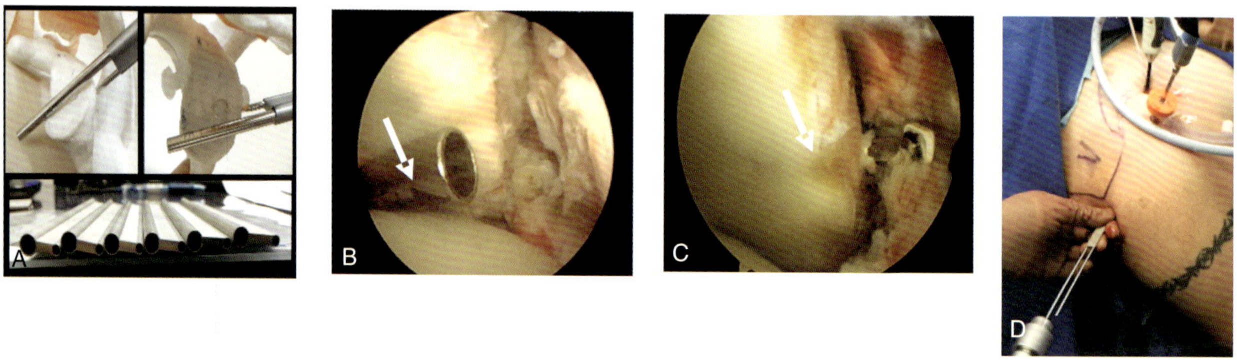

图 16.9 定位器与关节盂骨道钻制。(A)各种型号的定位器及模式图。(B)定位器上方与关节盂平行(箭头所示)。(C)导针位置相当于关节盂 4 点钟(箭头所示)及关节盂骨质内 5mm。(D)术中入路、定位器放置与导针钻制。

垂直向后牵拉的喙突就比较容易被拉进关节腔。一旦喙突进入关节腔,收紧 C 入路高强线,并将防旋转线从前方 A 入路拉出。反复调整喙突的位置,直至喙突贴合到关节盂(图 16.10)。如果喙突较难贴服,可能有两个原因:①喙突联合腱分离不足 4~5cm,导致前方软组织牵拉。②肩胛下肌腱劈过高,导致肩胛下肌腱下方容量过大。由于上述原因均不会产生严重问题,所以可以加大后方牵拉力量,直到后方完全固定。必要时还可以将喙突尖预先放置的缝线用无结锚钉固定。

在后方穿入另外一枚 Endobutton 并送入后方关节盂,分别打结三条高强线。

关节镜转位到 C 入路(第二次转位)

检查前方喙突贴服后,将防旋转线用无结锚钉于 2:30 位置固定,避免与骨道交叉,使喙突与关节盂紧密贴合,防止喙突旋转。最后观察骨块表面与关节盂的关系,如骨块与关节盂有台阶,可以用磨钻进行打磨(图 16.11)。如果关节囊完全无张力,可进行缝合处理。如果牵拉关节囊复位后外旋肩关节有明显张力,则不缝合关节囊,以免导致术后外旋受限。我们的二次探查显示,无论是否缝合,关节囊都可以良好地再生、成形。

3.4 技术改进

Boileau 等人[11]采用关节镜下截取喙突,需要 6~7 个入路。改良线袢法 Latarjet 术是在 Boileau 提出的方法基础上进行了改良。作者根据文献[12-15]介绍的方法采用小切口截取、修整喙突,通常仅需要 15 分钟就可以完成整个过程。切开时可进行喙突截取,还可以使其愈合面的新鲜化更简单彻底,提高了手术的愈合率。此外,喙突准备完毕后,作者将喙突上的所有缝线穿入前方入路的套管内,并置于肩胛下肌腱前方,这样避免了向后牵拉喙突、缝线时造成软组织缠绕,因而节省了手术时间。作者还采用由后

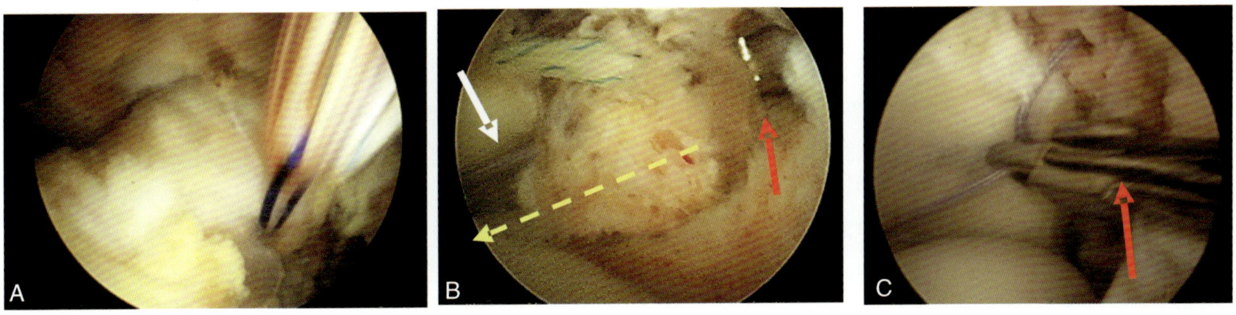

图 16.10　喙突移位与位置调节。(A)PDS 导线引导喙突高强线穿过肩胛下肌腱至关节盂后方。(B)向后方牵拉防旋转线，使纵向走行的喙突容易穿过肩胛下肌腱(图中黄色虚线示:喙突走行方向;白色箭头示防旋转线)。(C)调整好位置后，将防旋转线从前方拉出(红色箭头示抓线钳)。

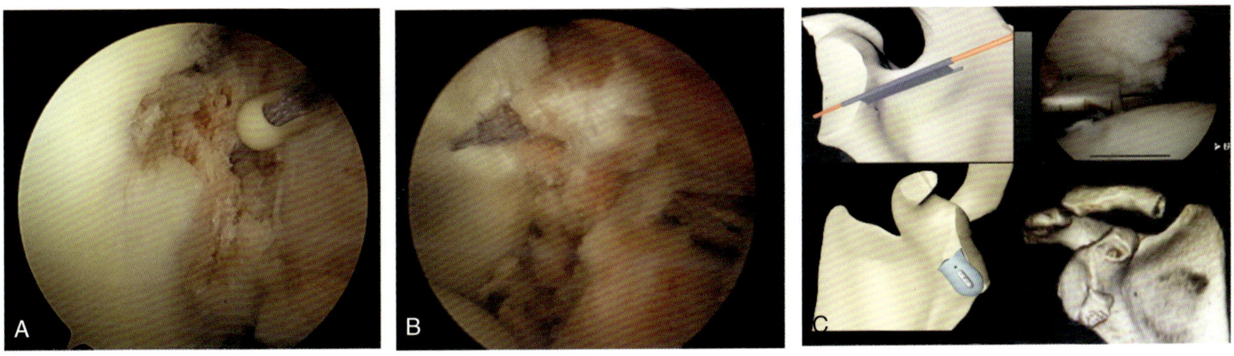

图 16.11　喙突防旋转固定与最后镜下观。(A)非打结锚钉固定。(B)固定完成后镜下观察。(C)定位器、喙突固定结果。

向前在交换棒保护腋神经下劈开肩胛下肌腱，由于线袢法 Latarjet 术可让喙突纵向通过肩胛下肌腱，所以劈开肩胛下肌腱的宽度只需要 12mm。这种改良使肩胛下肌腱损伤最小化，有效避免了腋神经损伤，手术时间也大为缩短。本组病例整体结果良好也证实了 Boileau 等人[11]的研究，线袢法骨块放置位置具有可复制性、准确性及良好的中期效果。作者既往手术随访效果显示，线袢固定 Latarjet 术中期疗效好，可有效避免关节盂退变等并发症，移植骨块随访过程中呈“圆外吸收”特点，塑形呈延伸爬行现象，最终关节盂与骨块融合形成正梨形关节盂。这种扩张塑形的现象极其有利于今后的进一步改进。

(柳海峰　陆伟)

参考文献

1.C Klemt, D Nolte, G Grigoriadis, E Di Federico, P Reilly, A Bull. The contribution of the glenoid labrum to glenohumeral stability under physiological joint loading using finite element analysis. Comput Methods Biomech Biomed Engin. 2017;20:1613–1622.

2.G Di Giacomo, L Piscitelli, M Pugliese. The role of bone in glenohumeral stability. EFORT Open Rev. 2018;3:632–640.

3.M LATARJET. Treatment of recurrent dislocation of the shoulder. Lyon Chir. 1954;49:994–997.

4.AJ HELFET. Coracoid transplantation for recurring dislocation of the shoulder. J Bone Joint Surg Br. 1958;40-B:198–202.

5.VJ May. A modified Bristow operation for anterior recurrent dislocation of the shoulder. J BONE JOINT SURG AM. 1970;52:1010–1016.

6.L Hovelius, L Korner, B Lundberg, C Akermark, P Herberts, T Wredmark, et al. The coracoid transfer for recurrent dislocation of the shoulder. Technical aspects of the Bristow-Latarjet procedure. J BONE JOINT SURG AM. 1983;65:926–934.

7.G Nourissat, G Nedellec, NA O'Sullivan, A Debet-Mejean, C Dumontier, A Sautet, et al. Mini-open arthroscopically assisted Bristow-Latarjet procedure for the treatment of patients with anterior shoulder instability: a cadaver study. Arthroscopy

2006;22:1113–1118.

8.L Lafosse, E Lejeune, A Bouchard, C Kakuda, R Gobezie, T Kochhar. The arthroscopic Latarjet procedure for the treatment of anterior shoulder instability. Arthroscopy. 2007;23: 1241–1242.

9.P Boileau, RT Bicknell, FA El, C Chuinard. Arthroscopic Bristow procedure for anterior instability in shoulders with a stretched or deficient capsule: the "belt-and-suspenders" operative technique and preliminary results. Arthroscopy. 2007; 23:593–601.

10.姜春岩，吴关，鲁谊，等.关节镜下喙突移位术：手术技术与早期随访探讨.中国运动医学杂志.2014，33(4)：297—302.

11.P Boileau, P Gendre, M Baba, CE Thelu, T Baring, JF Gonzalez, et al. A guided surgical approach and novel fixation method for arthroscopic Latarjet. J Shoulder Elbow Surg. 2016;25:78–89.

12.P Boileau, D Saliken. Editorial Commentary: The Wake of the Dragon: Will the Orthopaedic Community Adopt the Shoulder Arthroscopic Latarjet Procedure as We Adopted the Arthroscopic Rotator Cuff Repair? Arthroscopy. 2017;33: 2139–2143.

13.P Domos, E Lunini, G Walch. Contraindications and complications of the Latarjet procedure. Shoulder Elbow. 2018;10: 15–24.

14.AA Young, M Baba, L Neyton, A Godeneche, G Walch. Coracoid graft dimensions after harvesting for the open Latarjet procedure. J Shoulder Elbow Surg. 2013;22:485–488.

15.MA Joshi, AA Young, JC Balestro, G Walch. The Latarjet-Patte procedure for recurrent anterior shoulder instability in contact athletes. Orthop Clin North Am. 2015;46:105–111.

16.Walch G and Boileau P. Latarjet-Bristow procedure for recurrent anterior instability. Tech Shoulder Elbow Surg 2000; 3: 136 141.

17.P Metais, P Clavert, J Barth, P Boileau, R Brzoska, G Nourissat, et al. Preliminary clinical outcomes of Latarjet-Patte coracoid transfer by arthroscopy vs. open surgery: Prospective multicentre study of 390 cases. Orthop Traumatol Surg Res. 2016;102:S271–S276.

18.UG Longo, M Loppini, G Rizzello, M Ciuffreda, A Berton, N Maffulli, et al. Remplissage, humeral osteochondral grafts, weber osteotomy, and shoulder arthroplasty for the management of humeral bone defects in shoulder instability: systematic review and quantitative synthesis of the literature. Arthroscopy. 2014;30:1650–1666.

19.JD Southam, PE Greis. Delayed, transient musculocutaneous nerve palsy after the Latarjet procedure. J Shoulder Elbow Surg. 2012;21:e8–e11.

20.J Allain, D Goutallier, C Glorion. Long-term results of the Latarjet procedure for the treatment of anterior instability of the shoulder. J Bone Joiut Sugr Am. 1998;80:841–852.

21.SS Burkhart, JF De Beer, JR Barth, T Cresswell, C Roberts, DP Richards. Results of modified Latarjet reconstruction in patients with anteroinferior instability and significant bone loss. Arthroscopy. 2007;23:1033–1041.

22.LK Hovelius, BC Sandstrom, DL Rosmark, M Saebo, KH Sundgren, BG Malmqvist. Long-term results with the Bankart and Bristow-Latarjet procedures: recurrent shoulder instability and arthropathy. J Shoulder Elbow Surg. 2001;10:445–452.

23.Y Bouju, F Gadea, J Stanovici, H Moubarak, L Favard. Shoulder stabilization by modified Latarjet-Patte procedure: results at a minimum 10 years' follow-up, and role in the prevention of osteoarthritis. Orthop Traumatol Surg Res. 2014;100: S213–S218.

第 17 章

保留喙肩弓与胸小肌的个体化弹性固定 Latarjet 技术

1954 年,M. Latarjet 发明了治疗难治性肩关节复发脱位的喙突转位 Latarjet 手术[1],此后在 G. Walch 的推广下得到广泛普及[2-4]。该技术重建了前方缺损的关节盂、加强了前方薄弱的关节囊和盂肱韧带[5,6]。自从 Latarjet 手术发明以来，难治性肩关节复发脱位的术后复发率明显下降、重返运动率和患者满意度明显提高[7-11]。随着关节镜技术的提高,Latarjet 手术进入关节镜时代。Laffose 首先进行了关节镜下 Latarjet 手术的尝试,并且获得了巨大成功[12,13]。Pascal 改良的关节镜下弹性固定 Latarjet 手术又使该技术进一步完善,避免了螺钉并发症、骨块放置位置更加精确可控[14-16],临床效果同样优异,越来越多的学者采用弹性固定 Latarjet 技术[17,18]。

自从 Latarjet 技术发明以来，喙肩弓的破坏,以及可能导致的肩胛骨异常一直被诟病[19-22]。其中特别令人担心的问题是，一旦患者后期发生肩袖巨大撕裂,那么肱骨头就可能发生缺乏喙肩弓遮挡的前上方脱位[23-27]。到目前为止,尚没有保留喙肩弓的 Latarjet 技术报道[28-30]。

根据 Pascal 及我们的研究成果发现,保留喙肩弓的弹性固定 Latarjet 手术完全可以实现。原因包括以下几点:① 线袢法弹性固定喙突仅需要一个小直径骨道，这样截取喙突的长度和宽度就可以根据关节盂缺损的大小设计，相对较小时也不会发生喙突骨折等情况。②尽管弹性固定 Latarjet 术后移植喙突在愈合早期也会发生轻度骨质吸收，但随着时间的推移,骨块会发生不同程度的扩张塑形,直到趋向于其本身最适圆形态愈合(与健侧镜像比较)。因此,我们可以根据关节盂缺损的形态个体化喙突截骨,从而保留喙肩弓。

鉴于此,我们设计了个体化保留喙肩弓或(和)胸小肌的弹性固定 Latarjet 技术。我们假设:①该技术不需要离断喙肩韧带,不需要进行喙突与关节盂接触面新鲜化,手术更加简化。②由于截取的喙突较小且呈三角弧形,穿过肩胛下肌腱更加容易,与关节盂外形更加贴服。③由于移植骨块与关节盂圆形外观类似,早期骨吸收会较小,后期塑性将更加完美。我们称之为“有限截骨弹性固定 Latarjet 技术”或称为“LUtarjet 技术”。

1 材料和手术方法

1.1 保留喙肩弓的弹性固定 Latarjet 术前设计

手术前应拍摄双侧肩关节三维重建的喙突 CT 扫描,En-face 面测量健侧最适圆并镜像到患侧,测量患侧关节盂缺损比例及缺损弧大小形态。二维 CT 测量喙突长度、宽度和厚度。我们根据关节盂缺损形状,提出了关节盂缺损弧的概念，可根据缺损弧大小截取喙突。通常关节盂缺损 20%时,缺损弧宽 5~6mm、长 15~18mm。由于 Latarjet 术后早期存在骨吸收可能,本组个体化弹性固定手术需要设计(比缺损大 10%的喙突体积)截取宽 8~8mm、弧度长 18~20mm 的喙突。我国人群的喙突平均测量数据为 20mm×10mm×10mm (图 17.1 和图 17.2),重建缺损的关节盂足够(图 17.3)。

1.2 手术步骤

患者取沙滩椅位,全麻下气管插管。上肢采用

入路用交换棒由前向后穿过劈开的肩胛下肌小窗口，并将肩胛下肌腱向上内侧拨开。在L入路使用射频将劈裂口向外侧进一步劈开10mm（图17.7）。

1.2.3 骨道定位、钻制

将关节镜置入L入路，并在关节盂缺损处新鲜化。观察关节盂裸区或术前确定的最适圆心，并以此作为骨道定位及骨块中心的参考，在预设的骨道处用微骨折锥进行钻孔预定位（图17.8）。后方沿交换棒插入骨道定位器（自行设计）（见图16.9），并钻入导针。用4.5mm空心钻钻扩孔后，穿入PDS导线备用。

1.2.4 骨块穿过肩胛下肌腱和骨块固定

继续在L入路观察肩胛下肌腱前方劈裂口，以及腋神经与劈裂口的关系。我们发现，约50%的病例当肩关节处于中立位时，腋神经位于劈裂口内下方，其余病例则位于劈裂口内侧以远，较难看到。此时不必进一步分离，因为神经周围的软组织会保护其不受干扰。从A入路置入抓线钳通过留有高强线的套管和肩胛下肌腱前方，直视下经劈裂口将关节盂骨道的PDS导线从套管内抓出，导线引导高强线进入骨道，并从后方P入路拉出（图17.9）。

调整喙突垂直于劈裂口的形态，从P入路置入抓线钳，经肩胛下肌腱劈裂口将喙突防旋转线抓到后方。然后依次牵拉固定线和防旋转线，将喙突经肩胛下肌腱拉入关节后，将防旋转线从L入路拉出，调整喙突在关节盂的形态，使其与关节齐平或略高（图17.10）。

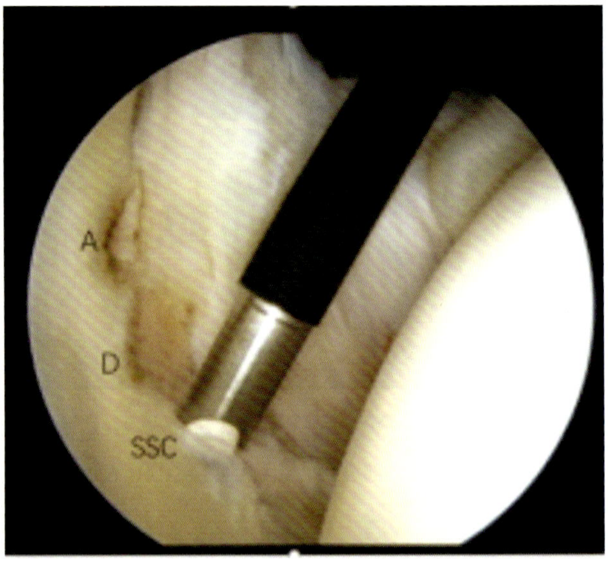

图17.6 肩胛下肌腱劈开平面与骨道平面设计。A，中轴线中点延长线防旋转锚钉固定位置；D，骨道出口；SSC，肩胛下肌腱劈开平面。

后方采用田纳西锁定结固定后，将防旋转线用Push-Lock固定在设定好的A点（关节盂长轴中点前方延长线与关节盂前方交点处）（图17.11）。

旋转肩关节，观察喙突稳定性。关节囊不需要缝合，以免术后肩关节外旋受限。我们二次探查证实关节囊可以完全再生。

1.3 保留胸小肌的截骨

辨别喙肩韧带和胸小肌在喙突的止点，并于喙

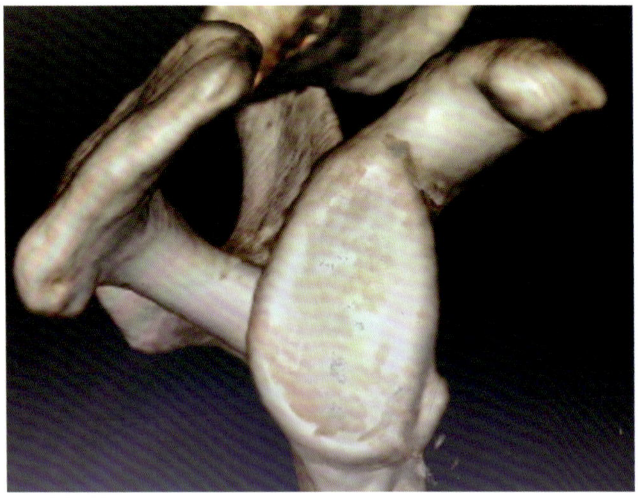

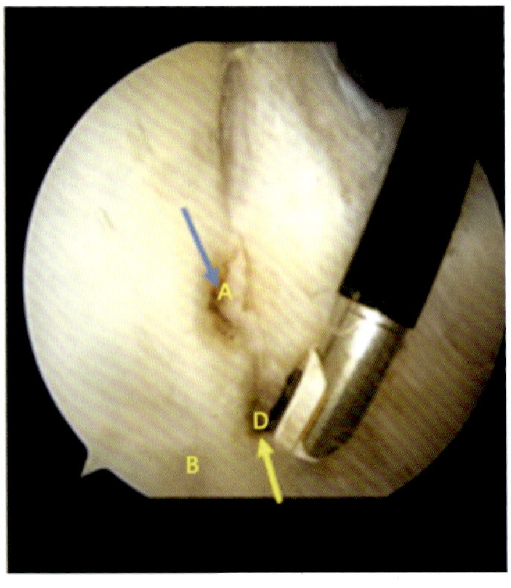

图17.5 关节盂缺损弧与骨道、防旋转锚钉定位。A，防旋转锚钉定位；B，裸区；D，骨道出口投影位置。

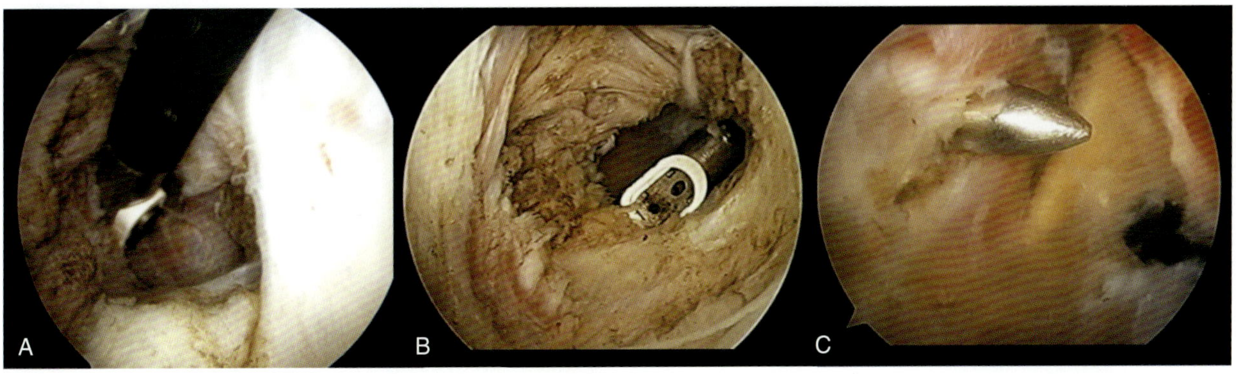

图 17.7 肩胛下肌腱劈开。(A)肩胛下肌腱前方肌膜。(B)向外劈开 10mm。(C)前方观察的肩胛下肌腱劈开窗口与腋神经。

突外侧用电凝分离喙肩韧带,小心止血(喙肩韧带内),保留胸小肌止点。根据术前设计截取胸小肌的喙突长、宽和高。用记号笔标记斜行截骨面,用摆锯沿设计线向下截骨,通常为 15mm×10mm×8mm 的三角形骨块,且不需要进行新鲜化。以下步骤与保留喙肩弓的截骨相同。

1.4 保留喙肩韧带和胸小肌的截骨

此方法需要较大的喙突(宽度>12mm)。辨别喙肩韧带和胸小肌在喙突的止点,分离喙突底部的软组织。按照术前设计截取喙突长、宽和高,用记号笔标记两条平行的截骨面,用摆锯沿设计线向下截骨,通常为 20mm×10mm×8mm 的矩形骨块,且不需要进行新鲜化(图 17.12)。残留喙突缺损用人工骨填塞并绑扎固定(图 17.12)。用布巾钳固定喙突,其余步骤与保留胸小肌的截骨相同。

1.5 术后康复

术后进行三维 CT 扫描,以确定移植物的正确位置和评价术后康复情况。手臂用中性旋转吊带固定 6 周。由于固定力足够强,可允许在其能力范围内进行上肢活动,包括摆动前肢(每天 5 次,每次 5 分钟)。6 周后,移除吊带,并开始接受理疗师的正式康复治疗。鼓励恢复日常生活。术后前 6 个月禁止重复举重,以免术后二头肌强力牵拉引起骨吸收。术后 12 个月允许恢复所有类型的体育活动,包括碰撞和接触性运动。

2 讨论

2.1 简介

1954 年出现的 Latarjet 技术开创了肩关节脱位治疗与研究的新纪元。直到 2012 年,Pascal 改良的弹性固定技术使传统 Latarjet 技术的并发症显著减

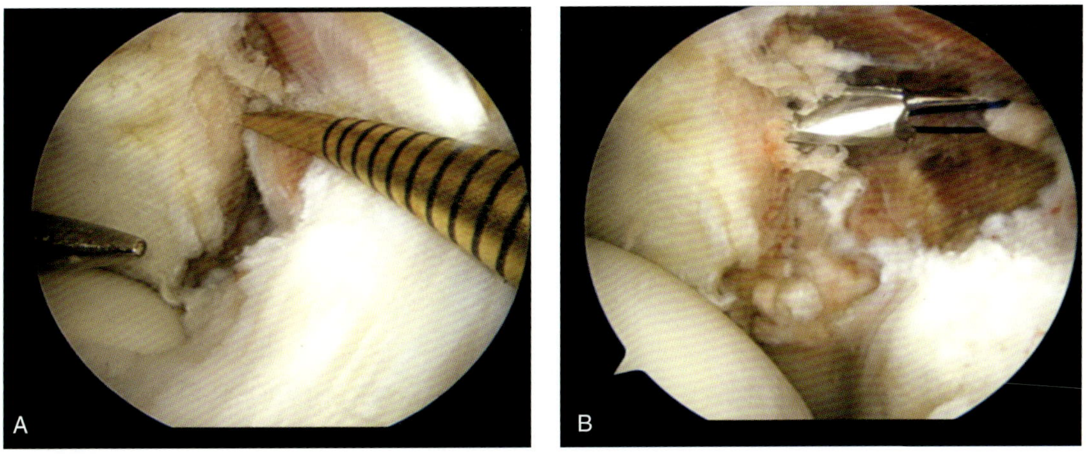

图 17.8 骨道定位及钻制。(A)微骨折锥标记骨道出口。(B)导线穿入。

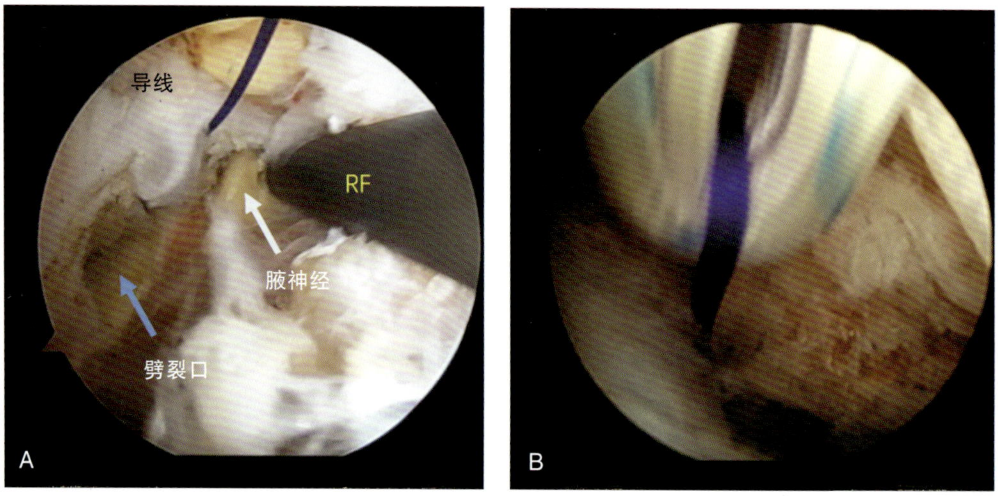

图 17.9　(A)肩胛下肌腱劈裂口、腋神经、导线的关系。(B)导线牵引。

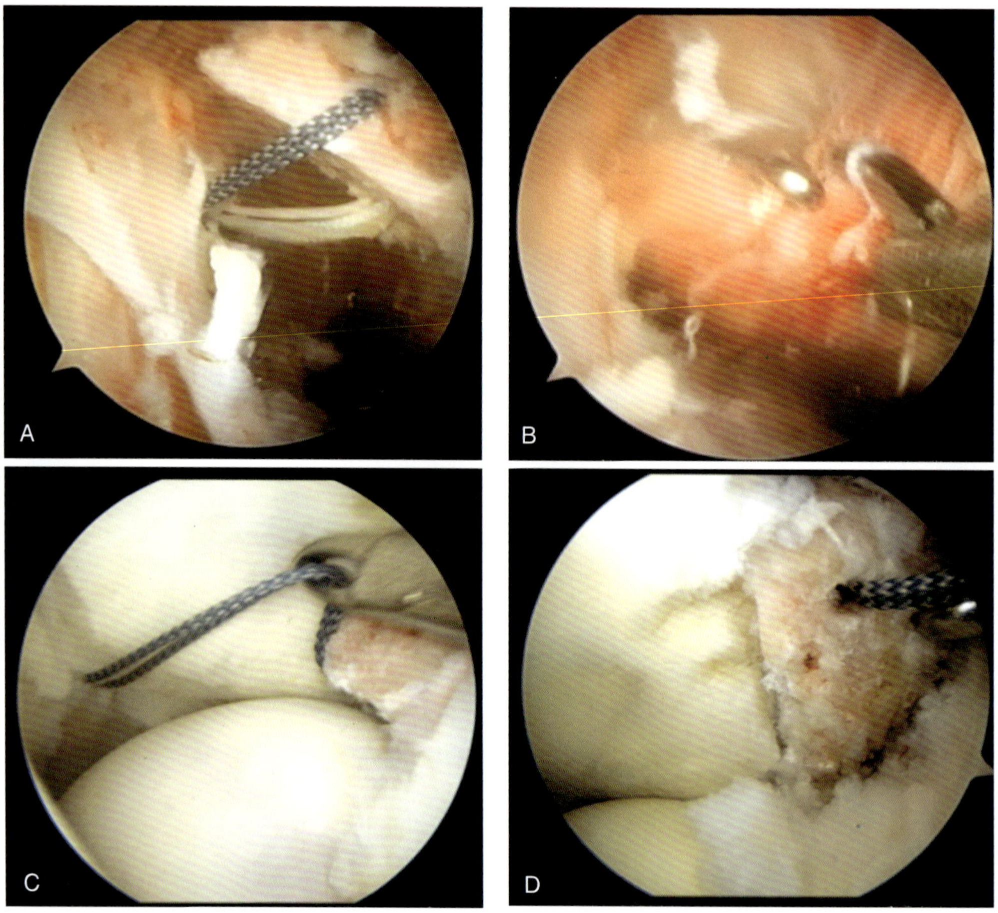

图 17.10　(A)将固定线与牵引线分别拉到后方,将喙突置于肩胛下肌腱前方。(B)调整喙突,使其与肩胛下肌腱劈裂口垂直。(C)将喙突拉进关节。(D)调整防旋转线使喙突与关节平行。

少,骨块放置更精确与可控,移植物愈合率更高。但是,Latarjet 技术存在先天的劣势,即破坏喙肩弓和明显干扰肩胛下肌腱,这两大缺点一直被诟病。虽然到目前为止并没有喙肩弓破坏、肩胛下肌腱干扰导致的近远期并发症的报道,但学者们仍有较大顾虑。为了从根本上解决上述问题,我们在多年临床和实验研究的基础上设计了保留喙肩弓、肩胛下肌腱微型窗口的个体化弹性固定 Latarjet 技术。研究结果证实了我们的假设:①保留喙肩弓的喙突部分截骨的临床和影像学结果优异。②肩胛下肌腱微小劈裂口不会影响移植物愈合与塑形,以及肩关节内外旋功能。③该技术在保证疗效的基础上对肩胛骨及其附属结构的最小干扰,并且更微创、更安全(图 17.11)。

2.2 技术改进优势

线袢法弹性固定 Latarjet 技术克服了传统 Latarjet 手术固定物并发症多、骨块定位偏差大、骨吸收比例大等缺点。由于该方法对喙突容量的要求不高,我们根据过去对弹性固定 Latarjet 术后骨块塑形特点的研究,提出了肩关节复发脱位关节盂缺损弧的概念,并设计了根据关节盂缺损大小、保留喙肩弓的喙突个体化部分截骨弹性固定 Latarjet 手术(LUtarjet)。这项改良有以下优势:①使喙突截取量化,保留了喙肩弓,避免了今后可能的喙肩弓并发症。②改良截取的喙突无须新鲜化,喙突截取更安全、简单。③虽然肩胛下肌腱劈开仅 8~10mm,但由于喙突较小,且呈前小后大的三角形,穿过肩胛下肌腱也变得相对简单。④由于对肩胛下肌腱干扰小(<10mm),全部劈裂口均位于关节盂平面外侧,而不涉及关节盂内侧的腋神经。此外,该方法保留了腋神经周围软组织,使整个手术对腋神经的干扰最小。整个手术时间可以控制在 60 分钟内,值得推广。

2.3 扩张塑形

喙突良好塑形是该技术的关键。文献分析显示,喙突完全截骨的弹性固定 Latarjet 手术和部分螺钉固定手术后,当骨吸收、塑形完成后所形成的新关节盂全部趋向于恢复关节盂的最适圆时,圆外的移植物均被吸收。过去的螺钉固定技术由于骨吸收比例较大,而且需要两枚螺钉固定,所以必须截取较大的骨块才能进行较好的固定,而弹性固定仅需要一个小的骨道。根据喙突的解剖形态,我们设计了与关节盂缺损弧相似的喙突截骨。研究结果显示,全部

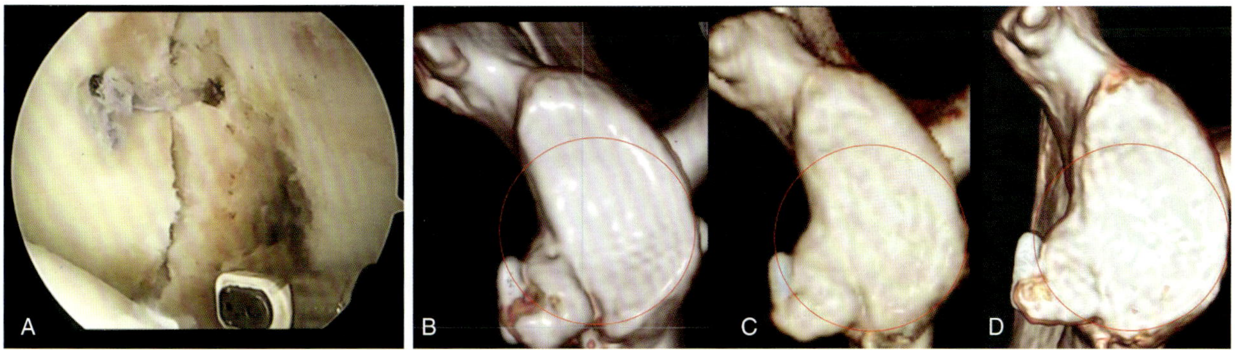

图 17.11　LUtarjet 手术中喙突固定后所见及 CT 扫描,显示喙突骨块扩张塑形趋向关节盂最适圆。(A)术中喙突固定后。(B)术后即刻 CT 扫描。(C)术后半年 CT 扫描。(D)术后 1 年 CT 扫描。

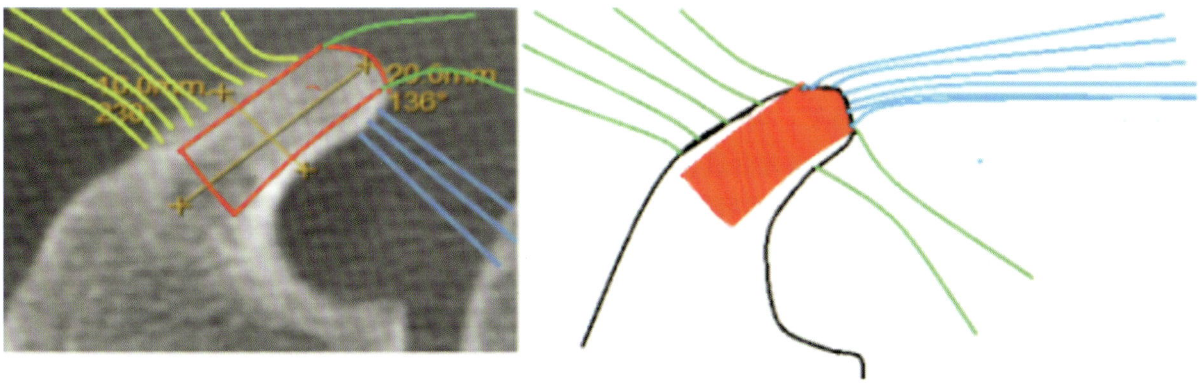

图 17.12　保留喙肩弓与胸小肌的喙突截骨。

病例最终塑形均能达到与健侧最适圆镜像相同的结果。弹性固定 Latarjet 术后会发生骨块扩张塑形，因此我们将进一步进行相关的临床与实验研究。

2.4 骨块偏外放置后的关节退变

传统 Latarjet 手术后，最严重的并发症是肩关节退变，特别是在骨块高于关节盂水平的病例中。因此，几乎所有文献均建议将骨块放置在关节盂齐行或稍低位置，以防止肩关节退变的发生。但是，我们的临床研究发现，在骨块略微偏外、高出关节盂水平的病例中，骨块扩张塑形较骨块平关节盂明显，并且最终形成的球窝状塑形也更完美。不仅如此，在术后长达 8 年的随访观察中，我们并未发现肩关节明显退变的病例。这可能与弹性固定骨块对肱骨头的刺激压力较小及微动刺激骨痂增生有关，但还需要进行相关的基础研究。

2.5 神经血管损伤

腋神经从臂丛后束发出，沿肩胛下肌腱内上方经肩胛下肌腱前表面向外、后下方进入四边孔。根据文献及我们的研究结果，在关节盂 3:00~5:00 水平面的肩胛下肌腱前方投影点，距腋神经平均为 (18.2+8.1)mm(范围：15~28mm)。我们发现，改良小窗口肩胛下肌腱劈开后，从前方观察发现 17 例 (54.8%) 劈裂口内侧因软组织遮挡无法看法腋神经，必须向内侧分离拨开软组织；14 例(45.2%)腋神经位于劈裂口内侧，因此可以直接看见，中立位与劈裂口内侧缘垂直距离平均为 10.2mm(范围：7~12mm)。由于该方法是在关节盂平面以外劈开肩胛下肌腱，而且射频是从外上方入路进入，与腋神经呈垂直关系。根据我们的测量，术中射频无法接触到腋神经，所以该方法是安全的。

2.6 Bankart 缝合

本研究不建议进行 Bankart 修复。主要原因包括：①文献和我们的研究均发现，关节囊缝合后，肩关节外旋时关节囊所受张力较大，可能导致术后外旋受限或关节囊再次撕裂。②如果术中将关节囊线进行完全松解、剥离，这时的关节囊相当于一块游离组织，术后阻挡作用有限。③我们在 6 例二次探查病例中发现，未缝合的关节囊可以完美地再生并完全恢复，关节囊的张力、质地均与正常组织没有差别。

3 结论

本研究最重要的发现是通过个体化喙突部分截骨和肩胛下肌腱微小劈开可进一步简化手术过程，达到更加完美的骨块愈合塑形和良好的临床疗效。该方法具有良好的可重复性，学习曲线明显缩短，可达到 FEAST 的预期效果。

(陆伟 龙则灵 柳海峰 梁达强 梁新枝 覃其煌)

参考文献

1.Latarjet M. Treatment of recurrent dislocation of the shoulder. Lyon Chir. 1954;49:994–7.

2.Walch G, Charret P, Pietro-Paoli H, Dejour H. Anteriorrecurrent luxation of the shoulder. Postoperative recurrences. Rev Chir Orthop Reparatrice Appar Mot. 1986;72:541–55.

3.Young AA, Maia R, Berhouet J, Walch G. Open Latarjet procedure for management of bone loss in anterior instability of the glenohumeral joint. J Shoulder Elb Surg. 2011;20:S61–9.

4.Joshi MA, Young AA, Balestro JC, Walch G. The Latarjet-Patte procedure for recurrent anterior shoulder instability in contact athletes. Clin Sports Med. 2013;32:731–9.

5.Giles JW,Boons HW, ElkinsonI, Faber KJ, Ferreira LM, Johnson JA, et al. Does the dynamic sling effect of the Latarjet procedure improve shoulder stability? A biomechanical evaluation. J Shoul der Elb Surg. 2013;22:821–7.

6.Yamamoto N, Muraki T, An KN, Sperling JW, Cofield RH, Itoi E, et al. The stabilizing mechanism of the Latarjet procedure: a cadaveric study. J Bone Joint Surg Am. 2013;95:1390–7.

7.Bhatia S, Frank RM, Ghodadra NS, Hsu AR, Romeo AA, Bach BR, Jr, et al. The outcomes and surgical techniques of the latarjet procedure. Art Ther. 2014;30:227–35.

8.Schmid SL, Farshad M, Catanzaro S, Gerber C. The Latarjet procedure for the treatment of recurrence of anterior instability of the shoulder after operative repair: a retrospective case series of forty-nine consecutive patients. J Bone Joint Surg Am. 2012;94:e75.

9.Hardy A, Sabatier V, Laboudie P, Schoch B, Nourissat G, Valenti P, et al. Outcomes after Latarjet procedure: patients with first-time versus recurrent dislocations. Am J Sports Med. 2020;48:21–6.

10.Hurley ET, Jamal MS, Ali ZS, Montgomery C, Pauzenberger L, Mullett H. Long-term outcomes of the Latarjet procedure for anterior shoulder instability: a systematic review of studies at 10-year follow-up. J Shoulder Elb Surg. 2019;28:e33–39.

11.Rollick NC, Ono Y, Kurji HM, Nelson AA, Boorman RS, Thornton GM, et al. Long-term outcomes of the Bankart and Latarjet repairs: a systematic review. Open Access J Sports Med. 2017;8:97–105.

12.Lafosse L, Lejeune E, Bouchard A, Kakuda C, Gobezie R, Kochhar T. The arthroscopic Latarjet procedure for the treatment of anterior shoulder instability. Art Ther. 2007;23: e1241–5.

13.Lafosse L, Boyle S, Gutierrez-Aramberri M, Shah A, Meller R. Arthroscopic latarjet procedure. Orthop Clin North Am. 2010;41:393–405.

14.Boileau P, Gendre P, Baba M, Thélu Cé, Baring T, Gonzalez JF, et al. A guided surgical approach and novel fixationmethod for arthroscopic Latarjet. J Shoulder Elb Surg. 2016; 25:78–89.

15.Gendre P, Thélu CE, d'Ollonne T, Trojani C, Gonzalez JF, Boileau P. Coracoid bone block fixation with cortical buttons: An alternative to screw fixation? Orthop Traumatol Surg Res. 2016;102:983–7.

16.Boileau P, Saliken D, Gendre P, Seeto BL, d'Ollonne T, Gonzalez JF, et al. Arthroscopic Latarjet: suture-button fixation is a safe and reliable alternative to screw fixation. Art Ther. 2019;35:1050–61.

17.Xu J, Liu H, Lu W, Zhu W, Peng L, Ouyang K, et al. Clinical outcomes and radiologic assessment of a modified suture button arthroscopic Latarjet procedure. BMC Musculoskelet Disord. 2019;20:173.

18.Xu J, Liu H, Lu W, Deng Z, Zhu W, Peng L, et al. Modified arthroscopic Latarjet procedure: suture-button fixation achieves excellent Remodeling at 3-year follow-up. Am J Sports Med. 2020;48:39–47.

19.Lee TQ, Black AD, Tibone JE, McMahon PJ. Release of the coracoacromial ligament can lead to glenohumeral laxity: a biomechanical study. J Shoulder Elb Surg. 2001;10: 68–72.

20.Jacxsens M, Elhabian SY, Brady SE, Chalmers PN, Tashjian RZ, Henninger HB. Coracoacromial morphology: a contributor to recurrent traumatic anterior glenohumeral instability? J Shoulder Elb Surg. 2019;28:1316–1325.

21.Su WR, Budoff JE, Luo ZP. The effect of coracoacromial ligament excision and acromioplasty on superior and anterosuperior glenohumeral stability. Art Ther. 2009;25:13–8.

22.Wellmann M, Petersen W, Zantop T, Schanz S, Raschke MJ, Hurschler C. Effect of coracoacromial ligament resection on glenohumeral stability under active muscle loading in an in vitro model. Art Ther. 2008;24:1258–1264.

23.Panni AS, Milano G, Lucania L, Fabbriciani C, Logroscino CA. Histological analysis of the coracoacromial arch: correlation between age-related changes and rotator cuff tears. Art Ther. 1996;12:531–540.

24.Boes MT, McCann PD, Dines DM. Diagnosis and management of massive rotator cuff tears: the surgeon's dilemma. Instr Course Lect. 2006;55:45–57.

25.Sakoma Y, Sano H, Shinozaski N, Itoigawa Y, Yamamoto N, Itoi E. Coverage of the humeral head by the coracoacromial arch: relationship with rotator cuff tears. Acta Med Okayama. 2013;67:377–383.

26.Soslowsky LJ, An CH, DeBano CM, Carpenter JE. Coracoacro-mial ligament: in situ load and viscoelastic properties in rotator cuff disease. Clin Orthop Relat Res. 1996;40–44.

27.Hansen ML, Otis JC, Johnson JS, Cordasco FA, Craig EV, Warren RF. Biomechanics of massive rotator cuff tears:implications for treatment. J Bone Joint Surg Am. 2008;90:316–325.

28.Sahu D. Capsular repair is not an important part of the Latarjet-Walch procedure. J Shoulder Elb Surg. 2021;31: 948–956.

29.Shah AA, Butler RB, Romanowski J, Goel D, Karadagli D, Warner JJ. Short-term complications of the Latarjet procedure.J Bone Joint Surg Am. 2012;94:495–501.

30.Giacomo GD, Costantini A, de Gasperis N, De Vita A, Lin BK, Francone M, et al. Coracoid bone graft osteolysis after Latarjet procedure: a comparison study between two screws standard technique vs mini-plate fixation. Int J Shoulder Surg. 2013;7:1–6.

第 18 章

特殊病例的弹性固定 Latarjet 手术

第 1 节　癫痫患者的弹性固定 Latarjet 手术

癫痫患者在癫痫发作时因肌肉痉挛而发生跌倒事件所导致的一系列损伤，一直是临床上的治疗难题。从骨科医生角度来说，跌倒导致的肩关节不稳应重点关注。文献报道，癫痫发作导致肩关节脱位的发生率大约为 0.6%[1]，考虑到存在大量的漏诊患者，作者认为实际的发生率远高于该数值。既往认为癫痫患者肌肉强烈收缩导致的后脱位更常见[2]。实际上，患者发生前脱位的比例也不低，甚至有研究报道前后脱位的发生率均为 50%[3]。目前有诸多治疗肩关节前脱位的手术方法，包括软组织修复手术和骨性修复手术两大类，其中骨性修复手术中的 Latarjet 技术目前应用最为广泛。本研究回顾性分析了深圳大学第一附属医院应用改良关节镜双袢法 Latarjet 技术治疗 9 例癫痫伴复发性肩关节前脱位患者的功能、影像学随访结果，以了解其对该类患者肩关节功能的治疗效果。

1　对象与方法

1.1 研究对象

2014 年 10 月至 2016 年 10 月，共有 9 例伴发严重骨缺损的肩关节前脱位癫痫患者在本院接受了改良关节镜双袢固定 Latarjet 手术。其中男性 5 例，女性 4 例；左肩 5 例，右肩 4 例；患者年龄为 18~47 岁，平均年龄为(26.3±3.1)岁。所有患者初次脱位均为癫痫发作所致，此后脱位部分为癫痫发作导致，部分是在体育运动过程中发生；所有患者术前均经神经内科药物治疗后接受手术，且均由一名高年资主任医生进行手术。初次脱位到手术时间平均为(23.1±14.8)个月(范围：6~96 个月)；关节盂骨性缺损平均为 23.2%±4.1%(范围：17%~35%)；患者脱位次数平均为(16.1±2.4)次(范围：3~40 次)。所有病例均在术前半年内规律服药，无癫痫发作。

1.2 手术操作步骤

经神经内科评估、确定术后口服药物方案后，按照关节镜下 Latarjet 手术进行准备。全身麻醉结合臂丛麻醉后，患者取标准沙滩椅体位，常规消毒铺巾后以喙突为中心取 3cm 纵行切口。逐层分离暴露喙突后，离断喙肩韧带与胸小肌止点，在喙锁韧带止点前截取喙突至少 2cm，游离联合腱蒂 3~4cm，便于转位时减少组织张力。沿喙突长轴等距分别钻制相距 6mm 骨桥的 3.0mm、2.4mm 骨道，远蒂端骨道(2.4mm)穿好 PDS 线备用；近蒂端骨道(3.0mm)上表面放置 Endobutton 固定袢(施乐辉，20mm)后，于中央 2 孔穿入 3 条高强缝线，随后穿过近蒂端骨道待用；一条高强线穿入 Endobutton 远蒂端侧孔，与防旋转锚钉线打结，以防止旋转。使用摆锯修整喙突下表面至平整，去皮质新鲜化利于与肩胛盂骨性愈合；随后将该切口部分缝合关闭，保留 8mm 间隙作为 A 入路。

1.3 肩胛下肌劈开与关节盂骨床新鲜化

建立标准后方 B 入路，置入关节镜并在直视下建立前上外侧 C 入路(图 18.1)。探查关节内结构，评估骨性缺损情况，射频打开肩袖间隙；在关节盂 3 点钟位置钻取 2.5mm 孔用于初步定位。随后将关节镜置入 C 入路观察，B 入路置入交换棒定位，A 入路置入刨刀与射频并经肩袖间隙进入关节腔。在关节盂水平劈开肩胛下肌，暴露并保护腋神经，由肩胛下肌裂口观察关节盂，随后新鲜化关节盂骨床。

1.4 喙突转位及固定

通过交换棒套入 8mm 专用双筒定位器，该定位器长 120mm，主要包括相距 5~10mm 的 2 个空心钛合金管，由 3mm 厚的钛合金连接而成。2.5mm 内径空心管用于置入 2.4mm 导针，4.5mm 内径空心管用于套入交换棒定位。在交换棒引导下，从后方于关节盂 5 点钟位置用 2.4mm 导针钻取骨道，并用 Endobutton 钻扩孔，过 PDS 线备用。在关节盂钻制好的骨道上方平行关节盂打入一枚 2.8mm 的 Twinfix 锚钉（施乐辉)。随后经 A 入路将 PDS 线与锚钉线拉出，锚钉线穿过骨块的远蒂端骨道。使用 PDS 线过线技术将 Endobutton 上方的 3 条高强线从 B 入路拉出，将骨块拉入关节内，调整位置使其贴合到盂面。经后方 B 入路将另外一个 Endobutton 穿入高强线后，使用田纳西结固定。最后，采用 Double-Pulley 技术将骨块 Endobutton 上侧孔的高强线与锚钉线打结固定，防止骨块旋转。

2　术后康复

术后佩戴支具，将肩关节固定在外展 30°、外旋 0° 位 2 周。术后早期进行手腕灵活性运动及被动屈肘活动，2 周后开始被动肩关节活动度锻炼；术后 6 周去除支具，在医生指导下进行主动训练。术后神经内科随访控制癫痫发作，术后半年内避免参加肱二头肌高强度锻炼。

3　随访计划

术后即刻 CT 复查观察骨块位置，记录手术时间及术后并发症(如神经损伤、感染等)发生情况；术后每 3 个月电话随访，通知患者返院门诊评估。记录每次随访时肩关节功能评分，包括美国肩与肘协会评分系统(ASES)、Rowe 评分系统及 Walch-Duplay 评分。如果患者日常生活或运动时主诉肩关节松弛等不稳感，则认为手术失败。术后 3、6、12、24 个月复查 CT 观察骨块愈合、吸收情况。

4　统计学分析

使用 SPSS20.0 软件进行数据统计学分析，数据用均值±标准差表示，$P<0.05$ 具有统计学意义。

5　结果

手术过程顺利，平均手术时间为 (100±32)分钟。所有患者术后当时骨块位置良好，与肩胛盂骨床贴合紧密；术后喙突骨块均存在不同程度的骨吸收，最后骨块平均吸收率为 24.3%±5.7%，骨块吸收以骨块上半部分最为显著，所有患者骨块在术后半年完全愈合。8 例患者获得随访，平均随访时间为(20.1±4.2)个月。术前及末次随访时，平均 ASES 评分为(76.75±7.41)分和(94.68±5.02)分($P<0.05$)，Rowe 评分为(43.75±5.82)分和(93.13±5.30)分($P<0.05$)，Walch-Duplay 评分为 (76.13±6.98) 分和(93.00±2.00)分($P<0.05$)。末次随访评分较术前均有好转，差异有统计学意义(表 18.1)。3 例患者术后再发癫痫（未按时服药)，分别为术后 2、6、8 个月。其中 1 例(术后 6 个月癫痫复发)失访，其余 2 例 CT 检查显示骨块明显移位，经保守治疗后再次愈合。全部随访患者骨块愈合良好，6 例恢复对抗运动，2 例恢复正常生活，无肩关节不稳感。CT 检查显示移植骨块最终塑形差异较大，其中 4 例吸收 5%~75%，3 例较原始状态面积扩大，1 例无变化。所有患者均未在随访中主诉肩关节脱位或不稳感。术后恐惧试验和再定位试验均未阴性。

典型病例

患者男，18 岁时发生初次脱位，手术前脱位 20 余次，手术时 23 岁。术后患者在控制癫痫情况下进行康复，末次随访(术后 24 个月)时，肩关节功能恢

表 18.1 术前及末次随访时患者肩关节功能评分(分,±s)

时间	ASES 评分	Rowe 评分	Walch-Duplay 评分
术前	76.75±7.14	43.75±5.82	76.13±6.98
末次随访	94.68±5.02	93.13±5.30	93.00±2.00
t 值	-9.478	-24.805	-7.379
P 值	<0.05	<0.05	<0.05

复良好,可进行对抗性运动。

6 讨论

Latarjet 技术自 1954 年由法国 Latarjet 医生[5]提出后逐步完善,目前国内很多医院已经可以在关节镜下微创完成。该技术通过骨块遮挡及联合腱的悬吊作用防止肱骨头脱位[6,7],因此比单纯软组织修复具有更强的遮挡作用。既往已有诸多文献报道了 Latarjet 技术治疗复发性肩关节脱位的良好疗效,患者术后满意率高[8-10]。目前大部分研究认为,关节盂缺损达 20%~25%、肩关节有明显不稳的患者需要接受骨性重建手术[11]。最近有学者提出,在活动量大的人群中,骨缺损超过 13.5%会导致临床功能显著下降。因此,对于活动量大的人群,在评估是否行骨重建手术时,应适当降低骨缺损阈值,同时考虑患者的临床功能评分[12]。这对于癫痫伴发肩关节前脱位人群同样适用。尽管如此,有关癫痫患者合并肩关节前脱位的治疗仍存在争议。争议的重点在于如果癫痫病情控制不佳,术后患者容易发生肩关节再脱位。文献报道,癫痫患者与非癫痫患者术后复发率分别为 69%和 10%,这可能与癫痫患者处于癫痫活动期及对抗癫痫药物的耐受性差有关[13,14]。国外的一项临床随访研究共纳入 12 例癫痫患者,其中 6 例接受 Latarjet 手术后复发癫痫,并发生了肩关节再脱位,因此认为癫痫患者应在病情得到稳定控制后再手术治疗肩关节脱位[15]。随后,另一项临床报道指出[16],3 例患者在术后复发癫痫,其中 1 例 6 周内复发,随后出现了肩关节再脱位;2 例 6 周后再发,但并未出现肩关节复发不稳。这可能是因为 6 周内骨块并未与关节盂愈合,所以在暴力作用下发生了骨块骨折或不愈合,从而影响术后肩关节功能。这在一定程度上证实,在癫痫得到稳定控制的情况下,Latarjet 手术治疗癫痫合并肩关节前脱位具有满意的临床效果。同样,本研究中有 2 例患者术后复发癫痫,CT 检查显示骨块移位、愈合欠佳,但经过 1 个月的保守治疗,骨块重新愈合。随访显示骨块向关节盂前下方延伸,这可能是因为双袢固定并非是坚强固定,在肱骨头应力和联合腱牵拉作用下,骨块与关节盂之间具有一定的微细活动,骨块在该作用力的影响下向前下方生长。进一步的临床随访观察和生物力学实

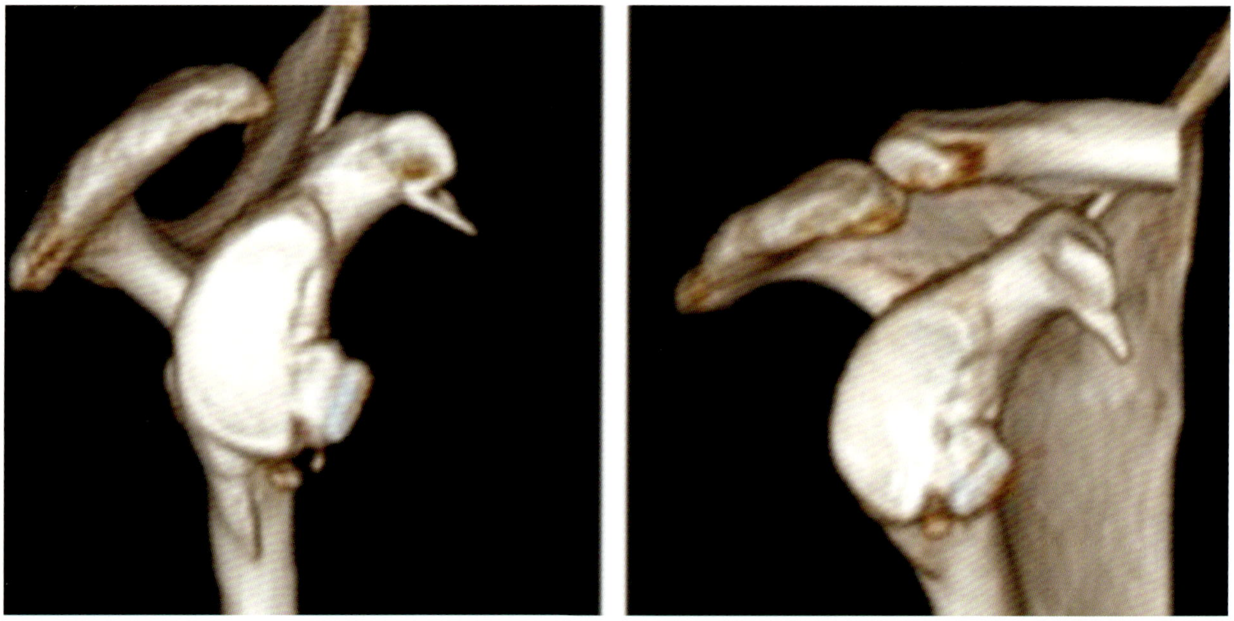

图 18.1 癫痫患者改良弹性固定 Latarjet 术后 CT。

验可以验证以上设想。

2014 年,向明教授报道了 7 例癫痫患者复发性前脱位伴重度骨缺损的手术治疗效果,他采用了切开手术下通过螺钉固定骨块的经典 Latarjet 技术。该研究入组患者随访 36~60 个月,平均 46.3 个月,随访结果显示所有患者术后肩关节功能均得到改善,末次随访时 X 线片显示有 2 例患者出现早期骨关节炎表现[17]。王增平等人[18]报道了 2 例癫痫发作伴双侧肩关节后脱位的病例分析,但这 2 例患者仅进行了手法复位保守治疗,未能得知手术对于后脱位的疗效。目前国内仍未有肩关节镜下治疗癫痫合并肩关节前脱位的临床随访报道。

本研究采用的改良关节镜双袢法 Latarjet 技术,除了具有微创、定位准确、可直视下固定等优点外[19,20],还具有以下优点[4]:①入路数量由传统的 6~8 个减少到 3 个,降低了入路损伤的风险。②使用后方定位器钻制骨道,减少了前方内侧 E 入路的开放,因此降低了神经损伤的可能。③采用 Endobutton 双袢固定技术替代螺钉固定,一定程度上降低了螺钉固定相关并发症(包括钉尾外露、撞击、神经损伤等)的发生风险,并且使用双袢固定所需的骨道较小,减少了喙突骨质的破坏,同样有利于骨块、关节盂之间的愈合。该研究中所有患者末次随访时肩关节功能评分均较术前明显提高,大部分患者恢复了剧烈对抗活动的肩关节功能,表明改良双袢技术对于癫痫合并肩关节前脱位的治疗有效。术后 CT 检查显示,尽管喙突骨块存在不同程度的骨吸收,且骨吸收以骨块上半部分显著,但所有患者的骨块在术后半年内均得到完全愈合,且无一例患者再主诉肩关节不稳的情况。

本研究存在以下不足:①由于癫痫合并肩关节前脱位接受手术治疗的患者较少,难以有效开展前瞻性研究。②本研究为回顾性分析,纳入的患者例数较少,随访时间也相对较短。③本研究并未设置相应的对照组,说服力稍显不足。进一步研究需要长期随访,以观察该技术对这类患者的长期疗效。综上所述,改良关节镜下双袢固定 Latarjet 手术对于癫痫合并肩关节前脱位患者具有良好的短期临床疗效,患者满意度高。需要注意癫痫患者的术后病情控制,应尽可能防止癫痫再发作导致的手术失败和肩关节复发脱位。

(柳海峰 陆伟)

参考文献

1.Detoledo J C,Lowe M R. Seizures,lateral decubitus,aspiration,and shoulder dislocation: Time to change the guidelines?[J]. Neurology.2001;56(3): 290–291.

2.Bock P,Kluger R,Hintermann B. Anatomical reconstruction for Reverse Hill-Sachs lesions after posterior locked shoulder dislocation fracture: a case series of six patients [J]. Archives Orthop Trauma Surg.2007;127(7): 543–548.

3.Buhler M,Gerber C. Shoulder instability related to epileptic seizures[J]. J Shoulder Elbow Surg. 2002,11(4): 339–344.

4.钟名金,陆伟,柳海峰,等. 改良关节镜双袢法 Latarjet 术治疗严重骨缺损的复发性肩关节前脱位[J/CD].中华肩肘外科电子杂志.2018;6(1): 38–46.

5.Latarjet M. Treatment of recurrent dislocation of the shoulder [J]. Lyon Chirurgical,1954,49(8): 994–997.

6.Young A A,Maia R,Berhouet J,et al. Open Latarjet procedure for management of bone loss in anterior instability of the glenohumeral joint [J]. J Shoulder Elbow Surg.2011;20(2): S61–69.

7.Yamamoto N,Muraki T,An K N,et al. The stabilizing mechanism of the Latarjet procedure: a cadaveric study [J]. J Bone Joint Surg Am.2013;95(15): 1390–1397.

8.Hurley E T,Jamal M S,Ali Z S,et al. Long-term outcomes of the Latarjet procedure for anterior shoulder instability: a systematic review of studies at 10-year follow-up [J]. J Shoulder Elbow Surg. 2019;28(2): e33–e39.

9.Horner NS,Moroz P A,Bhullar R,et al. Open versus arthroscopic Latarjet procedures for the treatment of shoulder instability: a systematic review of comparative studies [J]. BMC Musculoskeletal Disorders. 2018,19(1): 255.

10.Zhu Y M,Jiang C,Song G,et al. Arthroscopic Latarjet Procedure With Anterior Capsular Reconstruction: Clinical Outcome and Radiologic Evaluation With a Minimum 2-Year Follow-Up[J]. Arthroscopy.2017;33(12): 2128–2135.

11.Schmid S L,Farshad M,Catanzaro S,et al. The Latarjet procedure for the treatment of recurrence of anterior instability of the shoulder after operative repair: a retrospective case series of forty-nine consecutive patients[J]. J Bone Joint Surg Am.2012;94(11): e75.

12.Shaha J S,Cook J B,Song D J,et al. Redefining "Critical" Bone Loss in Shoulder Instability: Functional Outcomes Worsen With "Subcritical" Bone Loss [J]. Am J Sports Medicine.2015;43(7): 1719-1725.

13.Thangarajah T,Lambert S. The management of recurrent shoulder instability in patients with epilepsy: a 15-year experience[J]. Shoulder Elbow Surg.2015;24(11): 1723-1727.

14.Kim S H,Ha K I,Kim S H. Bankart repair in traumatic anterior shoulder instability: open versus arthroscopic technique[J]. Arthroscopy.2002;18(7):755-763.

15.Raiss P,Lin A,Mizuno N,et al. Results of the Latarjet procedure for recurrent anterior dislocation of the shoulder in patients with epilepsy [J]. J Bone Joint Surg British Volume. 2012;94(9): 1260-1264.

16.Ersen A,Bayram S,Birisik F,et al. The effectiveness of the Latarjet procedure for shoulder instability in patients with epilepsy [J]. Orthop Traumatology Surg Research. 2017;103(8): 1277-1282.

17.杨国勇,向明,陈航,等. Latarjet 手术治疗癫痫患者复发性肩关节前脱位伴重度骨缺损的短期疗效分析[J]. 中华肩肘外科电子杂志. 2014;2(02):91-6.

18.王增平,薛文,周慧茹,等. 癫痫大发作后双侧肩关节后脱位二例分析及文献回顾 [J/CD]. 中华肩肘外科电子杂志. 2016;4(2): 116-117.

19.Moga I,Konstantinidis G,Coady C,et al. Arthroscopic Anatomic Glenoid Reconstruction: Analysis of the Learning Curve [J]. Orthop J Sports Med.2018,6(11).

20.Taverna E,Garavaglia G,Perfetti C,et al. An arthroscopic bone block procedure is effective in restoring stability,allowing return to sports in cases of glenohumeral instability with glenoid bone deficiency [J]. Knee Surg Sports Traumatol Arthrosc.2018˝26(12): 3780-3787.

第2节 锁定性肩关节前脱位的关节镜下弹性固定 Latarjet 手术

锁定性脱位是指肩关节脱位(闭合复位失败或麻醉状态下仍未手法闭合复位)3周后仍未复位或无法手法复位,可能导致肩部肌肉进行性萎缩和肩部活动范围受限,以及继发严重的血管和神经损伤[1]。锁定性肩关节脱位通常是由创伤暴力、癫痫发作、电击伤等原因造成的[2]。目前可查文献多为个案报道,且以锁定性后脱位为主,占整个肩关节脱位的2%~4%,其年发病率仅为0.6/10万,锁定性前脱位则更为罕见[3,4]。由于肩关节脱位后未能及时复位,造成了软组织的延展松弛及关节囊、肩袖组织的挛缩病变,肩关节周围组织粘连严重,手法或麻醉下复位困难。因其发病率低、漏诊率高、危害大、治疗难度大,成为患者和骨科医生共同的治疗难题,目前尚未形成统一的标准的治疗体系。

1 临床表现和病理机制

受伤后锁定性脱位会出现明显的症状,如肿胀、疼痛和肩部活动明显受限。锁定性脱位常伴发肩关节其他器质性病变,包括肩关节周围软组织挛缩导致的力偶失衡、肱骨头骨质缺损(Hill-Sachs 损伤与反 Hill-Sachs 损伤)、关节盂唇复合体损伤(Bankart 损伤)、巨大的关节盂骨质缺失、肩袖撕裂及继发的严重肩关节退行性变[5-7]。

2 治疗方式

目前文献报道的治疗方式主要包括保守治疗、闭合复位、切开复位,以及肌腱移位填充术(Remplissage 术、Mclaughlin 术)、喙突截骨移植(Latarjet 术)、关节镜下复位、肩袖修复、关节盂唇修复(Bankart 修复)、自体骨/同种异体骨移植重建、肱骨近端旋转截骨、肩关节置换等,其最终目的是恢复盂肱关节的稳定性[8-12]。

锁定性脱位发病例数少且文献报道较少,该病常伴有严重的软组织挛缩和骨质缺失。尽管大多数锁定性脱位的治疗以切开复位为主,但尚无公认的标准治疗指南[13,14]。相反,对于一些有严重并发症的患者或者手术风险高而活动需求低的患者,"不治疗"可能是首选方案。Hippocratic 方法、Kocher 方法等已在治疗急性肩关节脱位和复发性肩关节脱位中取得了良好效果，目前尚无有效的手法复位方法来闭合复位锁定性脱位，Hao Su1 等人[5]利用 Hippocratic 方法成功复位慢性锁定性肩关节前脱位患者，尽管复位后关节功能评分较复位前有很大提高，但仍未恢复至正常水平。他认为部分患者可通过手法闭合复位锁定性肩关节脱位，但切开复位仍然是麻醉下闭合复位失败后的治疗手段。

传统切开手术复位多采用前方入路[16]，需要进行广泛的松解并切断肩胛下肌腱，手术创伤大，恢复较慢。随着关节镜技术的发展，传统切开手术在肩关节微创手术中得到了广泛的应用。Vermer 等人报道锁定性肩关节后脱位患者进行关节镜下复位及后方盂唇修复，疗效满意[17]。但也有文献报道单纯后方 Bankart 修复术的疗效欠佳，复发率高[18,19]。目前 Mclaughlin 术及其改良术式是治疗反 Hill-Sachs 损伤最常见的方法[18,20,21]。Mclaughlin 术是通过切开手术将肩胛下肌腱止点剥离后，经骨缝合转位固定于骨缺损区域，从而限制肱骨头的内旋移位[21]。

Hill-Sachs 损伤是造成肩关节不稳的危险因素之一，因此如忽略 Hill-Sachs 损伤，仅仅依靠修复关节盂唇的前缘来恢复肩关节的稳定性，术后肩关节不稳复发率高[22]。Burkhart 等人[23]通过研究发现，关节盂前缘骨缺损合并啮合性 Hill-Sachs 损伤的患者，如不进行修复，其术后复发率高达 100%。1972 年，Connolly 等人首次将冈下肌、后方关节囊移位填充于 Hill-Sachs 损伤缺损处，通过限制关节的外旋前移有效地预防 Hill-Sachs 损伤在关节盂啮合，临床效果满意。Purchase 等人[24]将该方法在关节镜下操作并命名为“Remplissage 术”。Yue Li 等人[25]认为，如果术中无须行肩胛下肌切开松解即可复位锁定性肩关节前脱位，那么可应用 Latarjet 手术治疗慢性锁定性肩关节前脱位，否则应考虑其他手术重建（如肩关节置换术）。

目前大多数开放修复手术可在全关节镜下进行，全关节镜下治疗锁定性肩关节脱位具有以下优势：①创伤小，相比传统切开手术，关节镜检查可以在不剥离肩胛下肌的情况下检查整个盂肱关节，以帮助临床医生识别和解决其他合并损伤，如盂唇损伤、肩袖损伤。②关节镜下彻底清理可能影响复位的瘢痕和挛缩组织，可通过术中杠杆撬拨技术提高复位的成功率。③术中关节腔内充水使关节囊内压增大，关节囊扩张，有利于术中复位。④术后疼痛减轻，手术时间更短，术后恢复快，伤口小而美观。

3　临床病例

3.1　一般资料

患者，男性，39 岁，木工。摔伤致右肩疼痛、畸形、活动受限 8 周后就诊。伤后曾 3 次在外院复位，均不成功。体格检查：右肩方肩畸形，关节空虚，肩关节周围肌肉明显萎缩，Dugas 征阳性，右肩主被动活动明显受限，前屈、外展、体侧外旋角度分别为 45°、45°、15°，无明显神经、血管损伤迹象。术前 ASES 评分为 28 分，肩关节 Constant-Murley 功能评分为 37 分，疼痛视觉模拟（VAS）评分为 8 分。右肩关节 X 线片和 CT 显示锁定性前脱位、Hill-Sachs 损伤（图 18.2 和图 18.3）。

3.2　治疗过程

入院后尝试臂丛麻醉下 Kocher 法复位，但是未成功。我们根据超过 200 例关节镜下双袢法改良 Latarjet 手术的经验（其中 3 例急性锁定性肩关节脱位），经患者同意后，拟行关节镜手术治疗。

患者全身麻醉后取沙滩椅位，常规消毒、铺巾，再次手法复位不成功，活动范围无法改善。

3.3　手术步骤

松解：由于后方入路进入肩关节困难，先采用前外侧入路进入脱位的肩关节，之后建立后方入路探查，可见肱骨头固定于关节盂前下方，周围粘连紧密，肱骨头无法活动。

采用以下步骤进行肱骨头周围组织松解：肱二头肌腱切断→肩袖间隙清除→肩胛下肌腱周围松解→前、前下、下方关节盂与关节囊组织松解→广泛分离肱三头肌止点纤维，各个方向的松解以看到肌肉组织为限。按顺序松解完成后，肱骨头能回到关节盂中心，但前方软组织退变严重，组织严重变形，Hill-Saches 损伤不大，决定进行改良关节镜下双袢固定 Latarjet 手术。其余改良 Latarjet 手术步骤同弹性固定 Latarjet 手术。

3.4 术后康复计划

术后采用肩关节外展 30°、外旋 0°支具固定，早期进行手、腕和肘关节的主动活动，2 周后开始被动钟摆锻炼；6 周后开始去除支具，在医生指导下进行主动康复训练。术后 3 个月开始恢复全范围活动，但嘱患者术后 6 个月内避免进行肱二头肌主动高强度锻炼。

3.5 术后随访

术后 1 周、3 个月、12 个月及 2 年复查右肩关节 X 线片，显示盂肱关节恢复正常对位关系，未见脱位复发（图 18.4）。术后 2 年复查，患者主动和被动前屈、外展、0°外旋、内旋角度及肩关节功能评分均较术前明显改善（表 18.2 和表 18.3），无重要血管及神经损伤等并发症。患者恢复原来工作，对手术满意。

4 本病例小结

采用 Latarjet 手术治疗肩关节脱位复发率最低，但传统方法固定螺钉导致的并发症使其应用受到限制[4]。Pascal 首先报道了采用双袢方法的关节镜下 Latarjet 手术，效果良好，并发症明显减少[5]。2014 年以来，我们将关节镜下双袢固定 Latarjet 技术进一步改良，不但手术过程简便、手术器械简单，转位的喙突骨块定位准确、愈合率高，而且减少了大部分关节镜手术入路，使 Latarjet 手术潜在的神经损伤风险降到了最低[3]。

慢性锁定性肩关节前脱位（CLASD）临床并不多见[6,7]。Rowe 和 Zarins[8]将肩关节脱位超过 3 周仍未复位定义为慢性肩关节脱位。由于肩关节较长时间处于脱位状态，后部软组织结构被动拉伸，前下方关节囊及肩关节周围肌肉发生挛缩并形成大量瘢痕，特别是肩胛下肌周围粘连与挛缩，加上脱位后肱骨头和关节盂的软骨及骨质缺损嵌顿，导致关节难以复位。虽然有报道采用保守治疗，但大多数病例均采用切开复位或关节置换治疗[9,10]，临床报道效果不一，其中以单纯软组织修复后复发率最高[11,12]。

Li Y 等人[10]报道采用不同的切开手术治疗 25 例 CLASD，结果发现除了 Latarjet 手术外，其他方法均有较高的复发率或关节退变等并发症。其中 12 例（48%）患者术后 2 年内出现肩关节再脱位或半脱位，包括 8 例（53%）肩胛下肌切断法 Latarjet 修复组和 4 例（80%）半肩关节置换组，而肩胛下肌劈开法 Latarjet 手术组（5 例）术后未出现再脱位或半脱位，他强调肩胛下肌的完整性在 Latarjet 手术治疗慢性锁定性肩关节前脱位中的重要性。

改良关节镜下双袢固定 Latarjet 手术治疗 CLASD 的要点如下：

• 软组织松解：关节盂周围组织广泛松解是手术的关键。由于关节长期脱位，关节囊和肩袖组织广泛挛缩，甚至无法将镜头插入。我们从肩袖间隙做第一个入路，首先将肱二头肌长头切断并清理肩袖间隙，然后在后方插入交换棒并建立后侧入路。由于肱骨头嵌插在肩胛下肌腱与关节盂之间，松解肩胛下肌腱后方的瘢痕非常重要。在松解肩胛下肌腱前方等软组织时，还要防止腋神经的损伤。前方松解完成后，肱骨头往往仍然无法复位，下方关节囊和肱三头肌肩胛盂止点的挛缩可能是闭合复位甚至切开复位难以成功的主要原因之一。应在直视下用射频广泛松解关节囊及其下方的肱三头肌止点，直至看到肌肉组织。关节盂后方关节囊也必须松解。成后这些松解步骤后，通常肱骨头就能完全复位。

• 改良关节镜下双袢固定 Latarjet 手术：由于肩关节长时间处于脱位状态，肩胛下肌腱、肱骨头周围及其喙突周围有大量瘢痕、肉芽增生。小切口取喙突时，应注意腋神经、肌皮神经等解剖位置是否发生变化。联合腱的蒂部应该小心分离，长度必须超过 5cm 甚至更长，以免因肩胛下肌腱水肿及周围增生组织使喙突移位时张力较大。关节镜下操作时，应尽量将肩袖间隙、肩胛下肌腱周围瘢痕清理干净，前下方关节盂新鲜化要足够，以确保骨块有较好的愈合骨床。肩胛下肌腱劈开时，应注意腋神经的位置是否变化，防止损伤。

• 康复要点：术后肩关节应置于外旋 0°支具至少 8 周，之后开始渐进地进行活动度锻炼，半年内不应做肱二头肌负重锻炼。这项研究属于个案例研究，还需要累积更多的病例以进一步证实其有效性。

表 18.2　术前与术后肩关节活动度比较

	前屈	外展	体侧外旋	内旋
术前	45°	45°	15°	大腿外侧
术后 1 个月	85°	75°	25°	臀部
术后 3 个月	130°	90°	65°	腰骶部
术后 12 个月	165°	105°	70°	L2
术后 24 个月	170°	115°	70°	T11

表 18.3　术前与术后肩关节功能评分比较

	ASES 评分	Constant-Murley 评分
术前	22	37
术后 1 个月	64	52
术后 3 个月	72	72
术后 12 个月	90	91
术后 24 个月	94	94

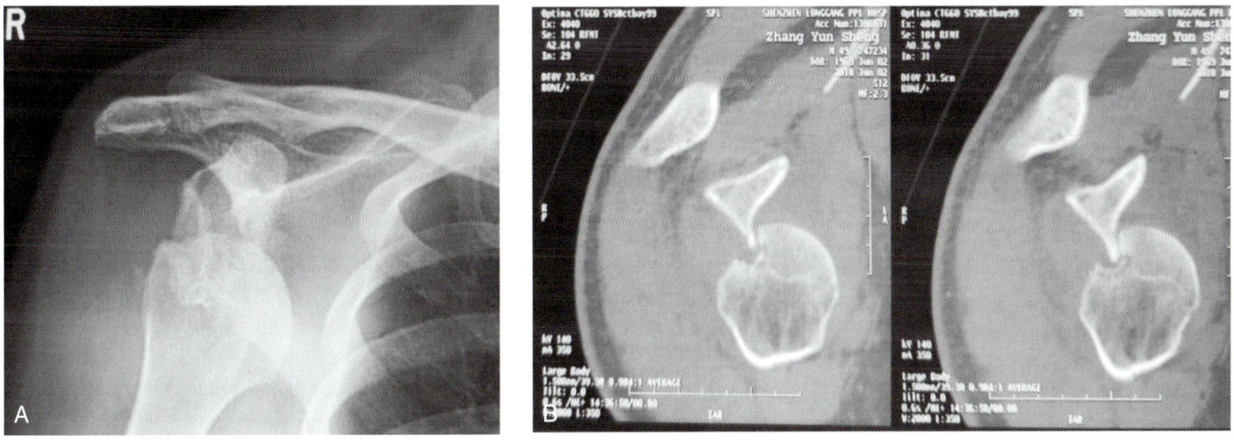

图 18.2　肩关节固定脱位的术前 X 线片(A)和 CT 图像(B)。

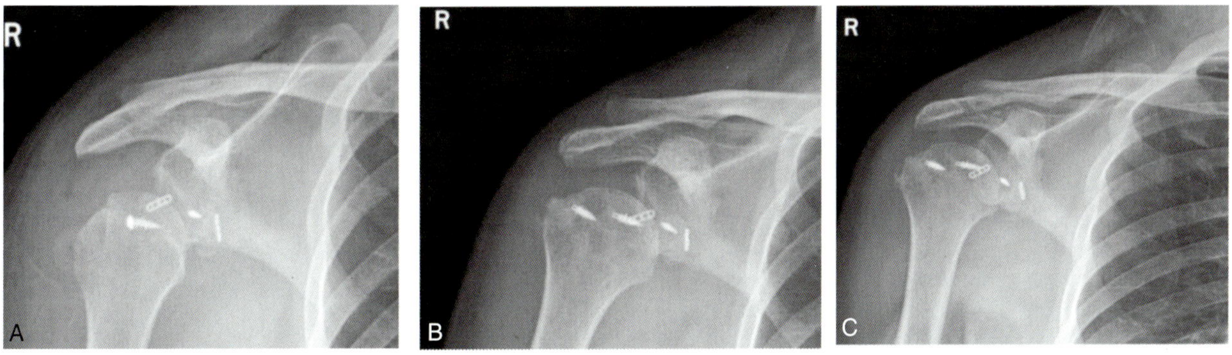

图 18.3　肩关节固定脱位改良弹性固定 Latarjet 术后随访。(A)术后 1 个月。(B)术后 3 个月。(C)术后 2 年。

5　总结

锁定性肩关节脱位发病率低,少部分伴有重度肩袖撕裂及广泛肩关节退行性变的患者仍需要进行肩关节置换治疗。近年来,随着关节镜技术的不断改进,部分治疗方式逐渐由传统开放手术转为关节镜下微创治疗。虽然关节镜下治疗锁定性肩关节脱位是一个较大的挑战,有可能因完全无法复位而需要转为开放手术,但关节镜技术不失为一种操作简便、微创、恢复快、疗效满意、并发症少的治疗方法,本组已经累积了 3 例成功病例。该技术有望成为治疗锁定性肩关节脱位的一种新趋势。

(黄刚　陆伟)

参考文献

1.El Rassi G,Hijjawi A,Matta J,et al. Bilateral locked anterior shoulder dislocation in a bench-pressing athlete: case report. Arch Orthop Trauma Surg. 2015,135(6): 747–749.

2.Robinson CM,aderinto J. Posterior shoulder dislocations and fracturedislocations. J Bone Joint Surg Am. 2005,87:639 – 650.

3.Robinson CM,akhtar a,Mitchell M,Beavis C. Complex posterior fracturedislocation of the shoulder. Epidemiology,injury patterns,and results of operative treatment. J Bone Joint Surg Am. 2007;89:1454–1466.

4.Bock P,Kluger R,Hintermann B. Anatomical reconstruction for Reverse Hill-Sachs lesions after posterior locked shoulder dislocation fracture: a case series of six patients. Arch Orthop Trauma Surg. 2007;127:543–548.

5.Kubiak G,Fabi's J. Clinical improvement after 2 years one stage bilateral open reduction of chronic anterior shoulder dislocations with internal fixation of greater tuberosity fractures. Case study. Ortop Traumatol Rehabil. 2013;15 (2): 175–81.

6.Matsoukis J,Tabib W,Guiffault P,Mandelbaum A,Walch G, Nemoz C,Cortes ZE,Edwards TB. Primary unconstrained shoulder arthroplasty in patients witha fixed anterior glenohumeral dislocation. J Bone Joint Surg Am. 2006;88(3):547–52.

7.Rouhani A,Navali A. Treatment of chronic anterior shoulder dislocation by open reduction and simultaneous Bankart lesion repair. Sports Med Arthrosc Rehabil Ther Technol. 2010; 16;2:15

8.Galano GJ,Dieter AA,Moradi NE ,et al. Arthroscopic management of a chronic primary anterior shoulder dislocation. Am J Orthop (BelleMeadNJ).2010;39(7):351 - 355.

9.Diklic ID,Ganic ZD,Blagojevic ZD,et al. Treatment of locked chronic posterior dislocation of the shoulder by reconstruction of the defect in the humeral head with an allograft. J Bone Joint Surg Br.2010;92(1):71–76.

10.Raiss P,Edwards TB,Bruckner T,et al.Reverse arthroplasty for patients with chronic locked dislocation of the shoulder (type 2 fracture sequela). J Shoulder Elbow Surg. 2016.

11.Mehta V.Humeral head plasty for a chronic locked anterior shoulder dislocation. Orthopedics.2009;32(1):52.

12.Yanmi I,Kmürcü M,Ouz E,et al.The role of arthroscopy in chronic anterior shoulder dislocation: technique and early results.Arthroscopy.2003;19(10):1129 - 1132.

13.Bezer M,Güven O,Karahan M.Chronic dislocations of the shoulder. Acta Orthop Traumatol Turc.2009;39(Suppl1):90–95.

14.Li Y,Jiang C.The effectiveness of the Latarjet procedure in patients with chronic locked anterior shoulder dislocation: a retrospective study. J Bone Joint Surg Am. 2009;98 (10): 813–823.

15.Hao Su,Hongzhi Liu,Kang Sun,Xin Wang et al. Hippocratic method for reduction of chronic locked anterior shoulder dislocations. Orthop. 2018;47:67–72.

16.Cicak N. Posterior dislocation of the shoulder. J Bone Joint Surg Br. 2004;86(3):324–332.

17.Verma NN,Sellards RA,Romeo AA. Arthroscopic reduction and repair of a locked posterior shoulder dislocation. Arthroscopy. 2006.22(11):1252–5.

18.Martetschläger F, Padalecki JR,Millett PJ. Modified arthroscopic McLaughlin procedure for treatment of posterior instability of the shoulder with an associated reverse Hill-Sachs lesion[J]. Knee Surg Sports Traumatol Arthrosc.2013; 21(7) : 1642–1646.

19.Luedke C,Tolan SJ,Tokish JM. Arthroscopic Repair of Posterior Bony Bankart Lesion and Subscapularis Remplissage [J]. Arthros Tech.2017;6(3):e689–e694.

20.Rodia F,Ventura A,Touloupakis G,et al. Missed posterior shoulder dislocation and McLaughlin lesion after an electrocution accident[J].Chin J Traumatol.2012;15(6):376–378.

21.Mclaughlin HL. Posterior dislocation of the shoulder [J].J Bone Joint Surg Am.1952;24A(3):584–590.

22.Flinkkil T,Hyvnen P,Ohtonen P,et al. Arthroscopic Bankart repair: results and risk actors of recurrence of instabilityJ. Knee Surg Sports Traumatol Arthrosc. 2010 ;18(12):1752–1758.

23.Burkhart SS,De Beer JF.Traumatic glenohumeral bone defects and their relationship to failure of arthroscopic Bankart repairs: significance of the inverted-pear glenoid and the humeral engaging Hill-Sachs lesion[J]. Arthroscopy.2000;16 (7):677–694.

24.Purchase RJ,Wolf EM,Hobgood ER,et al. Hill-Sachs "remplissage": an arthroscopic solution for the engaging Hill-Sachs lesion. J. Arthroscopy. 2008;24(6):723–726.

25.Yue Li,MD,Chunyan Jiang,MD. The Effectiveness of the Latarjet Procedure in Patients with Chronic Locked Anterior Shoulder Dislocation A Retrospective Study. J Bone Joint Surg Am J. 2016;98:813–23.

第 3 部分

游离骨移植骨遮挡技术

第 19 章

自体髂骨移植技术

1　引言

骨性 Bankart 损伤是肩关节前方不稳定伴随的肩盂前缘骨折或骨缺损，可导致肩胛盂直径缩小、深度减小、前倾增加（图 19.1）。与盂唇损伤相关的肩关节前方不稳定，可通过关节镜下 Bankart 修复术进行治疗。显著的肩胛盂骨缺损和啮合性 Hill-Sachs 损伤是已知的导致术后复发的高危因素[1,2]。目前普遍认为，当肩胛盂骨缺损程度超过肩胛盂下部面积的 20%或肩胛盂宽度的 25%时，肩胛盂呈“倒梨形”，此时会严重影响肩关节的稳定性，这是肩

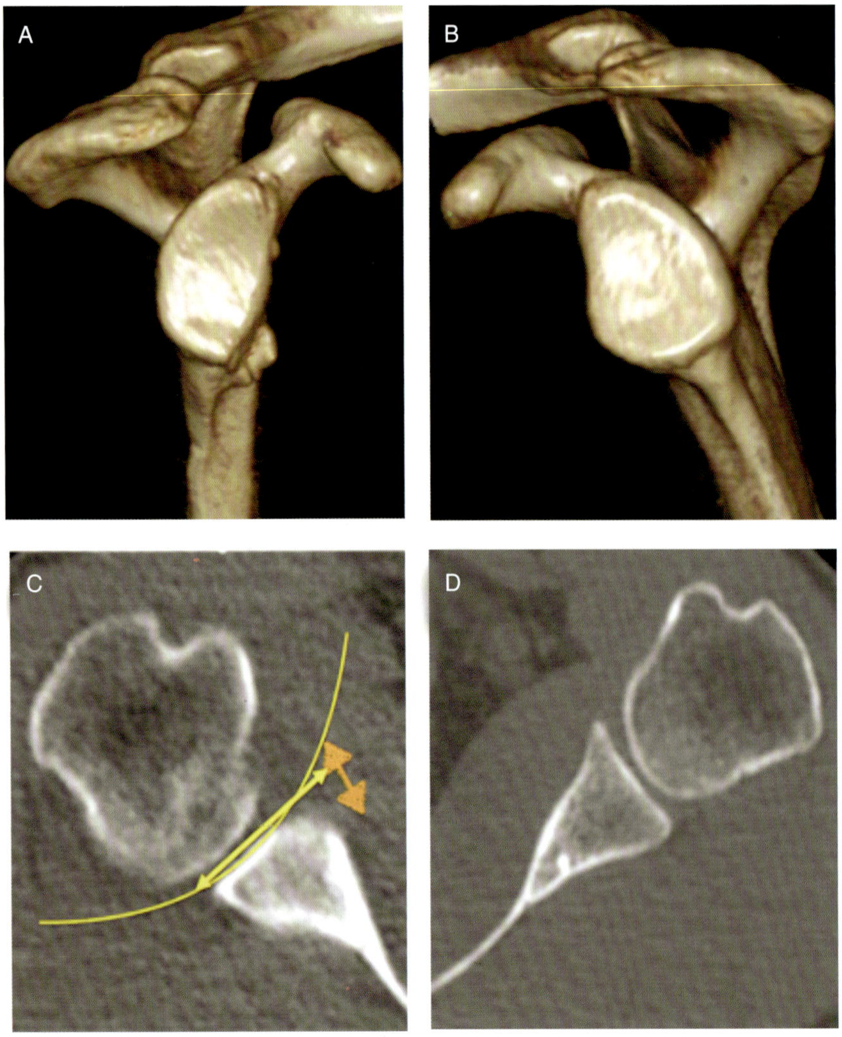

图 19.1　双侧肩关节 CT 平扫加三维重建图。(A)复发性肩关节脱位侧关节盂三维重建图，可见肩关节盂骨性缺损严重。(B)正常侧肩关节盂三维重建图，可见正常关节盂呈“梨形”。(C)脱位侧肩关节平扫图，可见肩胛盂直径缩小、深度减小、前倾增加。(D)正常侧肩关节平扫图，关节盂呈倒三角形，关节盂宽度正常。

肶盂骨性重建的指征[3-5]。常见的手术方法主要包括 Bristow-Lararjet 术、自体髂骨或异体骨植骨术等。大多数临床研究表明，关节盂骨性重建可以改善关节盂的形态，提高关节的稳定性，相比单纯软组织手术效果更好[6]。

Latarjet 手术是截取同侧喙突，然后将截取的带有联合腱的骨块移位至关节盂前下缺损处，该术式可增加关节盂骨性阻挡作用，同时还增加了联合腱的悬吊稳定作用，近期研究报道治疗效果较好。然而，该术式不是解剖修复，且会对自体正常解剖结构造成破坏，远期对肩关节的运动节律是否有不良影响目前尚不清楚。一些文献观察发现，传统 Latarjet 手术的并发症发生率较高，包括骨不连、腋神经损伤、肩胛下肌撕裂、螺钉断裂、骨性关节炎等[7]。另一种治疗关节盂缺损的方式是植骨术，包括自体髂骨或同种异体骨植骨术等，可利用植骨块修复关节盂正常轮廓，从而增加其在肩关节稳定中的机械阻挡作用。研究表明，异体骨移植重建肩关节盂后存在过度骨吸收的情况。而我们是通过关节镜下关节盂前方植骨重建肩盂的宽度和深度，同时联合关节镜下 Bankart 修复术将自体髂骨块经肩袖间隙的植骨导向器置入，并固定于肩盂赤道下方的肩胛盂缘。Taverna 等人最早报道了使用空心螺钉固定自体髂骨的关节镜下手术技术，这种方式虽然较为牢固，但操作相对复杂和困难，其产生的应力遮挡效应可引起骨吸收，并会影响植骨块的再塑形[8]。随后多位学者报道了不同的非刚性固定方法，相较刚性固定，其操作更为简便，临床疗效令人满意。该手术在保留原有肩关节解剖的基础上，可根据骨缺损的大小和形状截取相应的骨块进行关节盂重建。我们采用双 Endobutton 和双防旋固定方式，取得了较好的临床疗效。

2 手术指征

- 复发性肩关节前脱位诊断明确，且至少有 2 次以上脱位病史。
- 复发性肩关节脱位患者肩胛盂骨缺损>20%，或肩胛盂骨缺损为 10%~20%，且伴有明显的 Hill-Sachs 损伤及术后存在较高的再复发风险。
- 也可应用于单纯 Bankart 修复术后肩关节不稳复发的患者。

3 术前准备

3.1 术前影像准备

所有患者术前均进行双侧肩关节 CT 加三维重建检查，其中肱骨头和关节盂需要分别重建，并根据测量得到的关节盂缺损面积和肱骨头 Hill-Sachs 损伤缺损大小来制订手术方案。

正常人双侧肩胛盂平均尺寸的差别只有 1.8%，我们采用健侧肩关节数据作为参照。测量肩胛盂矢状面最宽处的宽度(Gd)和患侧肩胛盂下方最宽处宽度(Gd′)，然后以 Gd 作为直径在患侧肩胛盂下方模拟画圆。测量肩胛盂前方骨缺损宽度(Gw)，计算“肱骨头在肩胛盂的运动轨迹”(以下简称“轨迹”)宽度 G[G=0.83(Gd-Gw)]。测量 Hill-Sachs 损伤宽度(A)，以及肩袖止点内侧缘与 Hill-Sachs 损伤外侧缘之间的宽度(B)，计算 Hill-Sachs 损伤轨迹 H=A+B。当 H>G，为“轨迹外”。当 H<G，为“轨迹内”[9]。详见图 19.2。

一般来说，关节盂骨性缺损<20%并伴有轨迹内的 Hill-Sachs 损伤，可行单纯 Bankart 修复术。骨性缺损<20%并伴有轨迹外的 Hill-Sachs 损伤，可采用 Bankart 修复术加 Remplissage 术。当骨性缺损>20%，可采用自体髂骨移植重建肩关节盂，必要时同时行 Remplissage 术。

3.2 麻醉准备

在肌间沟麻醉联合气管插管全麻下，应控制降压。在保证重要器官血液供应的前提下，应将血压控制在 95/60mmHg 左右。老年患者合并高血压等内科疾病时，发生脑卒中的风险较高，这时可适当调整血压。

3.3 体位准备

患者取侧卧位，双下肢及躯干固定，用记号书笔标记肩部骨性标志(锁骨外侧端、肩峰、肩锁关节、喙突)，患肢外展 45°、前屈 20°牵引固定，患肢、肩部及患侧髂部常规皮肤消毒，铺无菌巾(图 19.3)。

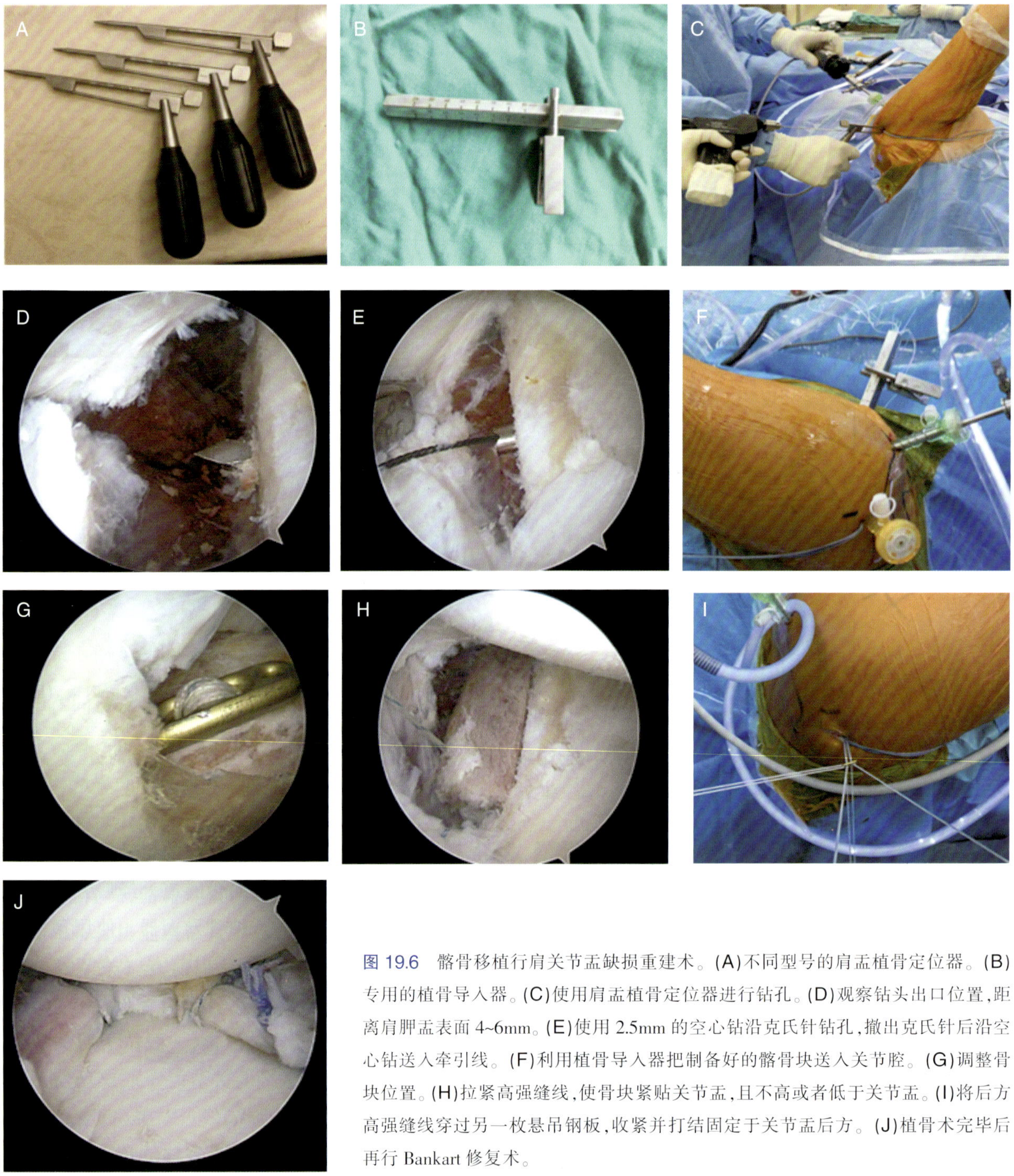

图 19.6 髂骨移植行肩关节盂缺损重建术。(A)不同型号的肩盂植骨定位器。(B)专用的植骨导入器。(C)使用肩盂植骨定位器进行钻孔。(D)观察钻头出口位置，距离肩胛盂表面 4~6mm。(E)使用 2.5mm 的空心钻沿克氏针钻孔，撤出克氏针后沿空心钻送入牵引线。(F)利用植骨导入器把制备好的髂骨块送入关节腔。(G)调整骨块位置。(H)拉紧高强缝线，使骨块紧贴关节盂，且不高或者低于关节盂。(I)将后方高强缝线穿过另一枚悬吊钢板，收紧并打结固定于关节盂后方。(J)植骨术完毕后再行 Bankart 修复术。

盂前后向的弧度和深度。

若术前检查均存在明确的较宽大的后侧 Hill-Sachs 损伤，术中关节镜下证实为啮合性损伤（术前评估为“轨迹外”），则应同时进行相应的冈下肌填塞 Remplissage 术。

5 手术误区与并发症

5.1 手术技术要点和误区

- 髂骨取骨时，取骨处应在髂前上棘靠后 3cm

以上，术后活动时可以避免发生髂棘撕脱骨折。髂骨取骨后的骨缺损区必要时可植入少量异体骨，这样缺损处可能会再生出骨质。

• 植入骨块的大小和形状应比关节盂骨缺损更大一些，以利于骨块愈合后的吸收和重塑形。

• 植入骨块时，应做好缝线管理，防止扭转、打结，从而导致固定失败和手术时间延长。

• 植入骨块的上下两端分别放置一根高强线并打结，可以方便术中辅助调整植骨块的位置，同时可用于骨块的防旋固定和 Bankart 修补。

肩盂前后向的骨隧道应平行于肩盂表面，或至少与软骨下骨有一定的距离，以免骨隧道位于软骨下，导致内固定失败。

• 无结锚钉固定 Bankart 盂唇复合体时，置入锚钉的位置要避开肩盂的前后向骨隧道，以免开孔钻将骨隧道内缝线切断，导致骨块固定失败。

5.2 并发症

5.2.1 神经血管损伤

肩关节镜手术的安全性已得到证实，但仍存在一些医源性神经血管损伤。直接神经血管损伤较少见，其中腋神经、肩胛上神经、肌皮神经最容易受到损伤[10]。腋神经在 5 点钟入路较易损伤。该手术方法因与普通 Bankart 修复术入路基本一致，故导致神经损伤的可能性较小。

5.2.2 感染

肩关节镜术后感染是一种非常少见的并发症，深部感染的概率为 0%~3.4%[11,12]。在采用自体髂骨移植法治疗肩关节脱位时，最容易引发感染的操作是制备髂骨骨块及预置 Endobutton 和高强缝线。注意无菌操作，必要时可使用万古霉素浸泡骨块。

5.2.3 血栓

肩关节镜术后发生深静脉血栓、肺栓塞的情况是罕见的，其危险因素基本与其他疾病类似，如高龄、肥胖、糖尿病、先天性易栓症、恶性肿瘤等。Jameson 等人[13]通过大样本分析发现，药物性预防措施不能降低肩关节镜术后血栓栓塞事件的发生率。

5.2.4 骨关节炎

肩盂植骨骨块过于偏外，或后方固定骨块的 Endobutton 过于偏外，都会有与肱骨头碰撞，诱发骨关节炎的可能。此外，De Beer 和 Roberts 认为，确保移植骨块与关节面平齐至关重要，否则会成为盂肱关节骨关节炎的诱发因素[14]。但我们的固定属于非坚强固定，骨关节炎发生概率较低。

5.2.5 髂嵴撕脱骨折

如果髂骨取骨太靠近髂前上嵴（缝匠肌附着点），术后下肢活动很容易引起髂嵴撕脱骨折，因此髂骨取骨在髂前上棘靠后 3cm 以上较为安全。

5.2.6 移植骨块吸收

研究证明，异体髂骨移植行肩关节盂重建术后骨吸收非常明显[15]，甚至会出现完全吸收的现象。我们观察发现，目前自体髂骨移植后必然会存在一定

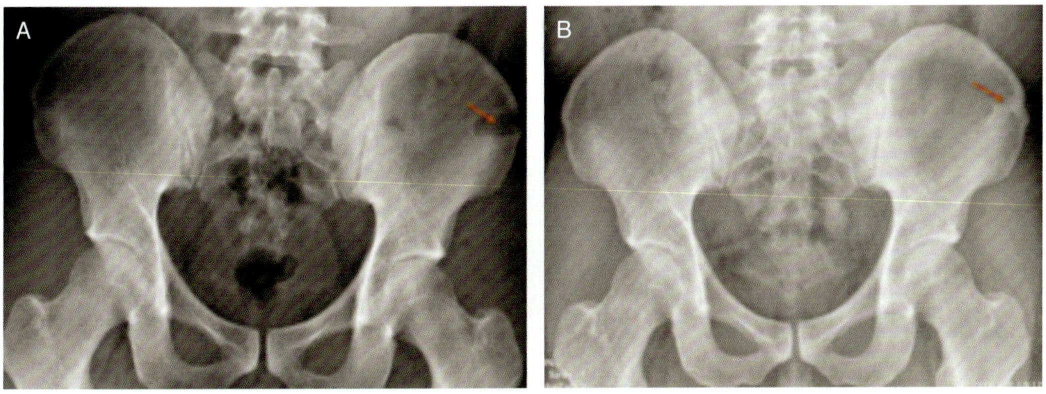

图 19.7　骨盆平片。(A)左侧髂骨处可见取骨后骨缺损(红色箭头所示)。(B)左侧髂骨取骨处已愈合良好(红色箭头所示)。

的骨吸收，但这是骨块愈合-部分吸收-重塑形的过程，最终倾向于重塑为正常的肩盂形态。此外，我们还发现，相较于螺钉固定，使用Endobutton进行软固定可以更好地重塑为正常的肩盂形态。因为螺钉固定存在一定的应力遮挡，会影响肩盂的重塑。

6 临床结果

2019年3月至2020年2月，我院收治了25例复发性肩关节前脱位合并严重骨缺损的患者，全关节镜下行自体髂骨移植带袢钢板固定重建肩关节盂，关节盂表面面积由术前的72.91%(69.58%~76.24%)增加到术后的111.63%(95.85%~129.42%)，肩胛盂直径由术前的74.25%(68.47%~76.81%)增加到术后的110.3%(103.7%~122.4%)。术后随访5~18个月，平均随访(17.67±12.17)个月。所有患者均未发生切口感染、关节腔积血及再脱位等并发症，其中1例患者术后出现髂骨取骨侧髂棘撕脱骨折，1例患者术后复查CT发现骨隧道部分穿过软骨下骨。术前及末次随访时，平均ASES评分为(69.28±14.54)分和(92.58±5.76)分($P<0.05$)，Constant-Murley评分为(78.69±13.26)分和(93.57±6.21)分($P<0.05$)，Rowe评分为(36.86±7.41)分和(92.62±6.73)分($P<0.05$)。末次随访时，关节盂有效表面积为101.28%(92.74%~109.82%)，关节盂相对直径为99.96%(95.79%~110.14%)，由此可见自体髂骨移植后也存在一定的骨吸收，但是在盂肱关节生物力学作用下植骨块塑形为最有利的大小和形状。所有患者的肩关节功能均得到明显改善，恢复了肩关节稳定性，并且均能重返运动，无再发脱位和恐惧感。关节镜下自体髂骨移植重建肩关节盂是治疗合并严重骨缺损的复发性肩关节前脱位的有效方法，操作相对简便、安全。

6.1 并发症病例

6.1.1 导向器放置错误

关节内放置导向器时未完全平行于肩盂表面，导致骨隧道部分破坏软骨下骨(图19.8)。术中使用专用的植骨导向器时，必须在关节镜下反复确认，只有当导向器位置合适时，才能保证隧道位置良好。

6.1.2 髂嵴撕脱骨折

髂骨取骨处应在髂前上嵴靠后3cm以上，因缝匠肌附着在髂前上嵴，若取骨太靠近髂前上嵴，患者术后容易发生髂嵴撕脱骨折(图19.9)。

6.2 部分典型病例

部分典型病例的手术情况详见图19.10和图19.11。

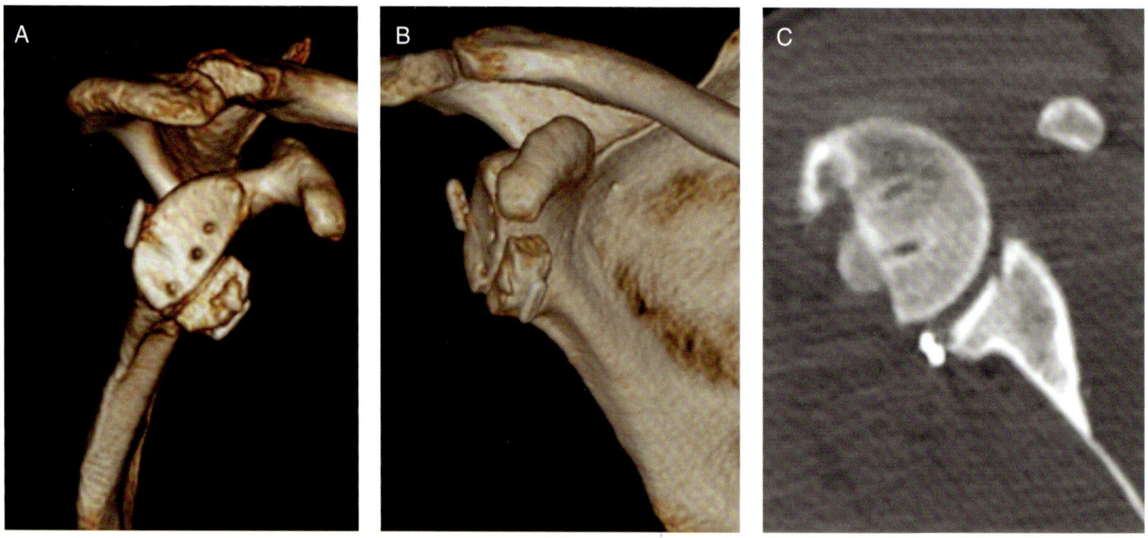

图19.8 导向器放置位置不佳病例。(A)CT三维重建图片可见关节盂骨块位置良好，然而关节盂后部骨隧道将软骨下骨部分破坏。(B)CT三维重建图片可见后方袢钢板突出关节面。(C)冠状位CT三维平扫图片可见袢钢板突出关节面。

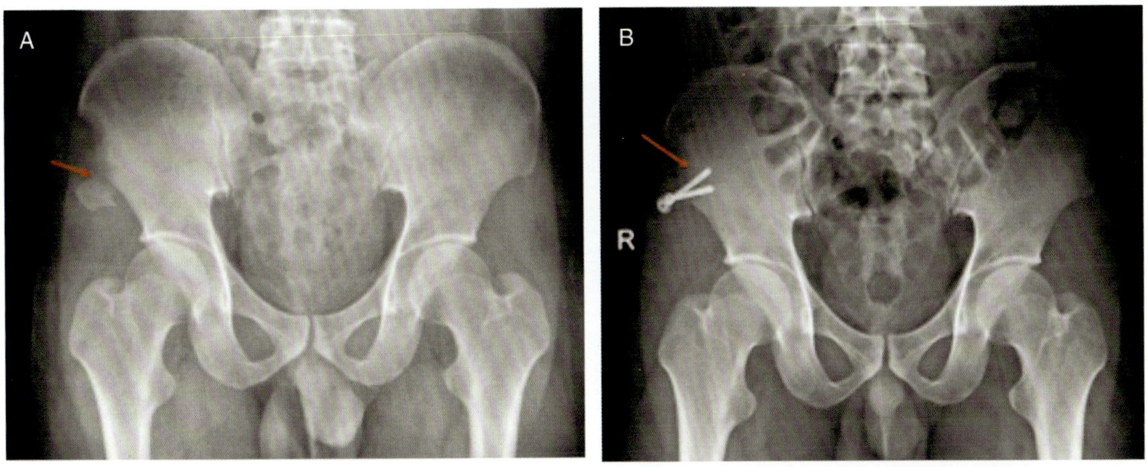

图 19.9　髂嵴撕脱骨折病例。(A)骨盆平片可见髂嵴撕脱骨折。(B)使用空心钉将撕脱骨折块固定。

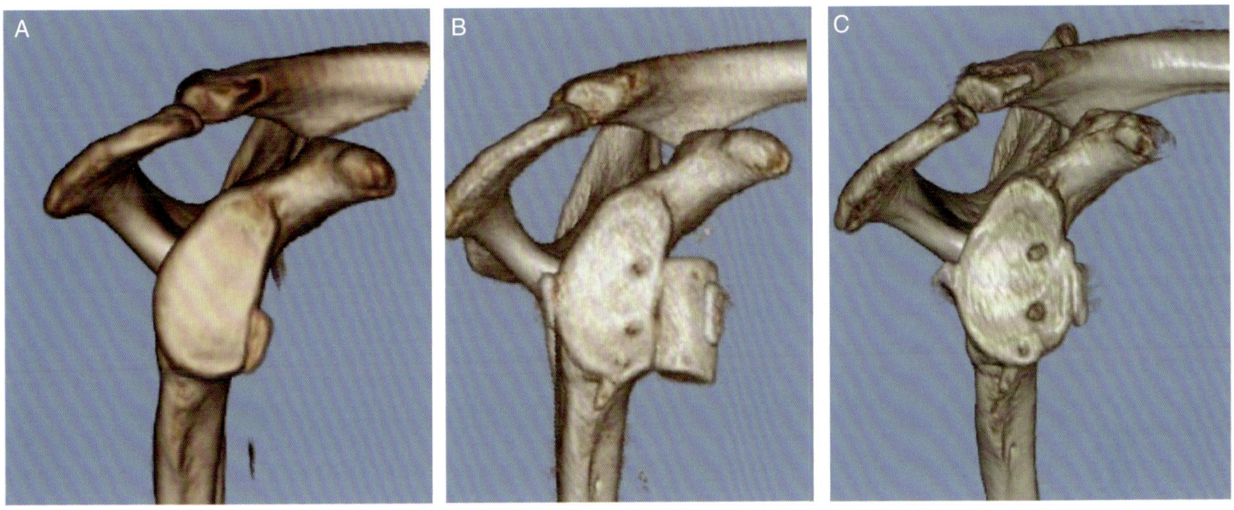

图 19.10　自体髂骨移植法移植骨块塑形病例。(A)术前、(B)术后即刻及(C)术后 1 年 CT 三维重建图。

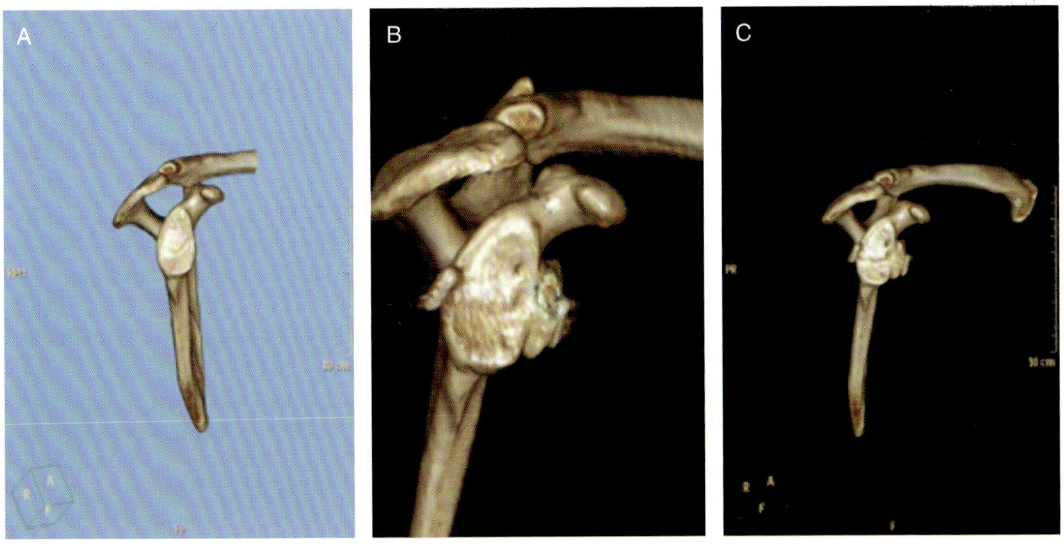

图 19.11　患者男，跌伤致左肩关节疼痛、活动受限约 4 个月，自体髂骨移植行肩关节盂重建术。(A)肩关节盂术后三维 CT 重建，可见明显的骨缺损。(B)术后即刻肩关节盂三维 CT 重建。(C)术后 1 个月肩关节盂三维 CT 重建，移植骨块开始出现骨吸收。(待续)

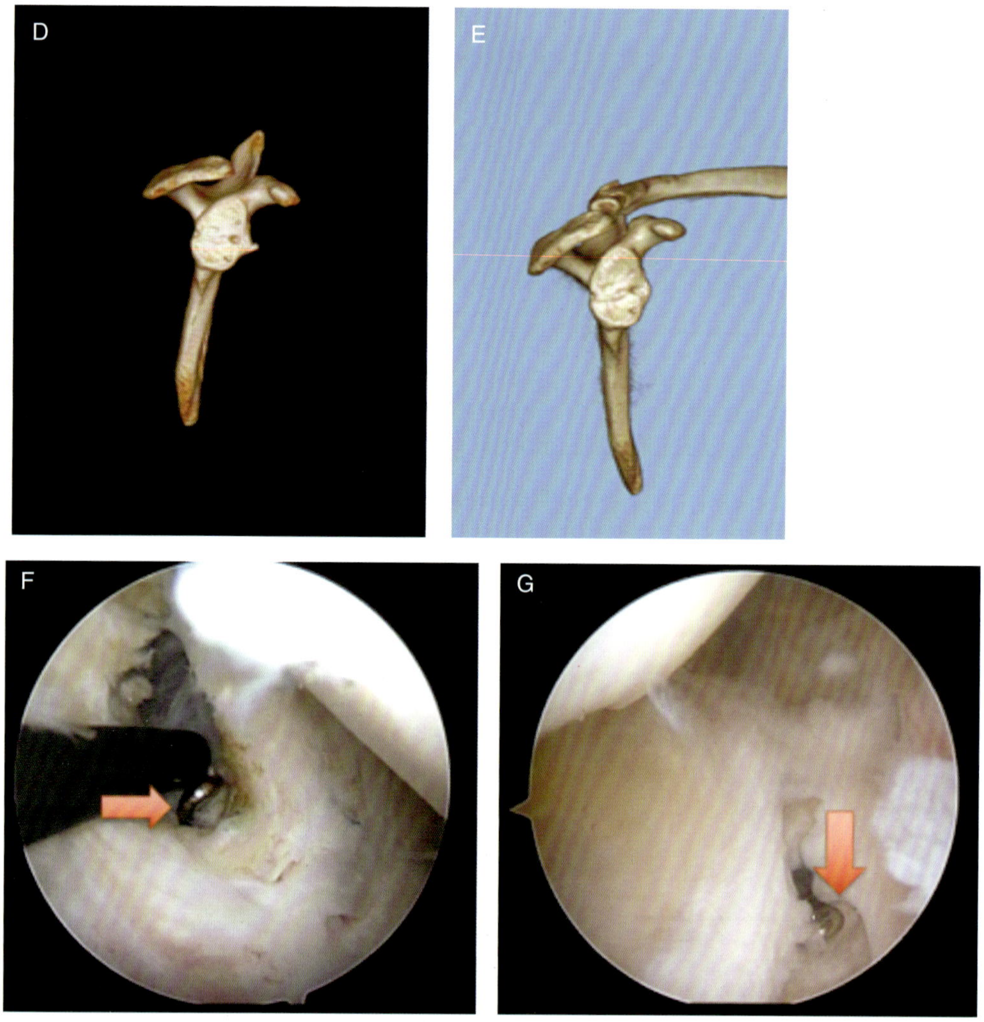

图 19.11(续) (D)术后1年肩关节盂三维重建,可见肩关节盂塑形良好。(E)术后1年2个月取出 Endobutton 后的 CT 三维重建图。(F)术后1年2个月肩关节镜二次探查取出关节盂前方 Endobutton 袢钢板,可见前方盂唇复合体愈合良好。(G)肩关节镜二次探查取出关节盂后方 Endobutton 袢钢板。

(赵立连)

参考文献

1.Balg F,Boileau P. The instability severity index score. A simple pre-operative score to select patients for arthroscopic or open shoulder stabilisation [J]. J Bone Joint Surg Br. 2007;89(11):1470.

2.Tauber M, Resch H, Forstner R, et al. Reasons for failure after surgical repair of anterior shoulder instability [J]. J Shoulder Elbow Surg. 2004;13(3):279-285.

3.Mologne T S, Provencher M T,Menzel K A,et al. Arthroscopic Stabilization in Patients With an Inverted Pear Glenoid: Results in Patients With Bone Loss of the Anterior Glenoid[J]. Am J Sports Med. 2007; 35(8):1276-1283.

4.Burkhart S S, De Beer J F. Traumatic glenohumeral bone defects and their relationship to failure of arthroscopic Bankart repairs: significance of the inverted-pear glenoid and the humeral engaging Hill-Sachs lesion [J]. Arthroscopy. 2000;16(7):677-694.

5.Yamamoto N,Muraki T,Sperling J W,et al. Stabilizing Mechanism in Bone-Grafting of a Large Glenoid Defect [J]. J Bone Joint Surg Am. 2010; 92(11):2059-2066.

6.Itoi E. The effect of a glenoid defect on anteroinferior stability of the shoulder after Bankart repair: a cadaveric study [J]. J Bone Joint surg Am. 2000; 82(1):35-46.

7.Waterman B R,Chandler P J,Teague E,et al. Short-Term Outcomes of Glenoid Bone Block Augmentation for Complex Anterior Shoulder Instability in a High-Risk Population[J].

Arthroscopy. 2016; 32(9):1784–1790.

8.Taverna E ,P. Golanò,Pascale V,et al. An arthroscopic bone graft procedure for treating anterior-inferior glenohumeral instability [J]. Knee Surg Sports Traumatol Arthrosc. 2008;16(9):872–875.

9.Di Giacomo G,Itoi E,Burkhart SS. Evolving concept of bipolar bone loss and the Hill-Sachs lesion: from "engaging/non-engaging" lesion to "on-track/off-track" lesion[J]. Arthroscopy. 2014; 30(2): 90–98.

10.Moen T C,Rudolph G H,Caswell K,et al. Complications of Shoulder Arthroscopy [J]. J Am Acad Orthop Surg. 2014; 22(7):410–419.

11.Marrero L G,Nelman K R,Nottage W M. Long-Term Follow-up of Arthroscopic Rotator Cuff Repair [J]. Arthroscopy. 2011; 27(7):885–888.

12.Randelli P,Castagna A,Cabitza F,et al. Infectious and thromboembolic complications of arthroscopic shoulder surgery[J]. J Shoulder Elbow Surg. 2010; 19(1):97–101.

13.Jameson S S,James P,Howcroft D W J,et al. Venous thromboembolic events are rare after shoulder surgery: analysis of a national database[J]. J Shoulder Elbow Surg. 2011; 20(5):764–770.

14.De Beer JF,Roberts C. Glenoid bone defects—open latarjet with congruent arc modification [J]. Orthop Clin North Am. 2010; 41(3):407–415.

15.Boehm E,Minkus M,Moroder P,et al. Massive graft resorption after iliac crest allograft reconstruction for glenoid bone loss in recurrent anterior shoulder instability[J]. Arch Orthop Trauma Surg. 2020; 45(7):1–9.

第 20 章

其他游离骨移植遮挡技术

第 1 节　自体肩胛冈骨移植技术

1　背景

复发性肩关节脱位通常采用手术治疗，而肩盂骨缺损程度是影响手术疗效的一个重要因素。对于较大的肩盂骨缺损(>15%)，通常采用 Latarjet-Bristow 手术或者自体髂脊植骨来重建肩盂缺损；而对于较小的肩盂骨缺损(<10%)，通常采用 Bankart 手术进行治疗，研究显示两者均能取得良好的临床疗效。然而，当肩盂骨缺损为 10%~15%时，对于热爱运动或者伴随肩关节松弛的患者来说，单纯Bankart 手术复发率极高[1,2]，而 Latarjet-Bristow 手术虽然能够显著降低脱位的复发率，但其并发症(神经血管损伤、喙突骨折及早期术后骨关节炎）发生率相对较高，因此难以成为这类患者的最佳治疗选择[3]。与此相似，采用髂脊肩盂植骨可能会导致多部位术后疼痛及感染风险[4]。因此，对于这类肩盂缺损(10%~15%)的复发脱位患者，可以采用关节镜下取自体肩胛冈肩盂植骨的方法进行治疗。

2　手术技术及随访结果

2.1 手术技术

• 全身麻醉后，患者取侧卧位。常规建立后侧入路并进行肩关节镜检查(肱二头肌腱、肩袖、肩关节囊、肩盂缺损程度及肱骨头 Hill-Sachs 损伤)。建立前上及前下入路(图 20.1)。

• 将关节镜置于前上入路，并使用骨膜剥离器及等离子充分松解关节囊-韧带复合体。接着使用刨刀于关节盂前缘适当去皮质化。先于肩盂 5:30 (右肩)位置置入一枚锚钉，将其两根不同的尾线分别穿过肩盂下方的盂唇和关节囊。此两组尾线在最后打结固定时能够十分有效地将盂唇向上提拉，并使其更加靠近关节盂。接着在 3:30 和 4:30 位置(右肩)分别置入一枚锚钉，作为后续移植骨块的固定锚钉(图 20.2)。同时，根据情况于肩盂其他位置置入 1~2 枚锚钉来增强修补关节盂唇。

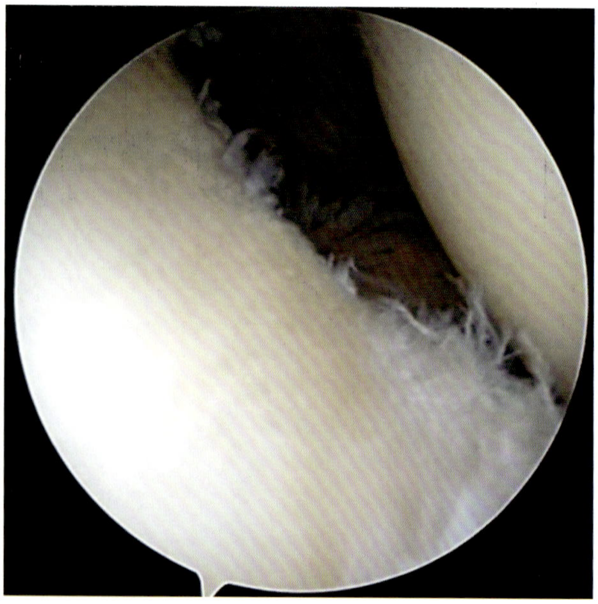

图 20.1　关节镜检查显示关节盂骨缺损。

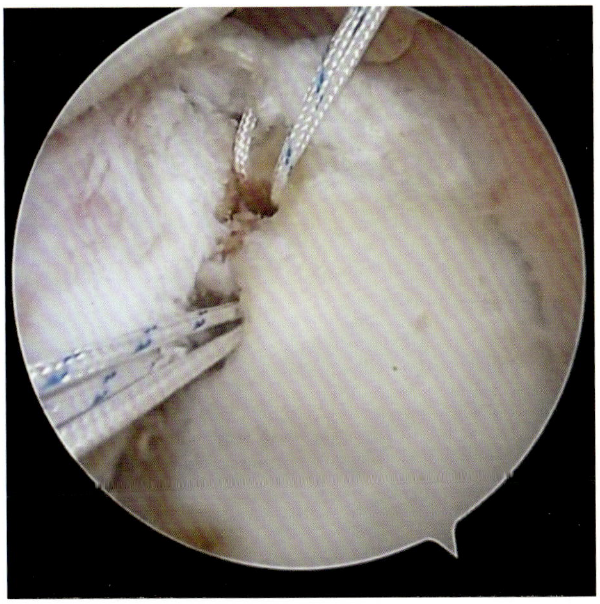

图 20.2 置入固定移植骨块的锚钉。

• 沿着肩胛冈走行的方向，于肩胛冈中点做一长约 4cm 的直行切口。小心切开筋膜并仔细分离斜方肌腱膜及三角肌后束止点，暴露肩胛冈骨质。使用骨刀获取一个大小为 20mm×10mm×8mm 的三面皮质骨块(图 26.3)。使用 1.5mm 克氏针在移植骨块上垂直于两面皮质骨的方向进行钻孔，以建立两个平行的骨隧道。两个骨隧道之间相距 10mm，且分别距离骨块边缘 5mm。将两个骨块锚钉的尾线分别从骨块的两个骨隧道中穿过，并通过前下方的套管小心地送入关节内(图 20.4)。

• 使用缝合钩将所有锚钉(固定移植骨块的锚钉及缝合关节囊的锚钉)的尾线于合适的位置穿过关节盂唇及其相应的关节囊。使用探针或交换棒仔细调整移植骨块与关节盂齐平。最后，打结锚钉尾线，固定移植骨及修补关节盂唇(图 20.5 和图20.6)。

2.2 术后康复

术后肩关节使用吊带悬吊 6 周。术后 4 周开始肩关节被动活动度锻炼。10 周后开始肩关节力量训练。术后 6 个月开始尝试恢复体育活动。

2.3 临床及影像学随访

采用此技术对 27 例肩盂骨缺损 10%~15%的复发脱位患者进行治疗及随访[5]。随访时间 19.8 个月(13~39 个月)，男性 20 例，女性 7 例，平均年龄为

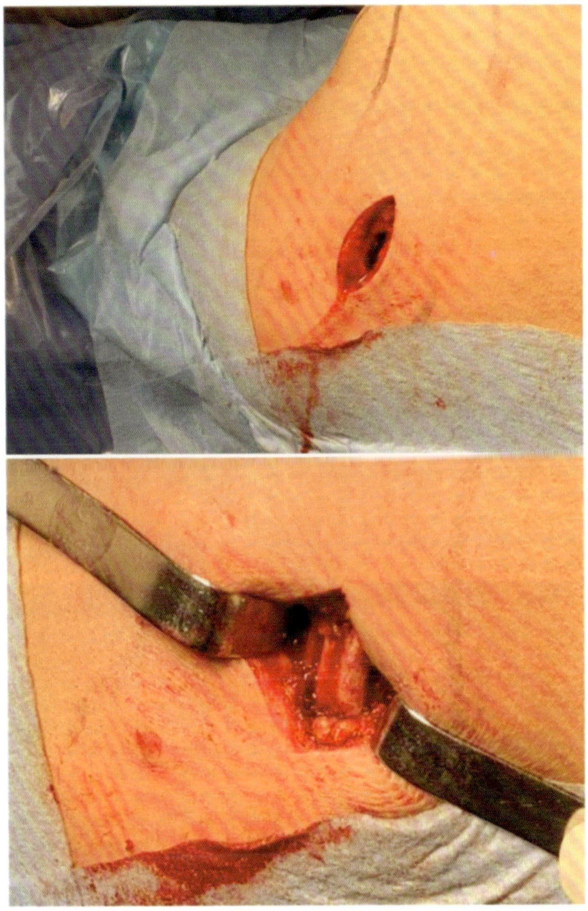

图 20.3 获取肩胛冈移植骨块。

30.8 岁。患者纳入标准包括：①复发性肩关节前脱位。②采用关节镜下取自体肩胛冈植骨治疗。排除标准包括：①术前 CT 显示肩盂骨缺损不足 10%或超过 15%。②合并肩袖损伤。③既往肩关节手术史。④术中转为切开手术。⑤随访资料不完整，随访时间不足 12 个月。

2.3.1 临床随访

术后所有患者均未发生严重的并发症(感染、血管神经损伤、取骨位置骨折)，无一例肩关节发生持续疼痛及再脱位，恐惧试验阴性。末次随访时，患者 Constant-Murley 评分为(85.15±5.62)分，DASH 评分为(13.39±5.51)分，VAS 评分为(1.29±0.45)分，相较于术前均有明显改善。肩关节前屈上举、体侧外旋、内旋、外展活动度均较术前减少，但与术前相比较差异无统计学意义。在患者满意度评价中，19 例非常满意，6 例满意，2 例一般。

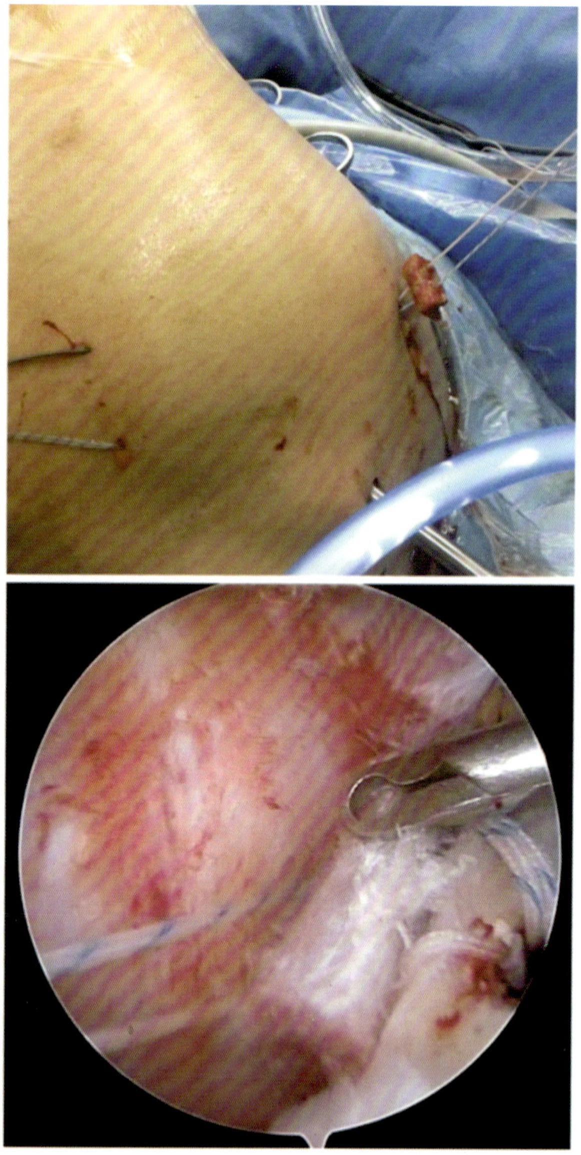

图 20.4 将移植骨块送入肩关节。

2.3.2 影像学随访

术后 CT 显示所有肩胛冈移植骨块均获得愈合，平均愈合时间为 2.6 个月。末次随访时，移植骨块较术后 1 周有所吸收，骨块吸收率为 46.1%±20.6%。

3 注意事项

• 获取肩胛冈移植骨块时，应注意避免副神经损伤，从距离肩峰后角内侧 5~7cm 的位置进入斜方肌腹侧，但在分离暴露肩胛冈时只要紧贴骨质进行操作，整个过程就会十分安全。在使用骨刀获取肩

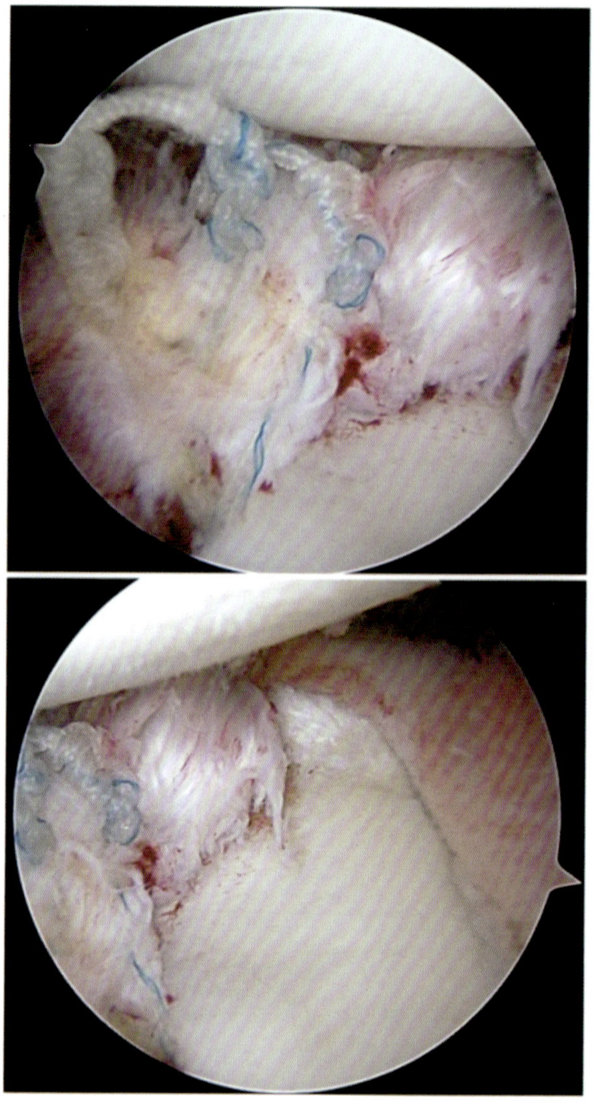

图 20.5 打结锚钉尾线，完成移植骨块的固定。

胛冈移植骨块时要小心轻柔地操作，以免造成肩胛冈骨折。

• 在将肩胛冈移植骨块送入关节内之前，需要仔细调整骨块的朝向，避免上下颠倒及翻转，从而保证整个运送过程流畅顺利，尾线不会打结。

• 最后打结缝合前，仔细调整移植骨块的高度，使其与关节盂平行。但是，由于此技术采用弹性固定，即使骨块与关节盂匹配度略有欠缺，也能在后期顺应肩关节的生物力学作用，从而进行一定范围内的自我调整。

• 需要严格掌握此技术的适应证，目前的研究结果显示此技术适用于肩盂骨缺损为 10%~15%的复发脱位患者。如果缺损过小，可能会造成过度医疗和医源性创伤；如果缺损过大，则可能会导致脱位

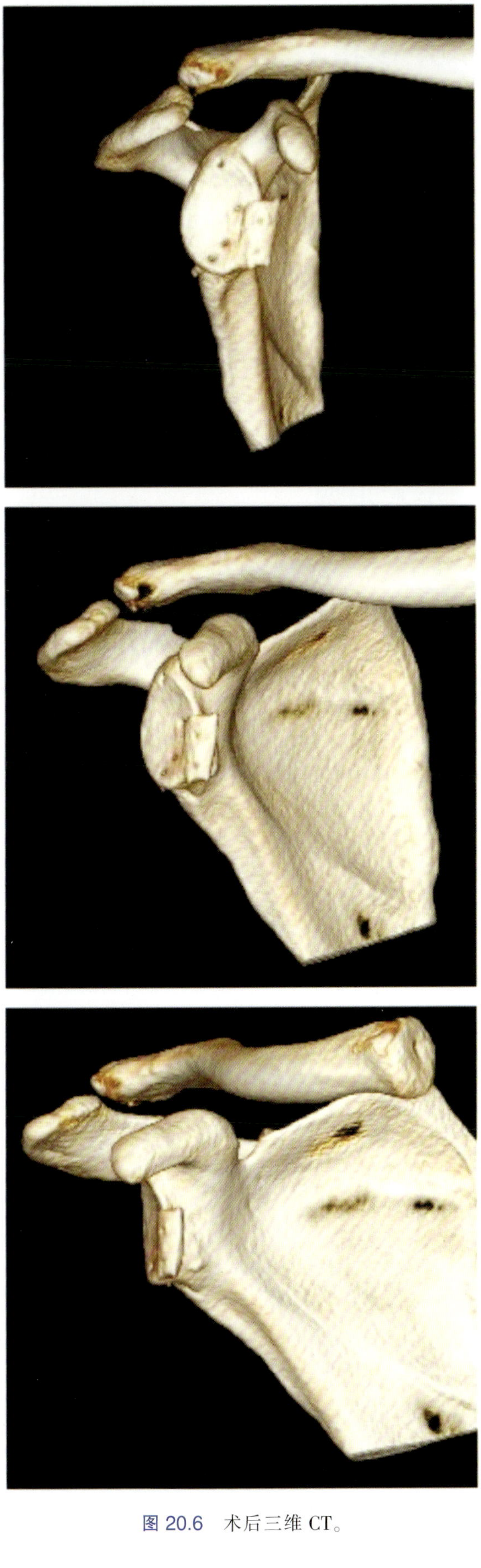

图 20.6 术后三维 CT。

复发率升高。

• 与 Latarjet-Bristow 手术一样，肩胛冈移植骨块也存在一定的骨吸收，目前没有直接证据表明骨吸收的原因及影响骨吸收的因素。部分学者猜测吸收的骨质可能转化为软骨，因此 CT 无法清楚显示，MRI 可以提供更进一步的证据。

4 总结

关节镜下取自体肩胛冈肩盂植骨治疗关节盂骨质缺损为 10%~15%的复发性肩关节前脱位，这是一种介于 Bankart 技术及 Latarjet-Bristow 技术之间的创新技术。其最突出的特点是肩胛冈取骨安全方便，并发症极少，且治疗效果可靠，学习曲线相对于 Latarjet-Bristow 手术更短。随访结果也表明，此技术能够显著提高患者肩关节功能评分和肩关节稳定性，降低肩关节脱位复发率。

（向明）

参考文献

1.Itoi E, Lee SB, Berglund LJ,et al. The Effect of a Glenoid Defect on Anteroinferior Stability of the Shoulder After Bankart Repair: A Cadaveric Study. The Journal of Bone and Joint Surgery. 2000;82(1): 35-46.

2.Gottschalk LJ,Bois AJ,Shelby MA,et al. Mean glenoid defect size and location associated with anterior shoulder instability: a systematic review. Orthop J Sports Med.2017; 5(1):1-13.

3.Griesser MJ,Harris JD,McCoy BW,et al. Complications and reoperations after Bristow-Latarjet shoulder stabilization: a systematic review. J Shoulder Elbow Surg. 2013;22(2): 286-292.

4.Collin P,Rochcongar P,Thomazeau H. Treatment of chronic anterior shoulder instability using a coracoid bone block (Latarjet procedure): 74 cases (in French). Rev Chir Orthop Reparatrice Appar Mot. 2007; 93(2):126-132.

5.向明，杨金松，陈杭，等.关节镜下取自体肩胛冈肩盂植骨治疗复发性肩关节前脱位.中华骨科杂志.2020;40 (1): 23-31.

第2节 同种异体骨移植技术

1 引言

1880年,Macewen[1]完成了人类历史上第一例人同种异体骨移植术。1915年,Albee出版了《骨移植外科》,使得同种异体骨移植逐渐被全世界的骨科医生所关注,但由于免疫排斥的问题该技术仍未得到广泛应用。1942年,Inclan首次提出了"骨库"的概念。1947年,Bush和Wilson发现应用冷冻法保存异体骨可明显减少免疫排斥反应。此后,越来越多的学者投入到骨移植的研究中,同种异体骨移植技术也日益成熟。1996年,Gerber和Lambert[2]首次报道采用同种异体骨移植法治疗4例肩关节脱位患者,3例术后效果满意,1例在术后6年出现轻度疼痛和中至重度功能障碍。

目前同种异体骨移植法已被广泛用于骨缺损的治疗,且具有较好的临床疗效。同种异体骨主要来源于患者的捐献,需要对所获得的骨块进行物理或者化学处理以减少免疫反应,国内外骨库应用最多的是冷冻法和冻干法。目前用于肩胛盂骨缺损骨移植的同种异体骨主要来自肩胛盂、股骨头、胫骨远端和髂骨。同种异体骨移植法能够更好地恢复肩胛盂的解剖结构,并且可以有效增加盂肱关节凹面的面积,从而降低脱位复发的风险。

2 手术指征

- 肩胛盂骨缺损>25%。
- 肩胛盂骨缺损为13.5%~25%,且具有脱位高危险因素(如青少年男性、运动员、全身性韧带松弛症者等)。

3 术前准备

- 仔细检查肩关节周围体表有无化脓性病灶,以最大程度减少同种异体骨移植术的感染风险。
- 预行植骨部位的软组织血运不佳或瘢痕紧贴骨,需要先行改善皮肤条件和血运的处理。
- 对患者进行健康教育,充分介绍移植骨的基本情况,消除患者的恐惧心理。
- 术前检查:除了术前常规检查外,还要完善相关影像学检查(X线、骨三维CT),并根据肩胛盂骨缺损情况制订手术方案(包括植骨部位、骨块的大小及植骨方式)。
- 加强营养支持,以增强患者抵抗力,预防感染。

4 手术步骤

- 体位摆放与关节镜检查:在全身麻醉和臂丛阻滞麻醉下,将患者置于侧卧位,手臂前屈30°,外展60°,予5kg牵引力轴向牵引。建立肩关节后方"软点"入路,肩胛下肌上缘的前入路及冈上肌前缘的前外侧入路。从后入路对盂肱关节进行全面探查和评估,可发现位于关节前下的盂唇韧带复合体损伤和关节盂骨缺损。
- 损伤评估与骨床准备:从前外侧入路观察,于前入路使用探针测量关节盂骨缺损量。将损伤的肩胛盂唇软组织完全分离后,显露肩胛盂颈,用刨刀和刮匙将骨缺损创面新鲜化,评估置钉部位并用等离子消融刀定位标记,预先在关节盂边缘3、4、5点钟位置钻孔(使用2.9mm钻)。在关节盂颈骨折部位下缘1cm处钻孔(使用3.0mm钻),应用导向器置入一枚内排带线锚钉及高性能缝合线。
- 移植物的准备:取备好的同种异体骨块,根据术前设计及关节镜检,将骨块制成相应大小,钻孔并引入不同颜色的牵引线(图20.7)。
- 移植物的传送:于前入路置入预先设计好的套管,内排锚钉的两条缝合线从套管拉出,通过套管将骨块传入关节内,调整骨块位置使之位于内排缝合线上,并与骨缺损部位契合、与关节面齐平。按常规方法在关节盂边缘置入3枚外排缝合锚钉,锚钉的缝合线经过骨块上方从套管拉出。
- 移植物的固定(图20.8):①内排的一组线绕

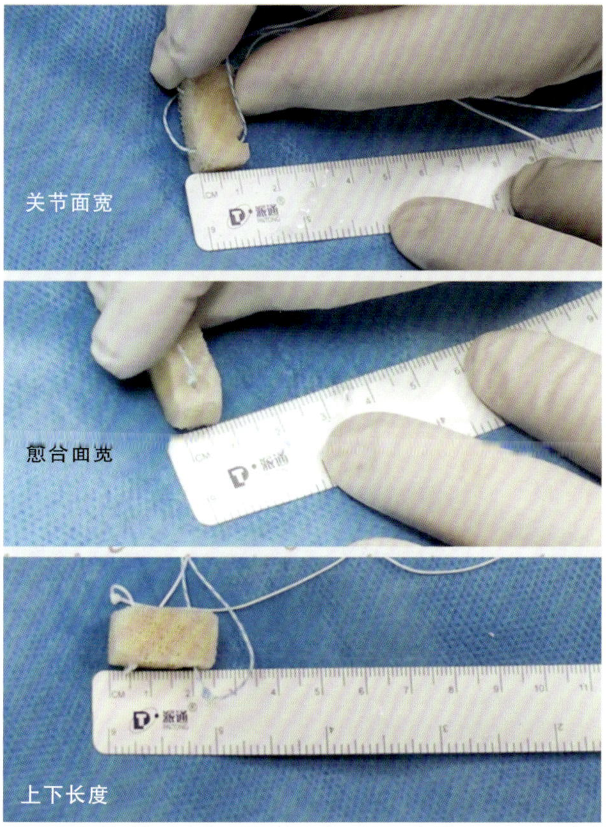

图 20.7　移植物的准备。将备好的同种异体骨块制成合适的大小(测量骨块所对应的关节面宽度、愈合面高度及上下长度),同时钻孔并引入牵引线。

过骨块，使用 Push-Lock 压线到关节盂 4:30 的位置,两条尾线备用;第二组线在第一组线的上方再次绕过骨块,压线到关节盂 3:30 的位置,尾线备用。②外排于 4:30 和 3:30 位置置入带线锚钉，内排钉第一组线和 3:30 处外排锚钉的两条线使用 Double-Pulley 方式打结，线结位于移植骨块前缘，尾线备用;同样,内排锚钉的第二组线和 4:30 处外排锚钉的两条线打结。

- 闭合关节囊:上述两种固定方法导致两种不同的修补方法,备用尾线修补 4:30 和 3:30 处的盂肱韧带关节囊复合体,5:30 处使用另一枚 Push-Lock 修补(图 20.9 和图 20.10)。

5　临床结果

2013 年,Millett[3]报道 2 例接受关节盂骨移植的复发性肩关节后脱位患者,手术采用同种异体远端胫骨,移植物通过 3 枚拉力螺钉固定至关节盂。术

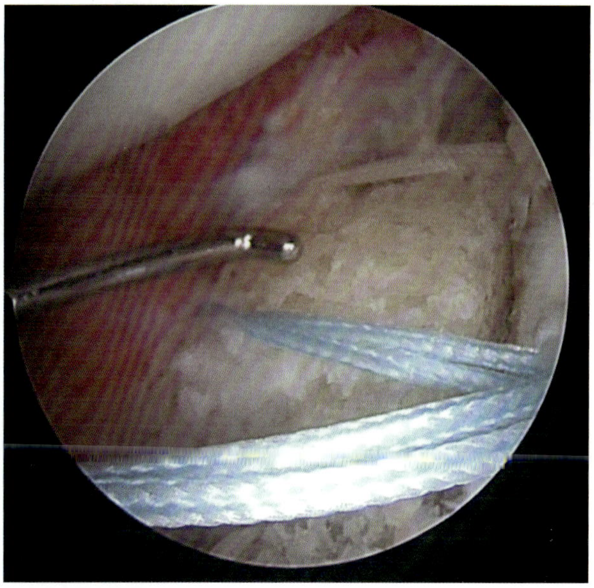

图 20.8　移植物的固定。内排的一组线绕过骨块，用 Push-Lock 压线到关节盂 4:30 的位置,两条尾线备用,第二组线在第一组线的上方再次绕过骨块,压线到关节盂 3:30 的位置。

后随访 2 年，影像学显示胫骨移植物仍处于较好的位置,患者肩关节功能得到了改善。

2014 年,赵金忠[4]报道 52 例接受关节镜下骨移植的复发性肩关节前脱位患者，手术均采用同种异体髂骨，移植物通过 2 枚缝合锚钉连接至肩胛盂。术后随访发现,所有病例均在 12 个月内完成了肩胛盂的重塑,关节盂缺损面积由 32.7%增至-16.3%,关节盂缺损宽度由 28.3%增至-16.7%,Rowe 评分从术前的 34.7 分增至术后 2 年的 91.8 分,仅 1 例患者出现再脱位,2 例患者出现无脱位不稳定感。

2016 年,Provencher[5]报道了 27 例接受骨移植的复发性肩关节脱位患者，手术均采用同种异体远端胫骨，移植物通过 2 枚非空心皮质螺钉固定至关节盂。术后随访 45 个月,所有患者的肩关节功评分均显著增高,CT 显示平均骨吸收率为 3%,仅 1 例患者出现术后感染并进行翻修手术，该患者术后恢复良好。

2018 年,Amar[6]报道了 42 例接受骨移植的复发性肩关节脱位患者,手术均采用同种异体远端胫骨,移植物通过 2 枚空心螺钉固定至关节盂。术后随访 6 个月，接受 CT 的 31 例患者中有 13 例出现小于 50%的骨吸收,5 例出现大于 50%的骨吸收。同年,Abdelshahed[7]报道 10 例接受同种异体髂骨移植的

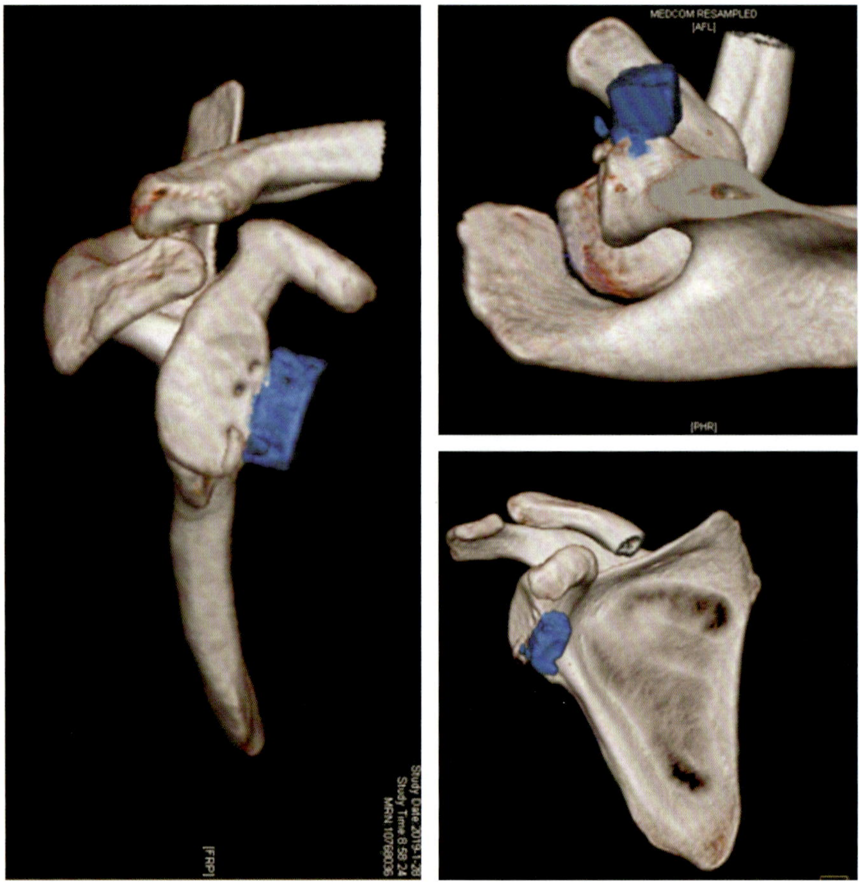

图 20.9 三维 CT 重建显示同种异体骨块移植术后即时的肩关节形态。可见骨块固定于关节盂缺损处,增大了关节盂面积。

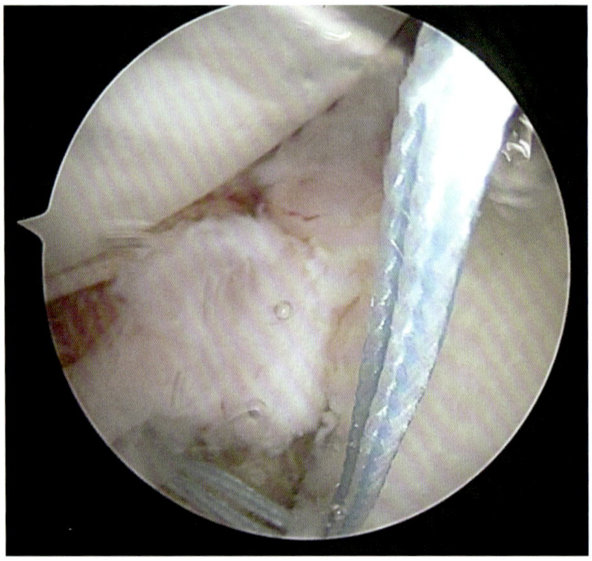

图 20.10 固定骨块后再行 Bankart 修补。备用尾线修补 4:30 和 3:30 处的盂肱韧带关节囊复合体,5:30 处使用另一枚 Push-Lock 修补。

肩关节不稳患者，移植物通过 2 枚空心螺钉固定至关节盂。术后随访 2 年，患者肩关节功能均恢复良好,且影像学未观察到移植物的吸收。

2020 年,Boehm[8]报道 10 例接受同种异体髂骨移植的复发性肩关节前脱位患者,术后随访 2 年,所有患者的肩关节活动度和肩胛下肌力量均恢复良好,3 例患者出现恐惧试验阳性,其中 1 例伴有无损伤的复发性肩关节半脱位。术后平均骨缺损从 16.2%降至 0.2%,然而术后 1 年平均骨缺损增至 14%。

综合既往文献，同种异体骨移植法治疗复发性肩关节脱位具有较好的临床疗效，特别是短期疗效显著。但是随着时间的增长，部分患者会出现不同程度的移植物吸收，无法完全恢复肩胛盂的解剖重建,而移植物吸收是否会影响患者的肩关节功能,目前尚无充足的证据。

表 20.1　同种异体骨移植法治疗复发性肩关节脱位的既往研究

第一作者(发表时间)	研究类型	病例数	同种异体骨来源	手术方式	移植物固定方法
Millett[3](2013)	案例报道	2	远端胫骨	开放	3 枚拉力螺钉
赵金忠[4](2014)	回顾性研究	52	髂骨	关节镜	2 枚缝合锚钉
Provencher[5](2016)	回顾性研究	27	远端胫骨	开放	2 枚非空心皮质螺钉
Frank[9](2017)	技术贴	—	远端胫骨	开放	螺钉
Parada[10](2017)	技术贴	—	远端胫骨	关节镜	2 枚空心螺钉
Amar[6](2018)	回顾性研究	42	远端胫骨	关节镜	2 枚空心螺钉
Abdelshahed[7](2018)	回顾性研究	10	髂骨	开放	2 枚空心螺钉
Smucny[11](2018)	技术贴	—	胫骨或股骨	开放	2 枚皮质螺钉
Hassebrock[12](2019)	技术贴	—	远端胫骨	关节镜	2 枚缝合纽扣
Boehm[8](2020)	回顾性研究	10	髂骨	关节镜	螺钉

(李方奇　张元昊　杨睿)

参考文献

1.Macewen W. Observations concerning Transplantation of Bone. Illustrated by a Case of Inter-Human Osseous Transplantation, Whereby over Two-Thirds of the Shaft of a Humerus Was Restored. Proceeding of the Royal Society of London. 1881;32:232–247.

2.Gerber C, Lambert SM. Allograft reconstruction of segmental defects of the humeral head for the treatment of chronic locked posterior dislocation of the shoulder. J Bone Joint Surg Am. 1996;78(3):376–382.

3.Millett PJ, Schoenahl JY, Register B et al. Reconstruction of posterior glenoid deficiency using distal tibial osteoarticular allograft. Knee Surg Sports Traumatol Arthrosc. 2013;21(2):445–449.

4.Zhao J, Huangfu X, Yang X, Xie G, Xu C. Arthroscopic glenoid bone grafting with nonrigid fixation for anterior shoulder instability: 52 patients with 2-to 5-year follow-up. Am J Sports Med. 2014;42(4):831–839.

5.Provencher MT, Frank RM, Golijanin P et al. Distal Tibia Allograft Glenoid Reconstruction in Recurrent Anterior Shoulder Instability: Clinical and Radiographic Outcomes. Arthroscopy. 2017;33(5):891–897.

6.Amar E, Konstantinidis G, Coady C, Wong IH. Arthroscopic Treatment of Shoulder Instability With Glenoid Bone Loss Using Distal Tibial Allograft Augmentation: Safety Profile and Short-Term Radiological Outcomes. Orthop J Sports Med. 2018;6(5):2325967118774507.

7.Abdelshahed MM, Shamah SD, Mahure SA, Mollon B, Kwon YW. Cryopreserved bone allograft for the treatment of shoulder instability with glenoid defect. J Orthop. 2018;15(1):248–252.

8.Boehm E, Minkus M, Moroder P, Scheibel M. Massive graft resorption after iliac crest allograft reconstruction for glenoid bone loss in recurrent anterior shoulder instability. Arch Orthop Trauma Surg. 2020;140(7):895–903.

9.Frank RM, Romeo AA, Provencher MT. Glenoid Reconstruction With Distal Tibia Allograft for Recurrent Anterior Shoulder Instability. Orthopedics. 2017;40(1):e199–e205.

10.Parada SA, Shaw KA. Graft Transfer Technique in Arthroscopic Posterior Glenoid Reconstruction With Distal Tibia Allograft. Arthrosc Tech. 2017;6(5):e1891–e1895.

11.Smucny M, Miniaci A. Pre-shaped Allograft for Glenoid Reconstruction in Anterior Shoulder Instability. Arthrosc Tech. 2018;7(4):e343–e348.

12.Hassebrock JD, Starkweather JR, Tokish JM. Arthroscopic Technique for Bone Augmentation With Suture Button Fixation for Anterior Shoulder Instability. Arthrosc Tech. 2020;9(1):e97–e102.

procedure without capsulolabral repair for failed previous operative stabilizations. Arthroscopy Techniques. 2018;7 (7): 711–716.

5.陈旭旭,康汇,王涛,等. 肩关节前向不稳伴关节盂骨缺损的研究进展. 中华骨科杂志. 2016;36(14):938–944.

6.Pascal B,Numa M,Jason O. Arthroscopic bankart-bristow-Latarjet (2b3) procedure: how to do it and tricks to make it easier and safe. The Orthopedic Clinics Of North America. 2010;41(3).

7.Li X,Cusano A,Eichinger J. Eden-Hybinette and pectoralis major transfer for recurrent shoulder instability due to failed Latarjet and chronic subscapularis rupture. Orthopedics. 2017;40(1): 182–187.

8.Jeong J Y,Yoo Y,Kim T. Arthroscopic iliac bone block augmentation for glenoid reconstruction: transglenoid fixation technique using an all-suture anchor. Arthroscopy Techniques. 2020;(3- 9).

9.Anderl W,Kriegleder B,Heuberer P R. All-arthroscopic implant-free iliac crest bone grafting: new technique and case report. Arthroscopy—the Journal Of Arthroscopic And Related Surgery. 2012;28(1): 131–137.

10.Tytherleigh-Strong G,Mulligan A. Arthroscopic all-intra-articular revision eden-hybinette procedure for recurrent instability after coracoid transfer. Arthroscopy Techniques. 2019;8(2): 121–130.

11.Boileau P,Duysens C,Saliken D,et al. All-arthroscopic, guided Eden-Hybbinette procedure using suture-button fixation for revision of failed Latarjet. Journal Of Shoulder And Elbow Surgery. 2019;28(11): 377–388.

12.Tytherleigh-Strong G M,Morrissey D I. Failed Latarjet procedure treated with a revision bone block stabilization using a suture-button fixation. Journal Of Shoulder And Elbow Surgery. 2017;26(4): 102–107.

13.Milenin O,Sergienko R,Badtieva V. The combined arthroscopic revision technique after the Latarjet procedure. Arthroscopy Techniques. 2019;8(8): 917–921.

14.Scheibel M,Kraus N,Diederichs G,et al. Arthroscopic reconstruction of chronic anteroinferior glenoid defect using an autologous tricortical iliac crest bone grafting technique. Archives Of Orthopaedic And Trauma Surgery. 2008;128 (11): 1295–1300.

15.Tejaswi RAP,IAM,Hobun W I. Arthroscopic anatomic glenoid reconstruction in the setting of a failed Latarjet using distal tibial allograft. Arthroscopy Techniques. 2020(1vo 9).

16.Moga I,Konstantinidis G,Coady C,et al. Arthroscopic anatomic glenoid reconstruction: analysis of the learning curve. Orthopaedic Journal Of Sports Medicine. 2018;6.

17.Sanchez A,Ferrari MB,Akamefula RA,et al. Anatomical glenoid reconstruction using fresh osteochondral distal tibia allograft after failed Latarjet procedure. Arthroscopy Techniques. 2017;6(2): 477–482.

18.Provencher MT,Peebles LA,Aman ZS,et al. Management of the failed Latarjet procedure: outcomes of revision surgery with fresh distal tibial allograft. American Journal Of Sports Medicine. 2019;47: 2795–2802.

19.Mcneil D,Coady C,Wong IH. Arthroscopic anatomic glenoid reconstruction in lateral decubitus position using allograft with nonrigid fixation. Arthroscopy Techniques. 2018;7(11): 1115–1121.

20.Wong I H,Urquhart N. Arthroscopic anatomic glenoid reconstruction without subscapularis split. Arthroscopy Techniques. 2015;4(5): 449–456.

21.Ferrari M B,Sanchez A,Sanchez G,et al. Use of a cutting instrument for fresh osteochondral distal tibia allograft preparation: treatment of glenoid bone loss. Arthroscopy Techniques. 2017;6(2): 363–368.

22.Fortun C M,Wong I,Burns J P. Arthroscopic iliac crest bone grafting to the anterior glenoid. Arthroscopy Techniques. 2016;5(4): 907–912.

23.Tokish J M,Fitzpatrick K,Cook J B,et al. Arthroscopic distal clavicular autograft for treating shoulder instability with glenoid bone loss. Arthroscopy Techniques. 2014;3(4).

第 4 节 肱骨头侧骨缺损的植骨技术

1 背景

肩关节因活动度较大而具有较高的脱位风险[1]。在初次肩关节脱位中，Hill-Sachs 损伤的发生率为 65%~71%[2]，而在复发性肩关节脱位中发生率接近 100%[3]。其主要发生机制是肩关节前脱位时，肱骨头后外侧与肩关节盂缘发生撞击而产生的压缩骨折[4]。既往骨科医生治疗肩关节脱位时，主要着重于肩关节前下关节囊韧带复合体损伤(Bankart 损伤)及关节盂前下方骨缺损的治疗[5]。然而，相关文献报道，单纯关节镜下 Bankart 修复的再脱位率为 4%~19%[6,7]，Hill-Sachs 损伤是术后再脱位的危险因素[8]。因此，Bankart 修复同时治疗 Hill-Sachs 损伤将显著降低术后再脱位率。

2000 年，Burkhart 和 DeBeer 提出了啮合性 Hill-Sachs 损伤，即肩关节外展外旋时，Hill-Sachs 损伤啮合入关节盂缘内。该类型的 Hill-Sachs 损伤极易出现复发性肩关节脱位[9]。随后，Itoi 等人扩展了之前的啮合(Engagement)理论，并提出了肩胛盂轨道轨迹(Glenoid track)的概念[10]，即上抬肩关节时，肩胛盂与肱骨头后侧关节面由内下方向外上方动态接触的区域。当 Hill-Sachs 损伤的内侧缘没有超过位于肩胛盂轨道轨迹内缘的外侧时，则被视为在轨；反之则视为脱轨，极易发生啮合性 Hill-Sachs 损伤和肩关节脱位[10,11]。

目前认为，脱轨或啮合性 Hill-Sachs 损伤需要手术干预，以降低复发性脱位的发生率[12]。目前应用最广泛的是关节镜下 Remplissage 技术[13]，其因简单易操作、生物力学性能良好及临床疗效满意而深受欢迎[14,15]。然而，由于该技术为非解剖修复技术，会造成外旋受限且不适合巨大 Hill-Sachs 损伤[16]，因此并不适用于对过顶运动要求高的患者或投掷运动员。

肱骨头侧骨缺损植骨技术作为治疗 Hill-Sachs 损伤的另一项重要技术越来越受到广大学者的关注。本节主要对肩关节 Hill-Sachs 损伤行植骨技术的相关研究进行综述，以期为肩关节脱位 Hill-Sachs 损伤的植骨修复提供一些经验指导。

2 资料和方法

通过检索 PubMed、Web of science 数据库，输入检索词 “Hill-Sachs lesion、Bone grafting、Humeral Reconstruction、Allograft”进行检索，根据纳入和排除标准，共纳入肱骨头骨缺损植骨的相关文献 32 篇。

1.纳入标准：筛选 2000—2020 年期间符合上述研究主题词的相关文献，文体不限；优先纳入近 5 年具有代表性的相关文献。

2.排除标准：与主题无关的文献；内容相近时，排除比较陈旧的文献。

3 结果

3.1 骨植入物种类

3.1.1 自体骨

Kim 等人在其回顾性研究中对 17 例/18 肩 Hill-Sachs 损伤超过 30%的患者行植骨修复，并且平均随访 4 年[17]。作者采用自体三皮质髂骨移植物切开修复 Hill-Sachs 骨缺损，结果显示 64.7%的患者术后从事接触性对抗运动时无明显异常。在最终随访中未发现关节炎的影像学表现，Hill-Sachs 损伤因良好的骨整合得到了显著地修复。Peshin 等人也报道了采用自体骨修复并取得满意的临床疗效[18]。

应用自体三皮质髂骨移植物进行肱骨头骨缺损修复，取材方便、价格便宜、结构稳定。同时，该移植物具有较高的骨愈合率和较低的骨吸收率。然而，利用该移植物无法解剖重建关节软骨，因此，骨科医生担心其是否会引起远期关节炎。上述报道均未观察到明显的关节退变表现，且患者疼痛及功能评分良好。作者相信肩关节为非负重关节，且 Hill-Sachs 损伤区域只有在极度外展外旋位运动时才会与关节盂前缘撞击。因此,对于从事一般接触性运动的患者来说,自体骨修复造成关节炎的可能性较小。

3.1.2 异体骨

自 Yagishita 等人报道应用异体股骨头植骨治疗 1 例巨大 Hill-Sachs 损伤以来[19],异体骨软骨移植物逐渐成为肱骨头侧骨缺损植骨修复最常用的植入物,尤其是在 Hill-Sachs 损伤>30%时[20]。其目的在于通过结构性植骨重建正常的肱骨头骨软骨结构,恢复盂肱关节自然的关节轮廓,重建盂肱关节正常的力学环境[21],使啮合损伤转化为非啮合损伤,并降低肩关节再脱位率[22]。

目前临床上异体骨移植物的来源主要是异体肱骨头和股骨头,储备方式一般为新鲜骨组织或新鲜冷冻骨组织。这两种移植物具有肱骨头重建所需的球形轮廓和完整的骨软骨区,不仅有助于肱骨头轮廓的解剖重建,其骨软骨的过渡结构也显著降低了自体骨移植继发骨关节炎的风险[23]。

为重建肱骨头球形轮廓,需要将异体移植物加工修剪成与肱骨头缺损区尺寸相匹配的骨块。因此,选取形状相似的异体骨来源就显得十分重要。Genhart 等人在其研究中提出,患者的身高、肱骨长度、髁上宽度及性别与肱骨头的曲率相关。通过测定上述指标可以评估肱骨头的半径,从而有助于术前选取尺寸相匹配的异体骨移植物[24]。而对于较小尺寸的肱骨头 Hill-Sachs 损伤(<15mm),也可以选用异体骨软骨栓来填充大部分缺损,而无须解剖重建[22]。

Chapovsky 等人应用异体骨软骨栓关节镜下填充修复 1 例 Hill-Sachs 缺损,术后 4 个月患者已开始对抗性运动,且肩关节未复发前脱位[25]。Provencher 等人利用相同的方式进行植骨,术后随访 16 个月,患者对手术恢复非常满意:痛觉几乎消失,肩关节接近正常活动度[26]。DiPaola 等人回顾了 4 例 Hill-Sachs 损伤行异体植骨的患者,术后功能评分均有不同程度的提高。虽有少许活动度丢失,但随访病例均未再发半脱位或脱位[27]。

上述个案和病例报道均证明异体骨对于肱骨头 Hill-Sachs 损伤的修复并预防肩关节再脱位具有良好的临床疗效。然而,由于其异体来源及储存过程中的冷冻条件,导致其内在活细胞性能显著降低,软骨蛋白多糖严重降解,植骨后的骨愈合性能及骨吸收现象使临床应用仍受到质疑[23]。Zhuo 等人对 19 例肱骨头巨大 Hill-Sachs 损伤(>30%)的患者进行异体骨移植术(图 20.11)。在为期 2 年的随访中,肩关节活动度及功能评分均有明显提升,且与肱骨头缺损尺寸相匹配的新鲜冷冻股骨头在术后平均 3.47 个月均达到了影像学愈合。然而,末次随访发现 43.1%的患者出现了异体骨移植物吸收[28]。

3.1.3 人工骨

作为自体骨及异体骨以外的骨植入物来源,人工骨在肱骨头 Hill-Sachs 损伤的植骨治疗领域也有所应用。Garcia 等人比较了关节镜下使用骨软骨替代物和 Remplissage 术治疗啮合性 Hill-Sachs 的疗效[29],作者选用人工骨栓 (Smith & Nephew,TruFit BGS)作为植骨材料,应用骨软骨自体移植物植入系统工具(Arthrex)经后方通道填充 Hill-Sachs 缺损。随访约 30 个月时发现,对于较大的肱骨头骨缺损病例,Remplissage 术较于人工骨栓植入具有较低的再脱位率及较高的功能评分。仅由本研究结果来看,

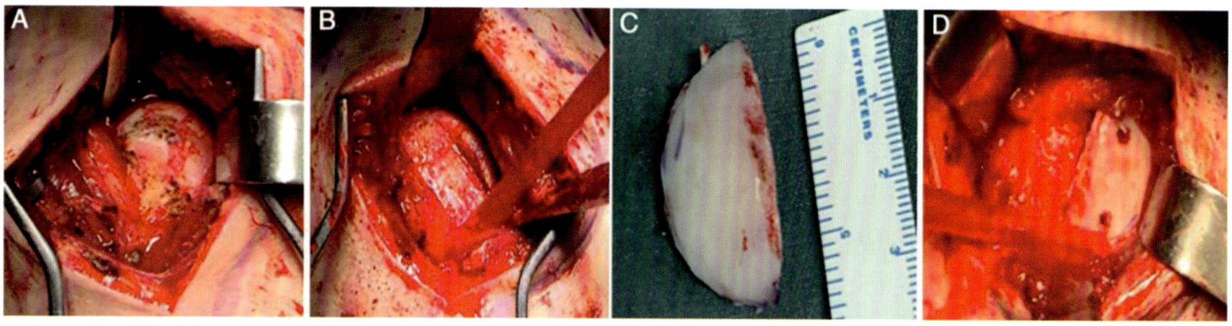

图 20.11 异体骨软骨栓修复 Hill-Sachs 损伤。(A)显露巨大 Hill-Sachs 损伤。(B)将骨缺损 V 形成型。(C)制备尺寸匹配的楔形异体骨软骨骨块。(D)应用 2 枚空心埋头加压螺钉固定骨移植物。(引自参考文献[28])

对于肱骨头骨缺损尤其是较大缺损，人工骨的植骨修复效果次于 Remplissage 术。

3.2 植骨固定方案

3.2.1 坚强固定

Oh 和 Provencher 等人分别在其研究中选用可吸收加压螺钉对自体骨或异体骨栓进行加压固定，随访显示 18 例患者无再发脱位及无骨不愈合发生[17,26]。然而两篇研究均未提及可吸收螺钉的降解情况，因此对于可吸收螺钉在骨愈合过程中的转归特性还需要更多的研究予以阐明和补充。

考虑到植骨固定的初始稳定性，更多的研究选择金属螺钉坚强固定。Peshin 等人在其病例报道中选用 1 枚普通半螺纹金属空心钉(φ=4mm)+垫片加压固定自体骨。早期随访显示无内固定物相关并发症发生[18]。DiPaola 等人在其研究中应用 2 枚埋头半螺纹空心钉加压固定异体骨块，术后随访虽然骨整合良好且无再发脱位，然而发现 1 例螺钉突出骨面。为缓解伴随的疼痛和降低关节退变风险，该患者行螺钉移除术[27]。Miniaci 等人报道 2 例患者出现金属螺钉相关并发症(最大外旋位引发疼痛)，术后 2 年去除内固定物后疼痛缓解[12]。同样，Zhuo 等人在其随访中观察到 1 例患者因螺钉激惹软组织而在进行过顶运动时出现疼痛，术后 1 年移除螺钉后疼痛明显缓解[28]。应用金属螺钉后出现钉头突出、软组织激惹、疼痛及关节退变是目前 Hill-Sachs 损伤行植骨修复主要关注的问题。该现象主要原因在于金属螺钉通常顺行进钉，经异体骨移植物将骨块加压到肱骨头上以达到绝对稳定，而异体骨块在加压愈合过程中出现吸收下沉，导致金属钉松动，钉头突出软骨面[3]。

为解决上述金属螺钉坚强固定的并发症，Nathan 等人应用逆行置钉坚强固定治疗复发性肩关节前脱位[30]。手术方式为经三角肌胸大肌入路显露后外侧骨缺损。将异体肱骨头加工成型后植入缺损区。将 3 枚 4.0mm 的半螺纹松质骨螺钉由小结节下方置入固定加压骨移植物。术后 20 个月随访显示，异体骨块在影像学上已愈合，且肩关节功能良好，无再发脱位。相较于顺行置钉，逆行置钉无须将金属螺钉在软骨面扩孔埋头，这样就避免了关节内滑液流入骨道阻碍骨愈合。此外，一旦出现螺钉松动突出骨面，顺行置钉一般需要通过原入路取出，组织损伤较大。逆行置钉通过小切口经皮就可以移除，因而具有明显的操作优势。此外，Puskas 等人通过构建股骨头骨缺损的尸体模型，分别应用顺行置钉和逆行置钉的方式利用 2 枚 3.75mm 的半螺纹空心钉加压固定异体骨移植物进行力学检测。结果显示，两种固定方式无明显的力学差异[31]。因此，逆行置钉方式可能在 Hill-Sachs 损伤行异体骨移植的坚强固定中更具优势。

3.2.2 弹性固定

为了避免传统螺钉坚强固定所引发的并发症和开放手术所产生的组织创伤，骨科医生开始致力于利用微创关节镜技术弹性固定骨移植物，以达到良好的肱骨头缺损修复效果。

2017 年，赵金忠教授团队系统介绍了应用弹性固定方式进行巨大 Hill-Sachs 损伤骨缺损植骨的手术技术[32]。具体手术方式如下：①制备单皮质异体骨移植物。②由后方通道置入 2 枚带线铆钉，固定于 Hill-Sachs 骨缺损最低点。③ 2 枚铆钉各取 1 根线由植骨工具内引出作为骨块牵引线。④牵引线穿过骨块，并将移植骨块推入缺损区后打结固定。⑤剩余线按照 Remplissage 术打结收紧加压移植骨块(图 20.12)。作者利用类似的方法弹性固定异体骨块，Hill-Sachs 损伤修复良好，骨移植物愈合，患者无再发肩关节脱位(图 20.13A~D)。同时值得注意的是，与术后即刻 CT 扫描相比，术后 8 个月 CT 扫描显示 Hill-Sachs 缺损区以外的异体骨块吸收，并且与肱骨头轮廓相匹配，伴随的骨移植物整合表明骨移植物塑形效果良好(图 20.13E~G)。

该技术将关节镜 Remplissage 技术与肱骨头植骨技术相结合，利用 Remplissage 术中带线铆钉打结填充冈下肌及关节囊的收紧方式，先将骨块经铆钉线牵引送入肱骨头缺损区打结固定完成骨块的初次弹性固定，紧接着在 Remplissage 术行冈下肌填充时对骨块进行加压，完成二次弹性固定。虽然该技术目前尚未有随访研究报道，但其利用弹性固定行肱骨头侧植骨的手术方式为治疗巨大 Hill-Sachs 损伤

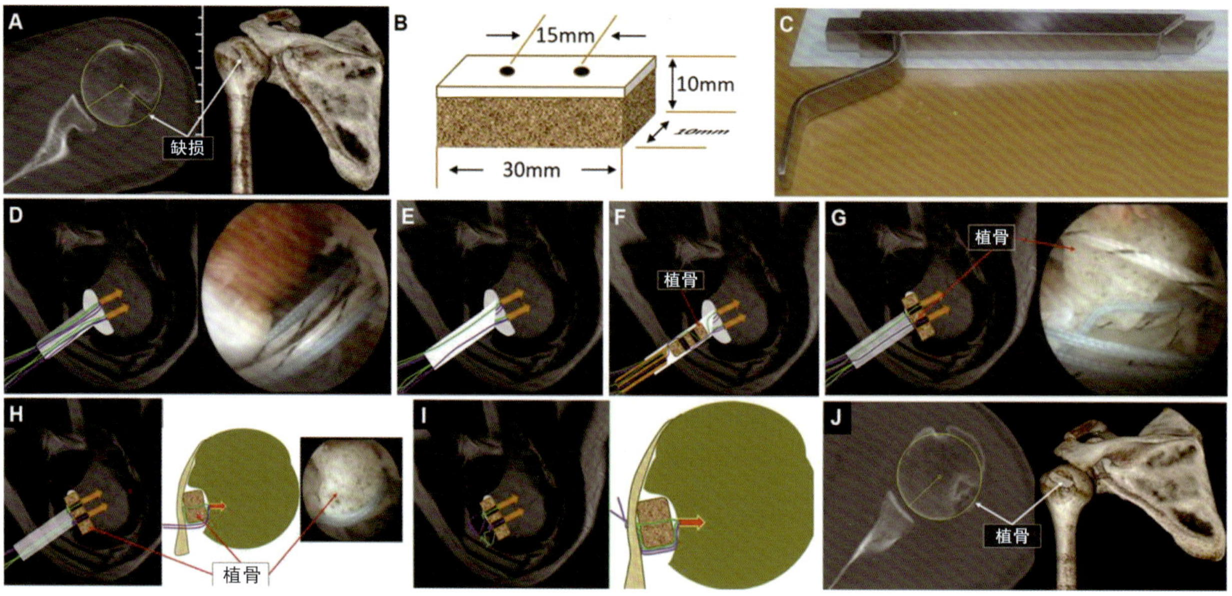

图 20.12 Hill-Sachs 损伤植骨的弹性固定。(A)巨大 Hill-Sachs 损伤的 CT 图像。(B)异体骨移植物制备的示意图。(C)自制植骨工具。(D)置入2枚带线铆钉,固定于骨缺损区。(E)2枚铆钉各取1根线由植骨工具内引出作为骨块牵引线。(F~G)利用牵引线将移植骨块推入缺损区。(H)打结固定移植骨块(I)行 Remplissage 术。(J)植骨术后的 CT 图像。(引自参考文献[32])

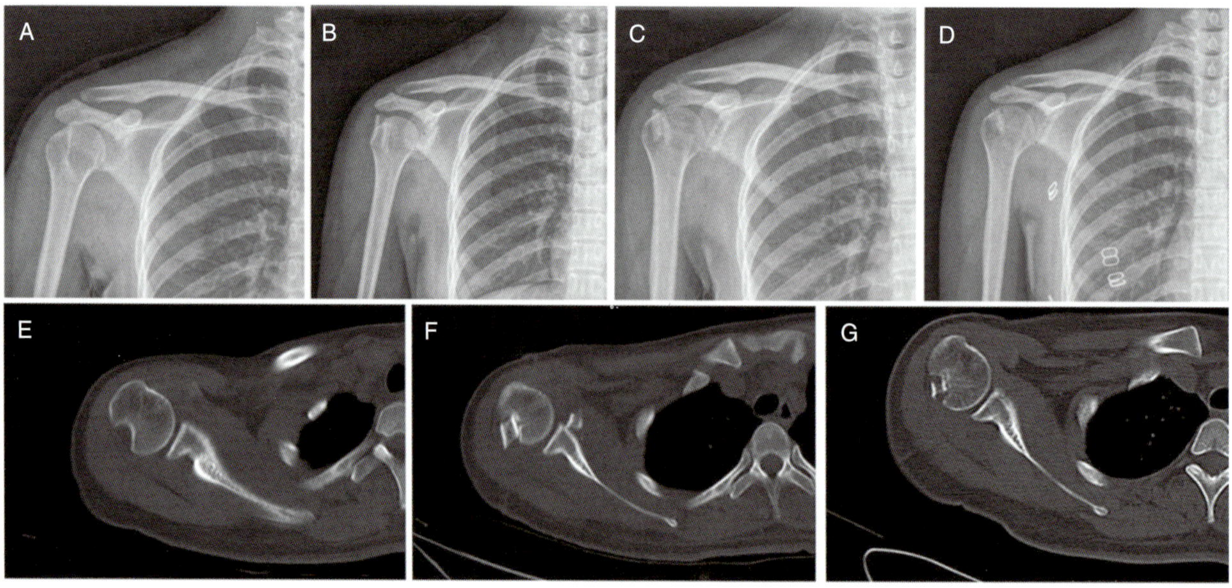

图 20.13 Hill-Sachs 损伤植骨的弹性固定。(A)术前 X 线片。(B)术后即刻 X 线片。(C)术后2个月随访。(D)术后9个月随访。(E)术前 CT 扫描。(F)术后即可 CT 扫描。(G)术后9个月 CT 扫描。

提供了全新参考。先植骨再行 Remplissage 术,不仅有利于肱骨头骨量的恢复,也减少了巨大 Hill-Sachs 损伤冈下肌过度填充所引起的肩关节活动度丧失,该方法适用于从事高强度过顶运动人群。而弹性固定方式有效降低了上述坚强固定所引起的相关内固定物突出或继发骨关节炎等并发症发生率,其对于异体骨块的塑形及愈合的影响有待进一步的临床随访。

4 结论

肩关节前脱位 Hill-Sachs 损伤肱骨头植骨技术

对于巨大的 Hill-Sachs 损伤修复具有重要意义，可有效恢复肱骨头的骨量，使啮合性 Hill-Sachs 损伤转化为非啮合性损伤。本节系统阐述了肱骨头植骨技术的发展现状、技术利弊及临床疗效。目前临床上主要采用异体肱骨头或股骨头作为植骨材料解剖重建肱骨头骨缺损，并利用金属螺钉坚强固定骨移植物。然而，异体骨吸收及坚强固定所引起的并发症不容忽视。新型弹性固定方式为肱骨头缺损的植骨固定提供了全新的解决方式和实践参考，更多的临床研究有助于促进其进一步的发展。

（吴浩波　刘安）

参考文献

1.A., L., X., X., Y., C., F., B. & S., Y. The external rotation immobilisation does not reduce recurrence rates or improve quality of life after primary anterior shoulder dislocation: A systematic review and meta-analysis. Injury. 2014;(45):1842–1847.

2.Longo, U. G. et al. Remplissage, humeral osteochondral grafts, Weber osteotomy, and shoulder arthroplasty for the management of humeral bone defects in shoulder instability: Systematic review and quantitative synthesis of the literature. Arthroscopy-Journal of Arthroscopic and Related Surgery. 2014; (30) :1650–1666.

3.Lynch, J. R., Clinton, J. M., Dewing, C. B., Warme, W. J. & Matsen, F. A. Treatment of osseous defects associated with anterior shoulder instability. Journal of Shoulder and Elbow Surgery. 2009; (18) :317–328.

4.Danzig, L. A., Greenway, G. & Resnick, D. The Hill-Sachs lesion. Am. J. Sports Med. 1980; (8) :328–332.

5.Komnos, G. A. et al. Results of Arthroscopic Bankart Repair in Recreational Athletes and Laborers: A Retrospective Study With 5 to 14 Years of Follow-up. Orthop. J. Sport. Med. 2019 (7).

6.Sugaya, H., Moriishi, J., Kanisawa, I. & Tsuchiya, A. Arthroscopic osseous Bankart repair for chronic recurrent traumatic anterior glenohumeral instability. J. Bone Jt. Surg. 2005 ; (87): 1752–1760.

7.Hobby, J., Griffin, D., Dunbar, M. & Boileau, P. Is arthroscopic surgery for stabilisation of chronic shoulder instability as effective as open surgery? A systematic review and meta-analysis of 62 studies including 3044 arthroscopic operations. J. Bone Jt. Surg. 2007; (89) :1188–1196.

8.Boileau, P. et al. Risk factors for recurrence of shoulder instability after arthroscopic bankart repair. J. Bone Jt. Surg. 2006; (88) :1755–1763.

9.Burkhart, S. S. & De Beer, J. F. Traumatic glenohumeral bone defects and their relationship to failure of arthroscopic Bankart repairs. Arthrosc. J. Arthrosc. Relat. Surg. (16) 677–694 (2000).

10.Yamamoto, N. et al. Contact between the glenoid and the humeral head in abduction, external rotation, and horizontal extension: A new concept of glenoid track. J. Shoulder Elb. Surg. 2007; (16) :649–656.

11.G., D. G., E., I. & S.S., B. Evolving concept of bipolar bone loss and the Hill-Sachs lesion: From "engaging/non-engaging" lesion to "on-track/off-track" lesion. J. Arthrosc. Relat Surg 2014 ;(30) : 90–98.

12.A., M. & M.W., G. Management of anterior glenohumeral instability associated with large Hill-Sachs defects. Techniques in Shoulder and Elbow Surgery 2004 (5) :170–175.

13.Boileau, P. et al. Anatomical and functional results after arthroscopic Hill-Sachs remplissage. J. Bone Jt. Surg. 2012; (94) 618–626.

14.Hartzler, R. U. et al. Remplissage of an Off-track Hill-Sachs Lesion Is Necessary to Restore Biomechanical Glenohumeral Joint Stability in a Bipolar Bone Loss Model. Arthrosc. J. Arthrosc. Relat. Surg. 2016 ;(32) 2466–2476.

15.Wolf, E. M. & Arianjam, A. Hill-Sachs remplissage, an arthroscopic solution for the engaging Hill-Sachs lesion: 2-to 10-year follow-up and incidence of recurrence. J. Shoulder Elb. Surg. 2014 ;(23) :814–820.

16.I., E. et al. The effect of the remplissage procedure on shoulder stability and range of motion: An in vitro biomechanical assessment. Journal of Bone and Joint Surgery.2012; (94) : 1003–1012.

17.Oh, J. H. et al. Autogenous tricorticocancellous iliac bone graft fixed with absorbable pins for the reconstruction of engaging Hill-Sachs lesion. Tech. Shoulder Elb. Surg. 2008; (9):55–59 .

18.Peshin, C., Jangira, V., Gupta, R. K. & Jindal, R. Neglected anterior dislocation of shoulder with large Hill-Sach's lesion & deficient glenoid: Treated by autogenous bone graft & modified Latarjet procedure. J. Clin. Orthop. Trauma .2015; (6): 273–276.

19.Yagishita, K. & Thomas, B. J. Use of allograft for large Hill-Sachs lesion associated with anterior glenohumeral dislocation-A case report. Injury.2002; (33) :791–794.

20.Flatow, E. L. & Warner, J. I. Instability of the shoulder: complex problems and failed repairs: Part I. Relevant biomechanics, multidirectional instability, and severe glenoid loss. Instructional course lectures.1998 ;(47) :97–112.

21.Sekiya, J. K., Wickwire, A. C., Stehle, J. H. & Debski, R. E. Hill-Sachs defects and repair using osteoarticular allograft transplantation: Biomechanical analysis using a joint compression model. Am. J. Sports Med. 2009; (37) :2459–2466 .

22.Capito, N. M., Owens, B. D., Sherman, S. L. & Smith, M. J. Osteochondral allografts in shoulder surgical procedures. JBJS Reviews.2016 (4) : e3.

23.Saltzman, B. M., Riboh, J. C., Cole, B. J. & Yanke, A. B. Humeral Head Reconstruction with Osteochondral Allograft Transplantation. Journal of Arthroscopic and Related Surgery .2015 ;(31) : 1827–1834.

24.Gebhart, J. J., Miniaci, A. & Fening, S. D. Predictive anthropometric measurements for humeral head curvature. J. Shoulder Elb. Surg. 2013. (22) :842–847.

25.Chapovsky, F. & Kelly IV, J. D. Osteochondral allograft transplantation for treatment of glenohumeral instability. Arthrosc. Arthrosc. Relat. Surg. 2005 ;(21) :1007.e1.

26.Provencher, M. T., LeClere, L. E., Ghodadra, N. & Solomon, D. J. Postsurgical glenohumeral anchor arthropathy treated with a fresh distal tibia allograft to the glenoid and a fresh allograft to the humeral head. J. Shoulder Elb. Surg. 2010; (19) :e6–e11.

27.Dipaola, M. J. et al. Management of humeral and glenoid bone loss associated with glenohumeral instability: Results with anatomical bone grafting. Bull. NYU Hosp. Jt. Dis. 2010 ;(68) :245–250.

28.Zhuo, H., Xu, Y., Zhu, F., Pan, L. & Li, J. Osteochondral allograft transplantation for large Hill-Sachs lesions: A retrospective case series with a minimum 2-year follow-up. J. Orthop. Surg. Res. 2019; (14) :1–7.

29.Garcia, G. H. et al. Comparison of arthroscopic osteochondral substitute grafting and remplissage for engaging Hill-Sachs lesions. Orthopedics.2013 ;(36).

30.Nathan, S. T. & Parikh, S. N. Osteoarticular allograft reconstruction for Hill-Sachs lesion in an adolescent. Orthopedics .2012; (35) :744–747

31.Puskas, G. J., Giles, J. W., Degen, R. M., Johnson, J. A. & Athwal, G. S. Humeral head reconstruction for Hill-Sachs defects: A biomechanical comparison of 2 fixation techniques for bone grafting. Arthrosc. Arthrosc. Relat. Surg. 2014 ;(30) 22–28.

32.Tang, J., Xu, C. & Zhao, J. Arthroscopic Bone Grafting of the Humeral Head for Treatment of a Deep Hill-Sachs Lesion. Arthrosc. Tech. 2017; (6):e1653–e1659.

第 4 部分

骨遮挡技术并发症及解决方案

第 21 章

螺钉固定 Latarjet 手术结果评估和相关并发症及解决方案

第 1 节　螺钉固定 Latarjet 手术结果

我们对 22 例接受切开 Latarjet 手术治疗的复发性肩关节前脱位患者进行了临床随访研究[1]。男性 15 例，女性 7 例，手术时平均年龄为 35.0 岁(19~57.4 岁)。平均随访时间为 66.0 个月(56.6~79.9 个月)。

所有患者术前肩关节恐惧实验均为阳性，肩盂骨缺损均超过 25%。最终随访时，所有患者肩关节均保持稳定，未出现复发脱位或半脱位，并且患侧肩关节恐惧试验均为阴性。患者肩关节平均前屈上举为 167.7°±12.7°，平均体侧外旋为 54.3°±16.5°，平均肩关节内旋活动度为 T10 水平(T3~L3)，与术前相比均无显著差异。平均 ASES 评分较术前显著改善至(93.7°±9.1)分；平均 Constant-Murley 评分显著改善至 (95.6±5.6) 分；平均 Rowe 评分显著改善至(96.4±4.4)分。

术前 X 线片显示所有患者肩关节骨性关节炎 Samilson 和 Prieto 分级均为 0 级。术后即刻 CT 显示 3 例喙突位置较肩盂偏外，2 例喙突位置较肩盂关节面偏内，其余 17 例喙突与肩盂关节面齐平。最终随访时 X 线片显示肩关节 Samilson 和 Prieto 分级情况：1 例由术前的 0 级进展为 2 级，2 例由 0 级进展至 1 级，其余患者仍为 0 级。22 例患者中有 14 例在随访时接受了 CT 检查，结果显示 13 例喙突骨块与肩盂愈合良好；1 例移位骨块不愈合。最终随访时 CT 显示，所有病例均未出现内固定物失效、喙突骨块移位的现象。

从我们的研究来看，对于存在明显肩盂骨缺损的复发性肩关节前脱位患者来说，切开 Latarjet 手术可以有效恢复关节的稳定性。术后平均随访 5 年，患者肩关节的骨性关节炎情况无明显进展。

我科室有 52 例患者接受保留关节囊的改良关节镜下 Latarjet 手术 [2]。术后平均随访 28.4 个月(24.0~41.7 个月)。最终随访时所有患者均未复发脱位，恐惧实验阴性。肩关节平均前屈上举 166.5°±8.6°，平均体侧外旋 52.4°±15.5°，平均内旋活动度为 T10 (T7~L3)，均较术前无显著性受限。平均 ASES 评分为(93.6±5.4)分，平均 Constant-Murley 评分为(92.9±6.2)分，平均 Rowe 评分为(92.2±8.7)分。其中 ASES 评分和 Rowe 评分较术前均显著改善，Constant-Murley 评分较术前无显著差异。

术后即刻轴位 CT 显示转移喙突与关节面齐平。48 例患者转移的喙突骨块中点位于肩盂赤道线水平以下(48/52，92.3%)。螺钉与肩盂关节面夹角为 22.6°±10.8°。术后 1 年随访 CT 显示，所有移位喙突均已愈合，未发生内固定失效。1 例在随访过程中出现骨性关节炎明显加重的情况。

我们还对比了切开及关节镜下 Latarjet 手术的疗效差异[3]。44 例行切开手术的患者入选切开组，而 46 例行关节镜下 Latarjet 手术的患者入选关节镜组。切开组患者平均随访 37.4 个月，关节镜下组平均随访 26.9 个月。切开组手术时间 (89.3±30.3 分钟)明显短于关节镜组[(122.8±41.3)分钟,P=0.003]。两组患者均未复发脱位,最终随访时肩关节活动度和肩关节功能评分均无显著差异,患者移位喙突均与肩盂关节面齐平。在上下方向上,切开组所有移位喙突均位于赤道线以下,而关节镜组 46 例患者中有 42 例移位喙突位于赤道线以下(图 21.1),切开组优于关节镜组(P<0.001)。两组在螺钉方向方面无显著差异(P=0.102)。术后 1 年时,关节镜组患者移位喙突骨吸收较切开组更少(P=0.044)。

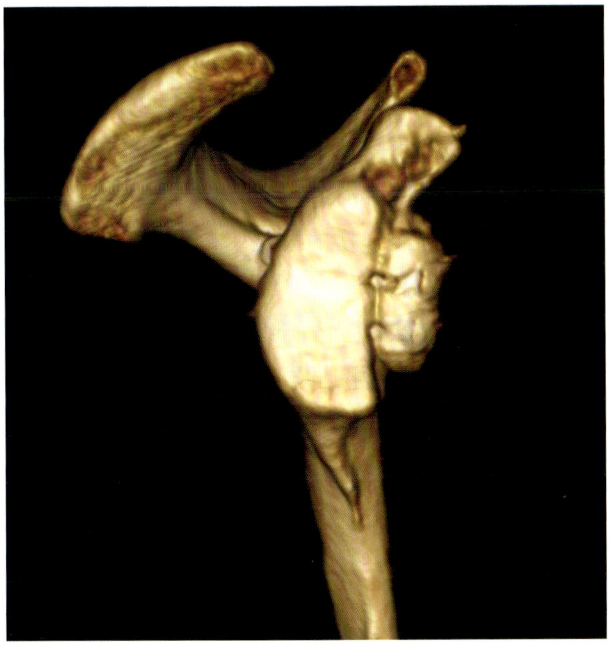

图 21.1　关节镜组患者中有 4 例病例移位喙突位置偏高。

(朱以明　钟浩博　吴宇峰)

参考文献

1.朱以明,姜春岩,鲁谊,等. 切开 Latarjet 手术治疗复发性肩关节前脱位的临床随访研究. 北京大学学报(医学版). 2015;(2):226-231.

2.Zhu YM,Jiang C,Song G,Lu Y,Li F. Arthroscopic Latarjet Procedure With Anterior Capsular Reconstruction: Clinical Outcome and Radiologic Evaluation With a Minimum 2-Year Follow-Up. Arthroscopy. 2017;33(12):2128-2135.

3.Zhu Y,Jiang C,Song G. Arthroscopic Versus Open Latarjet in the Treatment of Recurrent Anterior Shoulder Dislocation With Marked Glenoid Bone Loss: A Prospective Comparative Study. The American journal of sports medicine. 2017;45(7):1645-1653.

第 2 节　螺钉固定 Latarjet 手术相关并发症及解决方案

Latarjet 手术的并发症主要包括术中并发症和术后并发症。术中并发症包括移植喙突骨块相关并发症、神经并发症及血管并发症。术后并发症包括术后短期并发症、术后延期并发症和术后远期并发症。术后短期并发症包括局部血肿和局部皮下肿胀。术后延期并发症包括感染、术后神经病变。术后远期并发症包括移植骨块不愈合、移植骨块吸收、术后复发脱位及骨性关节炎。

1　术中并发症

1.1　移植物相关并发症

一般认为移植的喙突骨块应该放在肩盂前下缘2~5 点钟之间。移位喙突的外缘应与肩盂关节面齐平。

1.1.1　移植物位置不佳

术中确定喙突骨块位置对于 Latarjet 手术能否成功至关重要。但是,即使是最有经验的医生,也可能因为术野显露有限等问题导致骨块位置不佳。

- 骨块位置过高：可能使上方固定螺钉伤及肩胛上神经。此外,移位喙突骨块过高也可能增加术后复发脱位的风险。实际操作中,骨块位置过高的情况很少发生。
- 骨块位置过低：可能导致下方固定螺钉难以置于肩盂内,因而影响骨块的固定强度,导致骨块不愈合。

Di Giacomo 通过 CT 分析了 26 例 Latarjet 术后患者[19]。他们发现,59.5%的患者移位的喙突骨块出现骨吸收。吸收往往更容易发生在骨块的近端及浅层,骨块的远端及深层受累最少。在另一项研究中,他们发现术前肩盂骨缺损越大,其术后喙突骨吸收越少。即使骨吸收很严重,患者的症状往往也不是很明显,多数情况下不需要其他处理。有时严重的喙突骨吸收会使固定螺钉钉头变得突出,从而产生症状。极少数情况下,严重的喙突骨吸收会导致患者复发脱位,需要再次手术。

李恒等人[20]对 27 例伴有重度骨缺损的复发性肩关节前脱位患者进行了手术治疗，术后随访 26~35 个月,1 例患者骨块未与肩胛盂愈合,术后 1 年因车祸致肩关节再次前脱位而行翻修手术。

由于术后增加包容的骨块与肩胛盂愈合情况不佳,术后康复期可能会出现螺钉拔出、松动、弯曲、断裂等并发症,进一步导致骨块骨折或不愈合,甚至出现骨块吸收或移位。因此,Boileau 等人[21]提出使用缝合纽扣固定来代替原有的螺钉固定,并且使用一种有导向性的 Latarjet 系统。在采用该方法治疗的 76 例复发性肩关节前脱位患者中，术后平均随访 14 个月(6~24 个月),1 例橄榄球运动员术后 5 个月因再次损伤而出现肩关节半脱位,并无术后伤口感染、神经血管损伤等并发症。Boileau 认为这种有导向性的 Latarjet 系统提供了更好的骨块定位，降低了过度内移和过度外移的风险，可以促使骨块愈合并且避免相关的术后并发症。

术后骨块吸收是螺钉固定后常见的现象，许多学者在研究中提及了该类并发症的相关情况[22]。Randelli 等人[23]也认为,合理的磨削和稳定的对合是确保移位骨块愈合的关键因素。Zhu 等人报道 63 例患者行切开 Latarjet 手术,术后 12 个月时,90%以上发生喙突骨块吸收,9.5%的患者螺钉完全外露。术中螺钉位置不当或骨吸收可造成螺钉外露，肩关节活动时肱骨头与螺钉发生撞击,引起肩关节退变(典型病例如图 21.3)。随后对开放和关节镜下 Latarjet 手术进行的前瞻性对照研究发现，开放手术组和关节镜组均获得良好的功能，但全关节镜组的骨块吸收率较低,特别是 1 年时完全吸收率为 0[24]。

Athwal 等人[26]最近研究发现,喙突骨块下表面如果不能磨削新鲜化到与关节盂缺损面相匹配,那么加压螺钉就会给予骨块一个弯曲力矩，这会直接导致术中喙突骨块骨折的发生。Gendre 等人[27]改变了传统螺钉固定喙突骨块的方式，首次报道了双袢固定喙突骨块的关节镜下 Latarjet 手术。该手术可以有效避免螺钉引起的相关并发症，骨块位置的满意度至少达 94%以上,远高于开放或关节镜下螺钉固定 Latarjet 术。他们认为,采用双袢固定能有效避免因螺钉置入角度不佳产生的骨块位置不良。骨块吸收可造成螺钉裸露,从而导致骨关节退变,断钉和

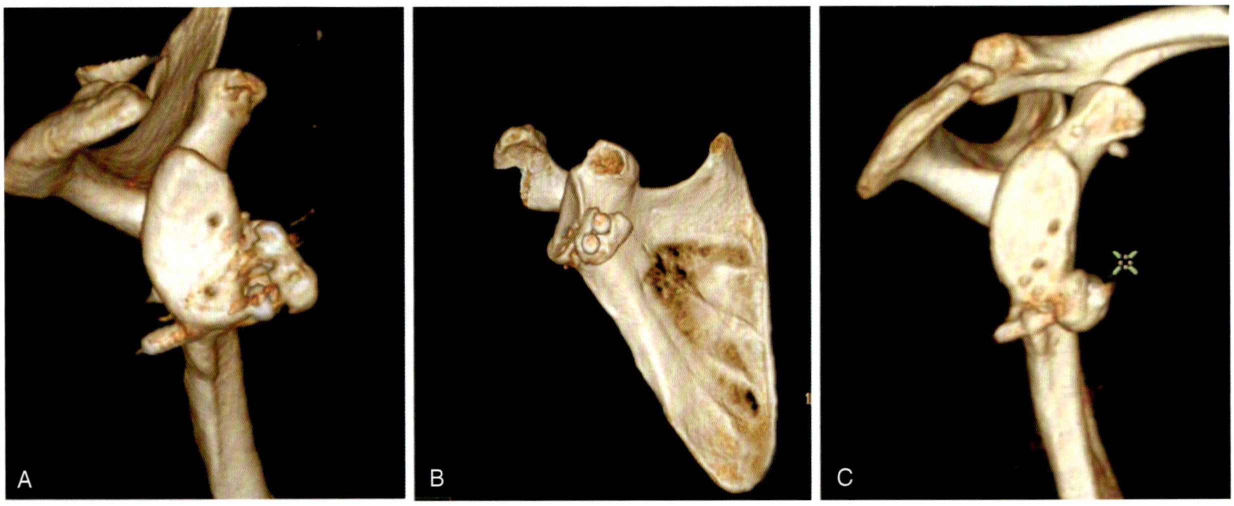

图 21.3 (A)术后骨块劈裂翘起。(B)骨块劈裂,骨块无明显移位。(C)骨块位置偏下。(引自:赵立连,2019 年 2 月中华肩肘外科杂志《全镜下 Latarjet 手术治疗复发性肩关节前脱位伴严重肩盂骨缺损的早中期疗效分析》)

过内的入路可导致臂丛及其分支的损伤等并发症。

4.2 术后复发脱位

尽管目前对创伤性肩关节前脱位的病理有了深刻的认识，治疗手段不断丰富，脱位的治疗效果获得了显著的提高，但既往研究仍报道了 3%~25%的术后再脱位率[28]。手术失败有多种原因，手术操作中的一些技术错误也可导致手术失败，如关节盂前缘锚钉置入点太偏内侧、最下方的锚钉置入点抬高、锚钉置入数量不够及缝合排布不适当等。此外，患者年龄较低、男性、术前脱位次数较多等因素也提示手术失败风险较高。

Mook 等人[29]对 38 例开放 Latarjet 手术进行了至少 2 年的随访研究，术后 CT 评估发现 23.7%(9/38)的患者为脱轨，其不稳定发生率为 50%，而 65.8%为在轨，但仍有 16%(4/25)的患者存在不稳定，不稳定总体发生率为 21.1%(8/38)。

原发性疾病也可影响肩关节再脱位。文献报道，癫痫患者术后的复发率显著高于非癫痫患者[30]。Raiss P 指出，癫痫患者应在病情稳定控制下再手术治疗肩关节脱位[31]。但也有报道指出，部分术后癫痫复发的患者并未出现复发性肩关节不稳。这可能与术后早期骨块并未与关节盂愈合有关。因此，Latarjet 技术治疗癫痫控制稳定的患者效果良好[32]。在行翻修手术前需要明确上次手术失败的主要原因，是否存在诊断错误，损伤是否得到正确的修补，在翻修手术中务必予以纠正[33]。术后复发再次手术非常困难，而且并发症也较多。

在我们的病例系列中，术前诊断为复发性肩关节前脱位且不合并类似癫痫等疾病的患者，开放或关节镜下 Latarjet 术后均未出现复发脱位[3,4,24]。导致 Latarjet 手术后复发脱位的风险因素包括：骨块位置错误、术后创伤、患者存在关节松弛或癫痫、骨块撕脱、肩胛下肌腱撕裂及严重的喙突骨吸收。Hovelius L 等人报道术后复发脱位率为 5%，而这些出现复发脱位的病例很多是因为移植喙突骨块较肩盂关节面偏内超过 1cm[34]。Walch 等人报道，超过 1000 例病例术后复发脱位率为 1%[35]。

4.3 骨关节炎

Latarjet 术后一个非常常见的远期并发症是骨关节炎明显加重。Latarjet 手术虽能增加肩关节的静态和动态稳定性，但不同程度地改变了肩关节的正常解剖，因此盂肱关节炎是 Latarjet 术后随访发生率最高且最严重的一类并发症。术中关节面的平整度与后期关节炎的发生密切相关。骨块太靠内侧或高于赤道平面，骨块定位不当可引起一系列并发症，常导致肩关节前脱位复发[36]。因此，Latarjet 术后临床随访的重点是对肩关节骨性关节炎严重程度进行监测。传统 Latarjet 手术使用螺钉进行坚强固定，在愈合过程中一般无内外骨痂生成，容易造成不愈合。一旦术中将喙突骨块置于高于关节面，若肩关节活动时肱骨头与骨块或螺钉发生撞击，可造成关节退变[37]。

李恒[20]在其研究中进行了 2~3 年的短期随访，少部分患者(约 13%)出现早期骨关节炎表现，可能与该手术方式改变了肩关节生理解剖结构有关，也可能是该手术本身难以避免的并发症。随着随访时间的延长，其发生率可能还会有增加。

有学者对 22 例接受切开 Latarjet 手术治疗的患者进行了平均 5 年的随访研究，1 例患者的骨关节炎由术前的 0 级进展为 2 级，2 例由 0 级进展为 1 级，其余患者仍为 0 级[3]。Walch 等人报道，术后 20 年时骨关节炎的发生率为 20%。术后骨关节炎的风险因素包括最终随访时患者的年龄、高水平体育活动及移位喙突骨块位置偏外[17]。Longo 等人通过荟萃分析发现，Latarjet 手术和 Bankart 修复术的术后骨关节炎发生率无显著差异[38]。

综上所述，无论采用开放还是全关节镜下 Latarjet 手术，手术入路、术者操作技术、局部解剖层次及移植骨块位置等均会影响术后并发症的发生。常见的术后并发症包括神经损伤、喙突劈裂、内固定物松动、骨块吸收、碎裂、骨不愈合、肩关节骨性关节炎等。在骨块位置不当引起一系列并发症中，肩关节骨性关节炎是最严重的，多由骨块位置太靠外引起，而骨块位置太偏内则容易造成肩关节前脱位复发[39]。因此，无论采用开放还是全关节镜下Latarjet手术，熟练的手术操作技巧、局部解剖层次的熟悉程度、合理的固定方式及准确的骨块位置均影响Latarjet手术术后并发症的发生。

（朱以明 钟浩博 吴宇峰）

参考文献

1.Allain J,Goutallier D,Glorion C. Long-term results of the Latarjet procedure for the treatment of anterior instability of the shoulder. J Bone Joint Surg Am. 1998;80(6):841–852.
2.Hovelius L,Korner L,Lundberg B,et al. The coracoid transfer for recurrent dislocation of the shoulder. Technical aspects of the Bristow-Latarjet procedure. J Bone Joint Surg Am. 1983;65(7):926–934.
3.朱以明,姜春岩,鲁谊,等. 切开 Latarjet 手术治疗复发性肩关节前脱位的临床随访研究. 北京大学学报（医学版）. 2015(2):226–231.
4.Zhu YM,Jiang C,Song G,Lu Y,Li F. Arthroscopic Latarjet Procedure With Anterior Capsular Reconstruction: Clinical Outcome and Radiologic Evaluation With a Minimum 2-Year Follow-Up. Arthroscopy. 2017;33(12):2128–2135.
5.Young AA,Maia R,Berhouet J,Walch G. Open Latarjet procedure for management of bone loss in anterior instability of the glenohumeral joint. J Shoulder Elbow Surg. 2011;20(2 Suppl):S61–69.
6.Gupta A,Delaney R,Petkin K,Lafosse L. Complications of the Latarjet procedure. Curr Rev Musculoskelet Med. 2015;8(1):59–66.
7.Frank RM,Gregory B,O'Brien M,et al. Ninety-day complications following the Latarjet procedure. J Shoulder Elbow Surg. 2018;28(1):88–94.
8.Gartsman GM,Waggenspack WN,O'Connor DP,et al. Immediate and early complications of the open Latarjet procedure: a retrospective review of a large consecutive case series. J Shoulder Elbow Surg. 2017;26(1): 68–72.
9.Bonnevialle N Thelu CE,Bouju Y,et al. Arthroscopic Latarjet procedure with double-button fixation: short-term complications and learning curve analysis. J Shoulder Elbow Surg. 2018;27(6): e189–e195.
10.XU J,LIU H,LU W,et al. Clinical outcomes and radiologic assessment of a modified suture button arthroscopic Latarjet procedure. BMC Musculoskelet Disord. 2019;20 (1):173–180.
11.Griesser MJ,Harris JD,McCoy BW,et al. Complications and re-operations after Bristow-Latarjet shoulder stabilization: a systematic review. J Shoulder Elbow Surg. 2013;22(2):286–292.
12.Shah AA,Butler RB,Romanowski J,et al. Short-term complications of the Latarjet procedure. J Bone Joint Surg Am. 2012;94(6):495–501.
13.Delaney RA,Freehill MT,Janfaza DR,et al. 2014 Neer Award Paper: neuromonitoring the Latarjet procedure. J Shoulder Elbow Surg. 2014;23(10):1473–1480.
14.Southam JD,Greis PE. Delayed,transient musculocutaneous nerve palsy after the Latarjet procedure. J Shoulder Elbow Surg. 2012;21(5):e8–11.
15.Freehill MT,Srikumaran U,Archer KR,McFarland EG,Petersen SA. The Latarjet coracoid process transfer procedure: alterations in the neurovascular structures. J Shoulder Elbow Surg. 2013;22(5):695–700.
16.Clavert P,Lutz JC,Wolfram-Gabel R,Kempf JF,Kahn JL. Relationships of the musculocutaneous nerve and the coracobrachialis during coracoid abutment procedure (Latarjet procedure). Surg Radiol Anat. 2009;31(1):49–53.
17.Mizuno N,Denard PJ,Raiss P,Melis B,Walch G. Long-term results of the Latarjet procedure for anterior instability of the shoulder. J Shoulder Elbow Surg. 2014.
18.Rosso C,Bongiorno V,Samitier G,et al. Technical guide and tips on the all-arthroscopic Latarjet procedure. Knee Surg Sports Traumatol Arthrosc. 2016;24(2):564–572.
19.Di Giacomo G,Costantini A,de Gasperis N,et al. Coracoid graft osteolysis after the Latarjet procedure for anteroinferior shoulder instability: a computed tomography scan study of twenty-six patients. J Shoulder Elbow Surg. 2011;20(6):989–995.
20.李恒,孙振国,徐旭纯,等. 改良 Latarjet 手术治疗骨缺损性复发性肩关节前脱位[J]. 浙江创伤外科.2019;24(4):772–774.
21.Boileau P,Gendre P,Baba M,et al. A guided surgical approach and novel fixation method for arthroscopic Latarjet[J]. J Shoulder Elbow Surg.2016;25(1):78–89.
22.Domos P,Lunini E,Walch G. Contraindications and complications of the Latarjet procedure[J]. Shoulder Elbow.2018;10(1): 15–24.
23.Randelli P,Fossati C,Stoppani C,et al. Open Latarjet versus

arthroscopic Latarjet: clinical results and cost analysis [J]. Knee Surg Sports Traumatol Arthrosc.2016;24(2):526–532.

24.Zhu Y,Jiang Y,Song G. Arthroscopic versus open latarjet in the treatment of recurrent anterior shoulder dislocation with marked glenoid bone loss: a prospective comparative study [J]. Am J Sports Med.2017;45(7):1645–1653.

25.柳海峰,陆伟,许鉴,等. 改良线袢法 Latarjet 技术治疗肩关节复发性脱位的中期疗效及移植骨块塑形模式分析[J].中国内镜杂志.2019;25(6):1–8.

26.Athwal GS,Meislin R,Getz C,et al. Short-term complications of the arthroscopic latarjet procedure: A North american experience[J]. Arthroscopy,2016,32(10): 1965–1970.

27.Gendre P,Thelu CE,d'Ollonne T,et al. Coracoid bone block fixation with cortical buttons: an alternative to screw fixation [J]. Orthop Traumatol Surg Res.2016;102(8):983–987.

28.Ho AG. Gowda AL,Michael Wiater J. Evaluation and treatment of failed shoulder instability procedures [J].J Orthop Traumatol.2016;17(3):187–197.

29.Mook W,Petri M,Greenspoon JA,et al. Clinical and Anatomic Predictors of Outcomes After the Latarjet Procedure for the Treatment of Anterior Glenohumeral Instability With Combined Glenoid and Humeral Bone Defects[J]. Am J Sports Med.2016;44(6),1407–1416.

30.Thangarajah T,Lambert S. The management of reCUlTent shoulder instability in patients with epilepsy: a 15-year experience[J]. Shoulder Elbow Surg.2015;24(11): 1723–1727.

31.Raiss P,Lin A,Mizuno N. et al. Results of the Latauet procedure for recurrent anterior dislocation of the shoulder in patients with epilepsy [J]. J Bone Joint Surg British Volume. 2012;94(9):1260–1264.

32.Ersen A,Bayram S,Birisik F,et al. The effectiveness of the Latarjet procedure for shoulder instability in patients with epilepsy [J]. Orthop Traumatology Surg Research.2017;103(8):1277–1282.

33.康汇,陈旭旭,等. 不同类型创伤性复发性肩关节前脱位治疗的相关问题[J].中华创伤杂志,2018;34(12): 1062–1066.

34.Hovelius L,Sandström B,Olofsson A,Svensson O,Rahme H. The effect of capsular repair,bone block healing,and position on the results of the Bristow-Latarjet procedure (study III): long-term follow-up in 319 shoulders. J Shoulder Elbow Surg. 2012;21(5):647–660.

35.Walch G,Boileau P. Latarjet-Bristow Procedure for Recurrent Anterior Instability. Techniques in Shoulder & Elbow Surgery. 2000;1(4):256–261.

36.Casabianca L,Gerometta A,Massein A,et al. Graft position and fusion rate following arthroscopic Latarjet [J].Knee Surg Sports Traumatol Arthrosc.2016;24(2):507–512.

37.Gupta A,Delaney R,Petkin K,et al. Complications of the Latarjet procedure [J]. Curr Rev Musculoskelet Med.2015;8(1):59–66.

38.Longo UG,Loppini M,Rizzello G,et al. Latarjet,Bristow,and Eden-Hybinette procedures for anterior shoulder dislocation: systematic review and quantitative synthesis of the literature. Arthroscopy. 2014;30(9):1184–1211.

39.Ho AG. Gowda AL,Michael Wiater J. Evaluation and treatment of failed shoulder instability procedures [J]. J Orthop Traumatol.2016;17(3):187–197.

第 22 章

弹性固定 Latarjet 手术意外与解决方案

1 背景

弹性固定骨遮挡 Latarjet 手术使用微型袢钢板将带有联合腱的喙突骨块转位并固定在关节盂前下方缺损处，并通过三种防脱位机制治疗伴有明显骨缺损的复发性肩关节前向脱位。目前，国内外对弹性固定骨遮挡手术的研究逐渐增多，但该技术术中、术后发生的意外情况及处理尚没有专门的报道[1,2,3]。学者们主要通过会议、网络平台对该技术的意外情况进行报道与描述。本章主要针对弹性固定骨遮挡 Latarjet 手术中及术后发生的意外情况和结果进行讨论，并对其失败后的翻修方案进行概述。

2 临床资料

总结分析 2014—2020 年包括我院在内的国内 30 家医院施行的 256 例弹性固定 Latarjet 手术，共发生 17 类意外情况，包括喙突截取过小、喙突截取过大、喙突骨折、喙突防旋转骨道劈裂、关节盂骨道太浅致关节盂软骨劈裂、喙突转位通过胸大肌困难、喙突转位通过肩胛下肌腱困难、喙突无法与关节盂贴合、后方固定高强线断裂、后方袢拉入关节盂骨道、固定袢高出关节盂平面、术后感染、术后 CT 发现骨块位置不佳、术后骨块明显吸收、术后软组织愈合、术后再脱位、术后翻修等（表 22.1）。这些意外主要发生于该技术的早期病例，50 例后明显减少，且各种意外情况最终结果均良好。

3 病例介绍及结果

3.1 喙突截取过小

截取喙突时，用尺子测量喙突长度可能会有视觉差，导致截取喙突过短。通常弹性固定 Latarjet 术喙突长度最好在 18mm 以上，以便防旋转线可以有效控制喙突的旋转（图 22.1）。如果喙突截取较小，将喙突移位到关节盂的位置并适当调高，也能获得较好的临床效果。

3.2 喙突截取过大

弹性固定 Latarjet 术并不需要太长的喙突，18mm 就足够了，但是由于视觉差或担心喙突太短可能会造成截取的喙突太大。结果是喙突基底的肩胛骨有可能骨折（本组病例未发生），或位于喙突基底部的喙锁韧带损伤，需要引起注意（图 22.2）。

3.3 喙突骨折

截取喙突后需要进行去皮质新鲜化，如果有明显的骨质疏松，在喙突转位固定时可能会发生喙突骨折。本组 1 例患者采取保守的康复治疗，术后定期复查，效果良好（图 22.3）。

3.4 关节盂骨道太浅致关节盂软骨劈裂

这种情况往往是因为骨道定位器头部下压不够，或没有按要求旋转到位所致。也有病例是由于关节

表 22.1 弹性固定 Latarjet 手术发生的特殊情况及处理结果

手术意外情况	例数	解决方案	结果
喙突截取时过小	5	调整喙突骨道及固定位置	良好
喙突截取过大累及喙突基底部	3	无特殊处理	良好
喙突骨折	1	保守康复	良好
喙突防旋转骨道劈裂	3	加用联合腱基底锚钉	良好
关节盂骨道表浅关节盂软骨劈裂	3	1 例加用后方锚钉,其余无特殊处理	良好
喙突转位通过胸大肌困难	2	加用通过胸大肌的套管	良好
喙突转位通过肩胛下肌腱困难	5	轴向牵拉喙突	良好
喙突无法与关节盂贴合	1	调整肩胛下肌腱劈开平面	良好
后方固定高强线断裂	1	分离联合腱足够长	良好
后方袢固定异常	6	两条高强线固定,保守康复	良好
固定袢高出关节盂平面	2	加用前方锚钉	良好
术后皮肤愈合不佳	12	观察,2 例取袢	良好
术后 CT 发现骨块位置不佳	15	换药处理	良好
术后骨块明显吸收	3	动态观察	良好
术后软组织愈合	2	保守进行二头肌腱锻炼	良好
术后再脱位	2	1 例翻修,其余观察	良好
术后翻修		1 例翻修	良好
癫痫病例术后复发脱位	3	1 例重复关镜下 Latarjet 术	良好
		1 例加用 Remplissage 术观察	良好

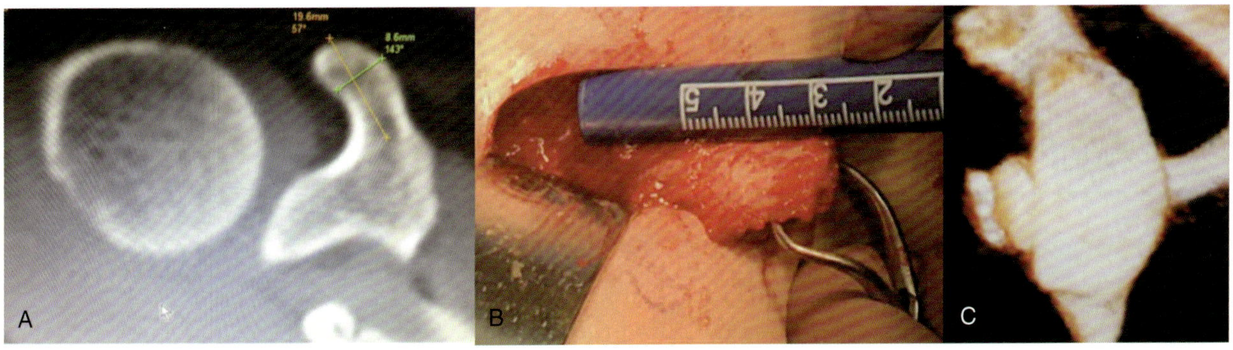

图 22.1 喙突截取前(A)与截取中(B)需要准确测量。骨块在关节盂的位置并适当调高(C)。

盂软骨太厚或定位器选择不当(关节盂距导针孔距离)或尺寸太小,可导致导针钻制时过于表浅,由于视觉差常常术中并没有发现,靠近后方的固定袢可以维持前方喙突位置。但如果术中发现骨道壁破裂,需要采取补救措施。本组 2 例患者无特殊处理;另 1 例术中松弛,需要将后方高强线分别穿入 2 枚无结锚钉,并分别固定在后方骨道内侧,术后保守康复,最后效果良好(图 22.4)。

3.5 喙突防旋转骨道劈裂

发生该情况往往是由于喙突截骨太短、钻制防旋转骨道时偏心,或过度去皮质化导致牵拉喙突时骨道劈裂。此时为防止喙突内旋(通常联合肌腱牵拉所致),可以将联合腱基底部放置的缝线穿入非打结锚钉,然后牵拉喙突至正常位置后固定在关节盂上。

此外,即使防旋转线无法固定导致喙突翻转,根据我们的经验,只要喙突的一面与关节盂接触,并采用保守康复计划,通常术后半年后也可以愈合(图 22.5)。

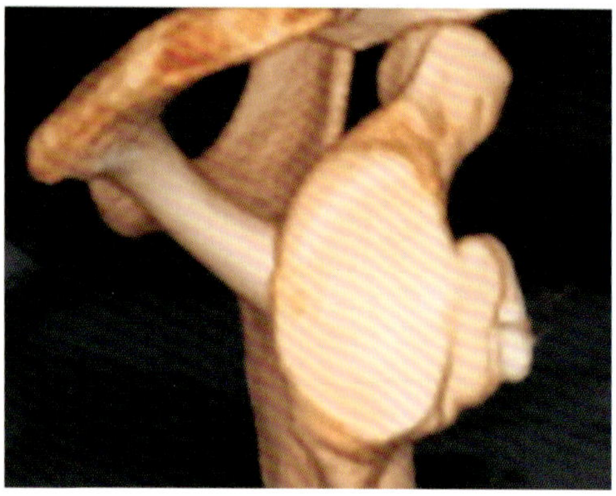

图 22.2　喙突基底部缺损较大，可能伤及喙锁韧带或导致骨折等，需要引起重视。

3.6 喙突转位通过胸大肌困难

这种情况出现在本组较早期的病例中。由于胸大肌没有进行专门的劈开，当牵拉喙突经过肩胛下肌腱时，胸大肌或三角肌的肌纤维可能会阻挡高强线的通过，此时术者需要反复观察阻碍部位或用射频切断阻挡的肌肉束(需要防止可能因视野受限而发生其他组织的副损伤)。我们将高强线穿入套管，并将套管穿过胸大肌和三角肌，这样牵拉喙突时缝线就不会纠缠并受到肌纤维的阻挡，从而避免了这一情况的发生。

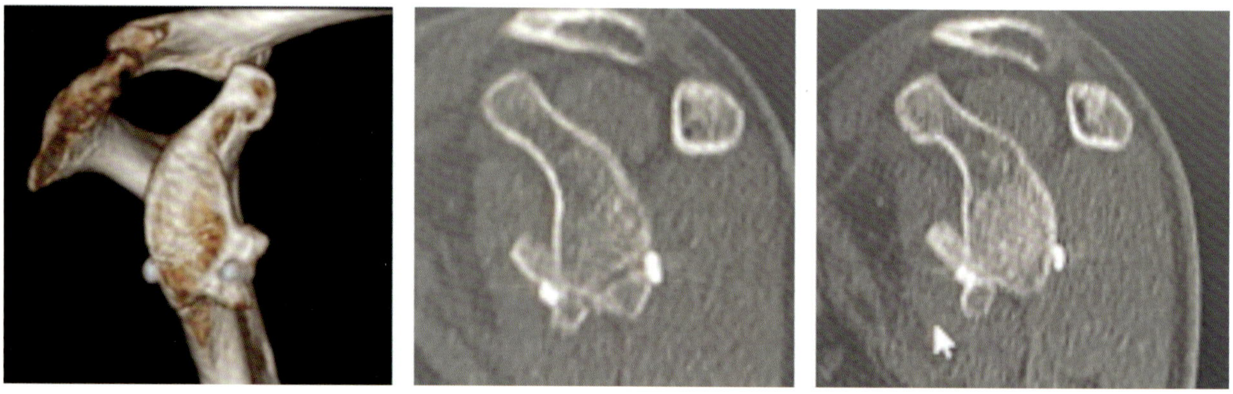

图 22.3　喙突明显的骨质疏松，去皮质新鲜化后，后方拉紧固定时劈裂(左图)，保守康复后愈合(右图)。

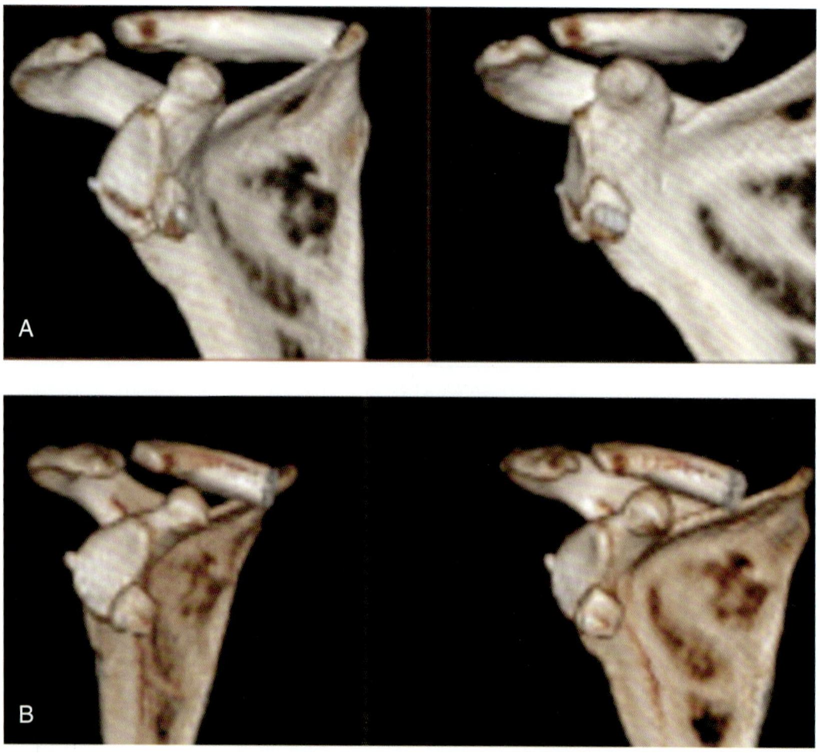

图 22.4　(A)关节盂骨道太浅致关节盂软骨劈裂。(B)术后半年骨道修复。

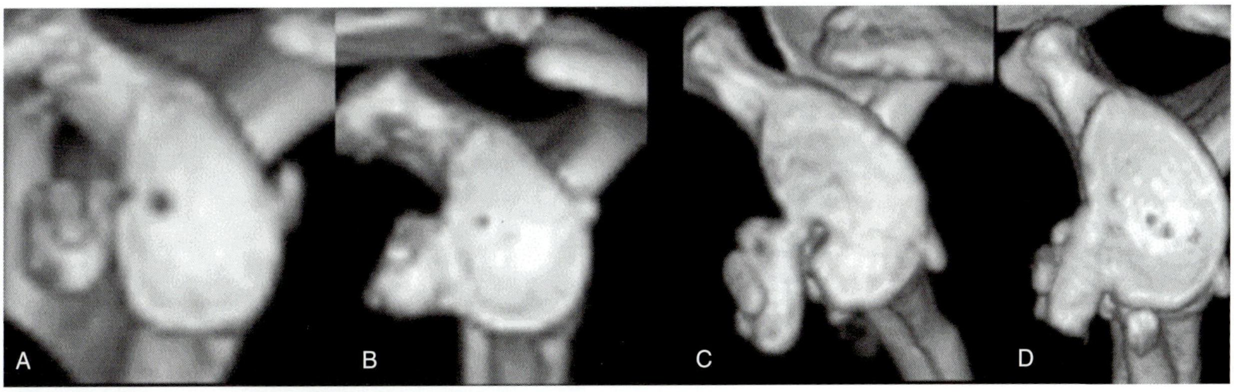

图 22.5　(A)骨块侧向翻转。(B)术后 2 年塑形愈合。(C)骨块贴合欠佳。(D)术后 2 年塑形愈合。

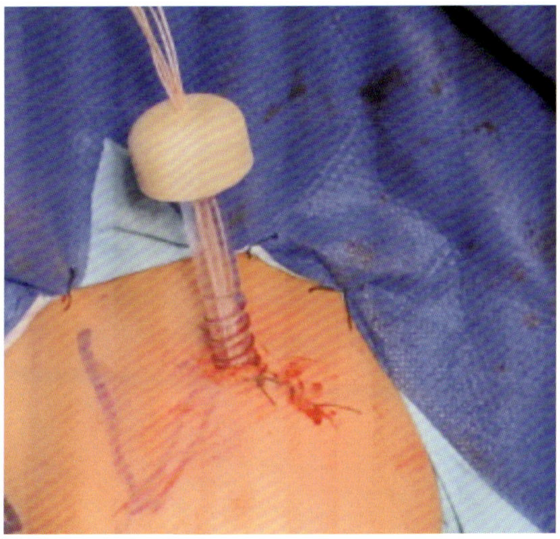

图 22.6　将喙突配置的高强线放入套管并放置在肩胛下肌腱前方，避免移位喙突时高强线与肌肉缠绕。

3.7 喙突转位通过肩胛下肌腱困难

这是关节镜下 Latarjet 手术最困扰医生的一步，传统方法因为喙突横径>10mm、长径>20mm，如果菱形劈开肩胛下肌腱，则劈开肌腱的长度约为喙突长径的 2 倍(约 20mm)才能通过喙突。通常为肩关节盂平面内外至少各 10mm，甚至各20mm。这样不仅肩胛下肌腱牺牲较大，而且几乎必然干扰甚至损伤腋神经(腋神经平均位于关节盂平面内侧 18mm)[4]，给医生造成困扰。

传统 Latarjet 手术的肩胛下肌腱劈开是在前外侧入路关节镜下，将交换棒由后向前穿过肩胛下肌腱，分离并暴露腋神经后，在直视下小心避开腋神经的情况下逐渐由前向后劈开肩胛下肌腱。内界为关节盂平面内侧 10~20mm，总宽度为 20~40mm（图 22.2A），这样才能确保喙突转位时有足够的空间让喙突通过。

改良弹性固定 Latarjet 手术在后方关节镜观察下，直接在标记的关节盂 4:00 方向由后向前进行肩胛下肌腱劈开。劈开的内界是关节盂，外界是肱骨头内侧平面，所以劈裂口较小(总宽度为 10~20mm)(图 22.2B)。我们认为，联合腱的走行是从外下朝向内上，且上肢旋转活动时肩胛下肌腱会同时跟随联合腱同步移动，劈裂口不超过关节盂平面并不会导致联合腱受到过大的张力。

此外，传统 Latarjet 手术中肩胛下肌腱劈开是由外向内，裂口是外大内小，这样当喙突转位时，所遇到的肩胛下肌腱阻力可能越来越大。反之，改良方法采用由内向外劈开，肩胛下肌腱裂口是外小内大，喙突转位时只要通过了肩胛下肌腱前方肌膜，之后的肩胛下肌腱的阻力会较小(图 22.9)。

3.8 喙突无法与关节盂贴合

该情况通常发生在早期积累经验的病例中，原因包括：①联合腱分离不充足(不够 50mm)，导致喙突移位时，联合腱张力过大，喙突移位骨块无法与关节盂贴合。②劈开肩胛下肌腱平面过高(应该为肩胛下肌腱中下 1/3 平面)，导致肩胛下肌腱劈裂口下方容量过大，移植骨块穿过后无法贴近关节盂(图 22.10)。

然而，即使喙突骨块没有完全与关节盂贴合，只要部分喙突骨质与关节盂贴合，术后大多数病例的喙突也都可以与关节盂愈合并重塑形(图 22.11)。

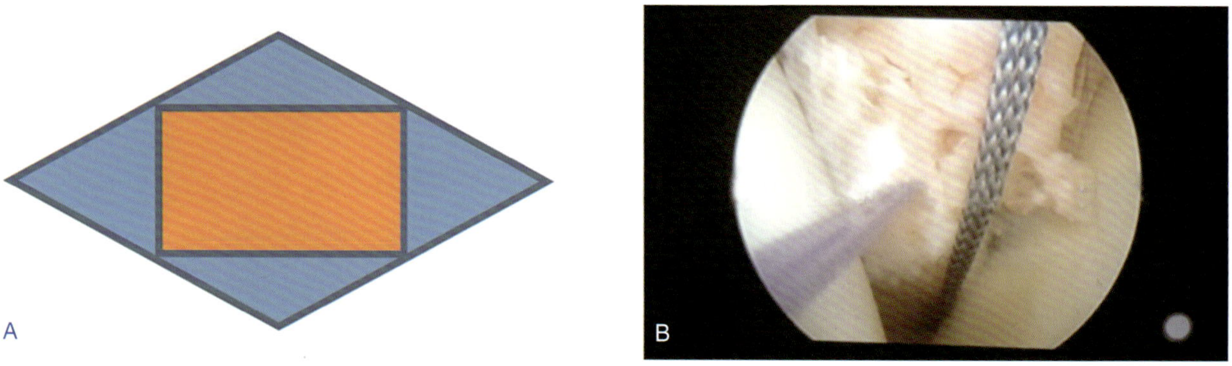

图 22.7 (A)理论上,传统 Latarjet 技术菱形劈开肩胛下肌腱长度约为喙突长度的 1 倍(最多劈开 40mm)才能通过横向的喙突;而改良弹性固定 Latarjet 技术仅需要劈开大于喙突横径 1 倍(最多劈开 20mm),纵向通过的喙突即可穿过肩胛下肌腱。(B)防旋转线较容易将喙突通过较小的肩胛下肌腱窗口拉进关节盂。

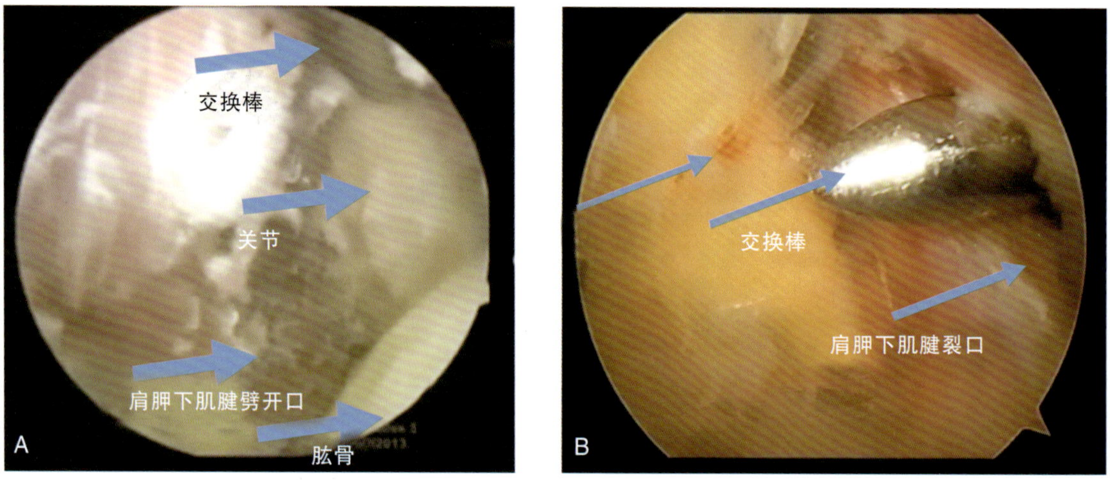

图 22.8 (A)由肩胛下肌腱前方观察的传统 Latarejt 手术肩胛下肌腱劈开裂口。(B)由肩胛下肌腱前方观察的改良弹性固定 Latarjet 手术肩胛下肌腱劈开裂口。黄色双箭头虚线示肩胛下肌腱劈开宽度。

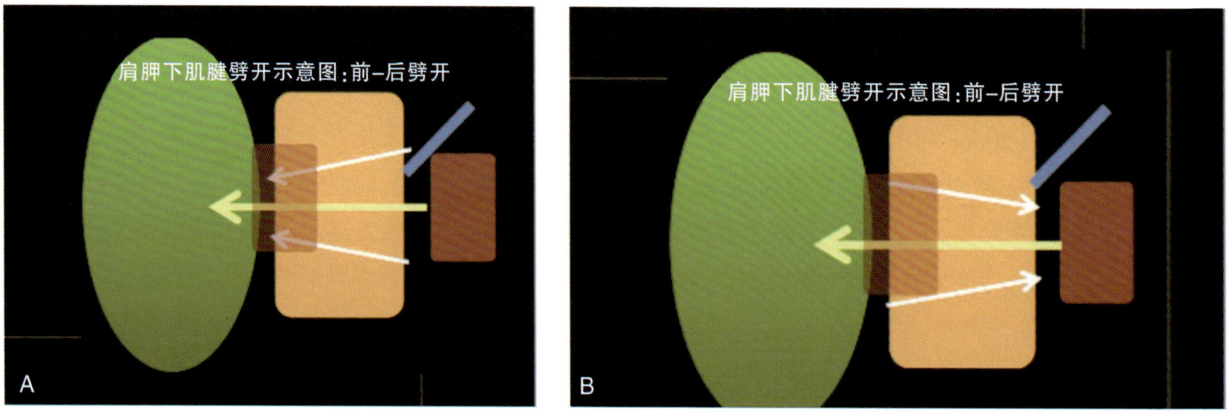

图 22.9 (A)传统 Latarjet 手术中肩胛下肌腱劈裂口外大内小。(B)改良弹性固定 Latarjet 手术中肩胛下肌腱裂口外小内大。

3.9 后方固定高强线断裂

通常后方固定 3 条高强线，以确保固定力量足够。本组有 2 例患者发生一条高强线断裂的情况。但我们认为 2 条高强线可提供足够强度的固定作用。术后应该保守康复，严格支具固定 6 周后才开始恢复日常活动。

3.10 后方袢固定异常

在早期的病例中，1 例患者出现后方袢拉进关节盂骨道，是骨道较大所致。针对该患者采取关节盂前方加用锚钉固定，术后保守康复 1 年后，愈合良好(图 22.12)。此外，1 例患者因疏忽没有固定袢，只能依靠前方防旋转锚钉固定，保守康复后 1 年愈合良好。

3.11 喙突骨块位置高出关节盂平面

传统螺钉固定 Latarjet 技术不允许移位喙突骨块位置高于关节盂平面，否则可能导致肱骨头撞击并发生肩关节退变[5]。但我们的临床与基础研究发现，采用改良弹性固定 Latarjet 技术，喙突骨块可高于关节盂平面，术后 5 年，不仅不会出现肱骨头撞击，反而会使关节盂和喙突更好地塑形，形成球窝状关节盂(详细研究方法与结果见第 9 章)。

3.12 后方固定袢高出关节盂平面或前方固定袢高出喙突骨块固定平面及二次探查所见

在钻制骨道时，如果选择的定位器间距太小(建议常规采用 8mm 间距定位器)，或操作时后方没有将定位器贴合到关节盂，可能导致骨道太浅。此时后方打结固定后，如没有用关节镜观察后方袢的方向，有可能出现后方袢高出关节盂平面，但我们的病例均未发生肱骨头撞击或其他不适症状，因此我们建议予以保守观察。

部分早期病例没有放置防旋转线，导致喙突侧袢旋转与喙突纵轴垂直，高出喙突骨块平面。这类病例可能会出现袢与肩胛下肌腱撞击的情况。本组 2 例患者进行了二次探查、取袢并探查移位喙突。探查术中发现骨块愈合良好、关节囊再生良好且坚韧，骨块表面可见愈合(类似透明软骨再生)，说明弹性固定 Latarjet 手术组织愈合良好。

3.13 术后切口不愈合病例

本组有 2 例取喙突切口不愈合病例。1 例为文身皮肤，表皮非常薄，愈合不良，经换药处理后 6 周愈合；1 例为皮下脂肪液化，经换药处理后 1 个月愈合。建议喙突截取时保护好切口边缘，防止摆锯挫伤皮肤。

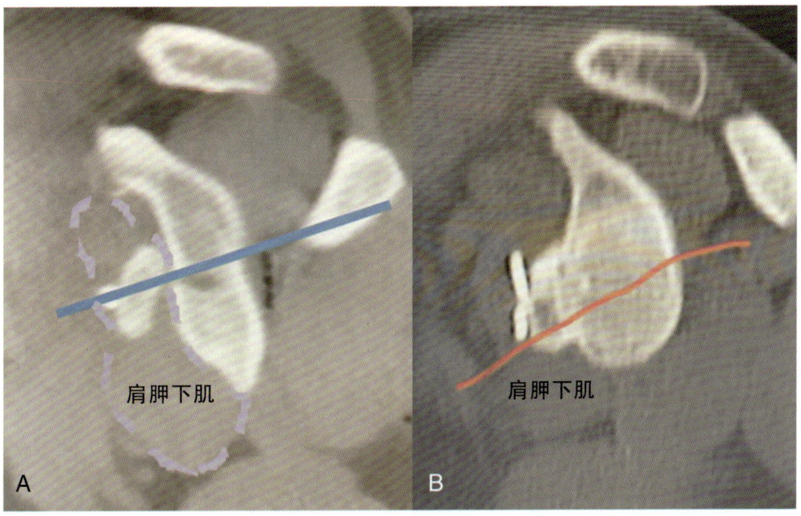

图 22.10 不同方法肩胛下肌腱劈开后，劈开平面在肩胛下肌腱的高度。(A)肩胛下肌腱劈开平面位于中下 1/3。(B)肩胛下肌腱劈开平面位于中上 1/3。

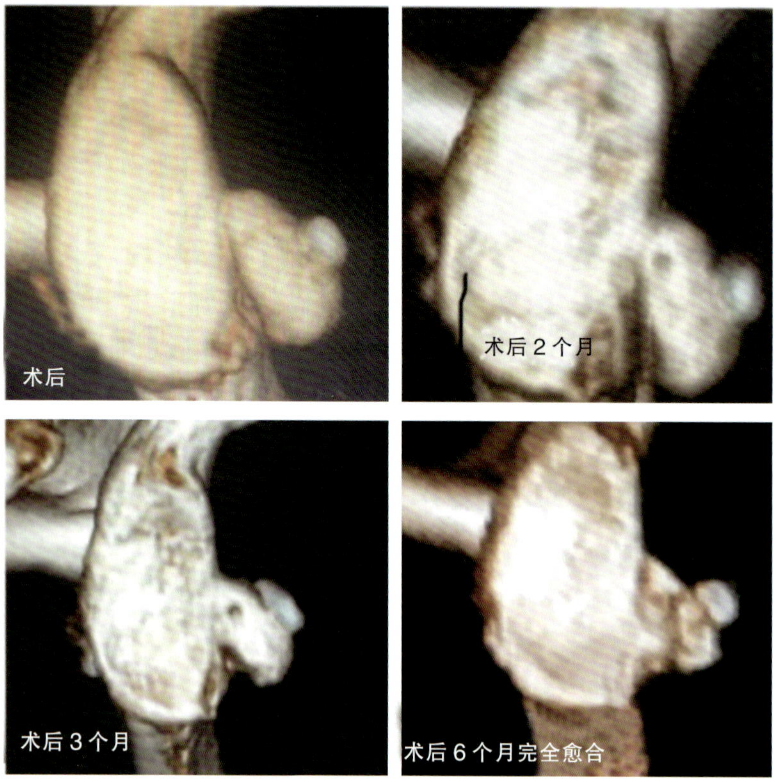

图 22.11 部分喙突骨质与关节盂贴合，术后 6 个月喙突与关节盂完全愈合。

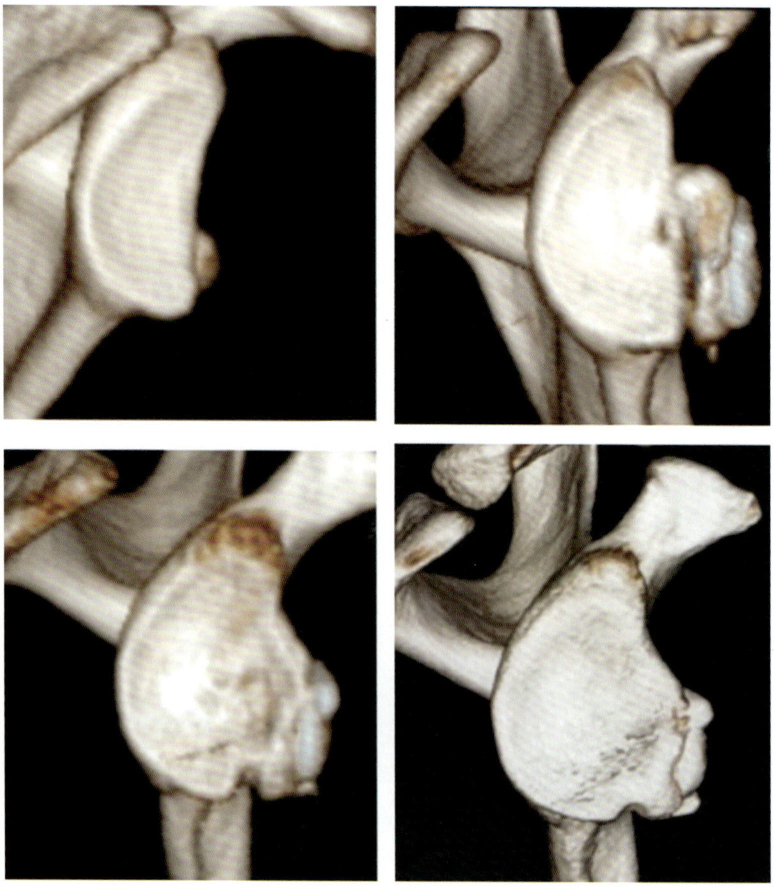

图 22.12 后方袢拉入骨道后，稍分离，术后 1 年愈合良好。

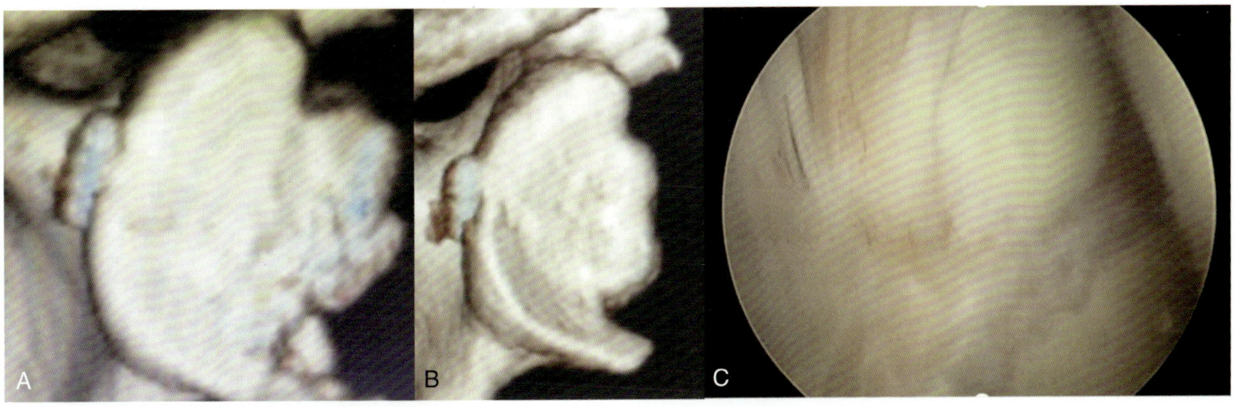

图 22.13　(A)后方固定袢高出关节盂平面,前方固定袢高出喙突固定平面。前下方可见残留的原关节盂骨折游离体。。(B)前方取袢后,原来关节内的游离体愈合成关节盂一部分。(C)二次探查镜下观察,可见喙突骨块表面透明软骨化。

3.14 术后 CT 发现骨块位置不佳

传统 Latarjet 手术移位的喙突骨块中心，在关节盂(以右肩为参考))En-face 面(关节盂正面)的钟面位置,技术标准为 4 点钟(3~5 点钟);骨块上下界不超过关节盂前缘 2 点钟与 5 点钟(见第 6 章);在关节盂横向水平面上,骨块不应超过(高于)关节盂平面。如果超过此范围,则认为骨块过高、过低或偏外。本组弹性固定 Latarjet 手术中,虽然按照传统标准进行喙突骨块移植,但早期病例往往由于视觉差,会将喙突放置太高,中心达 2:30 甚至更高水平,高度明显高于关节盂水平(图 22.14A)。因此按照传统 Latarjet 手术标准，我们采用保守康复治疗并定期复查。随访超过 5 年,我们发现这些骨块放置过高或偏外的病例,最终均能获得较好的塑形,且不会发生肩关节撞击或退变(图 22.14B)。本组病例说明弹性固定 Latarjet 手术中即使骨块在矢状面或横断面超过关节盂水平,术后骨块也能良好塑形,甚至表现为骨块向四周扩展延伸塑形的现象,且不会发生肩关节撞击或退变[5]。

对于个别病例,我们甚至误将骨块放在 6 点钟位置,因担心术后会发生肩关节不稳或撞击等情况进行了 5 年随访,患者恢复良好,可正常生活和运动,并无任何不适(图 22.14C)。

此外,我们还观察到 1 例误将喙突颠倒放在关节盂上的病例。术后 1 年半复查时,CT 显示移植的喙突与关节盂良好塑形,临床效果满意,并未发生不愈合、肱骨头撞击、关节磨损等(图 22.14D)。这些病例某种程度上说明弹性固定 Latarjet 手术有良好的再塑形能力和容错性。

3.15 术后骨块明显吸收

本组骨块吸收比例平均约为 17%,但术后 3 年以上塑形结果显示骨块面积比最初的还稍大[6]。本组吸收明显的病例均为早期未强调术后康复计划的病例。个别吸收超过 30%的病例在术后半年内均未限制肱二头肌腱锻炼(图 22.15A)。此外,我们发现骨块移位后所承受的联合腱牵拉张力也与骨吸收有关(张力越大吸收较多)。在后期的病例中,我们均强调联合腱松解长度及无张力的重要性，以及术后肱二头腱半年内不进行健身锻炼的重要性。因此,在随后的病例中,骨吸收现象和吸收率均明显减少,甚至在长期的随访中出现了扩张塑形(图 22.15B)。

3.16 术后软组织愈合

本组有 2 例发生软组织愈合的改变，表现为术后 1 年以上 CT 显示移植骨块与关节盂分离，骨块大小基本维持不变,患者无肩关节不稳、无恐惧症,能维持正常生活与适当运动。我们对其中 1 例进行了二次探查取袢,发现其关节囊愈合良好(图 22.16 和图 22.17)。

3.17 特殊翻修病例

本组治疗了 1 例由国外术者施行螺钉固定 Latarjet 术后半脱位、肩关节疼痛、关节活动明显障碍的病例。查体发现肩关节 ROM：外展 60°，前举

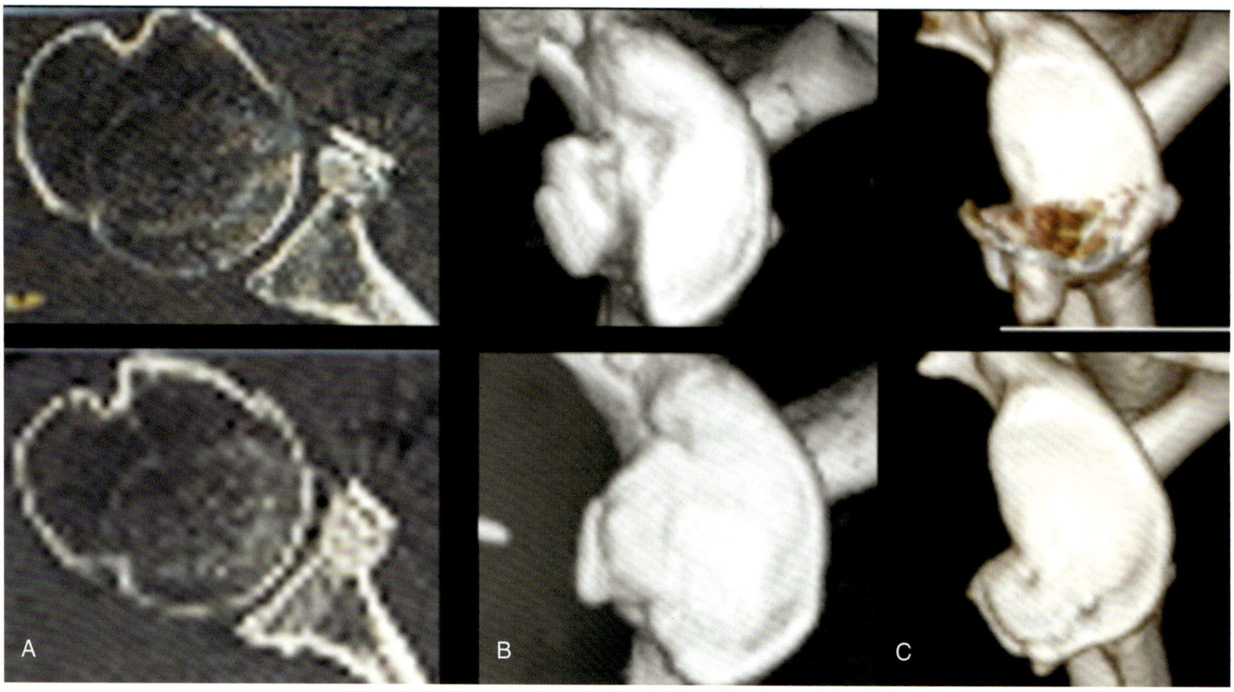

图 22.14 喙突骨块放置位置偏离理论值,术后骨块塑形动态观察。(A)骨块放置偏外及术后 1 年塑形情况。(B)骨块放置偏高及术后 6 年塑形情况。(C)骨块放置偏低及术后 2 年塑形情况。

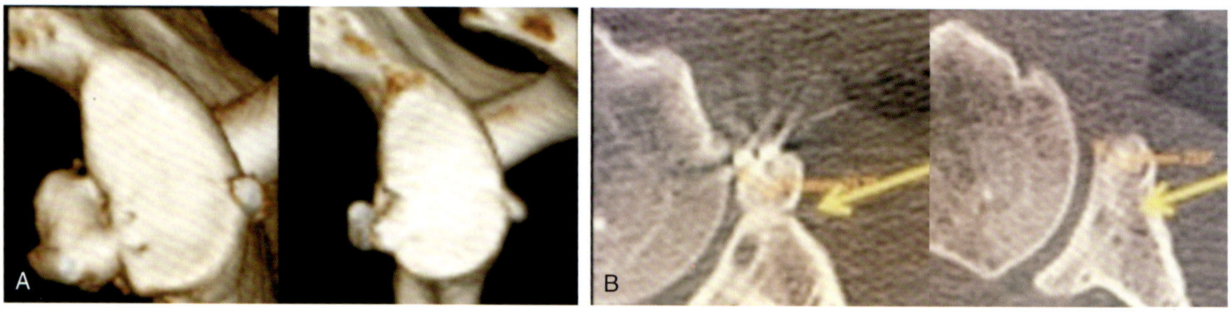

图 22.15 (A)早期个别病例,术后早期股二头肌锻炼后出现骨块明显吸收,但最后形成类梨形(运动功能良好)。(B)骨块延展塑形现象,关节盂与骨块之间间隙被填满。

90°,后伸受限。影像学检查显示喙突骨块基本吸收、螺钉外露、肩关节半脱位及肩关节明显退变;MRI提示严重 Hill-Saches 损伤。综合评估后,我们决定行螺钉取出+Remplisage 术。术后随访显示,患者肩关节功能基本恢复,影像学检查发现肱骨头位置基本正常、Hill-Saches 损伤处愈合良好(图 22.18)。由于该患者并非肩关节完全脱位,而是半脱位,前方骨遮挡及联合腱尚有一定功能,同时患者的治疗预期是解决疼痛及半脱位问题,因此术者可优先考虑采用软组织补救方法,如果效果不佳,则可采用游离髂骨移植。但该病例软组织修复后效果良好,因此不需要进行骨移植。由此说明,Remplisage 术在骨缺损不明显的肩关节半脱位治疗中可取得良好的效果。

3.18 癫痫病例的弹性固定 Latarjet 手术

本组共进行了 9 例癫痫合并肩关节脱位的手术。癫痫患者合并肩关节前脱位的治疗目前仍具有争议,争议的重点在于癫痫患者如果病情控制不满意,术后容易再发肩关节脱位。有文献报道,常规软组织修复术后癫痫患者与非癫痫患者的复发率分别为 69% 和 10%,这可能与癫痫患者处于癫痫活动期以及对抗癫痫药物的耐受性差有关[7]。一项临床随

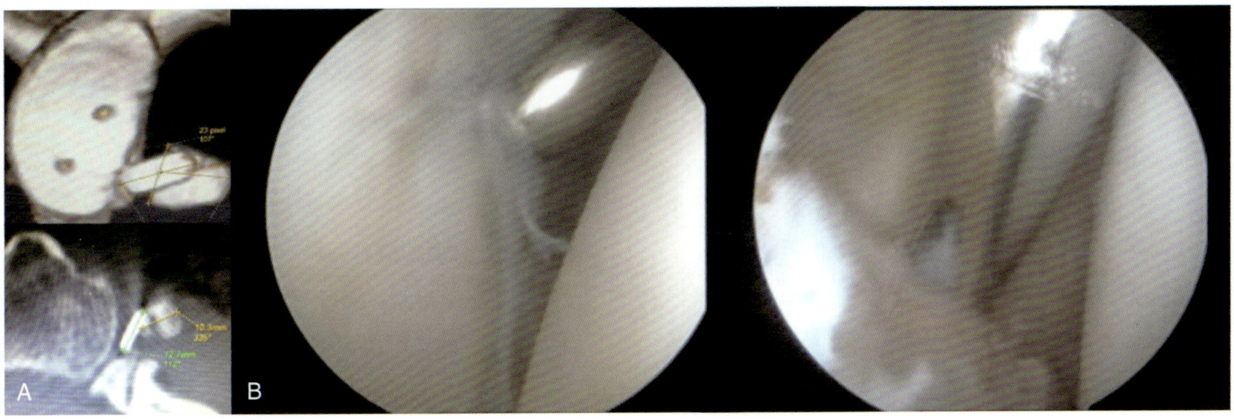

图 22.16 弹性固定 Latarjet 手术软组织愈合结果。(A)CT 扫描显示骨块分离。(B)镜下可见关节囊愈合良好。

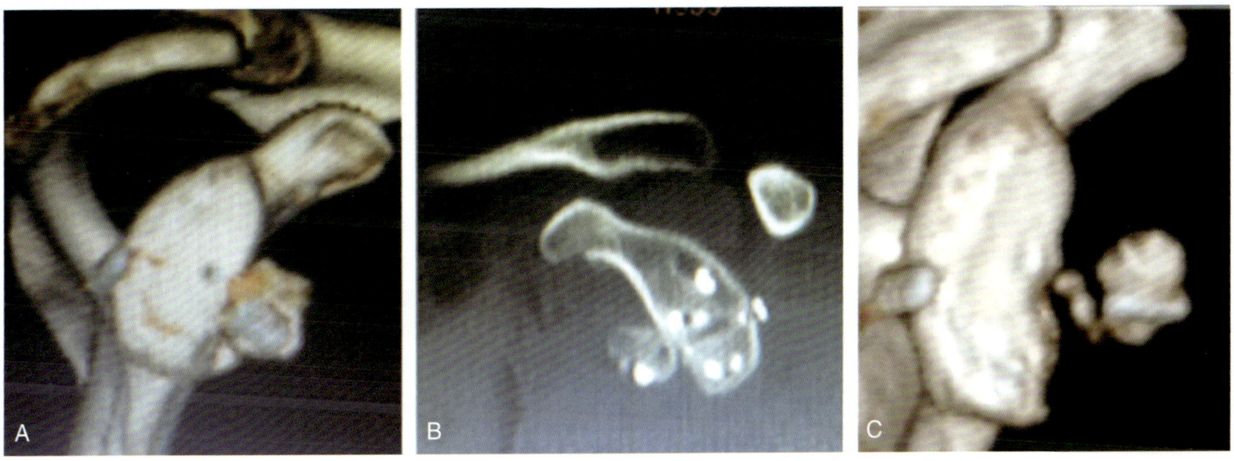

图 22.17 弹性固定 Latarjet 手术软组织愈合结果。CT 扫描显示骨块未完全愈合，但临床随访效果良好，恢复正常生活与健身运动，无不稳定与再发脱位。(A，B)术后即刻。(C)术后 2 年。

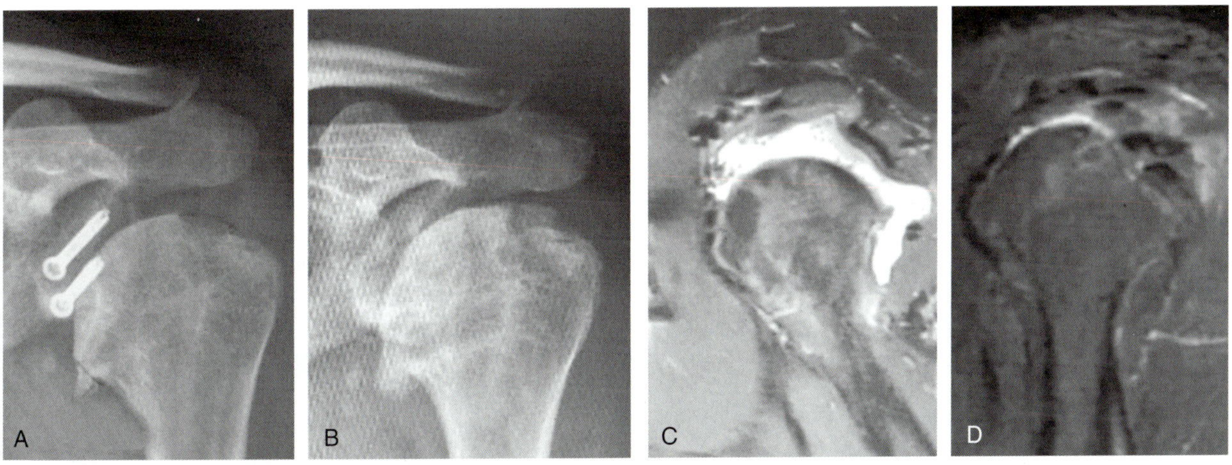

图 22.18 特殊的翻修病例。(A)螺钉 Latarjet 术后，螺钉裸露，肩关节半脱位。(B)取钉及 Remplisage 术后肱骨头复位，翻修前。(C)后方关节囊空虚与 Hill-Saches 缺损，肱骨头半脱位。(D)Remplisage 术修复后 1 年显示软组织愈合，肱骨头位置好。

访研究报道，12例癫痫患者中6例在接受Latarjet手术后复发癫痫，同时该6例患者全部发生了肩关节再脱位。因此，作者认为癫痫患者应该在病情稳定控制的情况下手术治疗肩关节脱位[8]。另一项临床报道指出，3例患者术后再发癫痫，其中1例在6周内再发，出现了肩关节再脱位；2例在术后6个月后再发作，这2例患者并未出现肩关节复发不稳[9]。这可能是因为6周内骨块并未与关节盂愈合，所以在暴力作用下发生了骨块骨折或不愈合，从而影响术后肩关节功能。这在一定程度上证明，在癫痫得到稳定控制的情况下，Latarjet技术治疗癫痫合并肩关节前脱位患者具有令人满意的临床效果。

本组病例[8]术后随访过程中，7例患者癫痫控制和骨块愈合良好（图22.19），2例患者术后癫痫复发，CT检查显示骨块移位，愈合欠佳，但经过3个月的保守治疗后，1例骨块重新愈合，之后的随访显示骨块向关节盂前下方延伸。这可能是因为双袢固定并非是坚强固定，在肱骨头作用应力和联合腱牵拉力的作用下，骨块与关节盂之间具有一定的微动，骨块周围的骨痂在这种综合作用下向四周扩张生长。扩张。另1例患者及时控制癫痫并密切临床观察，软组织愈合，术后3年未发作、未再脱位。

鉴于癫痫复发对手术效果的重要影响，我们认为术后长时间的癫痫药物控制对于减少肩关节脱位复发非常重要。同时，由于癫痫患者肩关节脱位的高复发率，选取更为坚强的骨性遮挡可能更有利于长远的临床结果。Thangarajah等人进行了一项临床研究，该研究共纳入24例软组织修复（Bankart修复）和25例骨性重建癫痫患者。随访结果显示，软组织修复组71%的患者出现了再脱位，而骨性重建组则为28%，明显低于软组织修复。这在一定程度上证明Latarjet技术比Bankart重建在癫痫患者中

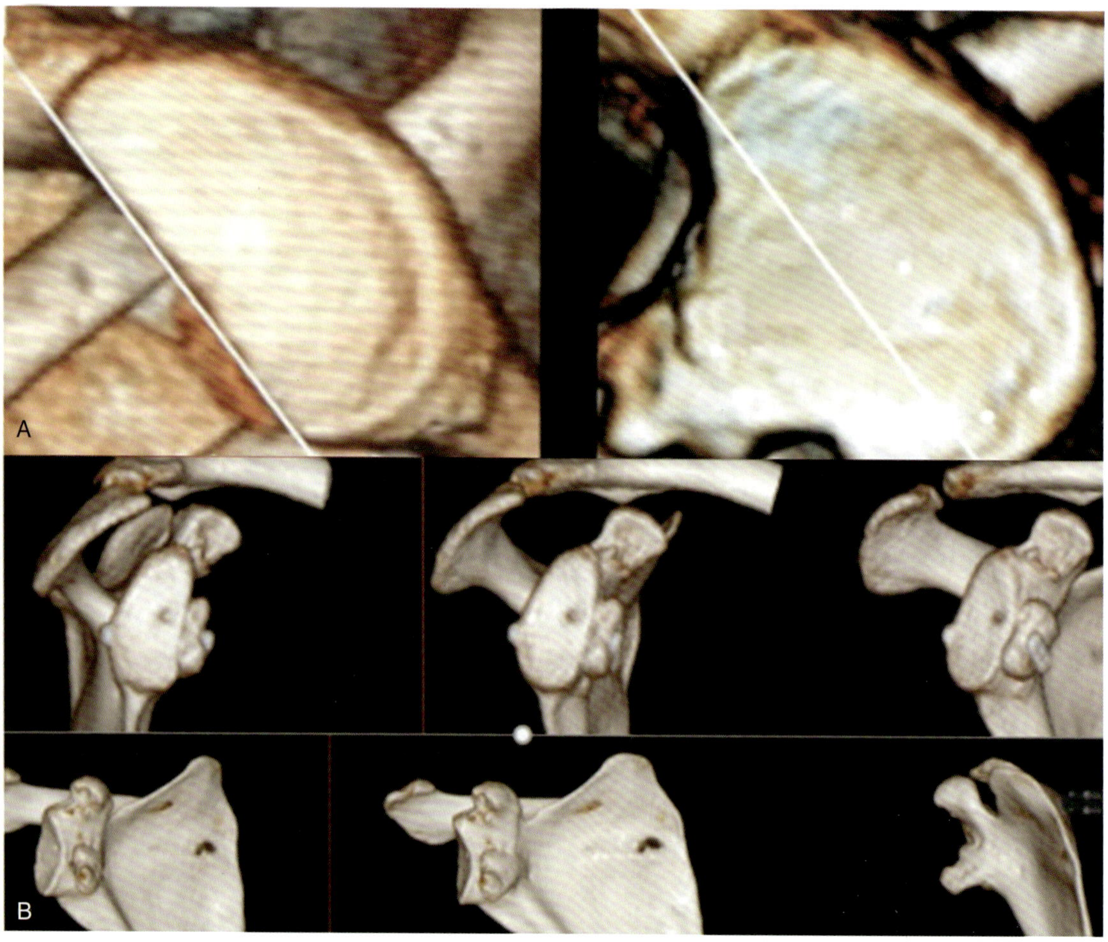

图22.19 （A）癫痫合并肩关节脱位弹性固定Latarejt术后2年半随访，显示骨块延展塑形。（B）癫痫合并肩关节脱位弹性固定Latarjet术后复发，保守治疗后再次愈合。

具有优越性。

目前国内只有较少关于手术治疗癫痫合并肩脱位的报道。2014 年，向明教授报道了 7 例癫痫患者复发前脱位伴重度骨缺损的手术治疗效果，作者采用了切开手术下通过螺钉固定骨块的经典 Latarjet 技术。该研究入组患者随访 36~60 个月，平均 46.3 个月，随访结果显示所有患者术后肩关节功能均得到改善，终末次随访时 X 线片显示有 2 例患者出现早期骨关节炎表现。

改良关节镜双袢法 Latarjet 技术对于癫痫患者合并肩关节前脱位具有良好的短期临床疗效，且复发后有再次愈合的可能。我们应注意癫痫患者的术后病情控制，尽可能防止癫痫再发作导致手术失败及肩关节复发脱位。

（柳海峰　陆伟）

参考文献

1.Pascal.B, et al. Arthroscopic Latarjet: Suture-Button Fixation Is a Safe and Reliable Alternative to Screw Fixation. Arthroscopy. 2019;35:1050–1061.

2.Nicolsa.B, et al. Arthroscopic Latarjet procedure with double-button fixation: short-term complications and learning curve analysis. JSES.2018;27:e189–e195.

3.Yoann D, et al. Arthroscopic double-button Latarjet: two-thirds of bone block healed at 90 days.KSSTA.2021;291:136–142.

4.Effect of scapular external rotation on the axillary nerve during the arthroscopic Latarjet procedure: an anatomical investigation. KSSTA.2017;25:3289–3295.

5.Radiographic study of effect of lateral placement of bone graft on shoulder joint degeneration after modified arthroscopic Latarjet surgery with elastic fixation. Chinese Journal of Reparative and Reconstructive Surgery. 2021;35:414–419.

6.Xu.J, et al.Modified Arthroscopic Latarjet Procedure: Suture-Button Fixation Achieves Excellent Remodeling at 3-Year Follow-up. AJSM.2019;48:39–47.

7.Peter.D. et al. Contraindications and complications of the Latarjet procedure. JSES. 2017;10:15–24.

8.柳海峰，等. 改良关节镜双袢法 Latarjet 手术治疗癫痫患者复发性肩关节前脱位的疗效观察. 中华肩肘外科电子杂志. 2019;7:219.

9.Raiss P,et al. Results of the Latarjet procedure for recurrent anterior dislocation of the shoulder in patients with epilepsy [J]. Bone Joint Surg. 2012;94:1260–1264.

10.Thangarajah T, Lambert S. The management of recurrent shoulder instability in patients with epilepsy: a 15-year experience. Shoulder Elbow Surg.2015;24:1723–1727.

11.杨国勇，向明，陈杭，等. Latarjet 手术治疗癫痫患者复发性柳海峰，陆伟，梁达强，等．改良关节镜双袢法 Latarjet 手术治疗癫痫患者复发性肩关节前脱位的疗效观察[J/CD]. 中华肩肘外科电子杂志,2019;7(3):219–225.

第 23 章

Latarjet 手术其他并发症及解决方案

第 1 节　Latarjet 手术相关血管神经并发症

1　血管

1.1　头静脉

头静脉损伤常见于肩关节创伤开放性手术中，但在 Latarjet 手术及辅助性切取喙突手术中发生率极低。据报道，1 例患者在建立喙突下方外侧入路时损伤头静脉，结扎处理后无明显并发症[1]。但是，术中应保护头静脉（图 23.1），如出现损伤应使用 4 号慕丝线结扎，避免术后因出现皮下血肿而影响伤口愈合。头静脉损伤在做好结扎和止血处理后无须进一步处理，大部分患者可自行建立侧支循环。采用小切口切取喙突时，可以明确看到并避开头静脉。

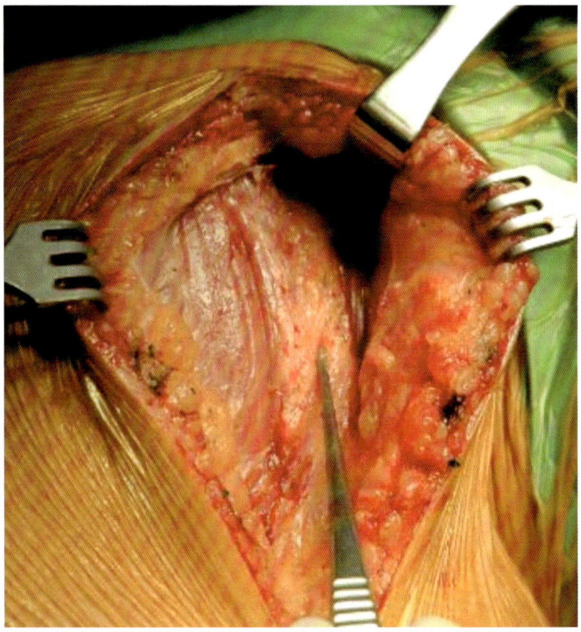

图 23.1　在三角肌和胸大肌间隙可见头静脉走行。

1.2　腋动脉

腋动脉是锁骨下动脉的延续，起自第一肋外侧缘，斜向下外经过腋区，至大圆肌下缘处进入上臂，故称为肱动脉。腋动脉被其前方的胸小肌跨过分成三段，肌近侧为第一段，肌后方为第二段，肌远侧为第三段。腋动脉各段均有分支，一般记为六支，即胸上动脉、胸肩峰动脉、胸外侧动脉、肩胛下动脉、旋肱后动脉及旋肱前动脉（图 23.2）[2]。手术时应关注腋动脉和臂丛神经的相对关系（图 23.3）[3]。

旋肱前动脉较小，经肱骨外科颈前方行向外后，与旋肱后动脉吻合，其与伴行的两根静脉被称为“三姐妹”。在进行传统由后向前肩胛下肌腱劈开时，关节镜下“三姐妹”可作为辨别腋神经的重要生理标志（图 23.4）。旋肱后动脉较大，与腋神经伴行，穿四边孔至肱骨后方，分布于三角肌及肩关节，并有分支与旋肱前动脉、肩胛上动脉及胸肩峰动脉等吻合。Carolyn M. Hettrich 等人报道，旋肱后动脉提供了肱骨头 64%的血供，旋肱前动脉提供了 36%的血供。旋肱后动脉供应的区域占整个肱骨头的 3/4（图 23.5）[4]。未见文献报道在关节镜下软固定 Latarjet 术中损伤腋动脉或旋肱前后动脉。

Daniel Bechtold 等人报道 1 例患者行开放性螺钉固定 Latarjet 手术，术后 20 年出现创伤性腋动脉

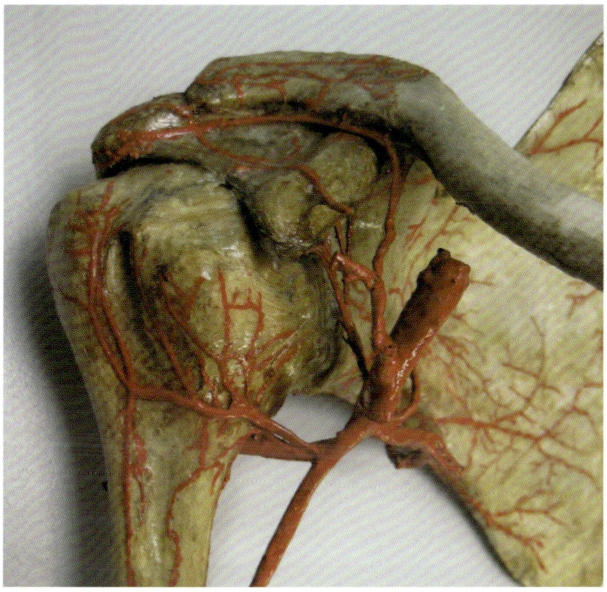

图 23.2 右侧肩关节前后像。尸体血管注塑模型显示喙突的血液供应及肱骨头的血液供应。

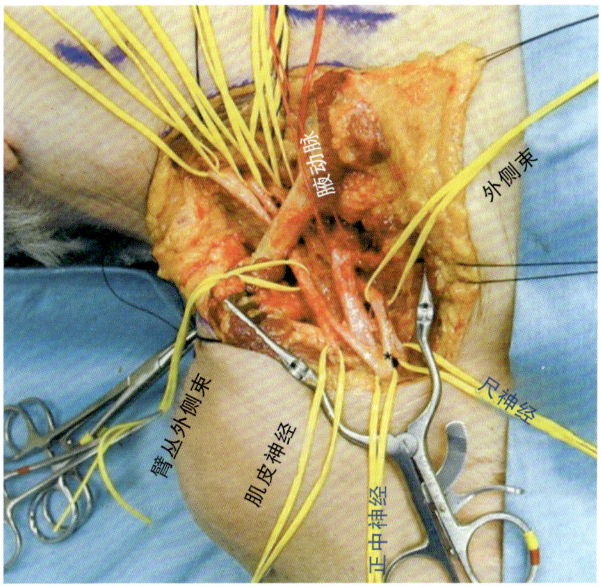

图 23.3 腋动脉和臂丛神经的相对关系。

假性动脉瘤，并导致血管栓塞，最终行截肢手术（图 23.6）[5]。Joseph W.Galvin 等人报道 1 例患者在行开放性螺钉固定 Laterjet 术后出现感觉异常和胸廓出口综合征（图 23.7），行关节镜下血管神经探查松解及固定物取出术后，症状逐渐缓解[6]。

2 神经

2.1 肌皮神经

肌皮神经起自臂丛外侧束（见图 23.3），穿入喙肱肌后，下行于肱二头肌与肱肌之间，分支分布于喙

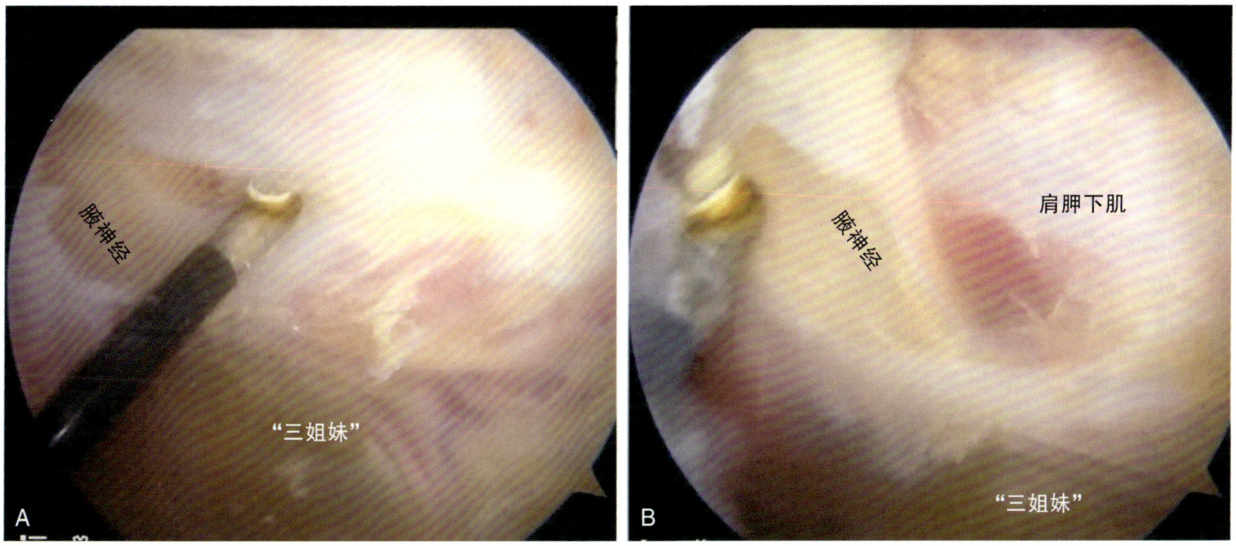

图 23.4 (A) 著名的"三姐妹"：旋肱前动脉及其伴行的两根静脉。(B)"三姐妹"、腋神经及肩胛下肌三者之间的关系。

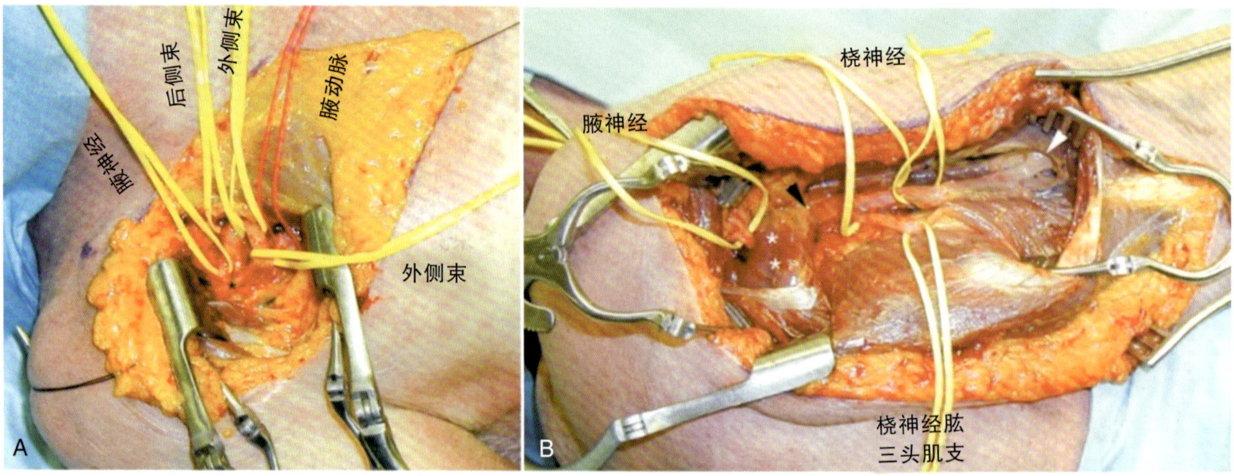

图 23.9 (A)将臂丛外侧束向内侧牵开暴露后侧束,白色 * 标示的是桡神经,黑色 * 标示的是肌皮神经。(B)白色 * 标示的是大圆肌。

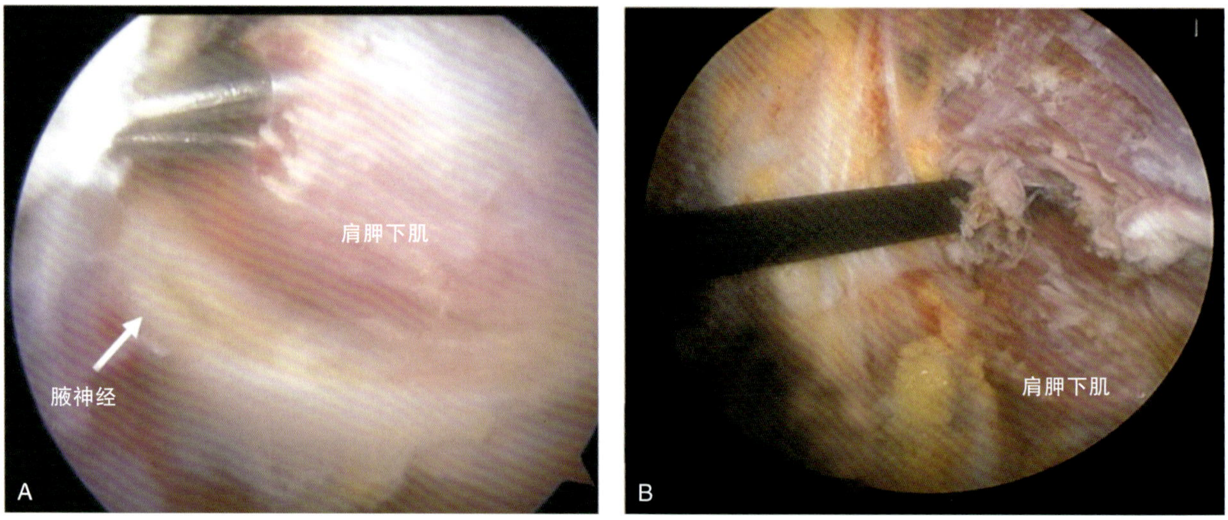

图 23.10 (A)使用交换棒穿过肩胛下肌下 2/3。(B)在直视下观察并保护腋神经的前提下沿肌腹劈开肩胛下肌。

2.3 肩胛上神经

肩胛上神经起自臂丛上干,向后走行经肩胛上切迹进入冈上窝,继而伴肩胛上动脉一起绕行肩胛冈外缘转入冈下窝,分布于冈上肌、冈下肌和肩胛(图 23.11)[3]。在肩胛上切迹处,该神经最易损伤,常表现为冈上肌和冈下肌无力及肩胛区疼痛等症状。Sergi Sastre 等人报道了 1 例采用关节镜下 Latarjet 手术进行二次翻修治疗肩关节脱位的患者,该患者术后出现肩胛上神经麻痹,主要是由两枚螺钉中靠上面的那枚螺钉位置不佳、末端穿出至肩胛上切迹所致,术后 6 个月取出内固定后症状逐渐消失(图 23.12)[9]。Dominik Meraner 等人对 132 例患者进行了关节镜下螺钉固定 Latarjet 术,其中 2 例患者出现了短暂的肩关节外旋活动无力,去除内固定物后症状好转[10]。Umile Giuseppe Longo 等人进行了尸体研究,建议在钻取骨道或者置入内固定时采取肱骨外旋位以降低肩胛上神经损伤的风险[11]。

3 软性固定 Lartarjet 手术血管神经并发症

将 Lartarjet 改良为袢钢板软性固定后,未见有文献报道神经血管损伤。在 Ettore Taverna 等人的研究中,所有 60 例患者行双套袢钢板固定后均未出现神经损伤[12]。陆伟等人采用一套袢钢板及一枚Push-

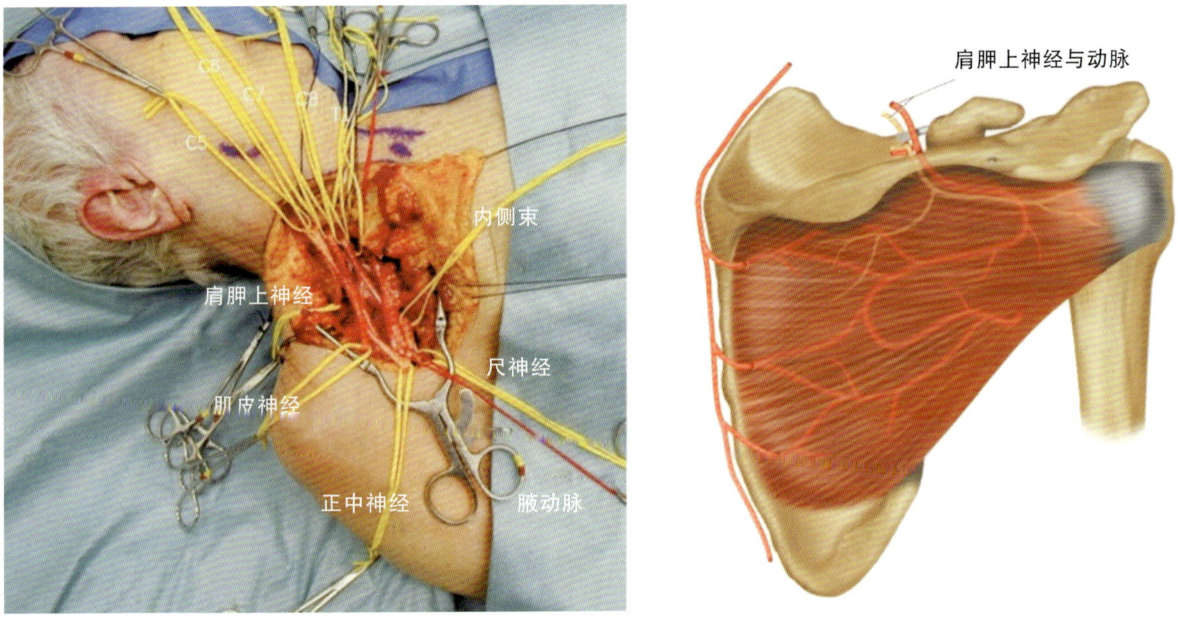

图 23.11　肩胛上神经的走行。

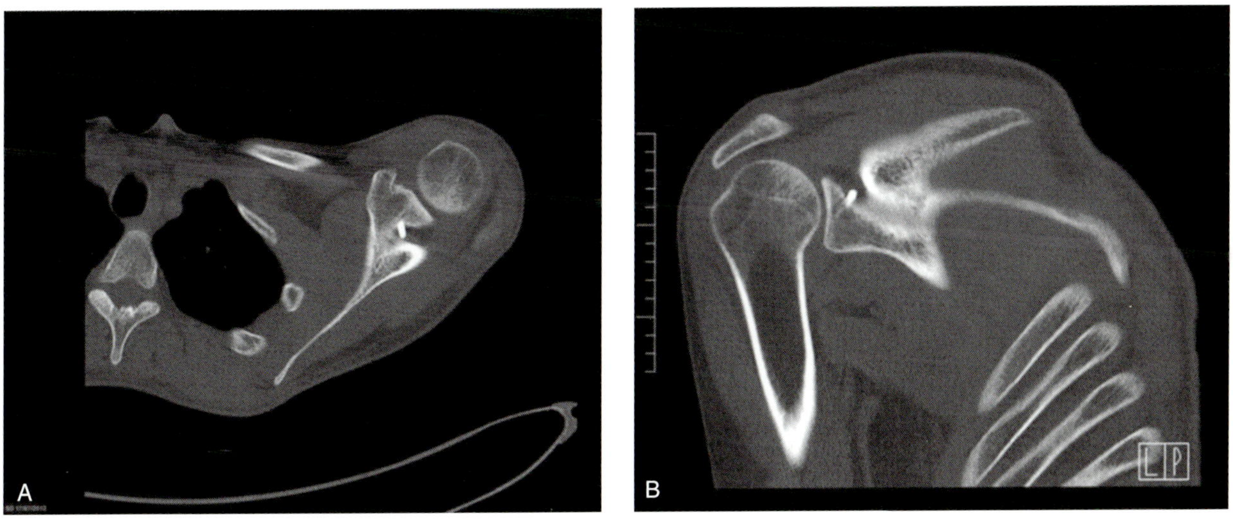

图 23.12　CT 显示上方的一枚螺钉尾部穿出至肩胛上切迹。肩胛上神经损伤因固定喙突的螺钉所致。

lock 无结锚钉防旋转固定的手术方式，均未出现血管神经损伤[13,14]。Pascal Boileau 等人对 121 例行软性固定的患者进行了平均 26 个月的随访，无一例患者出现血管神经损伤[15]。

（吴程）

参考文献

1.Athwal GS, Meislin R, Getz C, Weinstein D, Favorito P. Short-term Complications of the Arthroscopic Latarjet Procedure: A North American Experience. Arthroscopy.2016;32(10):1965-1970.

2.Di Giacomo G. Editorial Commentary: Latarjet Mechanics and Biology: Thinking in Biodynamic Fashion. Arthroscopy. 2020;36(3):696-700.

3.Maniker, Allen H. Operative Exposures in Peripheral Nerve Surgery[M]// Operative exposures in peripheral nerve surgery. Thieme Medical Publishers. 2005.

4.Hettrich CM, Boraiah S, Dyke JP, Neviaser A, Helfet DL, Lorich DG. Quantitative assessment of the vascularity of the proximal part of the humerus. J Bone Joint Surg Am. 2010;92

(4):943–948.

5.Bechtold D,Bartosiak K,Aleem AW. Bony glenoid augmentation complicated by late traumatic axillary artery pseudoaneurysm and disseminated intravascular coagulation. J Shoulder Elbow Surg. 2019;28(7):e221–e225.

6.Galvin JW,Romanowski JR,Boykin RE,Eichinger JK,Lafosse L. Neurovascular Compression After the Latarjet Procedure. Orthopedics. 2015;38(12):e1164–e1168.

7.Southam JD,Greis PE. Delayed,transient musculocutaneous nerve palsy after the Latarjet procedure. J Shoulder Elbow Surg. 2012;21(5):e8–e11.

8.Williams HLM,Evans JP,Furness ND,Smith CD. It´s Not All About Redislocation: A Systematic Review of Complications After Anterior Shoulder Stabilization Surgery. Am J Sports Med. 2019;47(13):3277–3283.

9.Sastre S,Peidro L,Méndez A,Calvo E. Suprascapular nerve palsy after arthroscopic Latarjet procedure: a case report and review of literature. Knee Surg Sports Traumatol Arthrosc. 2016;24(2):601–603.

10.Meraner D,Smolen D,Sternberg C,Thallinger C,Hahne J,Leuzinger J. 10 Years of Arthroscopic Latarjet Procedure: Outcome and Complications. Indian J Orthop. 2019;53(1):102–110.

11.Longo UG,Forriol F,Loppini M,et al. The safe zone for avoiding suprascapular nerve injury in bone block procedures for shoulder instability. A cadaveric study. Knee Surg Sports Traumatol Arthrosc. 2015;23(5):1506–1510.

12.Taverna E,Longo UG,Guarrella V,et al. A new mini-open technique of arthroscopically assisted Latarjet. BMC Musculoskelet Disord. 2020;21(1):285.

13.Xu J,Liu H,Lu W,et al. Modified Arthroscopic Latarjet Procedure: Suture-Button Fixation Achieves Excellent Remodeling at 3-Year Follow-up. Am J Sports Med. 2020;48(1):39–47.

14.Xu J,Liu H,Lu W,et al. Clinical outcomes and radiologic assessment of a modified suture button arthroscopic Latarjet procedure. BMC Musculoskelet Disord. 2019;20(1):173.

15.Boileau P,Saliken D,Gendre P,et al. Arthroscopic Latarjet: Suture-Button Fixation Is a Safe and Reliable Alternative to Screw Fixation. Arthroscopy. 2019;35(4):1050–1061.

第2节 Latarjet手术骨质相关并发症

1 移植骨块骨折、不愈合、溶解/吸收、塑形

移植骨块除术中可发生骨折外，术后极少数患者也可发生骨折，特别是癫痫患者。弹性固定Latarjet术后较少发生移植骨块骨折，移植骨块溶解发生率也较低。术后随访1~5年，移植骨块不愈合率为0%~7.0%。根据陆伟等人[1,2]对50例患者应用弹性固定骨Latarjet手术治疗肩关节复发脱位的研究报道，术后随访2年，所有50例患者移植骨块均完全愈合，未发生移植骨块骨折或骨溶解/吸收，且没有发生关节退变。根据Pascal Boileau等人[3-5]对121例患者的研究报道，95%的移植骨块与肩胛颈愈合良好，3.3%的移植骨块与肩胛颈不愈合，0.8%的移植骨块发生骨折，0.8%的移植骨块溶解/吸收。Pascal Boileau等人[3-5]报道一组7例应用弹性固定髂骨块移植术翻修Latarjet手术后失败的病例，随访12~39个月，所有的移植骨块均愈合、无骨折及溶解/吸收。陆伟等人[1,2]报道102例患者采用弹性固定方法治疗肩关节复发脱位，至少随访3年以上，98%的移植骨块愈合，移植物总吸收率为12.6%~64.3%。移植物吸收主要发生在关节盂的边缘和“最适”圆周围。在所有的病例中，骨移植物和肩盂在重塑过程中相互补充融合，不断接近解剖重塑。Yoann Dalmas等人[6]报道了一项有关98例患者采用双袢Latarjet术治疗肩关节复发脱位的回顾性研究，术后3个月CT扫描显示，愈合率为64%，4%的移植物明显迁移。在31例未愈合的移植物中，93%在1年后CT扫描时显示痊愈，最后随访时移植物的总愈合率为93%。此外，如果Latarjet手术中喙突骨移植骨发生骨折，双排锚钉固定可作为一种补救方法。

2 骨块位置

Latarjet术后通常应用CT扫描来评估移植物的位置是否理想。理想的骨块位置是在En-face面赤道以下[3-5]。Casabianca等人[7]认为理想的位置位于En-face面2:30和4:20之间，在关节盂平面上与盂边缘齐平[8]。根据移植物相对于关节盂平面水平面的位置，可将移植物的位置分为3类：平坦型和距离内、外侧3mm以上的内、外侧型。采用弹性固定骨遮挡方法治疗肩关节复发脱位，术后移植物位置大部分良好，喙突移植物的位置与关节盂表面严格相切（88%~96%），大部分病例在En-face面赤道以下（88%~92.5%），部分位置偏高（7.5%~12%）。根据陆伟等人[1,2]对50例患者应用弹性固定骨遮挡方法治疗肩关节复发脱位的报道，术后第1天，88%的移植物位于2:30和4:20之间，4%位于这一位置之上，8%低于该范围。在关节盂平面上，80%的移植物与肩胛关节缘齐平，20%高于盂缘。10例高于盂缘的病例平均高出(4.48 ± 0.67)mm。术后随访6个月、1年、2年，最终移植物与肩胛关节缘齐平，这表明弹性固定后移植骨块与关节盂有很强的塑形能力。对于肱骨头退变，可根据Samilson和Prieto等人[9]的标准进行评估。

Pascal Boileau等人[3,4]报道采用弹性固定骨遮挡方法治疗121例肩关节复发脱位患者，术后随访24~47个月，95%的移植物与肩盂缘平齐，92.5%的移植物位于赤道以下。Pascal Boileau等人[3,4]报道7例Latarjet手术失败的患者采用弹性固定髂骨块移植术翻修进行治疗，术后随访12~39个月，所有移植骨块均在关节盂平面水平与盂边齐平，En-face轴面内所有移植骨块都位于盂赤道以下。陆伟等人[1,2]报道采用弹性固定方法治疗102例患者肩关节复发脱位患者，至少随访3年以上，96%的移植物术后立即达到垂直位，平均移植物中线中心位于4:00位置。轴位CT显示，87.3%的移植物与盂缘齐平，2%的移植物靠近内侧，11%的移植物靠近外侧。Yoann Dalmas等人[6]报道了采用双袢Latarjet手术治疗98例肩关节复发脱位患者的回顾性研究，术后3个月进行CT扫描，其中67%位置与肩盂周围完全吻合，96%位于赤道以下。

与传统螺钉固定Latarjet技术不同，弹性固定骨性结构并发症并不常见，作者仅发现1例喙突劈裂病例有明显的骨质疏松，患者22岁，平时无运动习惯。该病例在喙突制备时发现骨质较松，但还是做了去皮质化，结果加压固定时劈裂。该病例的教训是：如果发现喙突明显骨质欠佳，应适当保留受力部位的骨皮质以防止劈裂。

（林本丹 刘伟军 陆伟）

参考文献

1.Xu J,Liu H,Lu W,et al. Modified Arthroscopic Latarjet Procedure: Suture-Button Fixation Achieves Excellent Remodeling at 3-Year Follow-up. The American journal of sports medicine. 2020;48(1):39–47.

2.Xu J,Liu H,Lu W,et al. Clinical outcomes and radiologic assessment of a modified suture button arthroscopic Latarjet procedure. BMC musculoskeletal disorders. 2019;20(1):173.

3.Boileau P,Duysens C,Saliken D,Lemmex DB,Bonnevialle N. All-arthroscopic,guided Eden-Hybbinette procedure using suture-button fixation for revision of failed Latarjet. Journal of shoulder and elbow surgery. 2019;28(11):e377–e388.

4.Boileau P,Saliken D,Gendre P,et al. Arthroscopic Latarjet: Suture-Button Fixation Is a Safe and Reliable Alternative to Screw Fixation. Arthroscopy : the journal of arthroscopic & related surgery: official publication of the Arthroscopy Association of North America and the International Arthroscopy Association. 2019;35(4):1050–1061.

5.Boileau P,Thélu C,Mercier N,et al. Arthroscopic Bristow-Latarjet combined with bankart repair restores shoulder stability in patients with glenoid bone loss. Clinical orthopaedics and related research. 2014;472(8):2413–2424.

7.Casabianca L,Gerometta A,Massein A,et al. Graft position and fusion rate following arthroscopic Latarjet. Knee surgery, sports traumatology,arthroscopy:official journal of the ESSKA. 2016;24(2):507–512.

6.Dalmas Y,Thélu CE,Laumonerie P,et al. Arthroscopic double-button Latarjet: two-thirds of bone block healed at 90 days. Knee surgery,sports traumatology,arthroscopy : official journal of the ESSKA. 2020.

8.Hovelius L,Sandström B,Sundgren K,SaeböM. One hundred

eighteen Bristow-Latarjet repairs for recurrent anterior dislocation of the shoulder prospectively followed for fifteen years: study I—clinical results. Journal of shoulder and elbow surgery. 2004;13(5):509-516.

9.Samilson RL,Prieto V. Dislocation arthropathy of the shoulder. The Journal of bone and joint surgery American volume. 1983;65(4):456-460.

第 3 节 弹性固定 Latarjet 手术几个关键问题及解决方案

弹性固定骨遮挡方法治疗复发性肩关节脱位时,整个学习曲线相对传统的 Latarjet 手术要短。通常进行 30 例 Latarjet 手术后,手术团队的手术时间、并发症发生率、术中问题会明显减少[1]。有研究使用双纽扣固定方式进行手术,关节镜下即时和术后二期手术并发症发生率约为 10%,不超过开放 Latarjet 手术[2]。那么弹性固定骨遮挡方法治疗复发性肩关节脱位在软组织方面是不是没有并发症,或者有哪些并发症?

有文献报道通过采用双纽扣钢板固定术治疗 88 例复发性肩关节脱位,术中并发症发生率为 3.3%。其中 1 例术中转为切开手术,1 例发生喙突骨折,1 例器械使用出现问题。术后并发症发生率为 6.8%:4 例早期喙突移位,2 例半脱位[3]。关节镜下 Latarjet 手术可用于降低骨块错位率和改善骨移植的位置,以及减少与开放入路相关的软组织损伤[4,5]。尽管关节镜下 Latarjet 手术被广泛使用,但与螺钉固定相关的并发症发生率与开放技术相当,甚至更高[6]。因此,我们提出了采用小切口的皮肤切开方案,但对皮肤外观要求高和瘢痕体质的患者有一定的影响。如果采用电凝刀进行皮下分离,也可能出现损伤皮肤表皮组织的情况,操作中需要注意组织结构,避免损伤。

切开皮肤后,对喙突周围进行剥离和截取,过程中需要采用钝性分离。此处的神经血管界面相对安全,出现并发症的概率较低。截取喙突过程中还应防止因器械问题导致截取骨块过小。应对措施包括充分分离和测量定位,截骨时使用弧形的截骨刀,条件允许的情况下建议使用“直角”的小摆锯进行喙突截骨。

截取喙突成功后,进行喙突上钻孔的制备。此处容易使孔道位置不在喙突中心点,导致喙突骨块在复位及固定过程中出现劈裂(图 23.13)。应对措施包括:精确测量;在稳定固定的情况下钻取骨道。

与提高可视化程度的预期相反,关节镜下 Latarjet 手术并没有降低神经系统并发症的发生率[7]。在劈开肩胛下肌时,容易出现劈裂位置过高或者过低的情况,甚至可能损伤肩胛下肌在小结节的附着点,甚至损伤腋神经。有文献在研究关节镜下袢固定 Latarjet 术的引导入路时,提出了使用牵引器保护腋神经,以避免在劈开肩胛下肌将移植骨块固定在肩胛骨上时出现损伤[3]。我们的做法是:先在盂肱关节内由后向前的监视下定位劈裂处,再劈开肩胛下肌关节面的筋膜,逐步暴露到肌肉组织;然后在前上外入路的监视下,由前向后劈开肩胛下肌前方的筋膜,使得前后通道贯通。此处操作还可以探

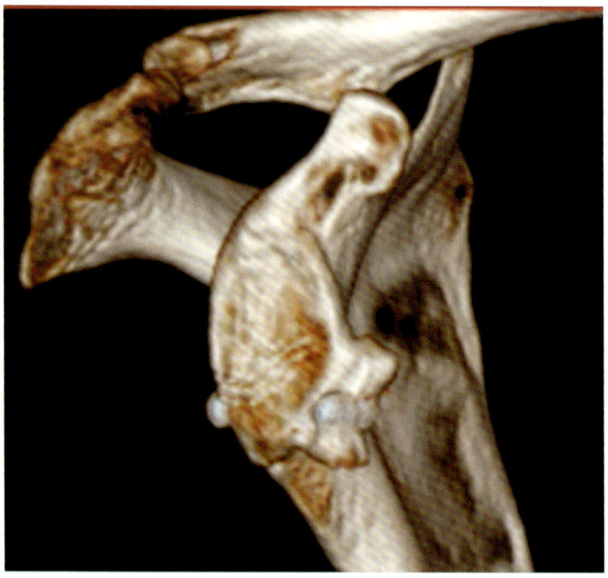

图 23.13 喙突明显骨质疏松,加压时劈裂。

查腋神经，腋神经和肌皮神经有效的系统识别可降低神经损伤的风险。这样在不使用特殊器械的情况下，可以避免出现肩胛下肌劈裂口位置不良的情况，从而降低手术操作的难度、减少操作时间。

最新的研究显示，劈开肩胛下肌时，劈开口的内侧缘只要不超过肩关节盂平面，就不会导致腋神经损伤。解剖研究发现，在肩关节盂 4:00 位置（左肩 8:00），腋神经距离关节盂垂直距离平均为15.75mm，水平距离为 28.2mm。所以，当由外向内劈开肩胛下肌腱时，从后方向前方置入的交换棒只要与肩关节盂平行，肩胛下肌腱的出口一定在腋神经的外侧。关键是后方入路不要偏外，否则可能导致交换棒向内成角，而直接指向腋神经。在由内向外劈开肩胛下肌腱时，后方劈开窗口必须在关节盂平面之外，且必须用交换棒从前方穿过预先劈开的肩胛下肌腱后方窗口，再在交换棒外侧用射频劈开肩胛下肌腱，这样就可以确保腋神经不被牵拉或损伤。

有文献提出关节镜下严格平行于关节盂表面的钻孔和螺钉植入术在技术上具有挑战性，甚至比传统的开放技术更危险[8]。而且，随着手术经验的增加，并发症的发生率并没有降低[9]。对采用螺钉固定的开放 Latarjet 手术进行神经监测研究，结果发现高危阶段是关节盂暴露和移植固定[10]。然而，规范和有效的钻孔操作可以减少或避免钻孔后放置的皮质纽扣与肩胛盂面夹角过大而导致的肩胛上神经损伤[11]。我们在此处操作时通常使用专用定位器（我们称之为“双枪猎管”）。此外，钻取关节盂骨道时，应在前上外进行充分监视下完成的。肩胛盂钻孔应由后向前进行，并保持在盂肱关节囊内操作，可使这一潜在的危险步骤更为安全[11]。钻取骨道过程中可能会出现孔道位置较浅，甚至损伤关节盂表面软骨的情况（图 23.14）。应对措施包括：①选择合适的定位器再次进行骨道钻取。②如果关节盂前方孔道稳定性能够满足移植骨块固定需要，可以保留该孔道，在关节盂后方使用免打结的挤压螺钉固定（图 23.15）。

传统的 Latarjet 术后并发症大多数与螺钉固定有关[12]。骨块错位与螺钉倾斜倾向有关，可导致肩痛和肱骨头撞击引起的骨关节炎。骨块位置过于偏内，可引起肩关节残留疼痛和长期退行性关节炎；骨块位置过于偏外，可增加复发性肩关节不稳定的失败率[13]。采用弹性固定骨遮挡方法时，术后喙突骨块位置良好、容错率高、可以再塑形[14]，随访 3~5 年未出现退行性关节炎。生物力学研究发现，Latarjet 手术中螺钉固定失败最常见的位置是骨块钻孔处，而使用袢固定时，在骨块与联合腱的界面处容易发生肌肉断裂[15,16]。

早期移植骨块出现移位可能是后侧钢板固定中

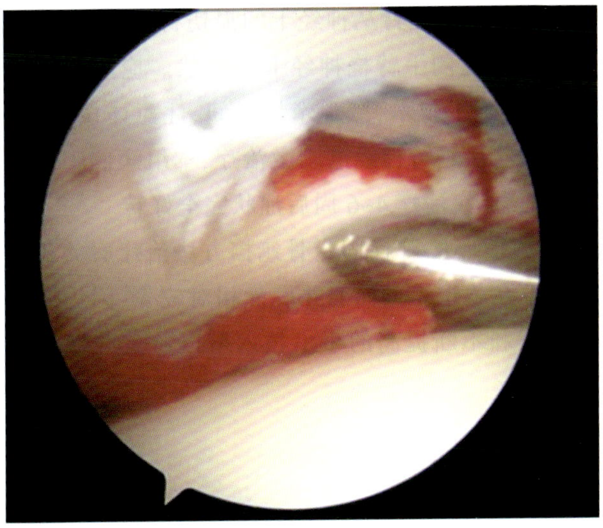

图 23.14 孔道位置浅，损伤关节盂表面软骨（左肩）。

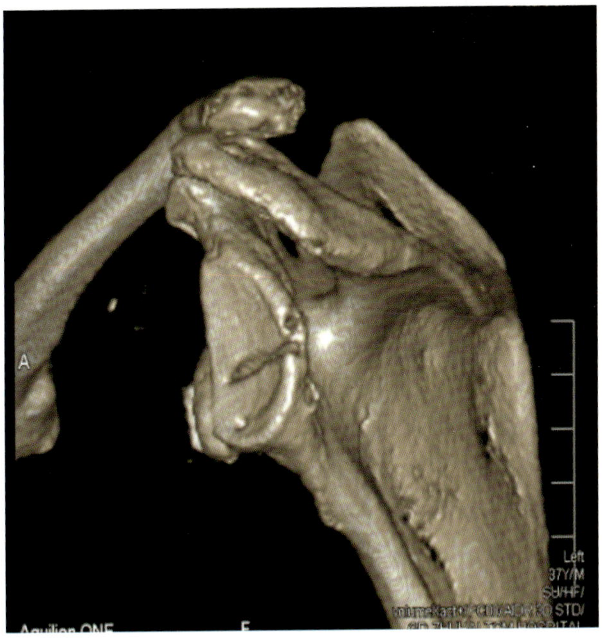

图 23.15 关节盂后方使用免打结螺钉，固定喙突前方的牵引线。

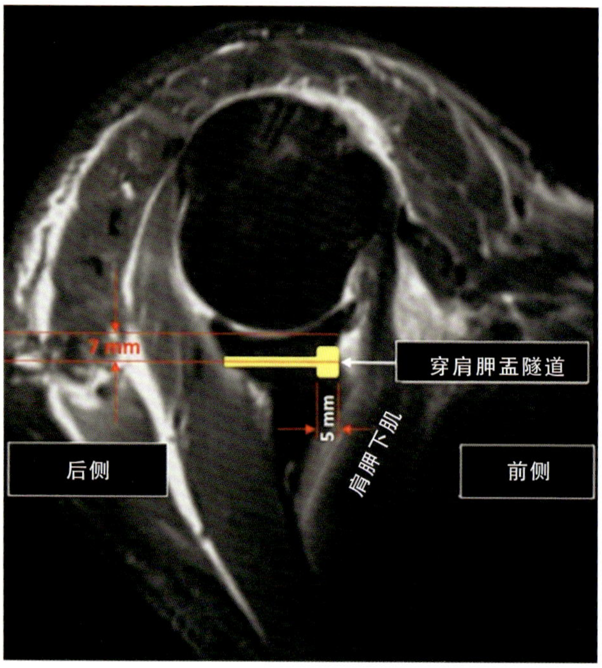

图 24.3 建立容纳喙突尖联合腱复合体的肩胛盂隧道。

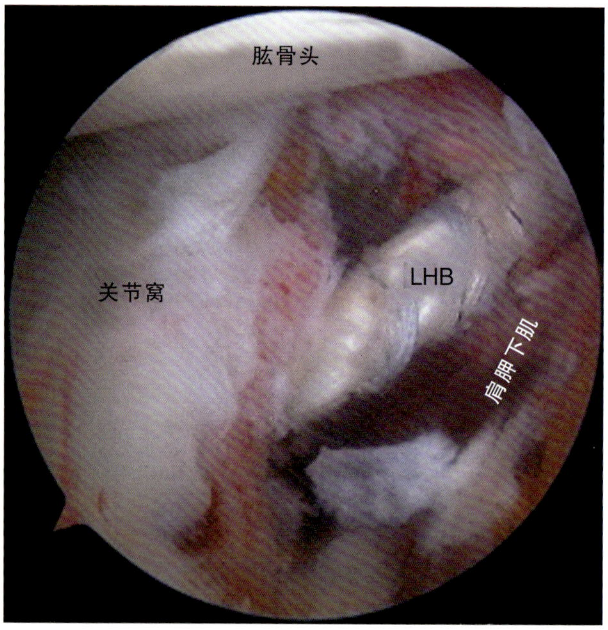

图 24.4 将肱二头肌腱拉入低位肱骨隧道(左肩前上入路镜下观)。

• 在肩胛下肌前侧找到导引线:将关节镜从前外侧入路插入前侧三角肌下间隙,沿着肩胛下肌前面向内下方推入。从前上入路将持线器插入前侧三角肌下间隙,在镜头前分离软组织,直至触及并显露穿过肩胛下肌的缝线器。将导引线从前上入路拉出。

• 将 LHB 的编织线穿过肩胛下肌和肩胛盂隧道:先将 LHB 的缝线拉过一个一次性鞘管,将鞘管沿着缝线经前侧切口推入前侧三角肌下间隙。从该鞘管插入持线器,在三角肌下间隙内找到导引线,然后将导引线从该鞘管拉出。将所有 LHB 缝线端穿过导引线的线环。向肩关节后侧回拉导引线,将 LHB 编织线拉过肩胛下肌,随后拉入肩胛盂隧道,从肩关节后侧入路拉出。

• 将 LHB 拉过肩胛下肌并拉入肩胛盂隧道:从前上入路进关节镜入关节腔。显露肩胛盂前缘,以便找到 LHB 编织线。向后侧牵拉编织线,沿着编织线周围用交换棒向前推肩胛下肌,直至显露 LHB。随后在监控下将 LHB 过肩胛下肌,拉入肩胛盂隧道(图 24.4)。

• 固定 LHB:将后侧入路扩大至 2~3cm 长,以便放入术者示指。将编织线周围的软组织分离,触摸到肩胛盂隧道的后开口,将后开口周围的软组织分离。每根编织线的两端分别穿过微型钢板中间的两个孔。

• 将微型钢板沿着缝线推低至肩胛盂:将对应的缝线支在微型钢板上打结。采用在肩胛盂隧道后开口上微型钢板悬吊固定的方式,将 LHB 固定在肩胛盂隧道内(图 24.5)。

• 将导线Ⅱ穿过高位肩胛盂隧道和肩胛下肌:关节镜从前上入路插入关节腔监控,从后侧入路插入持线器抓持导线。将导线Ⅱ在肩胛盂 3:00 位置对应的肩胛下肌处,平肩胛盂平面向前穿过肩胛下肌,并根据突破感和插入深度判定是否穿过肩胛下肌(图 24.6)。

• 在肩胛下肌前侧找到导引线Ⅱ:将关节镜从前外侧入路插入前侧三角肌下间隙,沿着肩胛下肌前面向内下方推入。从前上入路将持线器插入前侧三角肌下间隙,在镜头前边分离软组织,直至触碰并显露穿过肩胛下肌的缝线器。将导引线从前上入路拉出。

• 将 CTCTC 的编织线穿过肩胛下肌和肩胛盂隧道:打开前侧切口,将导线Ⅱ拉出。将所有 CTCTC 缝线端穿过导引线的线环。向肩关节后侧回拉导引线,将 CTCTC 编织线拉过肩胛下肌,随后拉入肩胛盂隧道,从肩关节后侧入路拉出。

• 将 CTCTC 拉过肩胛下肌并拉入肩胛盂隧道:

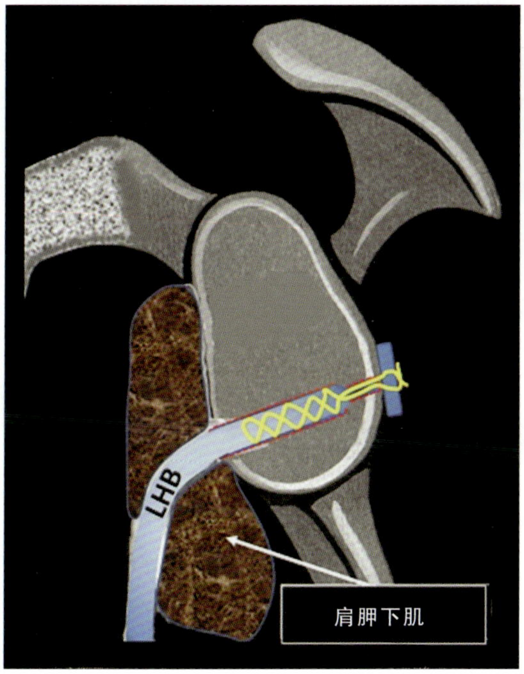

图 24.5　LHB 转移固定示意图。

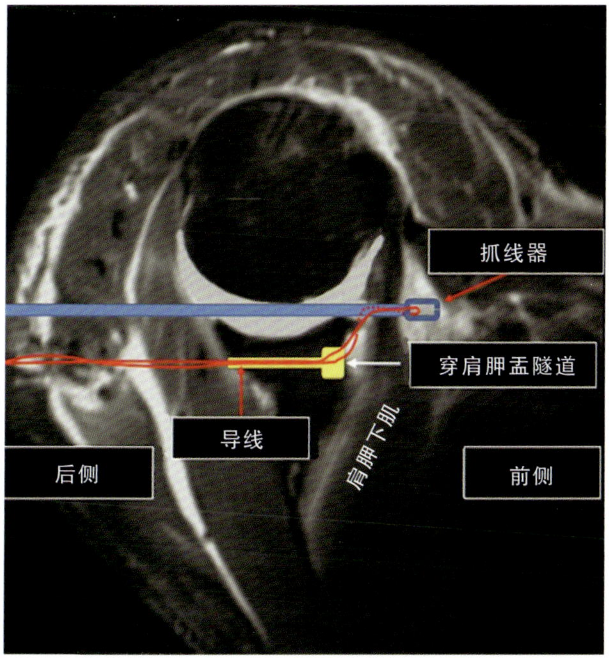

图 24.6　联合腱喙突尖复合体转移时导线传递方法。

从前上入路进关节镜，显露肩胛盂前缘，以便找到 CTCTC 编织线。向后侧牵拉编织线，沿着编织线周围用交换棒向前推肩胛下肌，直至显露 CTCTC。随后在监控下将 CTCTC 拉过肩胛下肌，将其上的骨柱拉入肩胛盂隧道。

• 固定 CTCTC：将每根编织线的两端分别穿过微型钢板的中间两个孔，微型钢板沿着缝线推低至肩胛盂，对应的缝线支在微型钢板上打结。采用在肩胛盂隧道后开口上微型钢板悬吊固定的方式，将 CTCTC 固定在肩胛盂隧道前侧的骨穴（图 24.7）。

该技术中存在的困难和具有相对风险的操作是穿肩胛下肌传递导线（表 24.1）。从关节腔内沿着肩胛盂平面传递，可以避免前侧穿出点过于靠内侧。

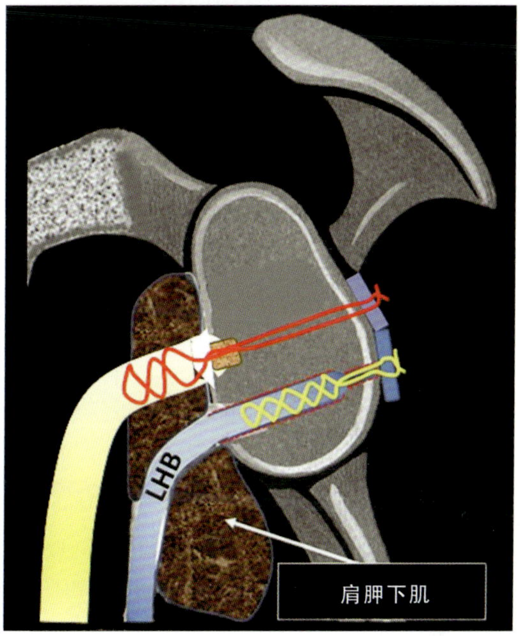

图 24.7　联合腱喙突尖复合体转移固定示意图。

表 24.1　肩关节前脱位双吊带加强技术的要点和误区

1.肩关节前脱位的双吊带修复技术应当是肩关节吊带加强方式中最为复杂的技术，需要在熟悉单吊带加强术的基础上开展
2.在切取喙突尖时，注意将喙突内侧的胸小肌充分解离，否则 CTCTC 的转移会受阻
3.在编织 CTCTC 时，注意缠绕表层的腱性部分，过深缠绕会切割底面肌肉部分
4.在从盂上结节解离 LHB 时，注意切断其周围所有的连接组织，否则会造成肌腱从关节内拉出困难
5.在前三角肌下间隙，先定位胸大肌腱膜上缘可以最快速度定位腱沟远侧的 LHB
6.上肩胛盂隧道不能离肩胛盂面过深，否则隧道后开口可能对肩胛上神经造成干扰

（待续）

表 24.1(续)

7.建立下肩胛盂隧道时,术中应测量肩胛盂宽度,这样既能保证有足够长的 LHB 在肩胛盂隧道内,也保证隧道后侧有至少 5mm 长的未扩大部分来横架微型钢板固定。如果隧道意外扩通,建议用微型纽扣固定
8.在向前穿肩胛下肌送导线时,沿着肩胛盂平面走行可避免穿出点过于偏内侧
9.LHB 导线穿出点在 4:30 方向,穿出点过于向下可能刺激腋神经
10.在肩胛下肌前侧探触硬点有利于快速找到持线器
11.在导线穿出点周围有瘢痕或者较厚筋膜组织时,应将这些组织清除,否则会阻挡 CTCTC 穿过。在肩胛盂后侧用缝线固定时,应注意将微型钢板紧贴肩胛盂固定

(赵金忠)

参考文献

1.Ogawa K, Naniwa T, Okuyama N. Irreparable capsule tears in initial surgery for glenohumeral instability: report of two cases treated with iliotibial band autograft. Keio J Med. 2009;58(3):185-9.

2.Dewing CB, Horan MP, Millett PJ. Two-year outcomes of open shoulder anterior capsular reconstruction for instability from severe capsular deficiency. Arthroscopy. 2012;28(1):43-51.

3.Alcid JG, Powell SE, Tibone JE. Revision anterior capsular shoulder stabilization using hamstring tendon autograft and tibialis tendon allograft reinforcement: minimum two-year follow-up. J Shoulder Elbow Surg. 2007;16(3):268-72.

4.Iannotti JP, Antoniou J, Williams GR, Ramsey ML. Iliotibial band reconstruction for treatment of glenohumeral instability associated with irreparable capsular deficiency. J Shoulder Elbow Surg. 2002;11(6):618-23.

5.Braun S, Horan MP, Millett PJ. Open reconstruction of the anterior glenohumeral capsulolabral structures with tendon allograft in chronic shoulder instability. Oper Orthop Traumatol. 2011;23(1):29-36.

6.Bessière C, Trojani C, Carles M, Mehta SS, Boileau P. The open latarjet procedure is more reliable in terms of shoulder stability than arthroscopic bankart repair. Clin Orthop Relat Res. 2014;472(8):2345-51.

7.DeFroda SF, Gil JA, Owens BD. Recurrent shoulder stabilization with open bankart repair and long head biceps transfer. J Orthop. 2018;15(2):401-403.

8.Bokshan SL, Gil JA, DeFroda SF, Badida R, Crisco JJ, Owens BD. Biomechanical Comparison of the Long Head of the Biceps Tendon Versus Conjoint Tendon Transfer in a Bone Loss Shoulder Instability Model. Orthop J Sports Med. 2019;7(11).

9.Wellmann M, de Ferrari H, Smith T, Petersen W, Siebert CH, Agneskirchner JD, Hurschler C. Biomechanical investigation of the stabilization principle of the Latarjet procedure. Arch Orthop Trauma Surg. 2012;132(3):377-386.

10.Yamamoto N, Muraki T, An KN, Sperling JW, Cofield RH, Itoi E, Walch G, Steinmann SP. The stabilizing mechanism of the Latarjet procedure: a cadaveric study. J Bone Joint Surg Am. 2013;95(15):1390-1397.

11.Boileau P, Bicknell RT, El Fegoun AB, Chuinard C. Arthroscopic Bristow procedure for anterior instability in shoulders with a stretched or deficient capsule: the "belt-and-suspenders" operative technique and preliminary results. Arthroscopy. 2007;23(6):593-601.

12.Tang J, Zhao J. Arthroscopic Transfer of the Conjoined Tendon-Coracoid Tip Complex for Anterior Shoulder Instability. Arthrosc Tech. 2017;7(1):e33-e38.

13.Tang J, Zhao J. Arthroscopic Transfer of the Long Head of the Biceps Brachii for Anterior Shoulder Instability. Arthrosc Tech. 2017;6(5):e1911-e1917.

第 5 部分

弹性固定骨遮挡技术的相关临床基础研究

第 25 章

弹性固定 Latarjet 手术肩胛下肌腱劈开高度与肩胛下肌腱容量研究

1 背景

早在 2010 年，Boileau 等人[1]就指出，在肌肉比例丰富的运动员，仅通过简单的肩胛下肌暴露将骨块放置在正确的位置是困难的，喙突移植骨块放置不当会降低手术效果[2,3]。有文献指出，骨块位置过于靠近内侧或者过高，可导致肩关节再脱位；而骨块位置过于靠近外侧，可导致骨关节炎的发生[4,5]。其中的每个过程都影响着移植骨块与关节盂的贴合情况及随后的塑形情况，进而影响手术预后及并发症的发生。

关节镜下传统 Latarjet 手术要求在前外侧入路观察下，由后方入路插入交换棒，在肩关节盂平面 4 点钟位置维持向前穿过肩胛下肌腱，认为此点相当于肩胛下肌腱中下 1/3 位置。然后用射频在交换棒周围进行肩胛下肌腱劈开。劈开范围为交换棒周围、关节盂内外至少 10~20mm，甚至更大。该技术需要在直视下将交换棒穿刺肩胛下肌腱，以避免腋神经损伤。在肩胛下肌腱中下 1/3 劈开时，使移植的喙突骨块穿过并置于关节盂 3~5 点钟位置，中心位于 4 点钟位置[6]。但是临床医生往往因为视觉差异或学习曲线不够，导致劈开肩胛下肌腱平面过高，使得喙突骨块与关节盂未充分贴合或张力过高，术后难以愈合。因此，我们团队创新性地提出由后向前的肩胛下肌劈开法。该方法操作简单，并能有效降低术中并发症的发生，减少软组织和神经损伤。本研究采用两种不同的方式行肩胛下肌劈开，通过对比其术后功能及解剖改变，探讨由后向前劈开肩胛下肌的可能性和有效性，以期为 Latarjet 手术的应用和改良提供有力支持。

2 研究内容

我们观察了 2016—2018 年间 20 例就诊的肩关节复发脱位患者，对比采用不同方法劈开肩胛下肌腱的影像学及临床结果。纳入标准：①年龄在 20~35 岁。②术后 CT 横断位扫描移植喙突外缘与关节盂软骨面齐平，或内外不超过 2mm。③无手术相关并发症。排除标准：①翻修病例。②有基础疾病。③肩胛多向不稳。④不遵从康复计划或无法按时随访者。⑤癫痫病例。在术前、术后即刻、术后半年、1 年半分别进行患肩关节 CT 扫描。按照肩胛下肌腱劈开方法分为两组：A 组采用由前向后劈开法（A–P 组）；B 组采用由后向前劈开法（P–A 组）。术后采用 CT 影像学观察骨块贴合情况、肩胛下肌腱劈开平面高度（由低到高占比，%）、骨块愈合与塑形情况。通过肩关节活动度、UCLA 评分、ASES 评分等临床指标观察术后临床疗效。

2.1 临床资料

本组患者全部为男性，年龄在 18~36 岁，平均 24.9 岁。左肩脱位 14 例，右肩脱位 6 例。脱位次数为 4~30 次，平均 8.8 次。平均骨缺损为 18.6%±7.7%。

2.2 手术方法

所有患者的手术均由同一位高年资医生完成。

• 由后向前肩胛下肌腱劈开法(P-A 组):截取喙突后,建立常规后侧入路,置入关节镜后引导前外侧入路,观察关节盂缺损及 Hill-Sachs 病变,清理肩袖间隙组织,清除妨碍视野的关节囊和滑膜,并于右肩胛盂 En-face 面 4:00(左肩胛盂 8:00)位置用射频标记。使肩关节处于 0°外旋位,以肩胛盂平面为界,于右肩胛盂 En-face 面 4:00 水平 (左肩胛盂 8:00,对应肩胛下肌中下 1/3 交界处),用射频由后往前、由内向外劈开肩胛下肌腱后方的关节囊,沿肌纤维方向劈开肌膜和肌腹,直至肩胛下肌腱前方的肌膜并开一个小窗。前入路置入交换棒,穿过肩胛下肌腱劈开的小窗并向上牵引肩胛下肌腱,交换棒放置在关节盂平面以保护其内侧的腋神经,用射频继续劈开肩胛下肌腱,宽度约为 1.2cm 即可(图25.1A)。其他手术步骤见第 5 章。

• 由前向后肩胛下肌腱劈开法(A-P 组):手术方法与 P-A 组类似,不同的是劈开肩胛下肌腱的方法。前外入路置入关节镜后,前方入路置入射频,分离暴露、观察到腋神经。后方入路置入交换棒,在肩关节中立位,于关节盂相当于 4:30 位置的关节盂平面向前穿入肩胛下肌腱,并在直视下向前穿透肩胛下肌腱,此时应小心避免损伤腋神经。以交换棒位置为界,在该平面逐渐向外劈开肩胛下肌腱,宽度以移植骨块长轴能够顺利穿过肩胛下肌腱为标准,所以需要向关节盂平面内侧进一步劈开 10~20mm。因为腋神经走行可有明显变异,此时需要十分小心,不要损伤腋神经。

• 固定方法两组相同(见第 5 章)

2.3 测量方法

选取三维 CT 矢状位的关节盂平面图, 包括完整的肩胛下肌腱横断面、关节盂、喙突、袢、骨道。标记肩胛下肌腱横断面长轴长度, 以肩胛下肌腱劈开平面为分界线, 分别测量上方与下方肩胛下肌腱的长轴长度,计算肩胛下肌腱劈开平面上、下方肩胛下肌的比例, 并以此表示肩胛下肌劈开位置的高低。理论上,该比例应该≤33.3%(图 25.1B)。

2.4 术后康复与随访

2.4.1 术后康复

术后即刻采用肩关节外展位固定,并持续 6 周,期间可以进行被动肩关节环转运动及不涉及肩关节的其他关节锻炼。外旋肩关节锻炼:术后 2 周维持 0°、4 周 20°、6 周 40°,外旋达到较健侧差 5~10°时可根据情况暂停,术后 6 个月要求完全恢复正常外旋。术后 6 周开始逐渐增加主动前屈、外展、后伸锻炼。术后 6 个月恢复正常关节活动度。运动方面,术后 6 个月内避免累及肱二头肌腱的健身活动。

2.4.2 术后随访

术前、术后即刻、术后半年、1 年半分别进行患肩关节 CT 扫描。由 2 位研究人员分别对患者进行肩关节功能检测, 并根据检测结果完成功能量表。

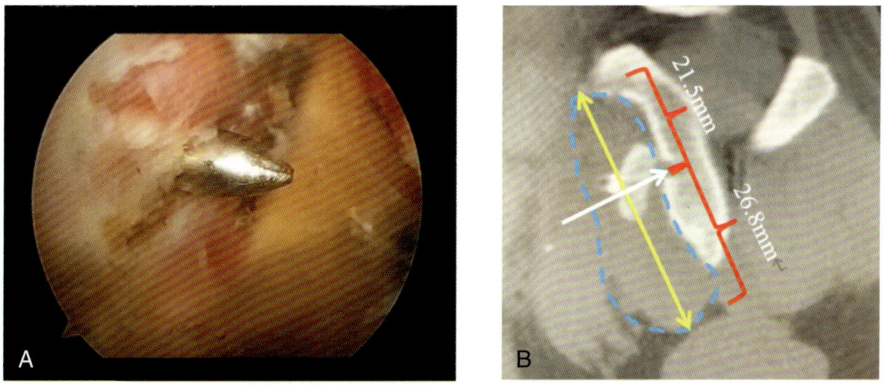

图 25.1 (A)由后向前劈开法内缘不超过肩关节盂平面,劈开口在腋神经外侧,窗口宽度=10mm。(B)肩胛下肌腱劈开平面偏高导致骨块贴合不良。测量:劈开平面下方比例=55.5%(超过 1/3=33.3%)。

具体指标包括肩关节活动度、UCLA 评分量表、ASES 评分量表。最终结果取平均值,保留整数。

2.5 统计学分析

使用 SPSS 22.0 软件(IBM 公司,美国)进行数据分析,计量资料用均数±标准差($\bar{x}$±s)表示,采用配对 t 检验,计数资料以例数和百分比表示,采用 χ^2 检验,P<0.05 有统计学意义。

2.6 临床结果

在本研究中,未出现术中并发症,如血管损伤、神经损伤及感染等。术中 A–P 组有 2 例患者向后牵拉骨块时出现骨块下方张力较大、无法贴合的情况,分别加用下方固定锚钉加固。术后 CT 评估显示,全部病例均在术后 6 个月愈合,1 年半塑形。术后影像学评分:①A–P 组 10 例骨块中心平均位于 En–face 面 3:50 位置,P–A 组 10 例平均位于 En–face 面 3:25 位置,两组差异无显著性意义。②A–P 组 2 例出现骨块下方贴服不满意情况(分别分离 0.5mm、0.3mm),P–A 组均贴合较好。③肩胛下肌腱劈开高度平面:A–P 组 55%,P–A 组 38%,两组差异有统计学意义(表 25.1)。术后临床功能情况:①肩关节活动度恢复时间,A–P 组为 7.2 个月,P–A 组为 5.7 个月,两组差异有统计学意义,②UCLA 评分两组分别为(33.4±5.3)分和(33.8±4.7)分,ASES 评分两组分别为(89.5±3.8)分和(90.8±4.8)分,两组差异无统计学意义(表 25.2)。

3 总结

自 1954 年 Latarjet 开创术式及 G.Walch 将之规范并推广以来,喙突移植治疗肩关节前向不稳的应用越来越多[7,8]。尤其是关节盂骨性缺损情况下,可通过 Latarjet 手术进行治疗处理[9–11]。Boileau[6]指出该技术有两个显著的优势,一方面它对关节盂缺损进行了修补,另一方面它利用联合腱及肩胛下肌下部加强了盂肱关节相对较弱的部分,这在其他报道中也早已说明[12,13]。但是,该技术仍然有许多部分需要进行改良。Young 等人[14]指出,只有开放 Latarjet 手术才可以明确肩胛下肌纤维走向,从而进行精准的下 1/3 水平劈裂。Alexandre 等人[15]则指出,关节镜下难以完整看清肩胛下肌肌腹,且在 30°或 70°关节镜侧视下可能会导致偏差。

肩胛下肌腱劈开问题尚未明确,其中关于采取由内向外或由外向内劈裂技术仍需要进一步研究[15]。Alexandre 等人[15]根据 Boileau、Lafosse 等人[1,16]描述的劈裂肩胛下肌方法进行了大体实验,最后得出该方法最终会导致肩胛下肌劈裂较高的结论。在传统关节镜下 Latarjet 手术中,肩胛下肌腱劈在交换棒引导下由前向后劈开,此方法在前外入路观察下,射频是由外向内下劈开的。由于肩关节是前倾前屈的朝向,肩胛下肌腱也是“躺在关节盂前下方”(图 25.2),所以此时往往会产生错觉,以为劈开平面足够低了,这种视觉差同样会导致传统方法肩胛下

表 25.1 A 组、B 组术后影像学测量相关数据

分组	骨块中心位置	骨块贴服情况(分离)	肩胛下肌腱劈开高度平面(下方肩胛下肌容量)
A 组	3:50±1.1	2	55%
B 组	3:25±1.7	0	38%

表 25.2 A–P 组、P–A 组病例最终随访情况

相关数据	A–P 组	P–A 组	统计学差异
肩关节活动度恢复时间(月)	7.2±2.5	5.7±3.1	P<0.05
UCL 评分	33.4±5.3	33.8±4.7	P>0.05
ASES 评分	89.5±3.8	90.8±4.9	P>0.05

肌腱劈开偏高。若意识到这个问题想刻意往下劈裂，则有可能损伤周围血管及腋神经。肩胛下肌劈裂范围差异可能会导致不同的结果：①因为肩胛下肌的上部分肌腱相对较多，而肩胛下肌下部分主要是肌肉部分，肩胛下肌劈裂较高会导致联合腱张力过大[14]。②劈裂较低可能导致张力不足。劈裂位置较高也许是导致骨块放置位置较高以及术后外旋活动恢复难度较大的原因。肩胛下肌劈裂较高可能会增加移植物固定的张力，并可能导致关节镜下 Latarjet 手术的不愈合率较高[17]。采用由后向前肩胛下肌腱劈开时，视野与肩胛下肌腱完全垂直，劈开的平面与实际几乎没有视觉差(图 25.2)。而且，由前向后劈开时，越往里劈开的窗口就越小，反之由后向前劈开时窗口正好相反。所以，在喙突骨块拉入时，往往后者非常容易，而前者较困难(窗口越来越小)。这个特点可能也是改良弹性固定 Latarjet 手术用时较短的原因。

以往的研究表明，Latarjet 术后肩胛下肌强度的恢复取决于肩胛下肌处理的方式。与肩胛下肌切开相比，肩胛下肌腱切断术在 Rowe 评分、Constant 评分、压腹强度等方面更差，同时易复发肩关节不稳定[18,19]。由此可见，关于 Latarjet 术中对于肩胛下肌劈裂处理的方式，包括劈裂方向、长度、肩胛下肌腱劈开高度与劈裂下方肩胛下肌腱容量，会对手术预后和临床效果有一定的影响。此外，由我们既得的临床结果来看，A-P 组 10 例骨块中心位置平均在 3:50，P-A 组 10 例平均在 3:25，两组虽然无显著性差异，但 A-P 组 2 例出现骨块下方贴合不满意情况(分别分离 0.5mm、0.3mm)，P-A 组均贴合较好；肩胛下肌腱劈开高度不一致情况：A-P 组 55%，P-A 组 38%。肩胛下肌的不同处理也许会影响移植骨块与关节盂的贴合情况，进而可能会影响手术的效果及康复过程。Latarjet 手术的成功很大程度上取决于移植物的准确放置。位置偏差可能导致严重并发症，包括反复不稳定或疼痛，或随后发生骨关节炎[4,20]。Boileau 等人[1]曾指出肩关节视野可视性的重要性，若视野不足，骨块放置位置不满意，结果大相径庭。Gendre 等人[21]在研究袢固定代替传统螺钉固定的过程中发现，Bristow 手术相比 Latarjet 手术存在更高的假性愈合率，其中一个原因是在 Bristow 术后外旋过程中，肩胛下肌所产生的前向牵引力相对更高。由此可见，无论是 Bristow 手术还是 Latarjet 手术，肩胛下肌的处理都至关重要。

回顾文献发现，传统的 Latarjet 手术需要劈开肩胛盂平面内侧的肩胛下肌腱。Young AA 等人[14]描述了肩胛下肌的标准化劈开，即以肩胛盂前缘为界，在肩胛下肌中下 1/3 交界处向内、外劈开共 20mm。Hawi N 等人[22]在 50 具尸体标本上采用该标准劈

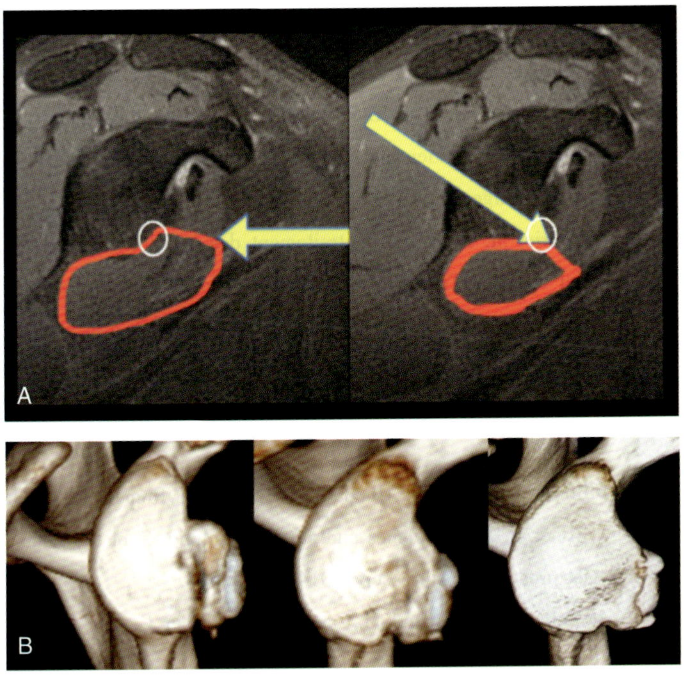

图 25.2　(A)不同方法肩胛下肌腱劈开路径。由于肩关节盂有前倾前屈的解剖特点，可能导致视觉差：(1)由前向后劈开，肩胛下肌腱下方容量可能会比观察估计的要大；(2)由后向前劈开，与肩胛下肌腱走行比较容易垂直。(B)分离的骨块半年后愈合。

第 26 章

弹性固定 Latarjet 手术后骨块愈合与塑形研究

第 1 节　弹性固定 Latarjet 手术双袢与单袢骨吸收比较

1　引言

喙突转位治疗肩关节前向不稳定，最早由 Michel Latarjet 于 1954 年提出[1]，Gilles Walch[2-9]等学者越来越多地将其应用于肩胛盂缺损和肩脱位翻修的前向不稳定。这项技术有两个优势：①它可以重建肩胛盂骨缺损，恢复静态骨效应。②通过将联合腱转移到肩胛下肌下部更靠近关节的位置，起到动态悬吊效应，增强收紧肩胛盂肱下韧带。加上盂唇和关节囊的修复，可以实现"三重锁定"效果[1,3,10-14]。经过多年的应用，该手术已被证明是治疗伴肩胛盂骨缺损的肩关节复发前脱位或半脱位的理想治疗方式，并且效果好，复发率低，患者满意度高，可恢复到损伤前水平[15-19]。使用两枚皮质金属螺钉固定移植物一直以来是推荐的固定方法，但螺钉固定存在一定的缺陷，如螺钉拔出或松动、弯曲或断裂、骨块骨折、骨不连、骨溶解吸收（3%~28%）和移植物迁移（4%~11%）等并发症[12,20-23]，其中喙突移植物骨溶解最常发生，文献证实骨溶解最常发生在喙突移植物的上表面。有研究报道，无骨缺损的患者骨溶解明显多于有明显骨缺损的患者[24,25]。Balestro[26]也报道使用生物可吸收螺钉固定与严重的骨溶解（67%的病例）有关。

为了减少传统螺钉固定的并发症，我们根据 Pascal 等人[34]提出的双袢固定方法改良了 Latarjet技术，采用小切口截取喙突、直视下新鲜化、关节镜下使用纽扣钢板固定喙突移植物的弹性固定方式。目前在临床上取得了满意的疗效[27-32]。近来越来越多的学者也证实了关节镜下纽扣钢板固定的并发症低于螺钉固定[33,34]。Nazmi 等人[35]研究证实，由于血液流动等生物因素的负面影响，喙突骨移植区域内的过度压力可能导致骨溶解。他对比了螺钉和纽扣钢板固定方式的生物力学，结果显示 Endobutton 纽扣钢板比螺钉压力值更少，因此术后移植物骨吸收更小。Pascal[34]的研究也显示纽扣钢板固定可获得 91%的骨愈合率。

我们采用两种袢固定喙突移植物方法：①移植物采用前后各一枚 Endobutton 打结固定，再加上防旋转线固定（单袢固定）。②在移植物上钻取两个骨道，前后各用一枚 Endobutton 固定，另外一个骨道用关节盂的金属锚钉+另外一枚 Endobutton 打结固定（双袢固定）。术后随访 1 年比较两组病例喙突移植物的骨溶解情况。

2　手术指征

- 原发性或复发性前脱位或半脱位。
- 伴肩胛盂骨缺损>20%。
- 伴或不伴过度松弛。

3　术前准备

我们研究了 25 例伴有严重骨缺损的肩关节前

脱位患者,其中 13 例行喙突单袢固定(A 组),12 例行喙突双袢固定(B 组)。A 组 10 例男性,3 例女性;B 组 10 例男性,2 例女性。患者平均年龄:A 组为(32±9)岁;B 组为(28±5)岁。初次脱位到手术时间:A 组平均为(23.1±14.8)个月(范围:6~96 个月);B 组平均为(20.0±11.2)个月(范围:7~96 个月)。所有患者均有超过一次的前下肩关节脱位,A 组平均为(6.2±5.3)次;B 组平均为(5.7±4.2)次。所有患者术前恐惧及抽屉试验均阳性。所有患者术前均进行了双侧 X 线和 CT 检查,以判断关节盂缺损比例。关节盂骨性缺损 A 组平均为 25.8%±4.8%(16%~35%);B 组平均为 24.1%±6.3%(15%~35%),所有患者均由同一位高年资主任医生进行手术。

4　手术操作步骤

• 喙突截取准备:全身麻醉结合臂丛麻醉后,患者取沙滩椅体位,常规消毒铺巾后以喙突为中心取 2.5cm 长纵行切口,逐层分离暴露喙突。离断喙肩韧带与胸小肌止点,在喙锁韧带止点前截取喙突至少 1.8cm,游离联合腱蒂 4~5cm,以便转位时减少组织张力。①A 组:于喙突中点钻制相距 2.5mm 骨道,骨道上表面放置 Endobutton 固定袢后,于中央 2 孔穿入 3 条高强缝线。距喙突截骨端 3mm 与喙突中央骨道垂直钻制 1.5mm 骨道,防旋转线穿入袢边孔后穿入该骨道待用;使用摆据修整喙突下表面至平整,去皮质新鲜化利于与肩胛盂骨性愈合。②B 组:沿喙突长轴三等分位置分别钻制相距 6mm 骨桥的 3.0mm、2.4mm 骨道,远蒂端骨道(2.4 mm)穿好 PDS 线备用;近蒂端骨道(3.0mm)上表面放置 Endobutton 固定袢后,于袢中央 2 孔穿入 3 条高强缝线,随后穿过近蒂端骨道待用;一条高强线穿入 Endobutton 远蒂端侧孔,并与防旋转锚钉线打结以防旋转。随后将该切口部分缝合关闭,保留 8mm 间隙作为 A 入路。

• 肩胛下肌劈开与关节盂骨床新鲜化:建立标准后方观察 B 入路,置入关节镜,直视下建立前上外侧 C 入路。探查关节内结构,评估骨性缺损情况,射频打开肩袖间隙;于关节盂 3 点钟位置钻取 2.5mm 孔用于初步定位。随后关节镜置入 C 入路,观察 B 入路,置入交换棒定位后在 A 入路置入刨刀与射频经肩袖间隙进入关节腔,平关节盂水平劈开肩胛下肌,暴露并保护腋神经。从由肩胛下肌裂口观察关节盂,随后新鲜化关节盂骨床。

• 喙突转位及固定:通过交换棒套入 8mm 专用双筒定位器,该定位器长 120mm,主要包括相距 5~10mm 的 2 个空心钛合金管,由 1.5mm 厚钛合金连接而成。2.5mm 内径空心管用于置入 2.4mm 导针,5.0mm 内径空心管用于套入交换棒定位。在交换棒引导下,从后方于关节盂 5 点钟位置用 2.4mm 导针钻取骨道,并用 Endobutton 钻扩孔,过 PDS 线备用。B 组于关节盂钻制好的骨道上方平行关节盂 6mm 打入一枚 2.8mm Twinfix 锚钉(施乐辉)。随后经 A 入路将 PDS 线与锚钉线拉出,锚钉线穿过骨块的远蒂端骨道,PDS 线过线技术将 Endobutton 上三条高强线从 B 入路拉出,将骨块拉入关节内调整位置,贴合到盂面,经后方 B 入路将另外一个 Endobutton 穿入高强线后使用田纳西结固定;最后将骨块 Endobutton 上侧孔的高强线与锚钉线采用 Double-Pulley 技术打结固定,防止骨块旋转。A 组则在交换棒引导下,从后方于关节盂 3 点钟位置用 2.4mm 导针钻取骨道,并用 Endobutton 钻扩孔。同样将 PDS 线与锚钉线拉出,锚钉线穿过骨块的远蒂端骨道,PDS 线过线技术将 Endobutton 上三条高强线从 B 入路拉出,将骨块拉入关节内调整位置,贴合到盂面,经后方入路将两个 Endobutton 分别穿入高强线后使用田纳西结固定。防旋转线可用非打结锚钉固定于 3 点钟位置。

5　临床结果

手术过程顺利,平均手术时间为(58±32)分钟。所有患者术后骨块位置良好,与肩胛盂骨床贴合紧密;术后两组患者喙突骨块均存在不同程度的骨吸收,最后 B 组(单袢固定)骨块平均吸收率为 24.3%±5.7%,A 组(双袢固定)骨块平均吸收率为 30.1%±6.2%,差异有统计学意义。骨块吸收均以骨块上半部分显著,所有患者骨块在术后半年完全愈合。

平均随访时间为(20.1±4.2)个月。末次随访时,ASES 评分单袢组平均为(95.64±6.52)分,双袢固定组平均为(94.68±5.02)分(P>0.05);Rowe 评分双袢组平均为(95.37±7.45)分,双袢固定平均(93.13±5.30)分(P>0.05);Walch-Duplay 评分单袢平均为

(95.65±7.78)分,双袢固定组平均为(93.13±5.30)分($P>0.05$),差异均无统计学意义。全部随访患者骨块愈合良好,未出现肩关节再脱位或关节不稳感。6例恢复对抗运动,全部病例均恢复正常生活,术后恐惧试验和再脱位试验均为阴性。

6 手术误区与并发症

最近一项大型综述报道,Latarjet手术的总体并发症发生率为15%[36]。结合我们的观察,并发症包括:移植物位置不正确(过高、过低、过于靠外及靠内)、移植物骨折、神经损伤(肩胛上神经、腋神经、肌皮神经)、血管损伤、骨不连、骨溶解、肩关节关节炎、再脱位、感染、术后疼痛、功能性麻痹、皮下水肿、血肿等。其中骨吸收发生率较高,甚至出现100%吸收、仅残留固定螺钉的病例。虽然这些病例临床再脱位率并不高,但对于手术医生来说,是难以接受的。骨吸收是否意味着再脱位目前尚没有定论,但吸收越少临床效果可能会更好已成为共识。

本组病例的结果显示,双袢病例的骨吸收率较单袢病例明显高,说明移植喙突受压强度可能与术后吸收有关,是否应该在固定喙突时避免过大的压力还需要进一步大样本研究与实验证实。此外,准确定位移植物是术中最关键的一个步骤。即使是有经验的医生,准确定位仍然具有挑战性。因为手术视野暴露的原因,可能导致位置过高、过低或过于靠外及靠内。我们设计了专用的定位器,限制骨道与关节盂的位置,防止骨道位置偏差,从而减少移植物位置错误的风险。医源性神经损伤也是必须关注的问题,由于腋神经解剖位置靠近术区,损伤风险较大。关节镜下操作可以清楚地找到腋神经,应尽可能减少腋神经损伤风险。术中避免过度牵拉造成肩胛上神经、肌皮神经等损伤。

7 结论

通过我们的临床研究可以得出结论,单袢和双袢固定均能达到良好的临床预后,但是双袢的骨吸收比单袢更明显。

(陆伟 李皓)

参考文献

1.Latarjet M. A propos du traitement des luxation recidivantes del'epaule [Treatment of recurrent dislocations of the shoulder]. Lyon Chir.1954;49:994-7.

2.Walch G. La luxation recidivante anterieure d'epaule [Recurrent anterior shoulder instability]. Rev Chir Orthop Reparatrice Appar Mot.1991;77(Suppl 1):177-91. 47.

3.Walch G,Boileau P. Latarjet-Bristow procedure for recurrent anterior instability. Tech Shoulder Elbow Surg.2000;1:256-61.

4.Balg F,Boileau P. The instability severity index score. A simple preoperative score to select patients for arthroscopic or open shoulder stabilisation. J Bone Joint Surg Br. 2007;89:1470-7.

5.Beran MC,Donaldson CT,Bishop JY. Treatment of chronic glenoid defects in the setting of recurrent anterior shoulder instability: a systematic review. J Shoulder Elbow Surg.2010;19:769-80.

6.Bhatia S,Frank RM,Ghodadra NS,Hsu AR,Romeo AA,Bach BR,et al. The outcomes and surgical techniques of the Latarjet procedure. Arthroscopy.2014;30:227-35.

7.Delaney RA,Freehill MT,Janfaza DR,Vlassakov KV,Higgins LD,Warner JJ. 2014 Neer Award paper: neuromonitoring the Latarjet procedure. J Shoulder Elbow Surg.2014;23:1473-1480.

8.Provencher MT,Bhatia S,Ghodadra NS,Grumet RC,Bach BR,Dewing CB,et al. Recurrent shoulder instability: current concepts for evaluation and management of glenoid bone loss. J Bone Joint Surg Am.2010;92(Suppl 2):133-151.

9.Burkhart SS,De Beer JF,Barth JR,Cresswell T,Criswell T,Roberts C,et al. Results of modifified Latarjet reconstruction in patients with anteroinferior instability and signifificant bone loss. Arthroscopy.2007;23:1033-1041.

10.Giles JW,Boons HW,Elkinson I,Faber KJ,Ferreira LM,Johnson JA, et al. Does the dynamic sling effect of the Latarjet procedure improve shoulder stability? A biomechanical evaluation. J Shoulder Elbow Surg 2013;22:821-7.

11.Patte D,Bernageau J,Bancel P. The anteroinferior vulnerable point of the glenoid rim. In: Bateman JE,Welsh RP,editors. Surgery of the shoulder. New York: Marcel Dekker.1985; 94-99.

12.Boileau P,Thelu CE,Mercier N,Ohl X,Houghton-Clemmey R,Carles M,et al. Arthroscopic Bristow-Latarjet combined with Bankart repair restores shoulder stability in patients with glenoid bone loss.Clin Orthop Relat Res.2014;472:2413–2424.

13.Mizuno N,Denard PJ,Raiss P,Melis B,Walch G. Long-term results of the Latarjet procedure for anterior instability of the shoulder.J Shoulder Elbow Surg.2014;23:1691–1699.

14.Patte D,Bernageau J,Bancel P. The anteroinferior vulnerable point of the glenoid rim. In: Bateman JE,Welsh RP,editors. Surgery of the shoulder. New York: Marcel Dekker. 1985; 94–99.

15.Allain J,Goutallier D,Glorion C. Long-term results of the Latarjet procedure for the treatment of anterior instability of the shoulder.J Bone Joint Surg Am.1998;80:841–852.

16.Bessiere C,Trojani C,Carles M,Mehta SS,Boileau P. The open Latarjet procedure is more reliable in terms of shoulder stability than arthroscopic Bankart repair. Clin Orthop Relat Res.2014.

17.Bhatia DN,De Beer JF,du Toit DF. Coracoid process anatomy: implications in radiographic imaging and surgery. Clin Anat.2007;20:774–784.

18.Collin P,Rochcongar P,Thomazeau H. Resultat delabutee coraco € dienne type Latarjet pour instabilitee anterieure chronique de l'epaule [Treatment of chronic anterior shoulder instability using a coracoid bone block (Latarjet procedure): 74 cases]. Rev Chir Orthop Reparatrice Appar Mot. 2007;93:126–132.

19.Burkhart SS,De Beer JF,Barth JR,Cresswell T,Criswell T,Roberts C,et al. Results of modifified Latarjet reconstruction in patients with anteroinferior instability and signifificant bone loss. Arthroscopy.2007;23:1033–1041.

20.Butt U,Charalambous CP. Complications associated with open coracoid transfer procedures for shoulder instability. J Shoulder Elbow Surg.2012;21:1110–1119.

21.Shah AA,Butler RB,Romanowski J,Goel D,Karadagli D,Warner JJP. Short-term complications of the Latarjet procedure. J Bone Joint Surg Am.2012;94:495–501.

22.Young DC,Rockwood CA. Complications of a failed Bristow procedure and their management. J Bone Joint Surg Am. 1991;73:969–981.

23.Zuckerman JD,Matsen FA. Complications about the glenohumeral joint related to the use of screws and staples. J Bone Joint Surg Am.1984;66:175–180.

24.Di Giacomo G,de Gasperis N,Costantini A,De Vita A,Beccaglia MA and Pouliart N. Does the presence of glenoid bone loss influence coracoid bone graft osteolysis after the Latarjet procedure? A computed tomography scan study in 2 groups of patients with and without glenoid bone loss. J Shoulder Elbow Surg.2014;23: 514 – 518.

25.Moroder P,Hirzinger C,Lederer S,et al. Restoration of anterior glenoid bone defects in posttraumatic recurrent anterior shoulder instability using the J-bone graft shows anatomic graft remodelling. Am J Sports Med.2012;40:1544–1550.

26.Balestro JC,Young A,Maccioni C and Walch G. Graft osteolysis and recurrent instability after the Latarjet procedure performed with bioabsorbable screw fixation. J Shoulder Elbow Surg.2015;24:711–718.

27.柳海峰,陆伟,许鉴,等.改良线袢法 Latarjet 技术治疗肩关节复发性脱位的中期疗效及移植骨块塑形模式分析[J].中国内镜杂志.2019;25(6):1–8.

28.柳海峰,陆伟,梁达强,等..改良关节镜双袢法 Latarjet 手术治疗癫痫患者复发性肩关节前脱位的疗效观察[J].中华肩肘外科电子杂志.2019;7(3):219–225.

29.许鉴,陆伟.肩关节复发前脱位伴有关节盂骨质缺损的治疗选择[J].中华肩肘外科电子杂志.2019;7(1):5–11.

30.钟名金,柳海峰,朱伟民,等.关节镜下双袢法 Latarjet 手术后喙突骨块塑形的研究[J].中华肩肘外科电子杂志.2019;7(1):35–43.

31.Xu,Jian;Liu,Haifeng;Lu,Wei Peng et al. Modified Arthroscopic Latarjet Procedure: Suture-Button Fixation Achieves Excellent Remodeling at 3-Year Follow-up[J].American Journal of Sports Medicine.2020;.48(No.1):39–47.

32.Xu,Jian;Liu,Haifeng;Lu,Wei et al. Clinical outcomes and radiologic assessment of a modified suture button arthroscopic Latarjet procedure[J].BMC Musculoskeletal Disorders. 2019.

33.Yoann Dalmas;Charles Edouard Thélu;Pierre Laumonerie;Mathieu Girard;Marie Faruch;Nicolas Bonnevialle.Arthroscopic double-button Latarjet: two-thirds of bone block healed at 90 days [J]. Knee surgery,sports traumatology,arthroscopy : official journal of the ESSKA.2020.

34.Boileau,P.;Gendre,P.;Baba,M.;et al;Trojani, C. A guided surgical approach and novel fixation method for arthroscopic Latarjet (Article)[J].Journal of Shoulder and Elbow Surgery. 2016;25(1):78–89.

35.Nazmi Bülent Alp;Oguz Dogan;Tufan Gürkan Yılmaz;et al. Understanding the causes behind coracoid graft osteolysis in latarjet procedure (finite element analysis and comparison of three fixation methods) [J].Orthopaedics & Traumatology: Surgery & Research.2020;106(1):53–59.

36.Longo UG,Loppini M,Rizzello G,Ciuffreda M,Maffulli N and Denaro V. Latarjet,Bristow,and EdenHybinette procedures for anterior shoulder dislocation:systematic review and quantitative synthesis of the literature. Arthroscopy;2014;30:1184-1211.

第2节 弹性固定Latarjet手术骨块位置高低骨愈合塑形影响的回顾性研究

1 引言

在治疗肩关节复发脱位的Latarjet手术中,合适的移植喙突固定位置及其愈合塑形是影响术后稳定的关键因素之一[1-3]。在传统Latarjet手术中,转位的喙突骨块在矢状面上固定位置过高、过低,术后均会引起脱位复发、骨吸收过多、骨块愈合不良等并发症[4,5]。然而,目前对于转位喙突在矢状面上的理想位置仍存在争议,Saito H等人[6]根据肩关节脱位后肩胛盂骨缺损最常见的位置,推荐将转位喙突固定在肩胛盂En-face面(右肩)2:30~4:20位置;Hovelius L等人[5]则建议固定位置要低于3点钟,而Lafosse L等人[7]则认为3~5点钟位置最佳。在既定的定位标准下,手术方式[3]、定位导向器的使用[8]、骨块固定方式[9]等会造成转位喙突固定位置的差异,手术效果也随之发生改变。同时,目前较少有研究对不同固定高度下的骨块愈合及塑形结果进行对比观察。

我们的前期研究[10,11]发现,双袢法弹性固定Latarjet手术中固定位置偏高、合适、偏低的转位喙突在术后均出现不同程度的骨吸收。因此,我们假设,双袢法弹性固定Latarjet手术中不同固定位置高度的转位喙突最终均能良好愈合与塑形。我们回顾性分析了2016—2018年接受双袢法弹性固定Latarjet手术治疗的肩关节复发脱位伴肩胛盂缺损患者,观察不同固定位置高度的转位喙突的愈合及塑形过程和特点。

2 患者资料

• 纳入标准:①20~35岁外伤性肩关节复发前脱位患者。②术后CT横断位扫描示转位喙突外缘与肩胛盂软骨面齐平,或内外不超2mm。③无手术相关并发症。

• 排除标准:①任何原因导致的翻修病例。②有基础疾病或关节松弛症的患者。③癫痫或有基础病者。④不遵从康复计划或无法按时随访者。共纳入76例病例,男性65例,女性11例。年龄20~35岁,平均(25.1±4.3)岁。左肩62例,右肩14例。脱位次数4~30次,平均8.2±5.3次。平均骨缺损为19.6%±5.7%。

3 手术方法

改良步骤:①小切口喙突截取与新鲜化,直视下放置固定袢与高强线+防旋转线。②后-前法肩胛下肌腱劈开技术,劈开范围为肩胛盂外-肱骨头内10~12mm。③防旋转线纵向牵拉骨块技术。④防旋转锚钉固定技术,详细步骤见文献[11]。

4 临床疗效评估

术前、术后半年、1年及此后每年对所有患者进行随访,观察患者的满意度、关节活动度、重返运动和并发症情况。采用疼痛视觉模拟评分(VAS)、美国肩肘外科评分(ASES)、Walch-Duplay评分和Rowe评分综合评估临床疗效。

5 影像学评估

术前、术后采用CT扫描进行影像学评估。术后观察肩胛盂En-face面,并按照移位喙突中心位置将患者分为三组。①A组:骨块中心位于3:00以上。②B组:骨块中心位于3:00~5:00。③C组:骨块中心位于 5:00 以下。观察横断面 CT 骨块相对肩胛盂内外的位置，入选标准为转位喙突外缘与肩胛盂软骨面齐平或内外不超 2mm。术后即刻、半年、1 年半、3 年复查 CT，观察骨吸收、与肩胛盂愈合及塑形情况（骨块愈合情况根据 Hovelius 提出的文献[4]进行观察）。

6 结果

A 组 15 例，术后即刻骨块中心平均位于 2:50；B 组 54 例，骨块中心平均位于 4:05；C 组 7 例，骨块中心平均位于 5:45（图 26.1）。术后所有患者均随访，平均随访时间为（36.5±4.8）个月。无血管神经损伤、感染、固定物和移植骨块相关并发症发生。无复发和翻修病例。

6.1 临床疗效结果

全部病例均恢复正常生活，对结果十分满意，所有患者重返运动且均恢复伤前运动水平。各组末次随访时 VAS 评分、ASES 评分、Walch-Duplay 评分、Rowe 评分较术前显著改善（$P<0.05$），但各组间差异无统计学意义（$P>0.05$）（表 26.1）。

各组术前及最终随访时前屈、外展、外展 90°外旋、0°外旋和内收活动度差异无统计学意义（$P>0.05$），各组间差异无统计学意义（$P>0.05$）（表 26.2）。

6.2 影像学评估结果

• 骨吸收与骨愈合：术后动态观察肩胛盂 En-face 面。①A 组：术后（6.8±2.4）个月，转位骨块与肩胛盂愈合并呈最大吸收状态，平均吸收为 17.8%±3.5%；②B 组：术后（6.6±3.2）个月，移位骨块与肩胛盂愈合并呈最大吸收状态，平均吸收为 13.7%±7.1%；③C 组：术后（6.5±4.1）个月，转位骨块与肩胛盂愈合并呈最大吸收状态，平均吸收为 15.8±4.6%；各组间骨吸收差异无统计学意义（$P>0.05$）（表 26.3）。所有骨块均出现了不同程度的骨吸收，平均 1 年内达到稳定，表现出肩胛盂正梨形圆之“圆外吸收“现象（图 26.1）。

• 骨块塑形：术后动态 CT 观察，各组骨块均于术后平均 6 个月与肩胛盂愈合。之后移位骨块会进一步向上、下、内、外延展塑形，肩胛盂最终在 En-face 面上塑形成正梨形外形，在横断面上塑形成与肱骨头同圆的弧形（图 26.1）。末次随访时，各组骨块最低点（Sling 起点）的位置分别为：A 组平均位于 3:50；B 组平均位于 4:30；C 组平均位于 5:40。各组骨

表 26.1 各组术前（1）、末次随访（2）临床疗效评分（分，$\bar{x}$±s）

	A 组（n=15）		B 组（n=54）		C 组（n=7）		A1A2	B1B2	C1C2	A2B2	A2C2	B2C2
	A1	A2	B1	B2	C1	C2	P_1	P_2	P_3	P_4	P_5	P_6
VAS	3.1±1.4	1.2±0.4	3.3±1.2	1.0±0.6	3.3±0.9	0.9±0.8	<0.001	<0.001	<0.001	0.402	0.424	0.396
ASES	79.6±18.3	95.2±3.8	80.2±16.2	94.8±4.7	81.3±14.2	93.5±3.7	<0.001	<0.001	<0.001	0.296	0.351	0.320
Rowe	41.4±8.9	96.8±2.7	40.2±9.8	95.1±3.8	39.7±8.8	96.3±3.6	<0.001	<0.001	<0.001	0.302	0.331	0.342
Walch-Duplay	69.2±8.2	93.2±3.5	67.5±10.2	94.3±2.5	67.1±10.6	93.3±3.1	<0.001	<0.001	<0.001	0.365	0.310	0.298

表 26.2 各组术前（1）、末次随访（2）肩关节活动度（°，$\bar{x}$±s）

	A 组（n=15）		B 组（n=54）		C 组（n=7）		A1A2	B1B2	C1C2	A2B2	A2C2	B2C2
	A1	A2	B1	B2	C1	C2	P_1	P_2	P_3	P_4	P_5	P_6
前屈	174.6±15.8	172.4±15.6	175.2±17.8	173.3±15.3	174.8±16.1	171.9±15.2	0.381	0.353	0.402	0.323	0.362	0.410
外展	124.8±16.3	124.1±16.5	125.2±15.3	123.5±16.1	125.6±14.7	123.2±15.7	0.420	0.592	0.388	0.364	0.372	0.305
外展 90°外旋	78.3±14.3	74.5±11.6	77.8±15.3	73.6±10.3	77.2±14.3	74.6±9.3	0.337	0.282	0.351	0.298	0.371	0.322
0°外旋	77.9±15.5	74.8±13.3	78.3±16.5	74.8±15.6	77.8±16.5	74.9±13.9	0.433	0.328	0.287	0.351	0.310	0.292
内收	66.6±11.4	62.9±15.4	65.6±12.3	63.5±14.2	63.9±13.3	61.5±13.2	0.329	0.314	0.417	0.367	0.392	0.343

表 26.3 各组骨质吸收比例(%,$\bar{x}$±s)

	分组			AB	AC	BC
	A 组	B 组	C 组	P_1	P_2	P_3
吸收比例	17.8±3.5	13.7±7.1	15.8±4.6	0.402	0.357	0.386

块塑形达稳定的时间分别为:A 组(15.7±4.6)个月、B 组(13.2±3.8)个月、C 组(16.4±4.2)个月,各组间差异无统计学意义(P>0.05)。所有病例均未观察到肩关节退变征象。

7 结果的意义

在传统 Latarjet 手术中,骨块定位与固定位置不佳是常见的并发症[12],Hovelius L 等人[4]报道,在传统开放螺钉固定 Latarjet 手术中,67%的骨块固定位置不良;Kordasiewicz B 等人[13]报道,关节镜下螺钉固定 Latarjet 手术后,13.1%的骨块固定位置过高。已有研究表明,骨块固定位置不佳与术后脱位复发、骨吸收过多、骨块愈合不良等相关[4,5]。为了避免螺钉固定 Latarjet 术的缺陷,Boileau P 描述了一种改良的关节镜下 Latarje 术[14]:采用特制的导向系统进行移植骨块定位,以及使用特定的圆形金属袢进行固定,以弹性固定代替硬性固定,术后随访结果显示 92.5%的移植骨块固定位置良好[15]。

我们在 Boileau P 的基础上对该术式进行了改良,劈开肩胛下肌腱更小且采用双袢弹性固定加上防旋转固定,使骨块更加稳定。术后随访 3 年以上,结果显示[15],96%的移位骨块固定位置良好,2%过高,2%过低。Taverna E 等人[8]认为,固定过高的骨块不能恢复肩胛盂的天然“正梨形”外形,但根据我们前期的观察,双袢法弹性固定 Latarjet 手术中固定

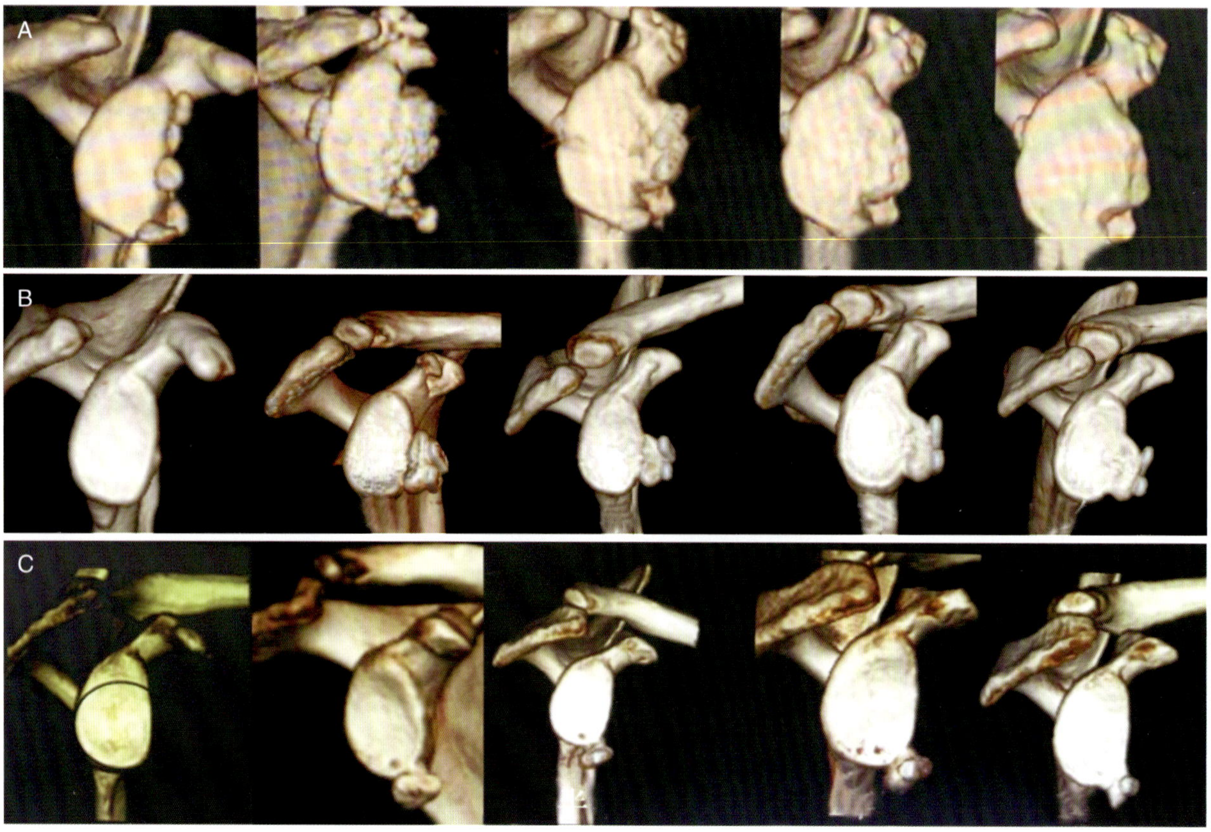

图 26.1 各组术前、术后各时间点 CT 上肩胛盂 En-face 面骨块愈合和塑形情况。

位置偏高、合适、偏低的移位喙突最终趋向于形成与原肩胛盂基本一致的“正梨形”肩胛盂。同样，在本研究中，各组骨块术后均出现了不同程度的骨吸收现象，术后平均 6 个月与肩胛盂愈合并呈最大吸收状态，1 年内骨吸收达到稳定，表现出肩胛盂正梨形圆之“圆外吸收”现象。各组末次随访时的临床疗效无显著差异，这与 Boileau P 的结果[15]类似。

通过回顾性观察我们不难发现，在双袢法弹性固定 Latarjet 手术中，不同固定位置高度的移植喙突愈合及塑形特点相似，最终结果均趋向形成与原肩胛盂基本一致的“正梨形”肩胛盂。线袢固定属于弹性固定，弹性固定的骨块在受到肱骨头挤压时会产生微动，根据 Wolff 定律，骨骼重塑会因力学刺激影响而改变其结构。位于肩胛盂同心圆内的部分受到肱骨头压力较大，因此产生的骨痂较多；而未受到挤压应力或挤压应力较小的骨质，产生的骨痂较少，骨质发生失用性萎缩并吸收，从而导致位于肩胛盂同心圆外的骨质吸收较多，位于同心圆内的骨质吸收较少，这可能是移位骨块呈肩胛盂正梨形圆之“圆外吸收”现象以及向四周延展塑形的原因。因此，研究中 B 组骨吸收比例最低可能与位于同心圆内的骨质较多而吸收较少有关。

骨块吸收和塑形特点使骨块最低点（Sling 起点）具有自动调节到最佳位置的趋势，因此术后 CT 评估可采用骨块最低点（Sling 起点）作为评估参考点。此外，与螺钉硬性固定相比，线袢弹性固定在保证足够固定强度的同时，显著改善了移植骨块与肩胛盂之间的挤压作用，同时也明显减少了固定物对移植喙突骨块的机械应力，这均有利于移植骨块与关节盂之间产生更多的骨痂并逐渐塑形。

上述移植喙突的愈合及塑形特点说明双袢法弹性固定 Latarjet 手术在移位骨块固定上具有较好的容错性，可有望减少移位骨块固定位置不佳所带来的不良后果，降低术后并发症的发生率，提高手术疗效。

8　结论

在双袢法弹性固定 Latarjet 手术中，不同固定位置高度的移植喙突最终均能良好愈合与塑形，且临床疗效相似，未观察到肩关节退变征象。骨块中心位于 3:00~5:00 的移植喙突骨块骨吸收比例相对较低，由于存在骨吸收现象，建议术后 CT 评估采用骨块最低点（Sling 起点）作为评估参考点。

（陆伟　梁新枝）

参考文献

1.Nourissat G, Delaroche C, Bouillet B, Doursounian L, Aim F. Optimization of bone-block positioning in the Bristow-Latarjet procedure: A biomechanical study. Orthopaedics & Traumatology: Surgery & Research. 2014;100(5):509–513.

2.Willemot LB, Eby SF, Thoreson AR, Debeer P, Victor J, An KN, Verborgt O. Iliac bone grafting of the intact glenoid improves shoulder stability with optimal graft positioning. J Shoulder Elbow Surg. 2015;24(4):533–540.

3.Kordasiewicz B, Kicinski M, Malachowski K, Wieczorek J, Chaberek S, Pomianowski S. Comparative study of open and arthroscopic coracoid transfer for shoulder anterior instability (Latarjet)-computed tomography evaluation at a short term follow-up. Part II. Int Orthop. 2018;42(5):1119–1128.

4.Hovelius L, Korner L, Lundberg B, Akermark C, Herberts P, Wredmark T, Berg E. The coracoid transfer for recurrent dislocation of the shoulder. Technical aspects of the Bristow-Latarjet procedure. J Bone Joint Surg Am. 1983;65 (7):926–934.

5.Hovelius L, Sandstrom B, Olofsson A, Svensson O, Rahme H. The effect of capsular repair, bone block healing, and position on the results of the Bristow-Latarjet procedure (study III): long-term follow-up in 319 shoulders. J Shoulder Elbow Surg. 2012;21(5):647–660.

6.Saito H, Itoi E, Sugaya H, Minagawa H, Yamamoto N, Tuoheti Y. Location of the glenoid defect in shoulders with recurrent anterior dislocation. Am J Sports Med. 2005;33(6):889–893.

7.Lafosse L, Boyle S. Arthroscopic Latarjet procedure. J Shoulder Elbow Surg. 2010;19(2 Suppl):2–12.

8.Taverna E, Guarrella V, Cartolari R, Ufenast H, Broffoni L, Barea C, Garavaglia G. Arthroscopically-assisted Latarjet: an easy and reproducible technique for improving the accuracy of graft and screw placement. Shoulder Elbow. 2018;10(2):99–106.

9.Neyton L, Barth J, Nourissat G, Metais P, Boileau P, Walch G, Lafosse L. Arthroscopic Latarjet Techniques: Graft and

Fixation Positioning Assessed With 2-Dimensional Computed Tomography Is Not Equivalent With Standard Open Technique. Arthroscopy. 2018;34(7):2032–2040.

10.Xu J, Liu H, Lu W, Deng Z, Zhu W, Peng L, Ouyang K, Li H, Wang D. Modified Arthroscopic Latarjet Procedure: Suture-Button Fixation Achieves Excellent Remodeling at 3-Year Follow-up. Am J Sports Med. 2020;48(1):39–47.

11.Xu J, Liu H, Lu W, Zhu W, Peng L, Ouyang K, Li H, Wang D. Clinical outcomes and radiologic assessment of a modified suture button arthroscopic Latarjet procedure. BMC Musculoskelet Disord. 2019;20(1):173.

12.Butt U, Charalambous CP. Complications associated with open coracoid transfer procedures for shoulder instability. J Shoulder Elbow Surg. 2012;21(8):1110–1119.

13.Kordasiewicz B, Malachowski K, Kicinski M, Chaberek S, Boszczyk A, Marczak D, Pomianowski S. Intraoperative graft-related complications are a risk factor for recurrence in arthroscopic Latarjet stabilisation. Knee Surg Sports Traumatol Arthrosc. 2019;27(10):3230–3239.

14.Boileau P, Gendre P, Baba M, Thelu CE, Baring T, Gonzalez JF, Trojani C. A guided surgical approach and novel fixation method for arthroscopic Latarjet. J Shoulder Elbow Surg. 2016;25(1):78–89.

15.Boileau P, Saliken D, Gendre P, Seeto BL, d'Ollonne T, Gonzalez J –F, Bronsard N. Arthroscopic Latarjet: Suture-Button Fixation Is a Safe and Reliable Alternative to Screw Fixation. Arthroscopy: The Journal of Arthroscopic & Related Surgery. 2019;35(4):1050–1061.

第3节 弹性固定Latarjet手术骨块偏外后骨块塑形的对照研究

1 背景

无论是传统的切开还是关镜下螺钉固定Latarjet手术，已有大量的文献报道了螺钉固定Latarjet术后喙突骨块的吸收和不愈合导致患者术后出现复发脱位或肩关节疼痛、退变等症状[1,2]。多数学者认为，理想的喙突骨块应固定在关节盂平面中心以下与关节面平行，或者位于关节盂稍微偏内或至少不要偏外高出关节盂平面的位置，以免术后肱骨头与骨块或螺钉碰撞引起关节退变[3,4]。前期的研究发现，关节镜下双袢法Latarjet术中将喙突骨块固定在高于关节面水平，经过1年左右的塑形，骨块最终与关节面平行融合，恢复了关节盂的正梨形形态，形成与肱骨头运动轨迹相符的弧形关节面，而且盂肱关节并没有出现撞击性退变[5]。我们认为采用双袢法固定不同于螺钉的坚强固定，喙突骨块与关节盂之间为良好血循环下的非坚强内固定，其骨块愈合机制与坚强固定、血循环不好的骨块等有所不同。因此，本研究的目的在于观察关节镜下弹性Latarjet术后喙突骨块塑形变化过程，报道一种新的不同于传统螺钉固定法Latarjet术后喙突骨块的塑形方式。

2 材料和方法

32例患者，平均年龄为26.5岁，接受关节镜下双袢法软固定Latarjet手术，术中移植喙突骨块放置在超过关节盂平面2~6mm处。术后佩戴外旋0°位护具，6周后开始主动活动康复训练，术后3个月完全恢复正常生活，术后半年恢复运动。采用三维CT扫描评估骨块位置与愈合塑形情况。随访时采用ASES评分、Constant评分评估术后肩关节功能状况。

3 结果

术后平均随访38个月，无神经血管及内置物并发症。31例患者肩关节稳定性良好，骨块完全愈合。1例癫痫患者术后9个月复发，在最后一次随访中，分离的骨块愈合。术后ASES评分、Constant评分明显改善。术后CT扫描显示骨块中心平均位于4点钟位置，喙突骨块平均高出关节盂平面3.6mm。动态随访CT显示术后平均12个月，高出关节盂的骨块塑形为与关节盂呈同弧度的圆形，肱骨头未出现退行性关节炎，全部病例出现不同程度的骨块骨质向上、下延伸爬行塑形现象，En-face 面观察骨块和关节盂塑形成与股骨头同圆的球窝状特征(图 26.2 和图 26.3)。

4　讨论

Latarjet 术后喙突骨块的位置是影响手术成功的关键。目前认为喙突骨块的外侧面固定在关节盂平面稍微偏内，或至少不要偏外高出关节盂平面的位置[1]。传统 Latarjet 手术使用螺钉进行坚强固定，在愈合过程中一般无内外骨痂生成，容易造成不愈合。一旦术中将喙突骨块置于高于关节面的位置，在肩关节活动时肱骨头与骨块或螺钉发生撞击，造成关节退变[2]。而在双袢固定为非坚强固定，骨块与关节盂存在相对移动(微动)，局部易形成骨痂，通过“二期愈合”骨块的塑形能力很强，是一种更有利的修复形式[22-23]。此外，喙突骨块始终受到来自肱骨头和联合腱向前下方的应力。根据 Wolf 定律，应力作用刺激成骨细胞增殖，应力轴线上形成坚强的板层骨；应力轴线以外多余的骨痂被吸收清除，最终形成适应生理功能的骨性愈合[23-25]。

Boileau 等人[1]报道采用双袢固定法 Latarjet 术治疗 76 例复发性肩关节前脱位的患者，术后发生伤口感染、神经血管损伤等并发症。术后平均随访 14 个月，75 例患者未出现肩关节不稳，1 例橄榄球运动员在术后 5 个月因再次损伤出现肩关节半脱位，但未再次手术。终末随访时，Rowe 评分和 Walch-Duplay 评分满意，93%的患者恢复到伤前运动水平。

本研究中，两组患者术后 ASES 评分和 Rowe 评分均较术前明显改善，69 例患者(A 组+B 组)中有 61 例(88%)恢复对抗运动。结合文献报道与本研究结果，作者认为，关节镜下双袢法 Latarjet 术不仅是固定方式的改良，而且能够显著改善肩关节前向不稳患者的肩关节功能，提高重返运动率。作者发现，采用双袢法固定 Latarjet 术后，喙突骨块偏外的病例(A 组)不仅没有发生骨关节炎，而且水平方向上高于关节面的骨质逐渐被吸收，骨块周围的骨质向周围延伸、塑形的形态趋向于符合肱骨头运动的弧形关节盂。垂直方向上也可以发生塑形，骨块上下缘倾向于“梨”形圆内补缺的现象，圆外的骨质基本吸收。因此作者认为，采用双袢法将喙突骨块固定在关节盂上，骨与骨之间有微量的活动，可以使成骨

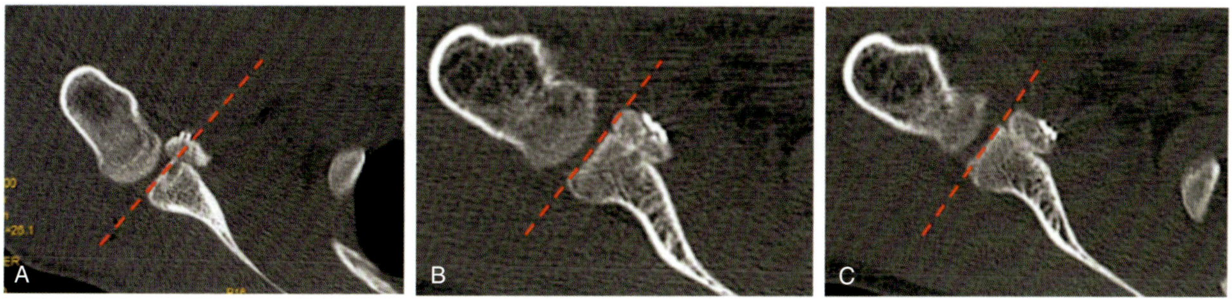

图 26.2　CT 横断面上显示骨块高于关节盂平面(A)、与关节盂齐平(B)、低于关节盂(C)。

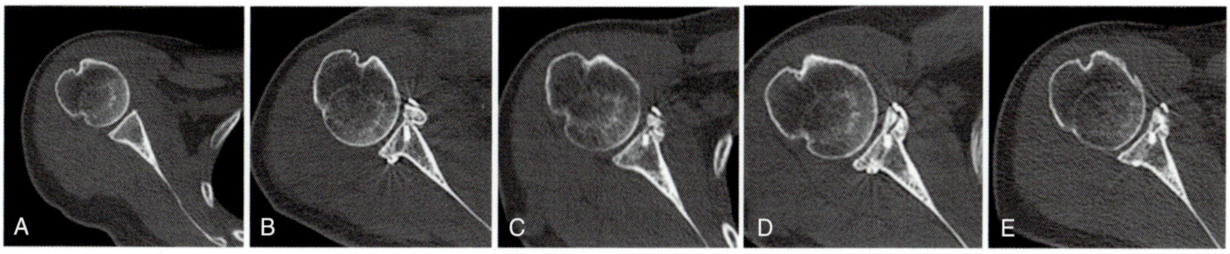

图 26.3　CT 横断面上观察骨块高于关节盂平面，随着时间延长高于关节面部分塑形。(A)术前 CT。(B)术后即刻。(C)术后 3 个月。(D)术后半年。(E)术后 1 年。

细胞活跃产生大量的骨痂，这些骨痂在今后的愈合过程中逐渐牢固。随着肩关节逐渐恢复正常运动，在关节盂弧形轨迹以外的骨痂组织会逐渐吸收。非坚强固定下大量骨痂形成与后期骨改建，最后就形成了类似的"梨"形形态。这种非坚强固定的骨块愈合模式可能是本研究病例中喙突骨块良好塑形、没有发生肩关节退变的原因之一。

5 结论

本研究发现，在Latarjet术后的塑形过程中，软固定下高出关节盂放置的喙突移植骨块不但不会造成骨块与肱骨头的撞击，反而有利于关节盂与骨块的爬行生长塑形、最后形成与肱骨头同圆的球窝。

（柳海峰　陆伟）

参考文献

1.Boileau P,Gendre P,Baba M,et al. A guided surgical approach and novel fixation method for arthroscopic Latarjet[J]. J Shoulder Elbow Surg.2016;25(1):78-89.

2.Gupta A,Delaney R,Petkin K,et al. Complications of the Latarjet procedure [J]. Curr Rev Musculoskelet Med.2015;8(1):59-66.

3.Samim M,Small KM,Higgins LD. Coracoid graft union: a quantitative assessment by computed tomography in primary and revision Latarjet procedure [J]. J Shoulder Elbow Surg. 2018;27(8):1475-1482.

4.Neyton L,Barth J,Nourissat G,et al. Arthroscopic Latarjet techniques: graft and fixation positioning assessed with 2-dimensional computed tomography is not equivalent with standard open technique [J]. Arthroscopy.2018;34(7):2032-2040.

5.钟名金，陆伟，柳海峰，等. 改良关节镜双袢法Latarjet术治疗严重骨缺损的复发性肩关节前脱位[J/CD]. 中华肩肘外科电子杂志.2018;6(1):38-46.

6.Taverna E,Garavaglia G,Perfetti C,et al. An arthroscopic bone block procedure is effective in restoring stability,allowing return to sports in cases of glenohumeral instability with glenoid bone deficiency [J]. Knee Surg Sports Traumatol Arthrosc.2018;26(12):3780-3787.

7.Yamamoto N,Muraki T,An KN,et al. The stabilizing mechanism of the Latarjet procedure: a cadaveric study [J]. J Bone Joint Surg Am.2013;95(15):1390-1397.

8.Giles JW,Boons HW,Elkinson I,et al. Does the dynamic sling effect of the Latarjet procedure improve shoulder stability? A biomechanical evaluation [J]. J Shoulder Elbow Surg. 2013;22(6):821-827.

9.朱以明，姜春岩. 评估Latarjet手术后移位喙突骨块吸收情况的CT分型系统的一致性研究[J/CD]. 中华肩肘外科电子杂志.2015;2(1):35-42.

10.Lafosse L,Boyle S. Arthroscopic Latarjet procedure [J]. J Shoulder Elbow Surg.2010;19(2 Suppl):2-12.

11.Lunn JV,Castellano-Rosa J,Walch G. Recurrent anterior dislocation after the Latarjet procedure: outcome after revision using a modified Eden-Hybinette operation[J]. J Shoulder Elbow Surg.2008;17(5):744-750.

第4节　术后骨块塑形研究：螺钉固定Latarjet手术后的喙突塑形结果

1 引言

复发性肩关节前脱位在年轻运动爱好者中十分常见。对于运动要求不高、无明显肩骨缺损的患者，单纯行关节囊盂唇复合体修复(Bankart术)即可取得良好的临床效果[1,2]，但是喜欢体育活动或(和)伴有骨缺损的患者仍然存在较高的复发脱位风险。复发性肩关节前脱位是目前骨科和运动医学医生面临的严峻挑战[3]。Latarjet手术(即喙突转位术)是在喙突截骨后将带有联合腱的喙突骨块穿过肩胛下肌并用螺钉固定于肩盂前下缘，使肩关节脱位的术后复发率明显下降，重返术前运动的比率及患者满意度明显提高[4,5]。

随着关节镜技术的发展，Lafosse等人[6]于2007年首次将传统切开Latarjet手术转为全镜下操作，取得了良好的临床效果。关节镜下 Latarjet 手术相较传统切开手术具有创伤小、出血少、恢复快、可同时观察关节内其他病变等优点,该技术得到大多数学者的推广和改良[7-9]。Gendre 等人[10]改变了传统的螺钉固定喙突骨块的方式,首次报道了双袢固定喙突骨块的关节镜下 Latarjet 手术。他们认为,采用双袢固定可以有效避免因螺钉置入角度不佳而产生的骨块位置不良、骨块吸收后螺钉裸露导致的骨关节退变、断钉和过内的入路导致的臂丛及其分支损伤等并发症[10-16]。因此,本研究旨在报道螺钉固定 Latarjet 手术后的喙突骨块塑形过程及结果。

2 对象与方法

2.1 研究对象

回顾性分析 2014 年 10 月至 2016 年 10 月采用关节镜下双袢法 Latarjet 手术治疗的 70 例患者。根据术后 CT 上喙突骨块与关节盂平面的水平关系,可分为:高于关节盂平面组(A 组,n=28)和与关节盂平面相平或低于关节面 5mm 以内组 (B 组,n=42)。两组在年龄、性别比例、肩关节不稳指数评分(ISIS)、关节盂骨缺损等方面无显著差异(表 26.4)。

2.2 纳入及排除标准

• 纳入标准:①患者年龄在 40 岁以下,诊断均为复发性肩关节前脱位。②术前 CT 显示关节盂存在明显的骨缺损。③手术方式为关节镜下双袢法 Latarjet 术。④术后 CT 显示喙突骨块中心位于关节盂 4~5 点钟位置。⑤患者同意在术前、术后即刻、术后 1 个月、术后 3 个月、术后 6 个月和术后 12 个月进行 CT 检查。⑥患者病例资料完全,随访时间至少为 12 个月。

排除标准:①肩关节骨性关节炎。②既往肩关节手术史。③喙突骨块位置中心高于 4 点钟或低于 5 点钟,或者骨块高于关节面 5mm 以上。

3 术前评估

详细记录入选患者初次脱位的年龄、脱位次数、ISIS 评分、关节松弛度(Beighton 评分)等。采用美国肩肘外科协会评分(ASES)和 Rowe 评分系统进行肩关节功评估。手术指征[3-16]包括:①ISIS>3 分。②脱位次数>5 次。③关节盂骨缺损>15%,或者骨缺损>10%合并 Hill-Sachs 损伤。

4 手术方法

4.1 喙突截取与准备

全身麻醉后患者取沙滩椅位,以喙突为中心取 3cm 纵行长切口,分离暴露喙突,切断喙肩韧带与大部分胸小肌,喙突截骨 2cm。于喙突长轴等距分别钻制相距 6mm 的 3.0mm、2.4mm 骨道,远蒂端骨道(2.4mm)穿好 PDS 线;近蒂端骨道(3.0mm)上表面放置 Endobutton 并于中央 2 孔穿入三条高强线穿过近蒂端骨道待用;另外一条高强线穿 Endobutton 侧孔用于与防旋转锚钉线打结。将该切口部分缝合关闭,保留 8mm 间隙作为前方入路。

表 26.4 患者资料术前评估($\bar{x}$±s)

组别	n	年龄(岁)	性别(男/女)	BMI	初次脱位年龄(岁)	脱位次数(次)	关节盂骨缺损	ISIS 评分(分)	Beighton 评分(分)
A 组	28	22.2±5.6	26/2	25.1±8.8	20±7.1	8.5±3.8	20.1±10.6	6.1±2.0	4.0±2.2
B 组	41	24.1±3.3	37/5	27.6±5.6	22±8.6	10.2±5.8	23.5±10.1	6.5±1.8	3.8±1.8
t 值		0.41	0.70	0.55	0.56	0.09	0.78	0.75	0.30
P 值		0.124	Fisher 精确检验	0.692	0.201	0.361	0.161	0.141	0.226

注:ISIS,肩关节不稳指数;BMI,体重指数。

4.2 肩胛下肌劈开与关节盂骨床准备

建立后入路，关节镜下建立前上入路，于关节盂3点钟位置的前缘钻取2.5mm孔用于定位。前上观察，后入路置入交换棒定位后，平关节盂劈开肩胛下肌，暴露并保护腋神经，由肩胛下肌裂口观察关节盂、新鲜化关节盂骨床。

4.3 喙突骨块转位与固定

通过后入路交换棒套入特制的双筒定位器，从后方于关节盂5点钟位置钻制2.4mm导针，并用4.5mm Endobutton钻扩孔，过PDS线备用。PDS线引导预先留置的骨块Endobutton三条高强线从后侧入路拉出，将骨块拉入关节并贴合到关节盂后打结固定；喙突另一高强线使用无结锚钉(2.9mm，Arthrex)固定于关节盂，防止骨块与Endobutton旋转。

5 康复方案

术后肩关节使用外旋0°颈腕吊带固定3周后在康复师指导下开始被动活动锻炼，术后6周可去除吊带并逐渐恢复日常活动，但应避免做大力抗阻屈肘肌力练习。术后3个月逐渐恢复全范围肩关节活动，术后6个月逐渐恢复体育运动，术后12个月完全恢复正常运动水平。

6 术后随访计划

患者术后2周、1个月、3个月、6个月、12个月和18个月返回医院随访，此后每年随访1次。随访过程中，如果患者出现复发脱位、半脱位或不稳应视为手术失败。记录术后终末随访时的肩关节功能。

7 CT评估

术前行同一窗口的双侧肩关节三维CT检查，了解健侧肩关节“梨”形关节盂形态，评估患侧肩关节关节盂骨缺损(图26.4)。术后3个月、6个月和12个月进行三维CT检查，分别在横断位和矢状位上评估喙突骨块塑形情况。

8 统计学分析

采用SPSS11.5统计软件进行分析。数值采用($\bar{x}$±s)表示。计数资料比较采用多变量分析Fisher精确检验。计数比较采用student-*t*检验。P<0.05具有统计学意义。

9 结果

9.1 喙突骨块塑形观察

术后即刻CT显示A组喙突骨块高于关节面(3.4±1.5)mm，B组喙突骨块低于关节面(1.8±1.2)mm(图26.4)。A组术后喙突骨块与关节盂完全愈合时间平均为(4.5±1.5)个月，B组平均为(4.0±1.3)个月，两组均无骨块未愈合的病例。从CT横断面观察(水平方向)，A组高于关节面的骨质被吸收，最终与关节面呈同心圆的弧形，均达到骨性愈合，并未出现肱骨头与喙突骨块撞击形成的盂肱关节骨关节炎(图26.6)。B组骨块外缘与关节盂随着时间延长而有轻度的吸收，平均为(0.32±1.1)mm，最终也达到骨性愈合，未出现盂肱关节骨关节炎。从CT三维重建En-face面垂直方向观察，随着时间的延长，A组和B组喙突骨块不仅在骨块接触区域愈合，在骨块的上下缘均有骨痂形成，填充于关节盂缺损区域，骨块-关节盂之间的骨质相互融合(图26.7)。最终的结果是骨痂形成倾向于“梨”形圆心内补缺的现象，多余的骨质基本吸收，形成与健侧肩关节盂的“梨”形结构类似的形态(图26.8)。

9.2 术后临床疗效评估

所有患者术后均随访12~24个月，平均为(14±2.8)个月。B组1例患者在6个月失访，1例患者出现喙突切口脂肪液化，换药2周后伤口愈合。两组病例均未出现伤口感染、腋神经损伤、喙突骨块骨折等并发症。所有患者均恢复正常生活，无再脱位和不稳感，恐惧试验和再复位试验均阴性。61例(88%)患者可进行剧烈对抗运动。A组术前及终末随访时平均ASES评分为(60.8±18.1)分和(90.7±

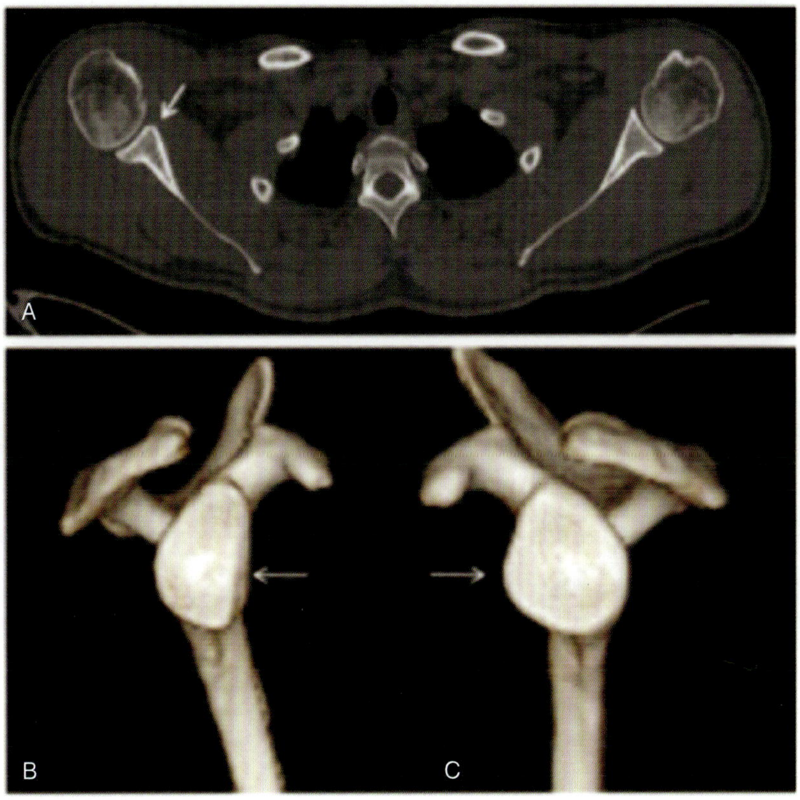

图 26.4　双肩关节三维 CT 扫描。(A)二维 CT 横断面显示患侧肩关节盂前下部骨缺损(白色箭头所示)。(B)三维 CT 显示患侧肩关节盂 En-face 面关节盂骨缺损(白色箭头所示)。(C)三维 CT 显示健侧肩关节盂 En-face 面关节盂的"梨"形形态(白色箭头所示)。

15.5)分(P<0.01),ROWE 评分为(48.4±10.5)分和(88.6±17.5)分(P<0.01)。B 组术前及终末随访时平均 ASES 评分为(58.7±13.2)分和(85.4±17.8)分(P<0.01), ROWE 评分为(40.4±9.8)分和(87.3±15.4)分(P<0.01)(表 26.5)。

10　讨论

Latarjet 手术稳定肩关节的机制在于:①转位喙突骨块填充了肩盂缺损,重建了肩盂的宽度。②肩关节外展外旋时,联合腱具有"Sling"效应。③修复关节囊盂唇复合体加强前方稳定[17,18]。因此,对于肩盂存在明显的骨缺损、前方软组织质量差、患者运动需求高或 Bankart 手术失败的复发性肩关节前脱位患者,Latarjet 手术是十分有效的治疗方法[5-8]。

传统 Latarjet 手术(开放或镜下)通常使用 1~2 枚螺钉将喙突骨块固定在关节盂上,这种固定方式的临床效果总体满意[8]。但长期临床观察发现,采用螺钉固定容易出现神经血管损伤、骨块骨折和螺钉断裂等并发症[10-12]。骨吸收也是螺钉固定后的常见现象。朱以明等人[19]报道,在 63 例行切开 Latarjet 术的患者中,术后喙突骨块吸收的发生率在 90%以上,9.5%的患者螺钉完全外露。

Lafosse 等人[20]报道了 62 例行 Latarjet 手术的患者术后随访结果,其中 3 例出现明显的骨块吸收,造成螺钉外露,最终需要再次手术取出螺钉。Lunn 等人[21]报道 46 例 Latarjet 术后复发脱位的病例,其中 13 例喙突骨块出现明显的骨吸收,作者认为这是导致 Latarjet 术失败的风险因素。Gendre 等人[10]首次使用双袢法固定喙突骨块,可以有效避免螺钉引起的相关并发症,94%以上的骨块位置满意,远高于切开或关节镜下螺钉固定 Latarjet 手术。本研究前期临床采用双袢法固定,喙突骨块位置优良率在 90%以上。因此,双袢法固定是一种可替代传统螺钉固定的技术方法[11]。

Latarjet 术后喙突骨块的位置在很大程度上影响着患者的预后[11]。螺钉固定 Latarjet 术后骨块不愈合和肩关节退变等并发症多见,主要与螺钉固定后

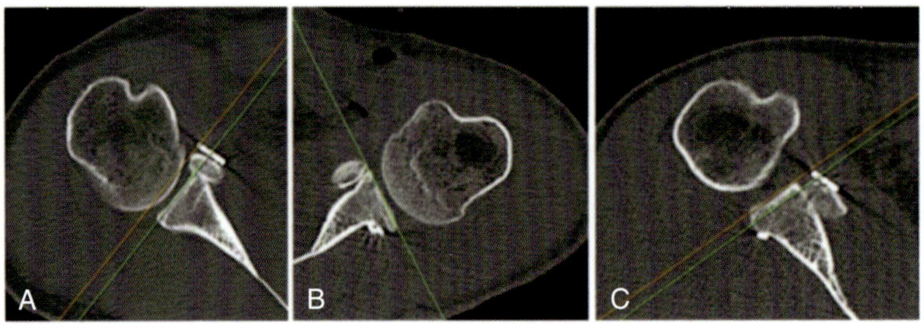

图 26.5 (A)CT横断位上喙突骨块与关节盂的相对位置骨块高于关节面、(B)骨块与关节面相平或(C)低于关节面。

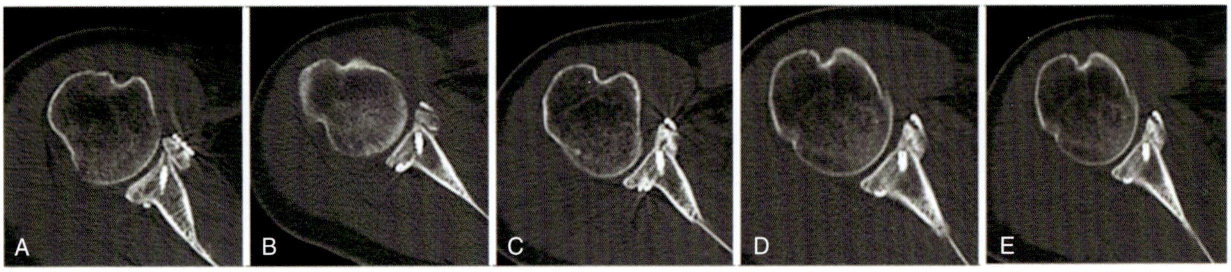

图 26.6 从CT横断面观察A组喙突骨块高于关节面,随着时间的延长高于关节面的骨质塑形,形成与关节面呈同心圆的弧形。(A)术后即刻、(B)术后1个月、(C)术后3个月、(D)术后6个月及(E)术后12个月的CT图像。

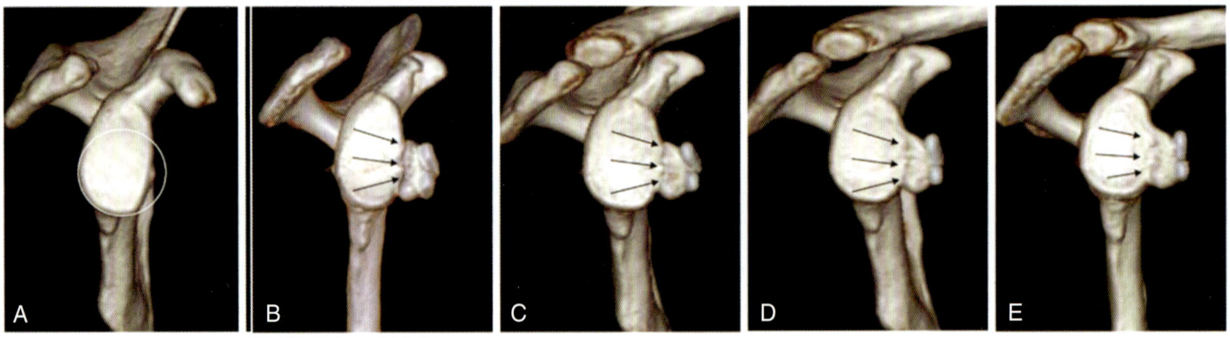

图 26.7 喙突骨块在垂直方向上形成骨痂,与关节盂形成弧形愈合。(A)术前、(B)术后即刻、(C)术后3个月、(D)术后6个月及(E)术后12个月的CT图像。

骨痂形成不良、肱骨头与骨块或螺钉撞击有关[12]。相比之下,弹性固定的方式避免了螺钉固定的缺陷,使得肩关节活动时,骨块与关节盂间存在相对位移,从而有利于骨痂的形成[22,23]。再者,根据Wolf定律,应力作用刺激成骨细胞增殖,应力轴线上成骨细胞相对活跃,形成坚强的板层骨;应力轴线以外破骨细胞相对活跃,使多余的骨痂被吸收清除,最终形成适应生理功能的骨性愈合[23-25]。在本研究中,喙突骨块偏外的病例(A组)并未发生由肱骨头与骨块撞击引起的肩关节退变。作者认为该现象与弹性固定下的骨块微动及其塑形结果有关。术后早期骨块未愈合前,弹性固定方式使偏外放置的移植骨块受到肱骨头撞击时在肩胛盂附着处产生了微动,对肱骨头的撞击起到弹性缓冲作用。随着骨质愈合,骨块偏外部分逐渐被吸收或被磨平,位于肱骨头活动轨迹外的骨质也被吸收,而位于肱骨头活动轨迹内的部分最终与肩胛盂骨质愈合并塑形至与肩胛盂齐平,同时形成符合术后肱骨头活动轨迹的与肱骨头圆形近似的弧形,肱骨头与骨块不再发生撞击。

本研究的不足之处在于临床随访时间较短和缺乏双袢固定的生物力学研究。综上所述,关节镜下双袢法Latarjet手术后喙突骨块的塑形过程与螺钉

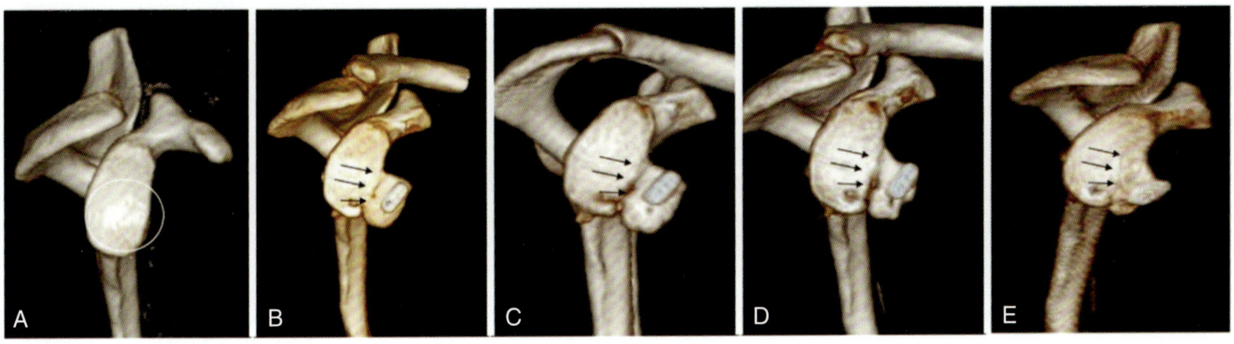

图 26.8　喙突骨块在 En-face 面上形成与健侧关节盂“梨”形结构类似的形态。(A)术前、(B)术后即刻、(C)术后 3 个月、(D)术后 6 个月及(E)术后 12 个月的 CT 图像。

表 26.5　两组患者术后功能评估($\bar{x}$±s)

组别	例数	ASES 评分(分)			ROWE 评分(分)		
		术前	术后	*t* 值	术前	术后	*t* 值
A 组	28	60.8±18.1	90.7±15.5[a]	4.755	48.4±10.5	88.6±17.5[a]	9.754
B 组	41	58.7±13.2	85.4±17.8[a]	6.412	40.4±9.8	87.3±15.4[a]	16.170

注：与术前比较，[a]$P<0.01$。

固定不同。喙突骨块放置高于(偏外)关节盂平面后，高于关节面的骨质逐渐被吸收，最终形成与肱骨头同圆的弧形关节盂，不会发生撞击而导致肩关节退变；喙突骨块的上下缘出现大量骨痂形成与骨构建，趋向于形成 En-face 面正常关节盂“梨”结构形态。

(钟铭金　陆伟)

参考文献

1.Stone GP, Pearsall IV. Return to play after open bankart repair: a systematic review[J]. Orthop J Sports Med.2014.

2.李彦林，王国梁，何川，等. 关节镜下治疗创伤复发性 Bankart 损伤疗效分析 [J/CD]. 中华肩肘外科电子杂志.2014;2(4):219-224.

3.Young AA, Maia R, Berhouet J, et al. Open Latarjet procedure for management of bone loss in anterior instability of the glenohumeral joint [J]. J Shoulder Elbow Surg.2011;20 (2 Suppl):S61-69.

4.Agneskirchner JD, Lafosse L. Transfer of the coracoid process in recurrent anterior instability of the shoulder joint. The arthroscopic Latarjet procedure [J]. Oper Orthop Traumatol. 2014;26(3).

5.Baverel L, Colle PE, Saffarini M, et al. Open Latarjet procedures produce better outcomes in competitive athletes compared with recreational athletes: a clinical comparative study of 106 athletes aged under 30 years [J]. Am J Sports Med. 2018;46(6):1408-1415.

6.Lafosse L, Lejeune E, Bouchard A, et al. The arthroscopic Latarjet procedure for the treatment of anterior shoulder instability[J]. Arthroscopy.2007;23(11):1242.e1-5.

7.Ranne JO, Kainonen TU, Lehtinen JT, et al. Modified arthroscopic Latarjet procedure with coracoid exteriorization for treatment of anterior glenohumeral instability [J]. Arthrosc Tech.2013;2(4):e361-365.

8.Sakeb N, Islam MA, Jannat SN. Outcome of modified Bristow-Laterjet procedure in post-traumatic recurrent anterior shoulder dislocation in young population[J]. Mymensingh Med J.2015;24(1):74-83.

9.Yang JS, Mazzocca AD, Cote MP, et al. Recurrent anterior shoulder instability with combined bone loss: treatment and results with the modified Latarjet procedure [J]. Am J Sports Med.2016;44(4):922-932.

10.Gendre P, Thelu CE, d'Ollonne T, et al. Coracoid bone block fixation with cortical buttons: an alternative to screw fixation [J]? Orthop Traumatol Surg Res.2016;102(8):983-987.

11.Boileau P, Gendre P, Baba M, et al. A guided surgical approach and novel fixation method for arthroscopic Latarjet[J]. J Shoulder Elbow Surg.2016;25(1):78–89.

12.Gupta A,Delaney R,Petkin K,et al. Complications of the Latarjet procedure [J]. Curr Rev Musculoskelet Med.2015;8(1):59–66.

13.Samim M,Small KM,Higgins LD. Coracoid graft union: a quantitative assessment by computed tomography in primary and revision Latarjet procedure [J]. J Shoulder Elbow Surg. 2018;27(8):1475–1482.

14.Neyton L,Barth J,Nourissat G,et al. Arthroscopic Latarjet techniques: graft and fixation positioning assessed with 2-dimensional computed tomography is not equivalent with standard open technique[J]. Arthroscopy.2018;34(7):2032–2040.

15.钟名金,陆伟,柳海峰,等. 改良关节镜双袢法 Latarjet 术治疗严重骨缺损的复发性肩关节前脱位 [J/CD]. 中华肩肘外科电子杂志.2018;6(1):38–46.

16.Taverna E,Garavaglia G,Perfetti C,et al. An arthroscopic bone block procedure is effective in restoring stability,allowing return to sports in cases of glenohumeral instability with glenoid bone deficiency [J]. Knee Surg Sports Traumatol Arthrosc.2018;26(12):3780–3787.

17.Yamamoto N,Muraki T,An KN,et al. The stabilizing mechanism of the Latarjet procedure: a cadaveric study[J]. J Bone Joint Surg Am.2013;95(15):1390–1397.

18.Giles JW,Boons HW,Elkinson I,et al. Does the dynamic sling effect of the Latarjet procedure improve shoulder stability? A biomechanical evaluation [J]. J Shoulder Elbow Surg,2013,22(6):821–827.

19.朱以明,姜春岩. 评估 Latarjet 手术后移位喙突骨块吸收情况的 CT 分型系统的一致性研究 [J/CD]. 中华肩肘外科电子杂志.2015;2(1):35–42.

20.Lafosse L,Boyle S. Arthroscopic Latarjet procedure [J]. J Shoulder Elbow Surg.2010;19(2 Suppl):2–12.

21.Lunn JV,Castellano-Rosa J,Walch G. Recurrent anterior dislocation after the Latarjet procedure: outcome after revision using a modified Eden-Hybinette operation[J]. J Shoulder Elbow Surg.2008;17(5):744–750.

22.Betts DC,Muller R. Mechanical regulation of bone regeneration: theories,models,and experiment [J]. Front Endocrinol (Lausanne).2014;5:211.

23.Rubin J,Fan X,Biskobing DM,et al. Osteoclastogenesis is repressed by mechanical strain in an in vitro model[J]. J Orthop Res.1999;17(5):639–645.

24.Epari DR,Duda GN,Thompson MS. Mechanobiology of bone healing and regeneration: in vivo models [J]. Proc Inst Mech Eng H.2010;224(12):1543–1553.

25.Pavlin D,Gluhak-Heinrich J. Effect of mechanical loading on periodontal cells [J]. Crit Rev Oral Biol Med.2001;12(5):414–424.

第5节 术后骨块塑形研究:弹性固定 Latarjet 手术移位喙突塑形结果

螺钉固定 Latarjet 手术后,随着喙突的塑形,很多作者发现移位的喙突骨块会发生不同程度的骨吸收。但是,关于这类手术后喙突骨吸收的发生率,文献报道的结果大不相同。Allain J.等人对 56 例患者(58 个肩关节)进行了平均 14.3 年的随访,所有患者在随访时均拍摄了 X 线片,其中 15 例患者进行了 CT 检查[1]。作者报道 10 例肩关节出现移位喙突骨块的部分吸收,占所有病例的 17%。Giovanni Di Giacomo 等人对 Latarjet 手术后移位喙突骨吸收的现象进行了详细的研究[4]。他们对 26 例病例进行了两次术后 CT 检查,分别在术后 3 天和术后平均 17.5 个月随访时。他们发现,所有的移位喙突骨块均有不同程度的骨吸收。最严重的骨吸收发生在喙突的近端、内侧,浅部,这些部位的骨吸收率平均为 93.4%。喙突整体骨吸收率为 59.5%。许多 Latarjet 手术后的随访研究均未提及喙突骨吸收情况[2,5,8-10]。我们发现,上述随访研究的术后影像学评估方法仍为普通 X 线片,均未采用 CT 检查。

关于术后喙突骨吸收对临床疗效可能造成的影响,也存在不同的观点。Allain J.等人的随访研究显示,术后平均随访 14.3 年时,移位喙突的骨吸收现象并未对患者的肩关节功能和稳定性造成明显影响，但随访中发现喙突骨吸收的病例较少，因此难以对该现象造成的影响做出明确的判断[1]。在 Giovanni Di Giacomo 等人报道的病例系列中，术后短期随访并未发现喙突骨吸收对患者的肩关节稳定性、关节活动度及术后肩关节疼痛造成明显影响[4]。而 Cassagnaud X 等人的研究则认为，严重的喙突骨吸收会使患者出现肩关节疼痛症状并影响其肩关节功能[3]。

Lafosse L 等人报道了 62 例患者行 Latarjet 手术后的随访结果，其中 3 例移位喙突出现了明显的骨吸收，导致螺钉尾帽明显突出，最终需要手术取出螺钉[6]。Lunn J.V. 等人报道了 46 例患者 Latarjet 手术后复发脱位，其中 13 例移位喙突有明显的骨吸收，作者认为这是导致出现肩关节复发脱位的重要危险因素[7]。我们认为，喙突骨吸收的现象有可能导致患者术后出现复发脱位和关节疼痛等症状。文献中之所以存在不同的观点，可能与骨吸收的程度不同有关，只有那些严重的骨吸收患者才会出现上述症状。

为了更好地评估术后骨吸收的严重程度，我们设计了基于 CT 的螺钉固定 Latarjet 术后喙突骨吸收情况的评估分级系统[12]。

我们提出的喙突骨块术后骨吸收分级包括：

- 0 级：喙突骨块无吸收，螺钉帽均深埋于喙突骨块内。
- Ⅰ级：喙突骨块稍有吸收，仅螺钉帽部分露于喙突骨块外，螺钉杆部完全埋于喙突骨块内。
- Ⅱ级：喙突骨块明显吸收，螺钉帽与部分螺钉杆裸露于喙突骨块之外，但肩盂前方仍有喙突骨块残留。
- Ⅲ级：喙突骨块完全吸收，肩盂前面无骨块残留，仅有完全暴露的螺钉杆部及螺钉尾帽。

根据我们的研究，该分级方法具有较高的检查者之间一致性，以及检查者自身的前后一致性。

我们采用这一分级系统对 63 例接受切开 Latarjet 手术治疗的患者进行了术后喙突骨吸收情况评估，患者术前均诊断为复发性肩关节前脱位。我们发现，术后 1 年时 CT 显示移位喙突骨吸收的发生率为 90.5%。其中骨吸收 0 级患者有 6 例，Ⅰ级患者 26 例，Ⅱ级患者 25 例，Ⅲ级患者 6 例。

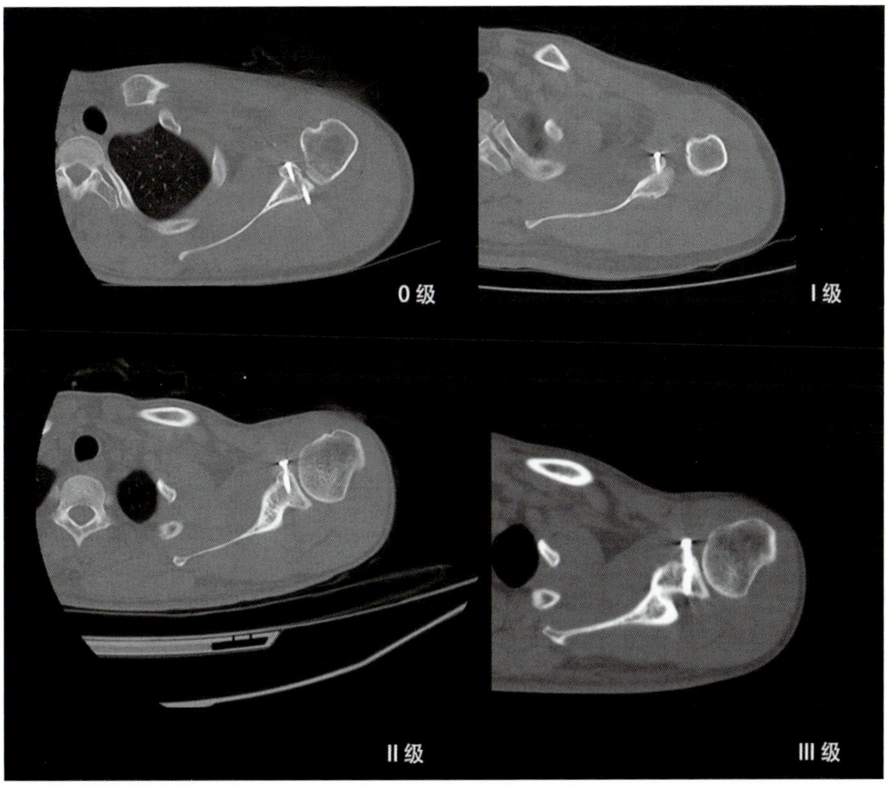

图 26.9 螺钉固定 Latarjet 术后喙突骨吸收情况的 CT 分级(正文未标注)。

我们还对比了切开及关节镜下 Latarjet 手术后移位喙突骨吸收情况[11]。44 例行切开手术的患者入选切开组,46 例行关节镜下 Latarjet 手术的患者入选关节镜组。切开组及关节镜组术后 1 年时均行 CT 检查,以评估喙突骨吸收情况。

从移位喙突骨吸收情况来看,切开组骨吸收 0 级患者 2 例,Ⅰ级患者 18 例,Ⅱ级患者 14 例,Ⅲ级患者 4 例;关节镜组骨吸收 0 级患者 8 例,Ⅰ级患者 25 例,Ⅱ级患者 13 例,Ⅲ级患者 0 例。切开组出现Ⅰ、Ⅱ、Ⅲ级骨吸收的患者较多,其中 4 例有Ⅲ级骨吸收(几乎所有的喙突骨块均被吸收);而关节镜组大多数患者为 0~Ⅱ级骨吸收。统计学分析发现,两组在骨吸收分级的分布情况上有显著差异(P=0.044)。我们的研究显示,关节镜下 Latarjet 手术似乎对降低术后喙突骨吸收的严重程度有所帮助,其原因尚不清楚。我们分析可能是因为手术对喙突周围软组织的损伤较小,从而能更好地保留滋养喙突骨块的血运。

综上所述,采用螺钉法进行 Latarjet 手术,患者术后普遍出现不同程度的移位喙突骨吸收。采用关节镜下 Latarjet 手术,术后移位喙突的骨吸收情况似乎较切开 Latarjet 手术更加轻微。

(朱以明)

参考文献

1.Allain J,Goutallier D,Glorion C. Long-term results of the Latarjet procedure for the treatment of anterior instability of the shoulder. J Bone Joint Surg Am. 1998;80(6):841-852.

2.Burkhart SS,De Beer JF,Barth JR,et al. Results of modified Latarjet reconstruction in patients with anteroinferior instability and significant bone loss. Arthroscopy. 2007;23 (10):1033-1041.

3.Cassagnaud X,Maynou C,Mestdagh H. [Clinical and computed tomography results of 106 Latarjet-Patte procedures at mean 7.5 year follow-up]. Rev Chir Orthop Reparatrice Appar Mot. 2003;89(8):683-692.

4.Di Giacomo G,Costantini A,de Gasperis N,et al. Coracoid graft osteolysis after the Latarjet procedure for anteroinferior shoulder instability: a computed tomography scan study of twenty-six patients. J Shoulder Elbow Surg. 2011;20(6):989-995.

5.Hovelius L,Sandstrom B,Sundgren K,Saebo M. One hundred eighteen Bristow-Latarjet repairs for recurrent anterior dislocation of the shoulder prospectively followed for fifteen years: study I—clinical results. J Shoulder Elbow Surg. 2004;13(5):509-516.

6.Lafosse L,Boyle S. Arthroscopic Latarjet procedure. J Shoulder Elbow Surg. 2010;19(2 Suppl):2-12.

7.Lunn JV,Castellano-Rosa J,Walch G. Recurrent anterior dislocation after the Latarjet procedure: outcome after revision using a modified Eden-Hybinette operation. J Shoulder Elbow Surg. 2008;17(5):744-750.

8.Mizuno N,Denard PJ,Raiss P,Melis B,Walch G. Long-term results of the Latarjet procedure for anterior instability of the shoulder. J Shoulder Elbow Surg. 2014.

9.Schmid SL,Farshad M,Catanzaro S,Gerber C. The Latarjet procedure for the treatment of recurrence of anterior instability of the shoulder after operative repair: a retrospective case series of forty-nine consecutive patients. J Bone Joint Surg Am. 2012;94(11):e75.

10.Shah AA,Butler RB,Romanowski J,et al. Short-term complications of the Latarjet procedure. J Bone Joint Surg Am. 2012;94(6):495-501.

11.Zhu Y,Jiang C,Song G. Arthroscopic Versus Open Latarjet in the Treatment of Recurrent Anterior Shoulder Dislocation With Marked Glenoid Bone Loss: A Prospective Comparative Study. The American journal of sports medicine. 2017;45(7):1645-1653.

12.Zhu YM,Jiang CY,Lu Y,Li FL,Wu G. Coracoid bone graft resorption after Latarjet procedure is underestimated: a new classification system and a clinical review with computed tomography evaluation. J Shoulder Elbow Surg. 2015;24(11):1782-1788.

第 27 章

Latarjet 手术相关腋神经与肩胛下肌腱应用解剖研究

第 1 节　Latarjet 手术治疗肩关节复发脱位腋神经研究进展

1　腋神经的解剖学特点

1.1　腋神经的走行和分支

腋神经起源于臂丛神经后束，由 C5 和 C6 神经根的前支纤维组成，具有运动和感觉支配功能。在起始部分，腋神经位于腋动、静脉后方及桡神经、正中神经和尺神经外侧，与旋肱后动脉伴行[1]。腋神经在肩胛下肌前面斜下走行，在肩胛下肌下缘水平处(即四边孔前界)分出前后两支神经束穿过四边孔。前支绕着肱骨外科颈内后方和后外方，进入三角肌下间隙支配三角肌中部和前部，后支从四边孔发出后直接支配小圆肌，还有一些支配臂上外侧皮肤、肱三头肌长头和三角肌后束部分肌肉的感觉[2-5]。

腋神经分支按照形态可分为 4 型。①Ⅰ型：前支总干、小圆肌支与后支总干共同发于腋神经主干，这种类型比例最大。②Ⅱ型：三角肌后部肌支、小圆肌支、臂外侧上皮神经均发于腋神经后支。③Ⅲ型：三角肌后部肌支、小圆肌支、臂外侧上皮神经共同发于腋神经主干。④Ⅳ型：小圆肌支发于腋神经主干。

为了更好地描述腋神经的走行，Duparc 等人[6]将其分为 5 部分：起点至肩胛下肌下缘；肩胛下肌下缘至肱三头肌长头处；肱三头肌长头处至肱骨外科颈；肱骨外科颈至三角肌；三角肌内。Zha 等人[7]以肩胛下肌作为界限，将腋神经分成 3 部分：起点至肩胛下肌上缘；肩胛下肌表面；肩胛下肌下缘以远。在第 1 部分只有唯一主干，无其他分支；第 2 部分分出内、外侧分支；第 3 部分在小圆肌下缘水平即四边孔后界处，腋神经干内的两大束组演变成前后两大神经分支，前支来自外侧束组，后支来自内侧束组。Uz 等人[8]把腋神经分成两部分，第 1 部分是起点至肩胛下肌下缘；第 2 部分是肩胛下肌下缘以远。腋神经走行在四边孔内时，分为前、后两支，前支与旋肱后动脉相伴行，主干自肱骨外科颈的内后方向外前走行，最终至三角肌的中部，途中分出数条分支，穿入三角肌的中、前部。手术过程中若损伤前支，主要临床表现为肩关节的外展功能障碍。

2　腋神经外伤性损伤原因

腋神经最常见的病变原因是外伤和医源性损伤，其解剖特点使腋神经在肩部外伤时常发生损伤，尤其在肩关节前下方脱位时，临床多见并发腋神经损伤[9]。常见的临床表现有三角肌萎缩、无力和臂外侧面的部分皮肤感觉缺失。腋神经损伤有时并不引起感觉丧失的表现，这种情况下须依赖三角肌功能存在与否来判断，即肩关节能否主动外展，而创伤后早期疼痛和制动可掩盖该临床表现，从而造成腋神经损伤的漏诊。除此之外，冈上肌与肩胛骨可在三

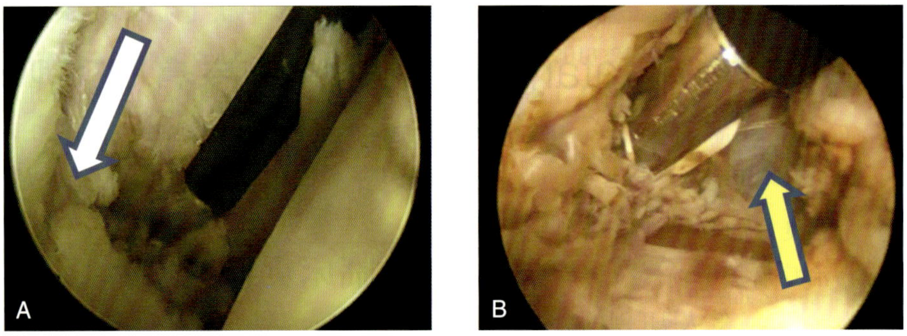

图 27.1 (A)肩胛下肌腱劈开平面位于关节盂骨道(箭头所示)下方约 5mm(相当于 4:30~5:00 位置)。(B)由后向前劈开肩胛下肌腱直到看见肩胛下肌腱前方肌膜(箭头所示)。

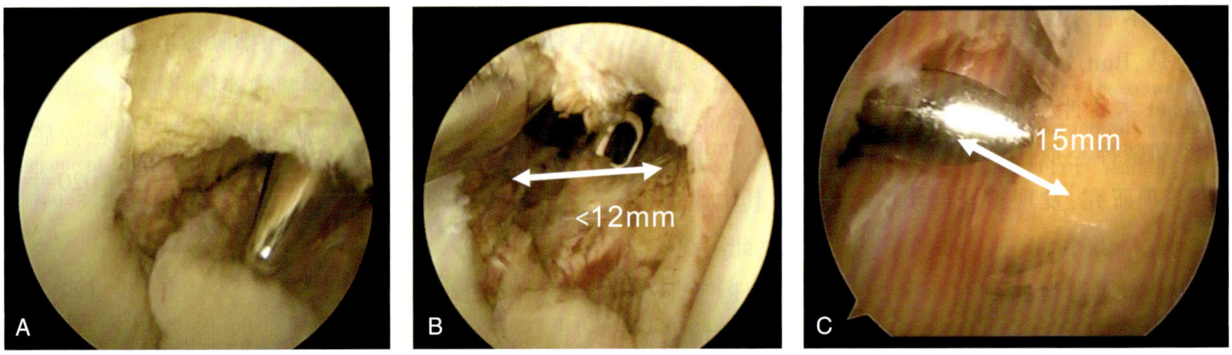

图 27.2 (A)交换棒由前外入路置入,由前向后穿过肩胛下肌腱,并置于关节盂外侧保护腋神经。(B)外侧入路置入射频,于关节盂外劈开肩胛下肌腱 12mm 宽,外缘不超过肱骨头平面。(C)交换棒从肩胛下肌腱劈裂口向前穿出,显示劈裂口很小,内缘距离腋神经 15mm。

1.4 测量方法

将白色高强线用美兰画出 1.0mm 间隔的刻度。改良肩胛下肌腱劈开、腋神经暴露结束后,在前方入路用过线器将标记好刻度的高强线穿过劈裂口,并由后方入路拉出。在前方入路,将刻度线穿入推结器,并放到肩胛下肌腱劈裂口,以劈开口内缘(肩胛盂平面)为起点,将推结器向内移动,直到腋神经干。劈裂口与推结器的刻度距离即为关节盂平面在4点钟水平距离腋神经的水平距离;同样测量劈裂口与腋神经的垂直距离。测量3次,取平均值。

1.5 术后处理

1.5.1 康复计划

术后采用肩关节外展 30°、外旋 0°支具固定 6 周。2 周后开始被动钟摆锻炼。6 周后去除支具,在医生指导下进行主动康复训练,并逐渐恢复正常生活。术后半年内应该避免肱二头肌腱主动大幅度锻炼。

1.6 统计学分析

使用 SPSS Statistics 22.0 软件 (IBM 公司,美国)进行数据分析,计量资料用均数±标准差表示,采用配对 t 检验,计数资料以例数和百分比表示,采用 χ^2 检验,$P<0.05$ 具有统计学意义。

2 结果

肩关节处于 0°外旋位时,肩胛下肌劈裂口内侧缘与腋神经的水平面距离(DH)为(28.32±8.85)mm,垂直面距离(DV)为(15.68±5.25)mm。男性 DH 为(26.79±8.19)mm,女性 DH 为(29.47±6.42)mm,差异无统计学意义($P>0.05$);男性 DV 为(16.56±4.37)mm,女性 DV 为(15.01±7.19)mm,差异有无统计学意义($P>0.05$)。

3 讨论

本研究最重要的发现在于：关节镜下 Latarjet 手术中使肩关节处于 0°外旋位，以肩胛盂平面为界，在右肩胛盂 4 点钟(左肩胛盂 7 点钟)水平由后往前、由内向外沿肌纤维方向劈开肩胛下肌，劈裂口内侧缘与腋神经在水平和垂直方向上存在一段安全距离，分别为(28.32±8.85)mm 和(15.68±5.25)mm。这验证了我们的假设，说明在右肩胛盂 4 点钟(左肩胛盂 7 点钟)的关节盂水平由后往前、由内向外沿肌纤维方向劈开肩胛下肌时，只要劈开采用交换棒并在内侧保护下，起点不向内超过肩胛盂平面，腋神经损伤的风险就会显著降低。

Butt U[9]和 Griesser MJ 等人[11]的综述均报道了 Latarjet 术后超过 1%的患者发生神经损伤，尤其以肌皮神经和腋神经损伤多见。有学者认为缺乏一个安全有效的神经定位解剖标志作为参考点，会增加手术风险[13]。也有学者认为[17]，关节镜下有限的视觉和触觉反馈使神经定位存在较大困难；其次，关节镜手术不能像开放手术那样通过器械使神经远离术野；再者，神经长度有限使其极易受到牵拉[20]和压迫，尤其是在联合腱收缩或受到牵拉，以及术中使用牵开器时。此外，使用交换棒定位肩胛下肌劈开平面和使用射频设备[21-25]劈开肩胛下肌时，神经损伤的风险也会增加。Delaney RA 等人[26]在 Latarjet 手术过程中进行了神经检测，发现在暴露肩胛盂和通过肩胛下肌劈开口转移喙突时容易损伤腋神经和肌皮神经，并且手术时间和手术高危阶段持续时间的长短是临床可检测到的神经损伤的危险因素。

腋神经的走行特点[14,15]使其在劈开肩胛下肌的过程中极易受到损伤，因此，建立一个安全有效的神经定位解剖标志作为参考点进行肩胛下肌劈开至关重要。Young AA 等人[16]及 Hawi N 等人[17]的劈开方法不能使劈裂口始终保持在腋神经的外侧，往内劈开会增加腋神经损伤的风险。因此作者提出，在关节镜下 Latarjet 手术中，将从后入路置入的交换棒对准拟裂部位的外侧缘，可以避免腋神经的损伤。同样，为了避免损伤腋神经，Lafosse 等人[27]使用射频设备在肩胛下肌中下 1/3 交界处切开肩胛下肌时，将射频头朝向外侧，并在上臂外旋位用套管针钝性分离内侧。但作者认为，向内侧分离会增加腋神经损伤的风险。Boileau P[28]在关节镜下线袢法 Latarjet 手术中通过腋前血管(“三姐妹”)定位和识别出肌皮神经和腋神经(“两兄弟”)后，先从前入路置入直的钝性牵开器，再从后入路置入后扩撑器，从后往前缓慢地在肩胛下肌中下 1/3 交界处和神经的外侧穿出肌腹并撑开。使用射频纵向切开肩胛下肌腱浅层 1cm，再从东入路置入前扩撑器并在劈裂口处撑开，由此通过肌肉建立一个安全的窗口以保护腋神经和肌皮神经。但作者认为该方式存在操作复杂、关节镜入路多、在肩胛下肌前方操作会增加神经损伤风险等缺陷。不难发现，以上方法均因缺乏有效的神经定位解剖标志作为肩胛下肌劈开起始点，可能在安全性和简便性上存在不足。

在我们的临床病例中，肩关节处于 0°外旋位，以肩胛盂平面为界，在右肩胛盂 4 点钟(左肩胛盂 7 点钟)水平由后往前、由内向外沿肌纤维方向劈开肩胛下肌，术中未触及腋神经，术后也未观察到腋神经损伤表现[18,19]。因此，我们猜测该劈开口的内侧缘与腋神经之间存在一定的安全距离，即在上述的肩胛盂水平，肩胛盂平面与腋神经之间存在一定距离。在既往研究 Latarjet 手术相关神经解剖位置的实验中，Gracitelli ME 等人[29]曾在尸体标本上进行 Lafosse 的关节镜下 Latarjet 手术并在术后进行解剖。经测量后发现，肩胛下肌劈开口内侧缘与腋神经的平均距离为 8.7mm(0~18mm)。该实验的不足之处在于未能提供劈开口内侧缘的准确定位，而且在尸体标本上操作不能完全还原术中真实情况，测量值可能与术中体内测量值存在较大误差。LaPrade CM 等人[30]则在新鲜冷冻尸体标本上进行开放式等弧法 Latarjet 手术，术后测量发现腋神经是距离新肩胛盂钟面 3 点钟和 6 点钟位置最近的神经血管结构，分别为(28.3±7.5)mm 和(29.0±4.7)mm，说明在肩胛盂钟面 3~6 点钟位置腋神经与肩胛盂平面存在一定距离。

通过本研究我们认为需要进一步认识劈开肩胛下肌腱以便喙突经过这一手术程序。按照传统的 Latarjet 技术理论由外向内劈开肩胛下肌腱时，必须看到腋神经后再进行交换棒穿刺。用射频劈开肩胛下肌腱，范围是交换棒内外各 1cm，甚至更内或更外,以便使横向放置的喙突能顺利进入关节盂,这样必然使劈开肩胛下肌腱的裂口跨过腋神经,从而导致损伤的可能。事实上,Latarjet手术时移位喙突及其联合腱的走行是由外向内的,而不是与肩胛下肌腱垂直,所以我们认为劈开肩胛下肌腱时,没有必要劈开关节盂平面以内的部分。所以,我们改良了喙突防旋转线设置,使其在喙突移位时能以垂直方向进入。由于喙突横径往往不到10mm,这样肩胛下肌腱劈开10mm就足够了,在我们的改良技术中完全可以不用劈开关节盂平面以内的肩胛下肌腱,就能完好地避开腋神经,甚至不用暴露腋神经。

本实验结果表明,在关节镜下Latarjet手术中,使肩关节处于0°外旋位,以肩胛盂平面为界在右肩胛盂钟面4点钟(左肩胛盂7点钟)水平由后往前、由内向外沿肌纤维方向劈开肩胛下肌,劈开口内侧缘与腋神经在水平面和垂直面上存在一段安全距离,分别为(28.32±8.85)mm和(15.68±5.25)mm,即在上述的肩胛盂水平内侧。只要劈开起点内缘不超过肩胛盂平面,术中损伤腋神经的风险就会显著降低。

本研究通过术中体内测量为关节镜下Latarjet术中进行肩胛下肌劈开提供了一个准确且安全有效的神经定位解剖标志,它可以作为肩胛下肌劈开起始点。由内向外的劈开方式可以减少肩胛下肌前方的操作,同时减少了射频对周围神经血管的热能损伤。此外,操作更加简便,缩短了手术时间和手术高危阶段持续时间,从而降低术中腋神经损伤的风险。

本研究存在以下几点不足:①研究样本量有限,限制了数据的可信度。②实验中的测量均在肩关节0°外旋位下进行,未进行不同体位下的组间比较,体位和神经定位解剖标志是否最优,仍需要更多的随机对照试验来证实。③关节镜下操作空间和视觉及触觉反馈有限,导致测量存在误差。

综上所述,在右肩胛盂4点钟(左肩胛盂7点钟)水平,腋神经位于肩胛盂平面的内侧且存在一段安全距离。在关节镜下Latarjet手术中,使肩关节处于0°外旋位,以肩胛盂平面为界在右肩胛盂4点钟(左肩胛盂7点钟)水平由后往前、由内向外沿肌纤维方向劈开肩胛下肌可以降低术中腋神经损伤的风险。

(覃其煌 陆伟)

参考文献

1.Hovelius L, Sandstom B, Sundgren K,et al. One hundred eighteen Bristow-Latarjet repairs for recurrent anterior dislocation of the shoulder prospectively followed for fifteen years: Study I—clinical results [J]. Journal of Shoulder and Elbow Surgery. 2004;13(5): 509-16.

2.Hovelius L,Vikerfors O, Oloffson A,et al. Bristow -Latarjet and Bankart: a comparative study of shoulder stabilization in 185 shoulders during a seventeen-year follow-up [J]. Journal of Shoulder and Elbow Surgery. 2011;20(7): 1095-101.

3.Mizuno N, Denard PJ,Raiss P,et al. Long-term results of the Latarjet procedure for anterior instability of the shoulder [J]. J Shoulder Elbow Surg. 2014;23(11): 1691-9.

4.Hurley ET, Jamal MS, Ali ZS,et al. Long-term outcomes of the Latarjet procedure for anterior shoulder instability: a systematic review of studies at 10-year follow-up [J]. J Shoulder Elbow Surg. 2019;28(2): e33-e9.

5.Lafosse L, Lejeune E, Bouchard A,et al. The arthroscopic Latarjet procedure for the treatment of anterior shoulder instability [J]. Arthroscopy. 2007;23(11): e1-e5.

6.Horner NS, Moroz PA, Bhullar R,et al. Open versus arthroscopic Latarjet procedures for the treatment of shoulder instability: a systematic review of comparative studies [J]. BMC Musculoskelet Disord. 2018;19(1): 255.

7.Cerciello S, Corona K, Morris BJ,et al. Early Outcomes and Perioperative Complications of the Arthroscopic Latarjet Procedure: Systematic Review and Meta-analysis [J]. Am J Sports Med. 2019;47(9): 2232-2241.

8.HHurley ET, Lim Fat D, Farrington SK,et al. Open Versus Arthroscopic Latarjet Procedure for Anterior Shoulder Instability: A Systematic Review and Meta-analysis [J]. Am J Sports Med. 2019;47(5): 1248-1253.

9.Butt U, Charalambous CP.Complications associated with open coracoid transfer procedures for shoulder instability [J]. J Shoulder Elbow Surg. 2012;21(8): 1110-1119.

10.Shah AA, Butler RB, Romanowski J,et al. Short-term complications of the Latarjet procedure [J]. J Bone Joint Surg Am. 2012;94(6): 495-501.

11.Griesser MJ, Haris JD, Mccoy BW,et al. Complications and reoperations after Bristow-Latarjet shoulder stabilization: a systematic review [J]. J Shoulder Elbow Surg. 2013;22(2): 286-292.

12.Long UG, Loppini M, Rizzello G, et al. Latarjet, Bristow, and Eden-Hybinette procedures for anterior shoulder dislocation: systematic review and quantitative synthesis of the literature [J]. Arthroscopy, 2014; 30(9): 1184–211.

13.Knudsen ML, Braman JP. Arthroscopic anatomy medial to the coracoid: an anatomic study of the axillary and musculocutaneous nerves [J]. Knee Surg Sports Traumatol Arthrosc. 2019, 27(12): 3771–3718.

14.Zhao X, Hung LK, Zhang GM, et al. Applied anatomy of the axillary nerve for selective neurotization of the deltoid muscle [J]. Clin Orthop Relat Res. 2001: 244–51.

15.Uz A, Apaydin N, Bozkurt M, et al. The anatomic branch pattern of the axillary nerve [J]. J Shoulder Elbow Surg. 2007; 16(2): 240–244.

16.Young AA, Maia R, Berhout J, et al. Open Latarjet procedure for management of bone loss in anterior instability of the glenohumeral joint [J]. J Shoulder Elbow Surg. 2011; 20 (2 Suppl): S61–69.

17.Hawi N, Reinhold A, Suero EM, et al. The Anatomic Basis for the Arthroscopic Latarjet Procedure [J]. The American Journal of Sports Medicine. 2015; 44(2): 497–503.

18.Xu J, Liu H, Lu W, et al. Modified Arthroscopic Latarjet Procedure: Suture-Button Fixation Achieves Excellent Remodeling at 3-Year Follow-up [J]. The American Journal of Sports Medicine. 2019; 48(1): 39–47.

19.Xu J, Liu H, Lu W, et al. Clinical outcomes and radiologic assessment of a modified suture button arthroscopic Latarjet procedure [J]. BMC Musculoskelet Disord. 2019; 20(1): 173.

20.Burge P. Rushworth G, Waton N. Patterns of injury to the terminal branches of the brachial plexus. The place for early exploration [J]. J Bone Joint Surg Br. 1985; 67(4): 630–634.

21.Mishra DK, Fanton GS. Two-year outcome of arthroscopic bankart repair and electrothermal-assisted capsulorrhaphy for recurrent traumatic anterior shoulder instability [J]. Arthroscopy. 2001; 17(8): 844–849.

22.Wong KL, Williams GR. Complications of thermal capsulorrhaphy of the shoulder [J]. J Bone Joint Surg Am. 2001; 83 (A Suppl 2 Pt 2): 151–155.

23.Miniaci A, Mcbirnie J. Thermal capsular shrinkage for treatment of multidirectional instability of the shoulder [J]. J Bone Joint Surg Am. 2003; 85(12): 2283–2287.

24.D'Alessandro DF, Bradley JP, Fleischli JE, et al. Prospective evaluation of thermal capsulorrhaphy for shoulder instability: indications and results, two-to five-year follow-up [J]. Am J Sports Med. 2004; 32(1): 21–33.

25.Carofino BC, Brogan DM, Kircher MF, et al. Iatrogenic nerve injuries during shoulder surgery [J]. J Bone Joint Surg Am. 2013; 95(18): 1667–1674.

26.Delaney RA, Freehill MT, Janfaza DR, et al. 2014 Neer Award Paper: neuromonitoring the Latarjet procedure [J]. J Shoulder Elbow Surg. 2014; 23(10): 1473–1480.

27.Dumont GD, Fogerty S, Rosso C, et al. The arthroscopic latarjet procedure for anterior shoulder instability: 5-year minimum follow-up [J]. Am J Sports Med. 2014; 42 (11): 2560–256.

28.Boileau P, Gendre P, Baba M, et al. A guided surgical approach and novel fixation method for arthroscopic Latarjet [J]. J Shoulder Elbow Surg. 2016; 25(1): 78–89.

29.Gracitelli ME, Ferreira AA, Benegas E, et al. Arthroscopic latarjet procedure: safety evaluation in cadavers [J]. Acta Ortop Bras. 2013; 21(3): 139–143.

30.Laprade CM, Bernhardson AS, et al. Changes in the Neurovascular Anatomy of the Shoulder After an Open Latarjet Procedure: Defining a Surgical Safe Zone [J]. Am J Sports Med. 2018; 46(9): 2185–2191.

第3节 腋神经与肩胛下肌和关节盂之间的空间关系解剖研究

腋神经起源于臂丛神经后束，由C5和C6神经根的前支纤维组成。在起始部分，腋神经位于腋动静脉后方、桡神经、正中神经和尺神经外侧，与旋肱后动脉伴行[23]。随即在肩胛下肌前面斜下走行，在肩胛下肌下缘水平处分出前、后两支神经束穿过四边孔[2,5,14,18]。

自1954年以来，Latarjet手术已成为治疗肩关节前方不稳的可靠方法[11-13,17]，但在关节盂植骨时往往需要劈裂部分肩胛下肌，由于腋神经与肩胛下肌的解剖关系，详细了解腋神经的位置尤为重要。文献报道，Latarjet手术中腋神经损伤率约为1%[1]。Ruth A. Delaney等人发现，手术时间和手术高危阶段的持续时间是神经损伤的危险因素[6]。一项尸体研究表明，Latarjet手术导致腋神经和肌皮神经解剖关系显著改变，偏上放置的移植物相对安全[9]。改良线袢法Latarjet手术除了固定材料的改进，还包括手术入路的优化。与传统Latarjet手术不同，改良线袢法Latarjet手术采用由后向前、由内向外的肩胛下肌劈裂方法，这种情况下腋神经损伤的可能性要较直视劈裂更大。但术后随访结果显示，采用该方法劈裂肩胛下肌的患者术后未出现过腋神经损伤情况，且骨块位置满意（图27.3）。

笔者拟通过大体解剖了解腋神经与关节盂、肩胛下肌之间的空间关系，证明改良线袢法Latarjet手术中由后向前、由内向外劈裂肩胛下肌的安全性，为治疗肩关节脱位安全操作提供必要的解剖学依据。

1 方法

1.1 样本选取

选取12例成人（男性7例、女性5例）防腐尸体标本，共24例肩关节纳入研究。纳入标准：①既往无腋神经损伤表现。②既往无神经肌肉疾病。③既往无关节松弛症。排除标准：①既往盂肱关节手术史改变了解剖关系。②既往存在明显肩关节外伤史，

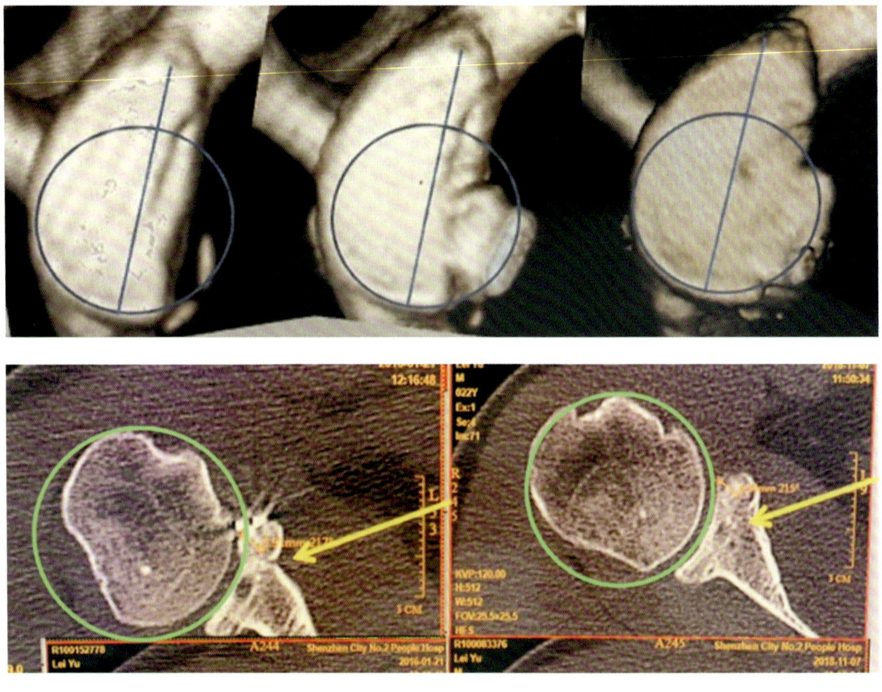

图27.3 En-face面及横断面术后4年CT显示关节盂呈球窝状塑形方法。

影响正常解剖结构。

1.2 解剖方法

沿臂部前方纵向切开皮肤、浅筋膜，暴露三角肌、胸大肌、胸小肌并钝性分离，沿三角肌、胸大肌、胸小肌起点切断并剥除肌肉，显露出臂丛、腋动脉、肩胛下肌、联合腱和喙突等结构(图 27.4)。于臂丛后外侧分支中寻找腋神经，可见腋神经于肩胛下肌前下方穿出并进入四边孔，横过外科颈后，其发出数支分支分布于三角肌处(图 27.5)。离断喙突，将其与联合腱拉到一侧。沿肩胛下肌的肱骨止点切开肩胛下肌并钝性分离，以显露盂肱关节，便于导针进针时插入盂肱关节间隙。导针插入前，先将肩胛下肌等分为三等份，插入两根导针做标记(图 27.6)。导针沿关节盂平面由后向前依次穿过背部皮肤、筋膜、肌肉、肩关节、前方肩胛下肌，穿出点为关节盂平面在肩胛下肌下 1/3 的投影，设为 A 点，即改良线袢法 Latarjet 手术过程中肩胛下肌起点(图 27.6)。在不影响腋神经空间解剖位置的情况下，去除周围软组织、血管、神经以便更好地显露腋神经，为接下来测量距离做准备。待测量结束后，切开肩胛下肌及关节囊，暴露关节盂，确认导针位置准确(图 27.7)。

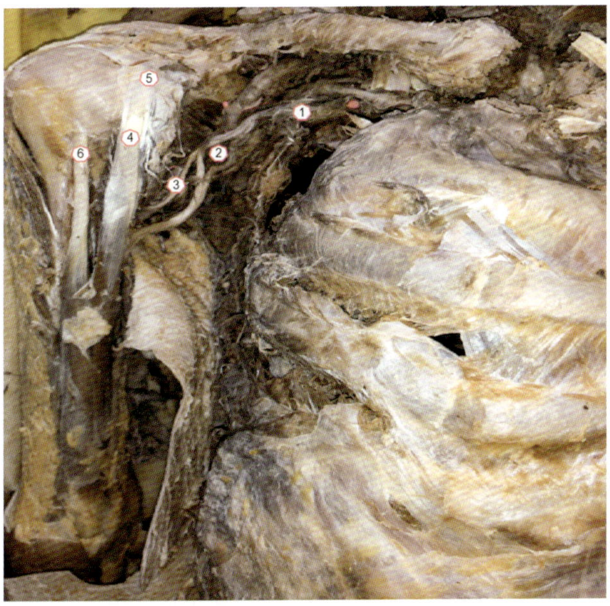

图 27.4 去除皮肤、皮下组织、胸大肌、胸小肌后的肩关节。1，臂丛；2，腋动脉；3，腋神经；4，联合腱；5，喙突；6，肱二头肌。

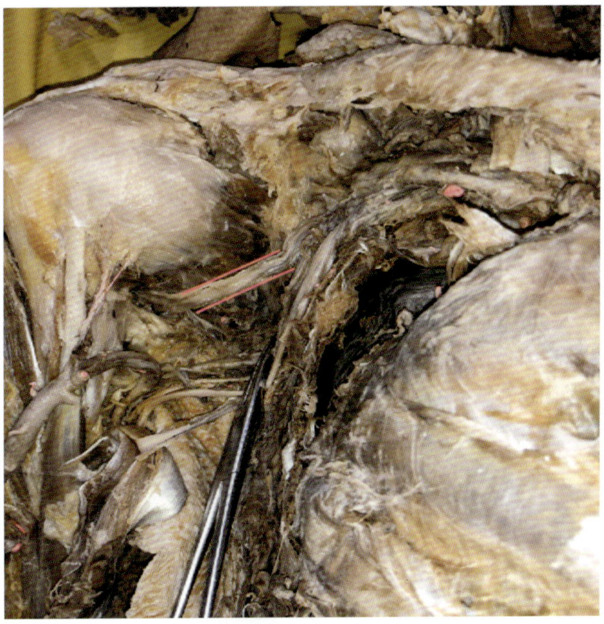

图 27.5 腋神经。

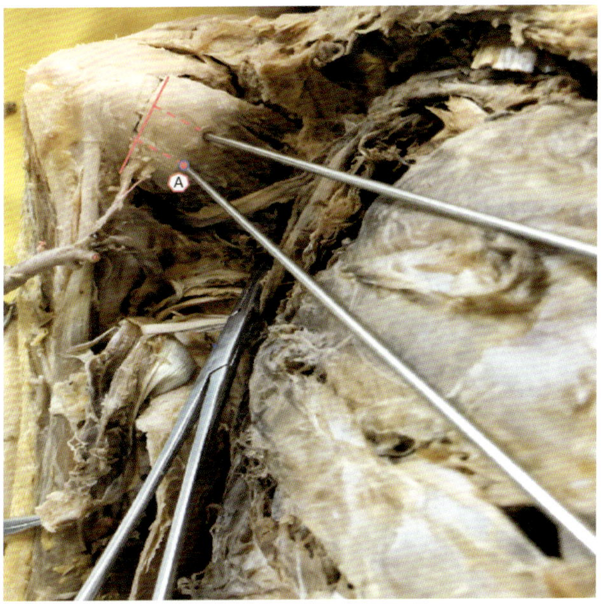

图 27.6 肩胛下肌等分为三等份，导针沿着关节盂平面由后向前依次穿过背部皮肤、筋膜、肌肉、肩关节、前方肩胛下肌，穿出点为右肩胛盂 4 点钟(左肩胛盂 8 点钟)位置在肩胛下肌下 1/3 的投影，即 A 点。

1.3 测量数据

- 记录标本序号、性别。
- 测量数据：用测量尺精确测量 A 点与腋神经之间的垂直(DV)和水平(DH)(沿肩胛下肌肌纤维

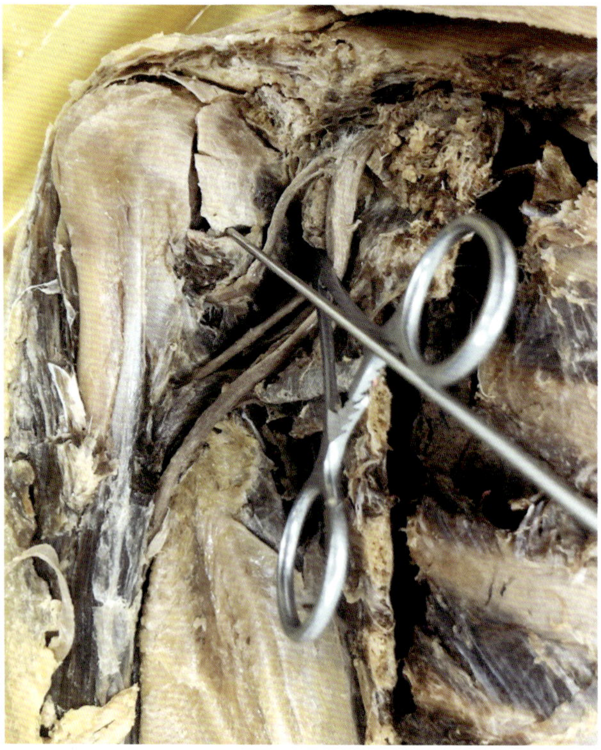

图 27.7 显露关节盂。

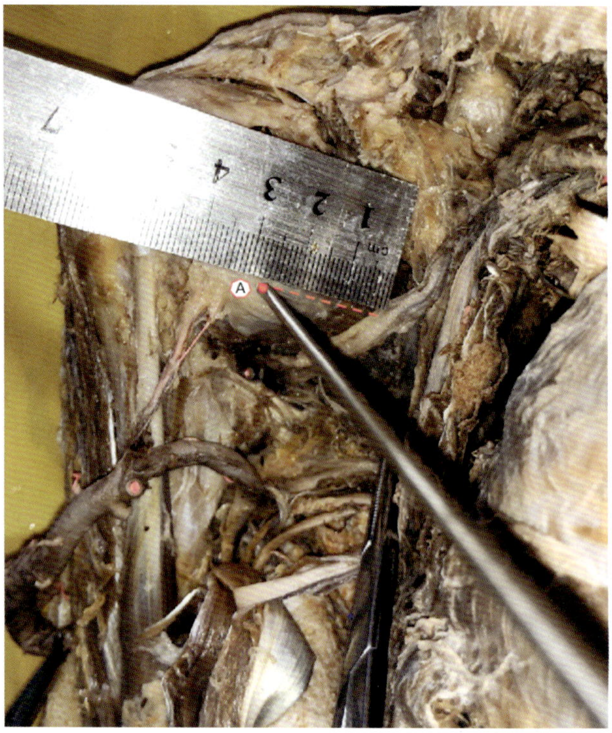

图 27.9 A 点与腋神经之间的水平距离。

走行)距离(图 27.8 和图 27.9)。分别记录测量值。

• 绘图：以 A 点为圆心,A 点与腋神经之间的垂直距离为直径做圆,此圆覆盖区域为手术操作安全区域(图 27.8)。

1.4 统计学分析

使用 SPSS Statistics 22.0 软件 (IBM 公司,美国)进行数据分析,计量资料用均数±标准差表示,采用配对 t 检验,计数资料以例数和百分比表示,采用 χ^2 检验,$P<0.05$ 具有统计学意义。

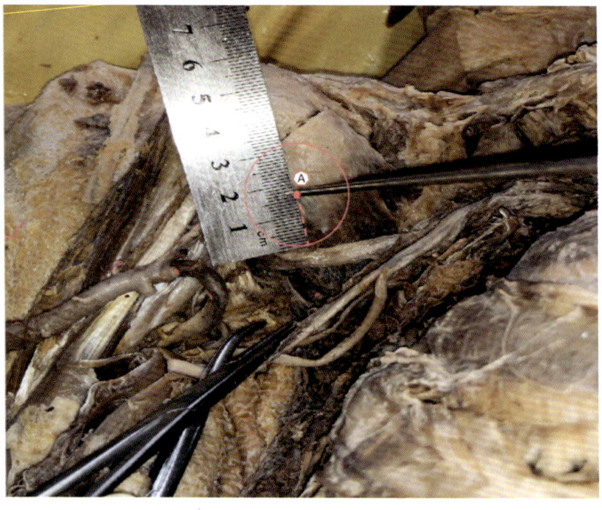

图 27.8 以 A 点为圆心,A 点与腋神经之间的垂直距离为直径做圆。

2 结果

肩关节处于中立位时，肩胛下肌劈开口内侧缘与腋神经在水平距离(DH)为(26.75±8.16)mm,垂直距离 DV)为(16.36±4.23)mm。男性 DH 为(25.64±6.71)mm,女性 DH 为(28.32±9.64)mm,差异无统计学意义($P>0.05$);男性 DV 为(15.97±4.00)mm,女性 DV 为(16.92±4.47)mm,差异有统计学意义($P>0.05$)(表 27.1 至表 27.3)。

3 讨论

文献报道,约 1%的 Latarjet 手术存在腋神经损伤并发症;损伤后可出现三角肌萎缩、无力和手臂外侧部分皮肤感觉缺失。Ruth A. Delaney 等人发现,在关节盂显露和移植物插入过程中易损伤腋神经和肌皮神经[15]。然而,目前关于关节盂与腋神经之

表 27.1 12 例标本 A 点与腋神经之间的垂直和水平距离(mm)

序号	性别	左		右	
		A 点与腋神经之间的垂直距离(DV)	A 点与腋神经之间的水平距离(DH)	A 点与腋神经之间的垂直距离(DV)	A 点与腋神经之间的水平距离(DH)
1	男	17.1	19.5	11.2	15.3
2	男	12.4	15.5	18.0	20.3
3	男	24.1	35.2	20.3	30.1
4	男	10.2	21.1	15.1	25.2
5	男	20.4	35.0	20.2	28.1
6	男	14.1	20.1	13.3	33.3
7	男	12.1	30.1	15.0	30.1
8	女	25.2	34.1	16.3	32.2
9	女	14.0	36.0	14.1	30.4
10	女	19.0	35.3	22.2	39.1
11	女	21.1	34.0	14.1	16.0
12	女	11.4	12.1	11.8	14.0

表 27.2 A 点与腋神经之间的垂直和水平平均距离 X̄SD(mm)

	男		女	
	左	右	左	右
A 点与腋神经之间的垂直距离	15.774.64	16.163.21	18.144.94	15.703.55
A 点与腋神经之间的水平距离	25.217.46	26.055.84	30.309.13	26.349.72

表 27.3 男女间 A 点与腋神经间垂直及水平距离差异统计学分析结果

	男	女	*t* 检验, *P* 值	总计
A 点与腋神经之间的垂直距离	15.964.00	16.924.47	0.6041	16.364.23
A 点与腋神经之间的水平距离	25.646.71	28.329.64	0.4495	26.758.17

间的自然状态下与不同手术状态下(切开或关节镜下)的解剖关系的研究较少。Uno 等人[19]认为,技术操作影响腋神经走行,难以对腋神经进行精确解剖定位。Yoo、Eakin 等人[8,20]通过时钟来表示腋神经与关节盂之间的关系,但这些测量可能存在主观偏见,作者认为关节盂边缘或唇到腋神经之间的距离是无法精确测量的。本次实验我们也并未直接测量关节盂与腋神经之间的空间距离,而是采取投影于肩胛下肌平面的方法进行描述,避免了其他测量因素的干扰。

改良线袢法 Latarjet 手术是在 Boileau 提出的方法上进行改良,术中肩胛下肌的劈裂方式可有效降低腋神经损伤率, 目前进行该术式的患者尚未出现腋神经损伤情况。Boileau 等人[3]采用关节镜下截取喙突,手术需要 6~7 个入路。改良后仅需要 3 个入路,创面大大缩小(图 27.10)。事实上,截取喙突是关节镜下 Latarjet 手术中最费时的步骤。若采用文献[4,7,15,21]介绍的方法,小切口截取、修整喙突,通常仅需要 15 分钟。切开时不仅能进行喙突的截取,还可以使其愈合面的新鲜化更简单彻底, 提高了手术的愈合率。作者还采用由后向前、交换棒保护腋神经下由内向外劈开肩胛下肌腱,由于线袢法 Latarjet 手术可以使喙突纵向通过肩胛下肌腱, 所以劈开肩胛下肌腱的长度只需要 10~12mm。这种改良使肩胛

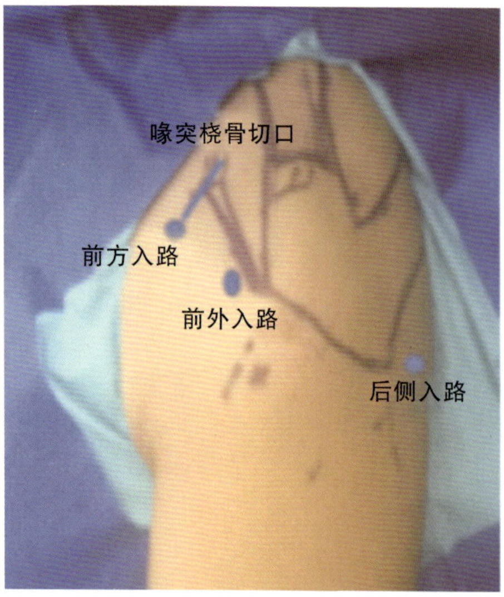

图 27.10 改良线袢法手术入路。

下肌腱损伤最小,有效避免了腋神经损伤,手术时间也更加缩短。

为了进一步改良线袢法 Latarjet 手术,我们根据术中所见(图 27.11),在实验前提出腋神经始终位于关节盂平面在肩胛下肌前方投影内侧的假设。若术中劈裂方向由内向外,即使不使用交换棒也可以避免损伤腋神经,从而提高了手术的安全性,简化手术操作时间。本次实验发现腋神经、关节盂与肩胛下肌之间的解剖关系符合既往假设,尽管腋神经走行倾斜角度或与A点距离存在个体差异,但腋神经始终位于A点内侧,且平均垂直距离为(16.36±4.23)cm。若希望手术操作空间和容错性更大,可以A点为圆心,A点与腋神经之间的垂直距离为直径做圆。此圆覆盖区域为手术操作安全区域,在该安全区内劈裂肩胛下肌可避免损伤腋神经的风险。若单纯进行水平方向上的劈裂,则需要更大的操作空间。我们发现,同一样本不同部位数据差异较低,而性别导致的差异并不显著,具有普遍的指导意义。

本次实验的不足及有待改进之处:①实验为防腐标本实验,软组织缺乏弹性,不能完全模拟自然状态下肩关节的内部解剖特性。②标本肩关节始终保持中立位且并未取沙滩椅体位,难以测量在外展、内收等不同体位的解剖数据,既得数据仅能作为中立位下肩关节的解剖特性;此外,组织本身挛缩,对既得实验结果有较大影响,但仍符合腋神经始终位于关节盂平面内侧的假设。③鉴于本次实验是基于改良线袢法 Latarjet 手术进行的实验,既得结果是为了指导关节镜下操作,但实验标本为防腐标本,不能模拟出液泵系统释放关节囊并使关节扩张的效果。扩张情况下可以消除神经与关节囊之间的束缚作用,增加关节囊的距离。接下来我们需要设计相应的测量器械,在关节镜下测量所需的数据,尽可能模拟实际情况以减小误差。

4 结论

在右肩胛盂4点钟(左肩胛盂8点钟)水平,腋神经位于肩胛盂平面的内侧且存在一段安全距离。在关节镜下 Latarjet 手术中,使肩关节处于中立位时,以肩胛盂平面为界,在右肩胛盂4点钟(左肩胛盂8点钟)水平由后往前、由内向外沿肌纤维方向劈开肩胛下肌,可以降低术中腋神经损伤的风险。

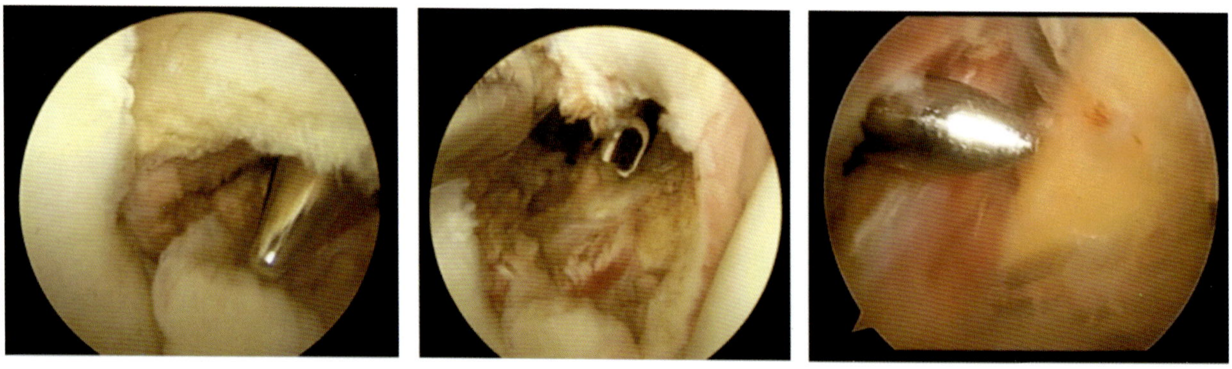

图 27.11 关节镜下腋神经与关节盂之间的解剖关系。

(梁新枝 黄刚 陆伟)

参考文献

1.Athwal GS, Meislin R, Getz C, Weinstein D, Favorito P. Short-term Complications of the Arthroscopic Latarjet Procedure: A North American Experience. Arthroscopy. 2016;32 (10): 1965-1970.

2.Bertelli JA, Tacca CP, Winkelmann Duarte EC, Ghizoni MF, Duarte H. Transfer of axillary nerve branches to reconstruct elbow extension in tetraplegics: a laboratory investigation of surgical feasibility. Microsurgery. 2011;31(5):376-381.

3.BOILEAU P, GENDRE P, BABA M, et al. A guided surgical approach and novel fixation method for arthroscopic Latarjet [J]. J Shoulder Elbow Surg, 2016, 25(1): 78-89.

4.BOILEAU P, SALIKEN D. Editorial commentary: The Wake of the Dragon: will the orthopaedic community adopt the shoulder arthroscopic Latarjet procedure as we adopted the arthroscopic rotator cuff repair[J]. Arthroscopy, 2017, 33(12): 2139-2143.

5.Burkhead W Z, Scheinberg R R, Box G. Surgical anatomy of the axillary nerve. Journal of Shoulder & Elbow Surgery. 1992; 1(1):31-36.

6.Delaney RA, Freehill MT, Janfaza DR, Vlassakov KV, Higgins LD, Warner JJ. 2014 Neer Award Paper: neuromonitoring the Latarjet procedure. J Shoulder Elbow Surg. 2014;23 (10): 1473-1480.

7.Domos P, Lunini E, Walch G. Contraindications and complications of the Latarjet procedure[J]. Shoulder Elbow, 2018, 10 (1): 15-24.

8.Eakin CL, Dvirnak P, Miller CM, Hawkins RJ. The relationship of the axillary nerve to arthroscopically placed capsulolabral sutures. An anatomic study. Am J Sports Med. 1998;26 (4):505-509.

9.Freehill MT, Srikumaran U, Archer KR, McFarland EG, Petersen SA. The Latarjet coracoid process transfer procedure: alterations in the neurovascular structures. J Shoulder Elbow Surg. 2013;22(5):695-700.

10.Golish SR, Baumfeld JA, Schoderbek RJ, Miller MD. The effect of femoral tunnel starting position on tunnel length in anterior cruciate ligament reconstruction: a cadaveric study. Arthroscopy. 2007;23(11):1187-1192.

11.Hovelius L, Sandstom B, Sundgren K, et al. One hundred eighteen Bristow-Latarjet repairs for recurrent anterior dislocation of the shoulder prospectively followed for fifteen years: Study I—clinical results [J]. Journal of Shoulder and Elbow Surgery.2004;13(5): 509-16.

12.Hoveliuis L, Vikerfors O, Olofsson A, et al. Bristow-Latarjet and Bankart: a comparative study of shoulder stabilization in 185 shoulders during a seventeen-year follow-up [J]. Journal of Shoulder and Elbow Surgery.2011;20(7): 1095-101.

13.Hurley ET, Jamal MS, Ali ZS, et al. Long-term outcomes of the Latarjet procedure for anterior shoulder instability: a systematic review of studies at 10-year follow-up [J]. J Shoulder Elbow Surg.2019;28(2): e33-e9.

14.Jobe C M, Phipatanakul W P, Coen M J. Gross anatomy of the shoulder[J]. The Shoulder. 2019;33-100.

15.Joshi MA, Young AA, Balestro JC, et al. The LatarjetPatte procedure for recurrent anterior shoulder instability in contact athletes [J]. Orthop Clin North Am.2015;46 (1): 105-111.

16.Kuntz AF, Raphael I, Dougherty MP, Abboud JA. Arthroscopic subscapularis repair. J Am Acad Orthop Surg. 2014; 22(2):80-89.

17.Mizuno N, Denard PJ, Raiss P, et al. Long-term results of the Latarjet procedure for anterior instability of the shoulder [J]. J Shoulder Elbow Surg.2014;23(11): 1691-9.

18.Perlmutter GS. Axillary nerve injury. Clin Orthop Relat Res. 1999;(368):28-36.

19.Uno A, Bain GI, Mehta JA. Arthroscopic relationship of the axillary nerve to the shoulder joint capsule: an anatomic study. J Shoulder Elbow Surg. 1999;8(3):226-230.

20.Yoo JC, Kim JH, Ahn JH, Lee SH. Arthroscopic perspective of the axillary nerve in relation to the glenoid and arm position: a cadaveric study. Arthroscopy. 2007;23 (12):1271-1277.

21.Young AA, Baba M, Neyton L, et al. Coracoid graft dimensions after harvesting for the open Latarjet procedure [J]. J Shoulder Elbow Surg, 2013;22(4): 485-488.

22.Yung SW, Lazarus MD, Harryman DT 2nd. Practical guidelines to safe surgery about the subscapularis. J Shoulder Elbow Surg. 1996;5(6):467-470.

23.党瑞山,纪荣明,朱吉林,等.腋神经的显微外科解剖.解剖学杂志.1992;(05):328-331.

24.王会含,潘月海,张志新,等.经腋窝入路治疗腋神经闭合性损伤.中华手外科杂志.2013;29(2):126-127.

第 28 章

螺钉固定与袢固定关节盂和骨块微动的有限元分析

1 背景

盂肱关节为人体中活动度最大的关节，这是因为它相对缺少骨约束，而这也给肩关节的稳定性带来了挑战[1,2]。Latarjet 手术很好地解决了这一问题，其喙突转位治疗伴有明显骨质缺损的肩关节复发性脱位效果良好，复发率低。该术式自 1954 年由 Latarjet 开创以来，不断被改良[3-8]。然而，已有大量文献报道了传统切开和关节镜下螺钉固定 Latarjet 术后存在喙突骨吸收和不愈合，可导致再发脱位等并发症。本团队的前期研究表明，采用非坚强固定的线袢法固定喙突骨块，经过 1 年左右的塑形，骨块最终与关节面融合，恢复了关节盂的“正梨形”形态，形成与肱骨头运动轨迹相符的弧形关节面，而且术后 3 年的随访中，盂肱关节并没有出现退行性变[9]（图 28.1 和图 28.2）。但目前尚缺乏该技术中长期疗效的研究报道，以及有力解释线袢固定后骨块塑形的生物力学机制。

在过去，涉及盂肱关节的研究多以临床随访过程中的影像学数据为依据，利用动物或尸体作为研究模型来探究术后塑形的生物力学机制。但是肩关

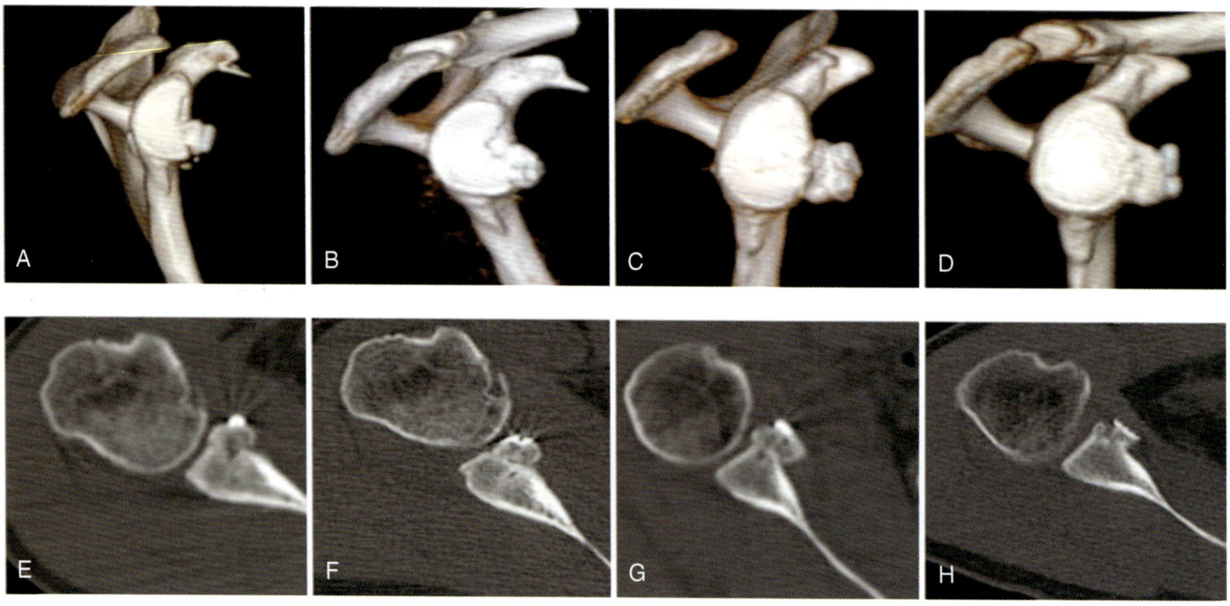

图 28.1 （A）En-face 面术后即刻 CT 重建。（B）En-face 面术后 3 年 CT 重建显示关节盂呈球窝状塑形。（C）En-face 面术后即刻 CT 重建。（D）En-face 面术后 3 年 CT 重建显示关节盂呈上下延伸塑形，横断面显示骨块塑形情况。（E）球窝状塑形（术后即刻）。（F）球窝状塑形（术后塑形 3 年）。（G）向外延伸同心圆塑形（术后即刻）。（H）向外延伸同心圆塑形（术后塑形 3 年）。

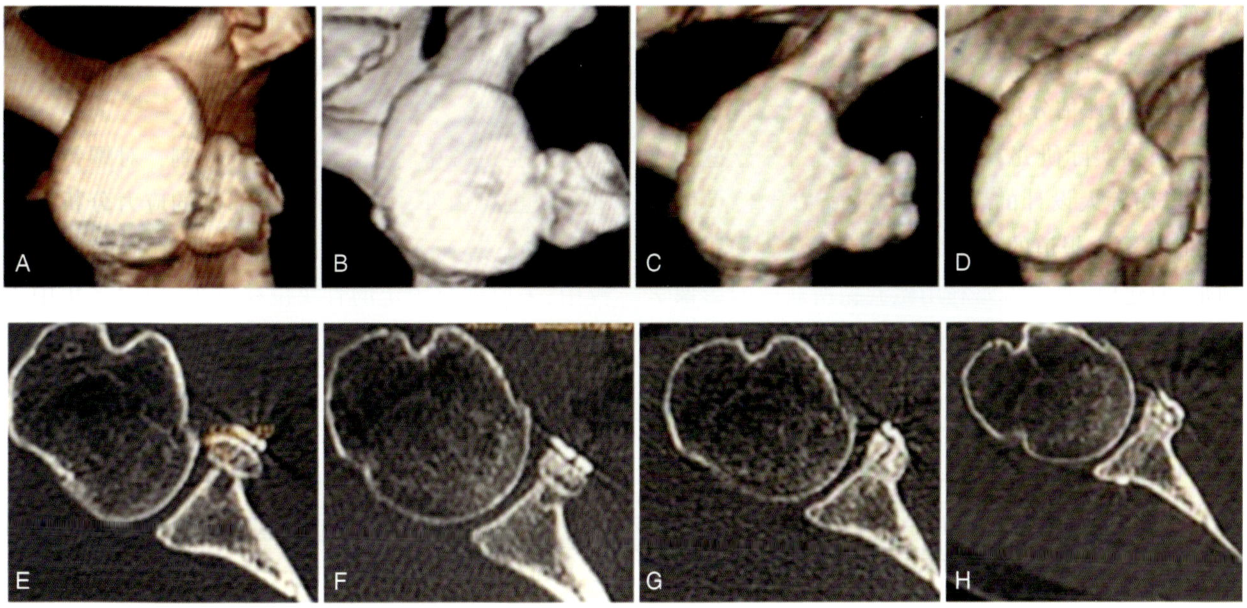

图 28.2　关节盂面显示 En–face 面塑形情况，关节盂逐渐塑形至球窝状。(A,E)术后即刻。(B,F)术后 1 年。(C,G)术后 2 年。(D,H)术后 3 年，关节盂面显示横断面塑形情况，偏外的骨块逐渐塑形至肱骨头同弧形。

节本身较为复杂，而且传统的生物力学测量受到现有测量技术和伦理问题的限制，因此肩部肌肉骨骼复合体的内部负荷状况几乎无法准确测量[1]。在这种情况下，基于肌肉骨骼模型的有限元分析为生物力学研究提供了一种有价值的工具，可以估算在不同载荷条件下盂肱关节周围的生物力学特点。

目前有限元分析已广泛应用于肩关节稳定性的生物力学研究。Piyush 等人[10]利用有限元模型研究肱骨缺损及关节盂缺损两种病理状态共同存在时对盂肱关节稳定性的影响，得出关节盂缺损对关节盂肱关节稳定性的影响较大，而肱骨缺损对关节盂肱关节稳定性的影响不明显的结论。当两种缺陷同时存在时，之前建议的治疗方案可能在某些情况下无效。Nazmi 等人[11]也通过有限元分析传统 Latarjet 手术使用螺钉固定后肩关节外旋过程中的应力分布，这些发现为肱骨头和关节盂骨缺损时盂肱关节的生物力学特点提供了理论依据。数字化骨科的研究需要基于更全面的有限元模型以及可交换评估结果的系统研究。本章的目的在于通过有限元分析方法来探究螺钉固定和线袢固定 Latarjet 术后喙突骨块塑形的生物力学差异。

2　有限元方法应用一般过程

有限元分析(FEA)是一种类似求解连续域问题的数值方法，将结构转变为离散型，同时对离散型在每个单元内选定的函数关系赋值并集合成总体，从而得到整个求解阈上的近似解[12]。有限元方法最早用于解决弹性和结构分析问题[13]。如今，该方法已在不同的工程领域广泛用于系统设计和分析，在医学上的应用也越来越多。由于肩关节复合体的复杂性及影响因素较多，因此难以模拟整个肩关节复合体，多集中在某一部分。为了减少计算量及误差，通常对大多数有限元模型进行简化，仅考虑肩部结构的一部分，而不是对整个肩部复合体进行建模，如进行肱骨骨折相关 FEA 时，可赋空周围作用于肱骨的肌腱、韧带等软组织。但是，这将不可避免地导致模拟结果与实际生物力学之间的差异，这也是 FEA 需要改进的一个方面。如 Jabran 等人[15]对肱骨近端进行了参数设计优化以增强其机械性能开发，这种有限元模型便是简化模型。

肩部建模的第一步是重建肌肉骨骼的三维结